Schmid

Arzneimittellehre für Krankenpflegeberufe

Schmid

Arzneimittellehre für Kranken-pflegeberufe

Begründet von
Beat Schmid und Christian Bannert

Bearbeitet von
Charlotte Rapp, CH-Basel
Dorothe Petersen, D-Freiburg
Anne Hoyer, D-Dortmund
Beat Schmid, CH-Schaffhausen

Berater für medizinische Fragen
Christian Schmid, CH-Baden

10., neu bearbeitete Auflage

Mit 26 Abbildungen und 166 Tabellen

WVG Wissenschaftliche Verlagsgesellschaft Stuttgart

Zuschriften an
lektorat@dav-medien.de

Anschrift der Bearbeiter

Charlotte Rapp
St. Claraspital AG
Kleinriehenstr. 30
CH-4058 Basel

Anne Hoyer
Adler Apotheke
Markt 4
D-44137 Dortmund

Dorothe Petersen
Fedderstraße 12
D-79106 Freiburg

Dr. Beat Schmid
Gugerhalde 32
CH-8207 Schaffhausen

Bibliografische Information der Deutschen Nationalbibliothek.
Die Deutsche Nationalbibliothek verzeichnet diese Publikation in der Deutschen Nationalbibliografie; detaillierte bibliografische Daten sind im Internet unter https://portal.dnb.de abrufbar.

10., neu bearbeitete Auflage
ISBN 978-3-8047-3185-1 (Print)
ISBN 978-3-8047-3539-2 (E-Book, PDF)

Birkenwaldstraße 44, 70191 Stuttgart
www.wissenschaftliche-verlagsgesellschaft.de
Printed in Germany

Satz: abavo GmbH, Buchloe
Druck und Bindung: Druckerei Kohlhammer, Stuttgart
Umschlaggestaltung: deblik, Berlin
Umschlagabbildung: Kzenon/fotolia

Vorwort

Längst gilt dieses Buch als Standardwerk für Krankenpflegeberufe und ist bereits in der 10. Auflage erfolgreich. Dieses Buch vermittelt den praktischen Umgang mit Arzneimitteln und das Wissen von erwünschten und unerwünschten Wirkungen. Hierzu gehören neben den Grundkenntnissen zum Verhalten des Arzneistoffs im Körper und deren Anwendung am Patienten auch das Wissen über die einzelnen Arzneistoffe und deren Indikationen. „Arzneimittellehre für Krankenpflegeberufe" ist sowohl als Lehrbuch in der Krankenpflegeausbildung sowie als Nachschlagewerk für den beruflichen Alltag gedacht. Hierbei wurde stets auf gute Verständlichkeit und Übersichtlichkeit geachtet, wozu Tabellen in hohem Maß beitragen sollen. Das Buch ist unterteilt in einen allgemeinen Teil, der vor allem das Grundlagenwissen zu Arzneimitteln enthält. Im speziellen Teil werden Krankheiten, Indikationen und Wirkungen von Arzneimittelgruppen unter die Lupe genommen. Die Autoren können, aufgrund des zunehmend umfangreicher werdenden Arzneimittelmarktes, keinen Anspruch auf Vollständigkeit bezüglich der aufgeführten Präparate und unerwünschten Wirkungen erheben. Insbesondere Kombinationspräparate sind nicht vollumfänglich aufgeführt.

In der 10. Auflage soll durch hervorgehobene Schlüsselwörter eine schnelle Textübersicht ermöglicht werden. Zudem sind die Inhalte der Tabellen um unerwünschte Wirkungen und besondere Hinweise ergänzt worden, um wichtige Informationen für den Alltag praktisch darzustellen. Als Hilfestellung für das Lernen wurden Praxistipps sowie Merksätze eingeführt.

Die bereits in der vorherigen Auflage bewährten Wiederholungsfragen am Kapitelende und die Fallbeispiele dienen ergänzend zur Überprüfung des Wissens.

Aufgrund beruflicher Veränderungen hat das Autorenteam für diese Auflage gewechselt. Den ausscheidenden Autoren Andrea Studer-Flury und Petra Strub Henz möchten wir herzlich für die Unterstützung und die Übergabe des Werkes danken.

Ein großer Dank geht ebenfalls an Dr. Beat Schmid, der weiterhin das Autorenteam mit seinem Erfahrungsschatz und mit vielen Tipps tatkräftig unterstützt hat. Ein ebenso großer Dank geht an Dr. Christian Schmid, der hinsichtlich medizinischer Belange mit Rat und Tat zur Seite stand.

Die Bearbeiter danken Prof. Dr. Ernst Mutschler, Mainz, für die Erlaubnis, Abbildungen aus seinem Buch „Arzneimittelwirkungen" zu übernehmen.

Für die hilfreiche Unterstützung seitens der Wissenschaftlichen Verlagsgesellschaft Stuttgart im Rahmen der Überarbeitung und die gute Zusammenarbeit sei ebenfalls ganz herzlich gedankt.

Basel, Dortmund, Freiburg
im Frühjahr 2016

Charlotte Rapp
Dorothe Peterson
Anne Hoyer

Inhaltsverzeichnis

TEIL A ALLGEMEINER TEIL

Teil A
Allgemeiner Teil

1 Definition des Arzneimittelbegriffs

Ein fachgerechter und sicherer Umgang mit Arzneimitteln ist nur möglich, wenn wir uns grundlegende Kenntnisse über die Arten von Arzneimitteln, den Umgang mit ihnen und deren Anwendung aneignen.

Nach den Richtlinien der Europäischen Union (EU) gelten als Arzneimittel alle Stoffe, die beim Menschen oder beim Tier zur Anwendung kommen und

- die als Mittel mit Eigenschaften zur **Heilung/Linderung** oder zur **Verhütung** von Krankheiten oder Beschwerden bestimmt sind (= Präsentationsarzneimittel),
- die physiologischen Funktionen durch eine **pharmakologische, immunologische oder metabolische** Wirkung wiederherstellen, korrigieren oder beeinflussen (= Funktionsarzneimittel),
- die für das Erlangen einer ärztlichen **Diagnose** notwendig sind (= Diagnostika).

Zudem unterscheidet das Arzneimittelgesetz unter:

- Arzneimittel, die von jedermann **ohne Kontrollen** gekauft werden und z. B. auch in Drogerien erhältlich sind,
- Arzneimittel, die nur in der Apotheke verkauft werden aber **keiner Kontrolle** unterliegen,
- Arzneimittel, die in der Apotheke, nur durch Vorlage einer **ärztlichen Verordnung** (Rezept) abgegeben werden dürfen, da bei unkontrollierter Einnahme Schäden entstehen können oder diese missbräuchlich angewandt werden können.

Während **Arzneirezepturen** einzeln in der Apotheke hergestellt werden, handelt es sich bei **Fertigarzneimitteln** um industriell hergestellte Arzneimittel. Diese machen heute den größten Teil der verordneten Arzneimittel aus.

2 Arzneimittellagerung

Arzneimittel sind bei der Lagerung immer **Umwelteinflüssen** ausgesetzt, die sie in unterschiedlichem Ausmaß oft ungünstig beeinflussen. Einflussfaktoren sind hauptsächlich **Temperatur, Luftfeuchtigkeit, Luftsauerstoff, Licht** und **Mikroorganismen**. Zudem kann auch die Qualität der Arzneimittel negativ beeinflusst werden, indem wir unachtsam mit ihnen umgehen oder sie unsachgemäß transportieren. Die durch uns ausgelösten Einflüsse werden als **mechanische Einflüsse** bezeichnet.

Die Veränderung der Arzneimittel durch Einflüsse von außen ist umso größer, je länger und intensiver diese auf die Arzneimittel einwirken. Der **Einwirkzeit** kommt somit eine große Bedeutung zu. Daraus erklärt sich, dass wir darauf achten müssen, unsere Arzneimittellager klein zu halten. Zudem sollten wir versuchen, die negativen Umwelteinflüsse und mechanischen Einflüsse möglichst zu verhindern bzw. gering zu halten.

2.1 Temperatur

Die mitteleuropäischen Temperaturen liegen in der Regel in einem Bereich, in dem viele Arzneistoffe stabil aufbewahrt werden können, was routinemäßige Untersuchungen der Hersteller belegen. Sind vom Hersteller keine zusätzlichen Angaben auf der Verpackung angegeben, so sind die Arzneimittel bei **Raumtemperatur** zu lagern. Dabei sind starke Temperaturschwankungen z. B. durch Einflüsse von Wärmequellen (Heizkörper oder direkte Sonneneinstrahlung) zu vermeiden. Bei vorgeschriebener Lagerung im **Kühlschrank** ist die Einhaltung der **Kühlkette** wichtig. Unmittelbar nach Erhalt der kühlpflichtigen Arzneimittel muss die Lagerung im Arzneimittel-Kühlschrank erfolgen. Zu beachten gilt jedoch, dass manche Arzneimittel bei der Verabreichung Raumtemperatur aufweisen müssen oder ausschließlich vor Anbruch im Kühlschrank gelagert werden. Für nähere Informationen sind die Packungsbeilagen oder die Krankenhausapotheke zu konsultieren.

Grundsätzlich gilt, dass tiefere Temperaturen bezogen auf die **mikrobiologische Qualität** konservierend wirken. Das heißt allerdings nicht, dass alle Arzneimittel beliebig kühl oder grundsätzlich kühl gelagert werden dürfen, da ein Arzneimittel auch durch tiefe Temperaturen negativ beeinflusst werden kann (Auskristallisieren von gelöstem Wirkstoff, Konsistenzänderung von Salben o. ä.).

Tab. 2.1 Temperaturbereiche laut Europäischer Pharmakopöe

Temperaturbezeichnung	Temperaturbereich
Raumtemperatur	15–25 °C
Kalt oder Kühl	8–15 °C
Kühlschrank	2–8 °C
Tiefgekühlt	Unterhalb −15 °C

Da die Begriffe der verschiedenen **Lagertemperaturen** ungenau sind, definieren nationale Arzneibücher Temperaturbereiche für diese Begriffe (Tab. 2.1).

Die Temperatur im Arzneimittelschrank wie auch im Arzneimittel-Kühlschrank ist regelmäßig zu überprüfen. Meist gibt es dazu krankenhausinterne Richtlinien. Bei Bedarf werden auch Überwachungssysteme angeschlossen, die bei Abweichungen einen Alarm auslösen.

2.2 Licht, Luftsauerstoff, Luftfeuchtigkeit, Mikroorganismen

Der Einfluss des **Luftsauerstoffs** als Umwelteinfluss kann am Beispiel eines Apfels veranschaulicht werden: Essen wir einen Apfel, so ist sein Aussehen frisch und hell. Lassen wir jedoch den angebissenen Apfel eine Weile liegen, so verfärbt er sich an der angebissenen Stelle braun. Durch Zutritt von Luftsauerstoff zum Fruchtfleisch des Apfels werden die im Apfel enthaltenen Gerbstoffe zu braunen Umwandlungsprodukten oxidiert. Dies kann, auch wenn nicht immer sichtbar, genauso mit Arzneimitteln passieren. Im schlimmsten Fall kann dies dazu führen, dass Arzneimittel im Laufe der Lagerung unwirksam werden oder giftige Abbauprodukte enthalten. Licht und Mikroorganismen können ähnliche Effekte auf Arzneimittel haben.

Vor **Licht, Luftsauerstoff, Luftfeuchtigkeit** und **Mikroorganismen** sind Arzneimittel am besten in der intakten Originalverpackung des Herstellers geschützt. Daher sollten sie am besten darin gelagert werden. **Braunglas** hält Lichtstrahlen weitgehend zurück, weshalb viele Arzneigläser aus Braunglas hergestellt sind. Einen besseren Lichtschutz bieten geschlossene Kartonschachteln oder beidseitig aluminiumbeschichtete, unbeschädigte Blister (Durchdrückpackungen). Blister haben zudem den Vorteil, dass sie keine Luftfeuchtigkeit durchlassen.

Überwiegend bei **Stechampullen** (Ampullenarten siehe ▸Kap. 4.6.1) besteht die Möglichkeit, dass aus Haltbarkeitsgründen die in der Stechampulle verbleibende Luft durch ein reaktionsarmes Gas vom Hersteller ersetzt wird, welches nach Anbruch entweichen kann. Deshalb und wegen der möglichen mikrobiellen Kontamination sollten angebrochene Stechampullen mit Datum und Uhrzeit des Anbruchs versehen werden. Zudem sind sie ausschließlich zeitlich begrenzt zu verwenden. **Begrenzte Haltbarkeiten** nach Anbruch der Packung gelten ebenfalls oft bei Arzneimitteln, die in Mehrdosenbehältnissen verpackt sind. Eine offizielle, verbindliche Regelung gibt es hierzu nicht. In vielen Krankenhäusern gibt es jedoch interne Weisungen. Beispiele für allgemein gültige Angaben siehe Tab. 2.2.

Tab. 2.2 Allgemein gültige Aufbrauchfristen nach Anbruch

Arzneiformen	Darreichungsform	Aufbrauchfrist*
Flüssigkeiten zur peroralen Anwendung	Konserviert	6 Monate
	Nicht konserviert	3–7 Tage
Flüssigkeiten zur äußeren Anwendung	Augentropfen, konserviert	1 Monat
	Augentropfen, nicht konserviert	Sofort zu verwenden
	Nasentropfen	1 Monat
	Ohrentropfen	3 Monate
Flüssigkeiten zur parenteralen Anwendung	Brechampullen	Sofort verwenden
	Stechampullen, nicht konserviert	Maximal 24 Stunden
	Infusionen	Maximal 24 Stunden

* Die produktspezifischen Angaben der Hersteller sind zu beachten.

2.3 Mechanische Einflüsse

Im Krankenhaus sind mechanische Einflüsse vor allem beim Umgang mit Arzneimitteln bedeutsam, die in Flaschen oder Ampullen verpackt sind, insbesondere bei Produkten zur parenteralen Verabreichung (▸ Kap. 4.6). Die Verpackung dieser Arzneimittel ist aus Glas oder Kunststoff. Durch mechanische Einflüsse beim Transport, Einfüllen in Schachteln, Schränke oder Schubladen oder durch Fallenlassen besteht die Gefahr, dass die Verpackungen kleine Risse, sogenannte **Haarrisse**, bekommen. Diese sind für unsere Augen unsichtbar. Durch diese Haarrisse können Mikroorganismen in die Injektions- bzw. Infusionslösung gelangen und sich vermehren. Durch das Verabreichen solcher mikrobiell verunreinigten Lösungen können wir im schlimmsten Fall eine schwere Infektion hervorrufen. Gegen mechanische Einflüsse sind einzeln verblisterte Tabletten und einzeln verpackte Ampullen am besten geschützt. Im Vergleich dazu sind Tabletten in Mehrdosenbehältnissen, bei denen ein Gefäß viele Tabletten enthält, schlechter gegen mechanische Einflüsse geschützt.

2.4 Zeit

Wie bereits erwähnt, kommt der Zeit eine übergeordnete Bedeutung zu. In der Regel müssen die schädlichen Einflüsse eine bestimmte Zeit einwirken, um zu einer Veränderung des Arzneimittels führen zu können. Um diesen Faktor auszuschalten, sollten wir regelmäßig benötigte Arzneimittel in möglichst kleinen **Lagermengen** auf den Stationen vorrätig halten. Arzneimittel, die wir nur für einen bestimmten Patienten benötigen, sollten wir nach dessen Entlassung an die Verteilstelle zurückgeben.

Selbstverständlich ist das **Verfalldatum** sowohl vor jeder Arzneimittelabgabe als auch periodisch (z. B. monatlich) im Arzneimittelschrank zu überprüfen. Generell gilt das

Prinzip „**First expired – First out**" (FEFO). Dies bedeutet, dass Packungen mit längerem Verfalldatum, welche meist später geliefert werden, hinter diejenigen mit kürzerem Verfalldatum einzureihen sind. Das Verfalldatum ist auf jeder Packung und jedem Blister angegeben. Arzneimittel mit abgelaufenem Verfalldatum dürfen nicht mehr abgegeben oder angewendet werden.

2.5 Erkennen von Veränderungen

Mit unseren Sinnesorganen können wir die Arzneimittel auf Veränderungen hinsichtlich **Geruch, Farbe, Trübung, Ausfällung** oder **Konsistenz**, z. B. bei Cremes prüfen. Notfalls kann das Produkt mit einem frischen Präparat verglichen werden. Da wir bei Weitem nicht alle Veränderungen wahrnehmen können, müssen wir zur Erfassung weiterer Veränderungen chemische oder physikalische Prüfungen zu Hilfe nehmen. Bei Unsicherheit hinsichtlich Veränderungen, sollte das Arzneimittel zunächst nicht angewendet werden und nach Möglichkeit von der Krankenhausapotheke beurteilt werden.

2.6 Arzneimittelschrank

Arzneimittel dürfen nur Befugten (z. B. autorisiertem Pflegepersonal, Apothekern, Ärzten) zugänglich sein. Daher gilt grundsätzlich, dass der Arzneimittelschrank abzuschließen ist, besonders auf psychiatrischen oder Kinderstationen.

Im Einzelfall kommt es nicht darauf an, ob wir Arzneimittel nach Alphabet, Indikationen, Wirkstoffklassen, getrennt nach äußerer und innerer Anwendung oder nach Arzneiformen sortieren. Wichtig ist, dass wir die Sortierung konsequent durchführen. Eine rein alphabetische **Ordnung** empfiehlt sich, lässt sich aber häufig aus Platzgründen nicht umsetzen. Auch eine nach Indikationen geordnete Lagerung ist schwierig durchzuführen (z. B. wenn Lernpersonal beschäftigt wird, welches noch keine Übersicht über die Arzneimittelgruppen besitzen kann). Häufig wird nach Arzneiformen sortiert oder zwischen äußerer, innerer und parenteraler Anwendung unterschieden. Gleich welches System gewählt wird, innerhalb der Gruppen muss eine **alphabetische Reihenfolge** eingehalten werden, um einen schnellen Zugriff mit möglichst geringem Risiko für Fehlentnahmen oder Verwechselungen gewährleisten zu können.

Im Zusammenhang mit der Lagerung ist auch auf die Betäubungsmittelgesetzgebung hinzuweisen, die eine von anderen Arzneimitteln getrennte und verschlossene Aufbewahrung der **Betäubungsmittel** verlangt. Somit sind Betäubungsmittel **gesondert** in einem Schrank oder einer Schublade zu lagern, der bzw. die **abgeschlossen** sein muss. Der Schlüssel dazu sollte stets von einer autorisierten Person getragen werden und nicht herumliegen oder in einem allgemein bekannten „Versteck" aufbewahrt werden. Die Ein- und Ausgänge der Betäubungsmittel müssen schriftlich festgehalten und die **Lagerbestände regelmäßig kontrolliert** werden.

Feuergefährliche Flüssigkeiten wie Aceton, Benzin und Alkohol dürfen nur verschlossen und nicht in der Nähe von Heizquellen (z. B. Heizkörpern) oder offenen Flammen gelagert werden. Dämpfe von brennbaren Flüssigkeiten können sich leicht entzünden oder zu Explosionen führen (z. B. durch Betätigen eines Lichtschalters oder Anzünden einer Zigarette). Zur Lagerung wird in manchen Krankenhäusern ein feuerfester Schrank verwendet.

Das **Um- oder Abfüllen** von Arzneimitteln auf den Stationen sollte strikt unterlassen werden, da sich dabei leicht Verwechslungen ergeben. Einerseits kann ein falsches Präparat gewählt, andererseits kann falsch beschriftet werden. Nicht selten ist anschließend die Beschriftung mangelhaft, sodass eine zweite Person das Arzneimittel falsch identifiziert. Juristisch gesehen gehört das Abfüllen bzw. Umpacken von Arzneimitteln zum **Herstellungsprozess**. Jede Herstellung und somit auch die Um- oder Abfüllung ist genehmigungspflichtig und mit gesetzlichen Auflagen verknüpft, die auf einer Station nicht eingehalten werden. Falls ein Um- oder Abfüllen von Arzneimitteln notwendig erscheint, ist die zuständige Krankenhausapotheke zu kontaktieren.

MERKE

- Um die Qualität von Arzneimitteln langfristig sicher zu stellen, müssen empfohlene Lagerbedingungen, hygienische Vorgaben und vorsichtiger Umgang beachtet werden.
- Im Arzneimittelschrank sind eine alphabetische Ordnung und Entnahmen nach dem FEFO-Prinzip wichtig.
- Betäubungsmittel sowie feuergefährliche Flüssigkeiten werden gesondert von anderen Arzneimitteln gelagert.
- Lagerbestände von Betäubungsmitteln müssen schriftlich festgehalten werden.

3 Bereitstellen von Arzneimitteln

Bei der Arzneimitteltherapie ist wichtig, dass diese optimal und qualitätsgesichert durchgeführt wird, um den therapeutischen Erfolg zu gewährleisten und den Patienten vor Schäden zu bewahren. Um dies zu gewährleisten ist die Arzneimittelabgabe nach der **6-R-Regel** zu gestalten. Diese besagt, dass der richtige **Patient** zur richtigen **Zeit** das richtige **Arzneimittel** in der richtigen **Arzneiform** und in der richtigen **Dosierung** erhält. Zudem ist dieses Vorgehen richtig zu **dokumentieren**. Obwohl diese Forderung banal und selbstverständlich klingt, wird sie oft nicht erfüllt.

Sowohl im Arzneimittelschrank wie auch am Arbeitsplatz, an dem wir Arzneimittel bereitstellen gelten die Grundvoraussetzungen von hygienischer Sauberkeit, Übersichtlichkeit und Ordnung. Zur sicheren **Bereitstellung** von Arzneimitteln gehört, dass wir uns auf unsere Tätigkeit konzentrieren, mögliche Störfaktoren ausschalten und uns und unsere Tätigkeit laufend kontrollieren. Kontrollen und der Abgleich mit der ärztlichen Verordnung sind immer notwendig, wenn wir die Arzneimittelpackung vom Lagerort entnehmen, das Arzneimittel aus seinem Gebinde nehmen und die Arzneimittelpackung an den Lagerort zurückstellen. Zur zusätzlichen Kontrolle im Sinne des **4-Augen-Prinzips** sollte immer eine mit der Arzneimittelverabreichung vertraute zweite Person das bereitgestellte Arzneimittel mit der ärztlichen Verordnung kontrollieren.

Betäubungsmittel sowie flüssige Arzneimittel und Ampullen sind erst unmittelbar vor der Verabreichung bereitzustellen. Auch hier ist das 4-Augen-Prinzip zur Kontrolle unerlässlich. Arzneimittel sollten aus verschiedenen Gründen nicht länger als **24 Stunden vor Verabreichung** hergerichtet werden. Zum einen kann sich die ärztliche Verordnung in der Zwischenzeit geändert haben und zudem beeinflussen Umweltfaktoren die Haltbarkeit der Produkte (▸ Kap. 2.2).

Das häufige Kontrollieren mag zunächst übertrieben erscheinen. Wenn wir uns aber bewusst machen, dass wir mit Arzneimitteln oft sehr stark in den Organismus, seine Funktionen und Empfindungen eingreifen, so ist klar, dass Arzneimittel nicht leichtfertig abgegeben werden dürfen. Verwechslungen können schwerwiegende Fehler und Gefahren für den Patienten darstellen, sodass wir unseren Patienten einen verantwortungsbewussten Umgang schuldig sind.

Die Verteilung, Verabreichung und Dokumentation sollte unter Zuhilfenahme der Verordnung durchgeführt werden, damit die **Umsetzung der 6-R-Regel** erfolgreich ist und Verwechselungen vermieden werden. Um stets den richtigen Patienten zu versorgen, sollten wir jeden Patienten vor Verabreichung des Arzneimittels nach Namen, Vornamen und/oder Geburtsdatum fragen. Die richtige Zeit der Arzneimittelgabe ist der Packungsbeilage oder der ärztlichen Verordnung zu entnehmen. Für außerordentliche Verabreichungszeiten ist es ratsam, im Stationszimmer eine übersichtliche Auflistung aller außerordentlichen Verabreichungszeiten der Patienten einer Station zu machen. Die Abgabe von Arzneimitteln ist in der Krankengeschichte exakt zu dokumentieren, damit auch zu einem späteren Zeitpunkt die Arzneimitteltherapie nachvollziehbar bleibt.

Folgende Punkte sollten bei der Bereitstellung, Dokumentation und Abgabe bezüglich der Arzneimitteltherapie beachtet werden:

- bei selten gebrauchten Arzneimitteln doppelte Vorsicht walten lassen,
- bei Unsicherheiten aller Art mit dem verordnenden Arzt, der Krankenhausapotheke oder eventuell einer erfahreneren Pflegeperson Rücksprache halten,
- bei Fehlen von Dosierungsangaben immer beim verordnenden Arzt rückfragen,
- bei Arzneimittelnamen mit Zahlen (z. B. Humalog Mix25) ist Vorsicht geboten,
- Verordnungen in internationalen Einheiten (IE) sollten, wegen der Verwechslungsgefahr von I mit der Zahl 1, nur in Einheiten (E) erfolgen,
- Bruchstriche sollten nur horizontal und nicht diagonal angebracht werden ($\frac{1}{2}$ statt ½); alternativ können Verordnungen mit Kommazahlen (0.5 bzw. 0.25) angegeben sein,
- Verordnungen sollten schriftlich und nicht mündlich erfolgen,
- Angaben sollten immer in Stück (Stk), Masse (mg oder g) und Volumen (ml) erfolgen (z. B. 10 mg/ml oder 20 mg = 1 Amp.),
- vom Patienten zurückgelassene Arzneimittel sind nach Entlassung an die Krankenhausapotheke zurückzuschicken,
- die Dokumentation von Betäubungsmitteln und Blutprodukten (▸ Kap. 14.3.3) unterliegt gesetzlichen Vorgaben, die erfüllt werden müssen.

Für den **Bezug von Betäubungsmitteln** für den stations- oder patientenspezifischen Bedarf sind die Bestellungen schriftlich, in Deutschland mit dem amtlichen Rezeptformular, in der Schweiz meist mit dem krankenhausinternen Formular, durchzuführen. Darüber hinaus muss jede bezogene oder abgegebene Betäubungsmittelmenge, sowie der sich daraus ergebende Lagerbestand, dokumentiert werden (in Deutschland nach amtlichem Formblatt).

MERKE

- Die 6-R-Regel und das 4-Augen-Prinzip sind bei jeder Arzneimittelabgabe umzusetzen.
- Missverständliche Verordnungen und Abkürzungen von Bezeichnungen können rasch zu Verwechslungen führen und Patienten schädigen.
- Im Umgang mit Betäubungsmitteln und Blutprodukten müssen spezielle Dokumentationsvorgaben erfüllt werden.

4 Arzneiformen und ihre Anwendung

4.1 Formen der Arzneimitteltherapie

Grundsätzlich ist zwischen zwei Formen der Arzneimitteltherapie zu unterscheiden:

- Bei der **systemischen** Arzneimitteltherapie gelangen die Arzneimittel über die Blutbahn in den ganzen Organismus. Ein typisches Beispiel für eine systemisch wirksame Therapie ist die Bluthochdrucktherapie.
- Bei der **lokalen** Arzneimitteltherapie haben Arzneimittel überwiegend eine örtlich begrenzte Wirkung ohne eine systemische Wirkung. Typische lokal angewandte Arzneimittel sind z. B. Cremes bei Pilzbehandlungen der Haut.

Meist kann bei der lokalen Arzneimitteltherapie eine systemische Wirkung nicht vollständig ausgeschlossen werden, da geringe Mengen des Arzneistoffs z. B. über die Haut resorbiert werden und somit in die Blutbahn gelangen können. Diese Mengen sind meist so gering, dass sie dennoch als Lokaltherapeutika anzusehen sind.

4.2 Applikationsarten

Als **Applikationsart** oder **Applikationsweg** bezeichnet man die Art und Weise wie ein Arzneimittel verabreicht wird. ◘ Tab. 4.1 zeigt die wichtigsten Applikationsarten. Wenn der Arzneistoff den Magen-Darm-Trakt passiert (z. B. Schlucken einer Tablette) spricht man von einer **enteralen** Anwendung (enteral: durch den Darm). Bei der Umgehung des Magen-Darm-Trakts (z. B. bei einer Infusion) spricht man von der **parenteralen** Anwendung (parenteral: am Magen-Darm-Trakt vorbei).

4.3 Arzneiformen

Die Arzneiform ist die **Art wie ein Arzneimittel zubereitet** ist. Sie hängt stark von der gewünschten Applikationsart ab, da man die Form der Arzneimitteltherapie (lokal oder systemisch), den Wirkort, den Wirkeintritt, die Wirkdauer und die Wirkstärke verändern kann. Hierbei wird der Arzneistoff meist mit Hilfsstoffen versetzt um die gewünschte Arzneiform herstellen zu können.

Sie bietet zudem einen gewissen Schutz vor Umwelteinflüssen und gewährleistet eine genaue Arzneistoffdosierung. ◘ Tab. 4.2 gibt eine Übersicht der Arzneiformen.

◘ **Tab. 4.1** Applikationsarten

Applikationsart	Definition
Buccal	Auf die Wangenschleimhaut
Inhalativ (p. i. = per inhalationem)	Über die Lunge
Intraarteriell	In die Arterie
Intraartikulär	In das Gelenk
Intrakardial	In das Herz
Intrakutan (i. c.)	In die Haut
Intramuskulär (i. m.)	In den Muskel
Intravenös (i. v.)	In die Vene
Intranasal	In die Nase
(Per)oral (p. o.)	Über den Mund
Kutan	Auf die Haut
Rektal	In den Mastdarm
Sublingual (s. l.)	Unter die Zunge
Subcutan (s. c.)	Unter die Haut
Transdermal	Durch die Haut
Vaginal	In die Vagina

◘ **Tab. 4.2** Arzneiformen und ihre gebräuchlichsten Applikationsarten

Arzneiform	Definition	Applikationsart
Gasförmige Arzneiformen		
Aerosole	Feste oder flüssige Teilchen in einem Gas	Inhalativ
Flüssige Arzneiformen		
Lösung	Ein oder mehrere Arzneistoffe (fest oder flüssig) vollständig in einem Lösungsmittel gelöst	Kutan, oral, parenteral

Tab. 4.2 Arzneiformen und ihre gebräuchlichsten Applikationsarten (Forts.)

Arzneiform	Definition	Applikationsart
Suspension	Fester Arzneistoff in einer Flüssigkeit aufgeschwemmt (nicht gelöst)	Kutan, oral
Emulsion	Flüssiger Arzneistoff in einer Flüssigkeit verteilt (nicht gelöst)	Kutan, oral, parenteral
Schaum	Emulsion gemischt mit flüssiger Treibgasmischung	Rektal
Tinktur	Alkoholischer Auszug aus pflanzlichen oder tierischen Stoffen	Kutan, oral
Halbfeste Arzneiformen		
Salbe	Streichfähige, wasserfreie Zubereitung, meist auf Fettbasis	Kutan, rektal, vaginal
Creme	Streichfähige, wasserhaltige Zubereitung mit geringem Fettanteil	Kutan, vaginal, rektal
Gel	Streichfähige, durch Quellmittel bzw. Gelbildner gelierte Flüssigkeit	Kutan, oral
Paste	Wenig oder nicht streichfähige, feste Salbe mit hohem Pulveranteil	Kutan
Feste Arzneiformen		
Pulver	Feste Substanz sehr stark zerkleinert	Kutan, (oral: meist mit Flüssigkeit)
Granulat	Festes Substanzgemisch grob zerkleinert	Oral: meist mit Flüssigkeit
Tablette	Gepresstes Pulver	Oral, vaginal
Kapsel	Feste oder flüssige Substanz in einer Hülle (hart oder weich)	Oral, Zerbeißkapseln, vaginal
Dragee	Tablette mit Zuckerüberzug	Oral
Filmtablette	Tablette mit einem Überzug	Oral
Feste Arzneiformen		
Zäpfchen (Suppositorien, Ovula)	Feste Substanz in Fettgrundlage	Rektal, vaginal

4

4.4 Sachgerechte Anwendung von Arzneiformen

Bei der Gabe, egal welcher Arzneiform, gilt prinzipiell immer die **„6-R-Regel“** (▸ Kap. 3). Weitere Besonderheiten bei der Gabe von Arzneiformen sind im jeweiligen Kapitel beschrieben. Zudem gelten immer die Angaben der Packungsbeilage.

◘ **Tab. 4.3** Lösungen zur peroralen Anwendung

Lösung	Definition
Sirupe	Lösungen mit einem hohen Anteil an Zucker oder Süßstoffen
Mixturen	Wässrige, meist gesüßte und aromatisierte Lösungen
Elixiere	Stark gesüßte, meist aromatisierte, alkoholische Lösungen
Tropfen	Wässrige, alkoholische oder ölige Lösungen

4.5 Arzneiformen zur peroralen Anwendung

4.5.1 Perorale flüssige Arzneiformen

Perorale flüssige Arzneiformen sind **weniger lange haltbar** als perorale feste Arzneiformen, da sie meist anfälliger gegen Licht, Luftsauerstoff und mikrobielle Verunreinigungen sind.

Bei der **enteralen Gabe** von flüssigen Arzneiformen liegt der Arzneistoff bereits gelöst oder fein verteilt vor und kann daher schneller und vollständiger durch die Schleimhäute aufgenommen werden als ein fester Arzneistoff. Aus einer Tablette muss der Arzneistoff z. B. zuerst freigegeben werden und sich im Magen oder Darm auflösen bevor er vom Körper aufgenommen werden kann (▸ Kap. 5.2).

Sachgerechte Anwendung von Lösungen: (▸ Kap. 3, 6-R-Regel) Für eine **genaue Dosierung**, besonders bei stark wirksamen Arzneimitteln, muss das Abmessen genau und korrekt erfolgen. Die Dosierung der Lösung erfolgt entweder durch Abmessen eines Volumens oder durch eine Tropfflasche.

◘ Tab. 4.3 gibt eine Übersicht der wichtigsten oral angewandten Lösungen.
Beim Abmessen von **Volumina** sollte stets ein Messlöffel, Messbecher oder eine orale Dosierspritze verwendet werden. Oft geben die Hersteller in der Packungsbeilage keine genauen Volumina an. Hierbei ist dann zu beachten:
- Ess- oder Suppenlöffel = 15 ml,
- Tee- oder Kaffeelöffel = 5 ml.

Um die Dosiergenauigkeit bei **Tropfflaschen** zu gewährleisten, muss darauf geachtet werden um welche Art Tropfflasche es sich handelt (siehe Packungsbeilage):
- Zentraltropfer (Haltung: unbedingt senkrecht),
- Randtropfer (Haltung: Neigungswinkel ca. 45°).

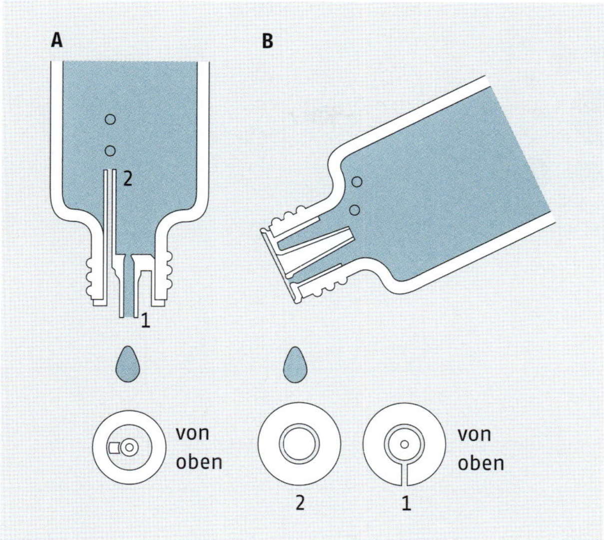

o Abb. 4.1 Korrekte Position von Tropfflaschen bei der Entleerung. **A** Zentraltopfer mit Flüssigkeitsaustrittsröhre (1) und Belüftungskanal (29), **B** Randtropfer mit (1) und ohne Abtropfrille (2). Nach Kircher 2015

Die Tropfen sollten niemals durch Schütteln oder Klopfen der Flasche erzeugt werden, da dadurch die Größe der einzelnen Tropfen sehr unterschiedlich und die Dosierung der Arzneistoffe entsprechend ungenau sein kann. Um einen unangenehmen Geschmack der Tropfen zu überdecken, kann man Tropfen in ein Glas mit etwas Wasser oder auf ein Stück Brot oder Zucker geben.

Sachgerechte Anwendung von Suspensionen: (▸Kap. 3, 6-R-Regel) Da in einer Suspension der zerkleinerte Arzneistoff fein verteilt in einer Flüssigkeit vorliegt, muss vor jeder Verabreichung der Suspension kräftig geschüttelt werden. Dies führt dazu, dass die sedimentierten Arzneistoffteilchen wiederum gleichmäßig in der Suspension verteilt werden. So kann einer falschen Dosierung entgegengewirkt werden. Wenn sich der Bodensatz nicht aufschütteln lässt, ist die Suspension unabhängig von einem gültigen Verfalldatum zu verwerfen.

Sachgerechte Anwendung von Emulsionen: (▸Kap. 3, 6-R-Regel) Eine Emulsion ist eine feine Verteilung von zwei ineinander nicht löslichen Flüssigkeiten, meistens Wasser und Öl. Der Arzneistoff ist entweder in der wässrigen oder in der öligen Flüssigkeit gelöst. Die verschiedenen Flüssigkeiten werden auch Phasen genannt.

Man unterscheidet zwei **Emulsionstypen** (o Abb. 4.2):
- Wasser-in-Öl-Emulsionen (w/o),
- Öl-in-Wasser-Emulsionen (o/w).

Bei beiden Emulsionstypen ist es wichtig diese vor Gebrauch zu schütteln, um eine mögliche Entmischung der Phasen zu verhindern. Wenn die beiden Phasen trotz Schütteln getrennt bleiben, ist die Emulsion zu verwerfen.

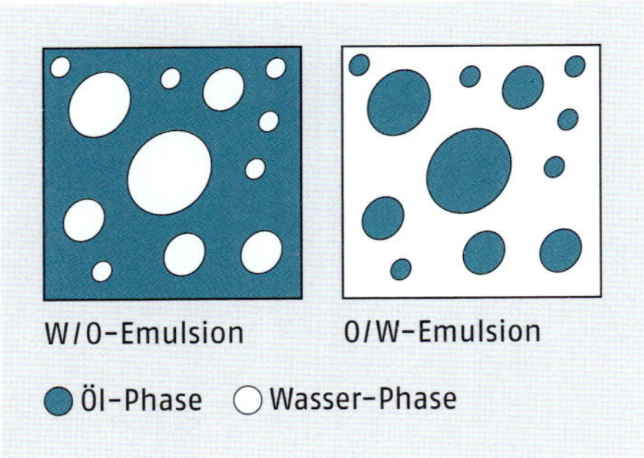

Abb. 4.2 Emulsionen

Praxistipp
Suspensionen und Emulsionen müssen vor Gebrauch geschüttelt werden.

Sachgerechte Anwendung von Sprays: (▸Kap. 3, 6-R-Regel) Spraylösungen sind bei angehaltenem Atem in die Mundhöhle zu sprühen, um den Wirkstoff so lange wie möglich im Mund zu halten.

4.5.2 Perorale feste Arzneiformen

Perorale feste Arzneiformen sind meist stabiler gegenüber Umwelteinflüssen als flüssige Arzneiformen. Wichtig ist, dass das Verfalldatum des Arzneimittels gültig ist und in der Originalverpackung gelagert wurde. Tabletten die der Umverpackung entnommen wurden, können durch die Luftfeuchtigkeit zerfallen und so ihre Wirkung verlieren. ▫Tab. 4.4 gibt eine Übersicht der wichtigsten oral angewandten Tabletten und Kapseln.

Sachgerechte Anwendung von Pulver und Granulaten: (▸Kap. 3, 6-R-Regel) Pulver und Granulate sind zerkleinerte Arzneistoffe. Diese werden meist einzeldosiert in Beuteln angeboten, sodass eine genaue Dosierung gewährleistet ist. Zum Einnehmen werden sie in Flüssigkeit gelöst oder eingerührt (hierbei entsteht eine Suspension).

Sachgerechte Anwendung von Tabletten/Kapseln zur Anwendung in der Mundhöhle mit oder ohne Umgehung des Magen-Darm-Trakts: (▸Kap. 3, 6-R-Regel) Sublingual- bzw. Buccaltabletten und Schmelztabletten oder -filme, dürfen nicht geschluckt werden, sondern sollten unter der Zunge (sublingual) oder in der Wangentasche (buccal) langsam zergehen gelassen werden.

Zerbeißkapseln zur systemischen Wirkung werden im Mund zerbissen, um den Wirkstoff freizusetzen. Hiernach sollte man nicht sofort schlucken, essen oder trinken. Die Kapselhülle kann geschluckt oder ausgespuckt werden.

Sachgerechte Anwendung von Tabletten und Kapseln: (▸Kap. 3, 6-R-Regel) Tabletten oder Kapseln sollen grundsätzlich bevorzugt **in aufrechter Haltung** mit einem Glas Wasser eingenommen werden um zu vermeiden, dass das Arzneimittel in der Speiseröhre stecken bleibt und dort zu zerfallen beginnt.

Tab. 4.4 Tabletten und Kapseln

Tablettenform	Definition	Besonderheit
Nicht überzogene Tablette	Gepresstes Pulver, nicht weiter behandelt	Zerfall im Magen, manchmal Teilung an Kerbung oder Bruchrille möglich
Überzogene Tablette ▪ Dragee ▪ Filmtablette	Tablette mit zusätzlichem Überzug	Meist keine Teilung möglich, Überdeckung von schlechtem Geschmack oder Geruch, Schutz vor Umwelteinflüssen, leichter zu schlucken; Tabletten mit säurefestem Überzug stellen hier eine Sonderform dar
Brausetablette	Nicht überzogene Tablette mit Carbonaten versetzt	Auflösung der Tablette in Wasser unter Gasbildung, Arzneistoff muss wasserlöslich sein
Tablette/Kapsel zur Anwendung in der Mundhöhle unter Umgehung des Magen-Darm-Trakts	Zerbeißkapsel, Lutschtablette, Sublingualtablette, Buccaltabletten	Lokale Wirkung oder Aufnahme über die Mundschleimhaut unter Umgehung des Magen-Darm-Trakts
Tablette/Kapsel zur Anwendung in der Mundhöhle	Schmelztablette, Schmelzfilm, Kautablette, Lingualtablette	Aufnahme über den Magen-Darm-Trakt durch Schlucken der im Mund gelösten Tablette; schneller Wirkeintritt
Retardtablette	Tablette mit einer verzögerten Arzneistofffreigabe für eine gleichmäßige und langsame Arzneistofffreigabe über mehrere Stunden	Oft keine Teilung möglich, da sonst die verzögerte Arzneistofffreisetzung nicht gewährleistet ist
Weichgelatinekapsel	Enthalten ölige Flüssigkeiten	Keine Teilung möglich, Kapselhülle überdeckt schlechten Geschmack oder Geruch
Hartgelatinekapsel	Enthalten Pulver oder Granulate	Öffnen der Kapsel evtl. möglich, Kapselhülle überdeckt schlechten Geschmack oder Geruch oder bewirkt verzögerte Arzneistofffreisetzung

Der **Zeitpunkt der Einnahme,** der in der Packungsbeilage beschrieben ist, muss beachtet werden, um die Wirksamkeit des Arzneimittels zu gewährleisten. So kann z. B. die Einnahme zu einer Mahlzeit zu einer verbesserten Verträglichkeit des Arzneimittels führen. Aber ebenso kann die Wirksamkeit bei anderen Arzneimitteln dadurch herabgesetzt sein, da sich das Arzneimittel schon im Magen statt im Darm löst, wodurch die resorbierte Arzneistoffmenge reduziert wird.

◘ Tab. 4.5 Zeitliche Angaben

	Definition
Nüchtern	Die Einnahme sollte ca. 30 Minuten vor der Mahlzeit oder frühestens 2 Stunden nach der Mahlzeit erfolgen.
Vor dem Essen	Die Einnahme sollte ca. 30 Minuten vor der Mahlzeit erfolgen.
Zum Essen	Die Einnahme sollte während der Mahlzeit oder unmittelbar danach erfolgen.
Unabhängig von der Mahlzeit	Die Einnahme kann zu einem beliebigen Zeitpunkt erfolgen.

Falls keine genaue **zeitliche Angabe** gemacht wird, kann man allgemein nach ◘ Tab. 4.5 gehen.

Genau zu beachten sind Tabletten oder Kapseln, die einen säurefesten Überzug besitzen. Diese werden als **magensaftresistente Filmtabletten oder Kapseln** bezeichnet und lösen sich nicht im stark sauren Magensaft, sondern erst nach der Magenpassage im neutralen Darmsaft. Um diese Eigenschaft zu gewährleisten, dürfen diese Tabletten oder Kapseln meist nicht geteilt, gemörsert oder zerkaut werden. Zudem ist darauf zu achten, dass sie nüchtern eingenommen werden.

Falls aufgrund einer **bestimmten Dosierung** die Tablette oder Kapsel geteilt bzw. geöffnet werden soll, ist immer in der Packungsbeilage nachzulesen, ob man die Tablette oder Kapsel teilen darf. Eine Kerbe bedeutet nicht immer die Teilbarkeit der Tablette. Bei Unklarheit kann zusätzlich die Krankenhausapotheke kontaktiert werden.

4.6 Arzneiformen zur parenteralen Anwendung

Parenteral verabreichte Arzneimittel werden durch die Haut direkt ins Körperinnere gespritzt und erfordern daher größte Vorsicht und gute Vorbereitung. Einerseits wird die Hautbarriere durchstochen, weshalb durch hygienische Maßnahmen das Eindringen von Mikroorganismen in den Körper verhindert werden muss (Desinfektion, Kontrolle der Ampullen auf Haarrisse, Verunreinigungen, Verfärbungen, Ausflockungen etc.). Andererseits erreichen die Arzneimittel schneller höhere Plasmaspiegel, unerwünschte Wirkungen können sofort auftreten und sind im Allgemeinen schwerwiegender als bei anderen Applikationsarten.

4.6.1 Injektionen

Unter Injektion versteht man das Einspritzen eines sterilen flüssigen Arzneimittels in den Körper. Im Gegensatz zu einer Infusion (▸ Kap. 4.6.2), wird bei der Injektion das Arzneimittel innerhalb von Sekunden bis zu wenigen Minuten verabreicht.

Ampullenarten

Das zu injizierende Arzneimittel wird in unterschiedlichen Ampullen geliefert. Die Handhabung der Ampullen hängt von der jeweiligen Ampullenart ab.

Brech-/Glasampullen: Sie enthalten eine Einzeldosis, werden aufgebrochen oder mit einer Ampullenfeile aufgesägt. Die Injektionslösung wird mit einer Spritze und einer Kanüle restlos aufgezogen. Dabei wird die Ampulle am besten schräg gehalten. Die Ampulle sollte erst unmittelbar vor Gebrauch geöffnet werden. Offene Ampullen dürfen aus mikrobiologischen Gründen nicht aufbewahrt werden.

Stechampullen/Vials: Sie enthalten Einzel- oder Mehrfachdosen. Die Ampulle ist mit einem Gummistopfen, Metallring- und einem Kunststoff- oder Metalldeckel (Flipp-Off Deckel) verschlossen. Der Metall- oder Kunststoffdeckel wird vor der Gabe entfernt und der Gummistopfen vor dem Anstechen desinfiziert. Es empfiehlt sich, die Injektionsnadel vor der Applikation zu wechseln, da der Schliff der Nadel mit dem Durchstechen der Gummimembran stumpfer wird. Angebrochene Stechampullen sollten mit dem Datum der ersten Entnahme beschriftet und befristet, gemäß der Angaben der Packungsbeilage, aufbewahrt werden.

Trockenampullen: Sie enthalten den Arzneistoff als Pulver, der unmittelbar vor dem Gebrauch gemäß Angaben der Packungsbeilage oder mit dem beiliegenden Lösungsmittel vollständig gelöst wird.

Fertigspritzen: Sie enthalten die applikationsfertige Lösung in einer Einmalspritze.

Zweikammerspritzen/Zweikammerampullen: Sie bestehen aus zwei hintereinander geschalteten Kammern. Die eine enthält den Wirkstoff, die andere das Lösungsmittel. Durch Druck auf den Stempel wird das Lösungsmittel in die Wirkstoffkammer gedrückt und nach kurzem Mischen ist die Lösung injektionsfertig.

Injektionsarten

Die Injektionsart beschreibt den Ort bzw. das Gewebe, in welches das Arzneimittel injiziert wird (◘ Tab. 4.1).

Sachgerechte Anwendung von Injektion: (▸ Kap. 3, 6-R-Regel) Die Injektionslösung wird unter **aseptischen (keimfreien) Bedingungen** aus der Ampulle entnommen und dem Patienten injiziert. Ampullen, die im Kühlschrank gelagert werden, sollten im Regelfall vor der Anwendung in der Hand auf Körpertemperatur erwärmt werden, da die Verabreichung kalter Lösungen schmerzhafter ist. Während der Injektion sollte der Patient und die Einstichstelle beobachtet werden.

Subcutane Injektion: Bei dieser Injektionstechnik wird das Arzneimittel direkt ins Unterhautfettgewebe eingebracht. Körperregionen mit ausgeprägtem Unterhautfettgewebe sind dafür bevorzugt geeignet (z. B. Bauchdecke oberhalb oder unterhalb des Bauchnabels, seitliche Flächen der Oberschenkel und Oberarme). Die Gefahr, versehentlich in ein Blutgefäß zu injizieren, ist relativ gering. Nicht alle injizierbaren Produkte können subcutan verabreicht werden, da die Haut gegen viele Arzneistoffe empfindlicher reagiert als beispielsweise die Muskulatur. Durch eine subcutane Verabreichung wird ein Depoteffekt erreicht, da der Arzneistoff über längere Zeit aus dem Unterhautgewebe resorbiert werden muss.

Intramuskuläre Injektion: Hier werden die Arzneistoffe schneller als bei der subcutanen Injektion aufgenommen, dennoch gibt es auch hier einen leichten Depoteffekt. Dies hat aber auch zur Folge, dass versehentlich Gefäße angestochen oder Nerven geschädigt werden können. Daher erfordert die intramuskuläre Injektion eine spezielle Ausbildung. Meist erfolgt die intramuskuläre Injektion in große Muskeln im Bereich des Gesäß- oder Oberschenkelmuskels.

Intravenöse Injektion: Die intravenöse Injektion erfolgt direkt in venöse Blutgefäße. Die Verabreichung eines Arzneimittels in die Vene wird gewählt, wenn ein schneller Wirkeintritt gewünscht ist oder sich keine andere Verabreichungsmöglichkeit anbietet. Die gebrauchsfertige Lösung wird grundsätzlich langsam (ca. 1 ml/min) injiziert. Dies soll ein zu schnelles Anfluten des Arzneimittels und eventuelle unerwünschte Wirkungen verhindern. Ausnahmen sind die sogenannten Bolusinjektionen, bei denen sehr schnell (innerhalb von ein paar Minuten „im Schuss") injiziert wird, um anfänglich eine möglichst hohe Konzentration im Blut zu erreichen.

Praxistipp

- Ölige Lösungen dürfen intramuskulär aber nicht intravenös verabreicht werden (Gefahr der Fettembolie).
- Bei Patienten, die Antikoagulanzien einnehmen, sollte eine intramuskuläre Injektion vermieden werden, da es zu Einblutungen in den Muskel führen kann.

4.6.2 Infusionen

Unter Infusion versteht man ein langsames (tropfenweises) Verabreichen von steriler (arzneimittelhaltiger) Flüssigkeit in eine Vene. Im Gegensatz zur Injektion (▸ Kap. 4.6.1) kann dies über Minuten oder Stunden erfolgen. Daher kann die Infusion auch zur Aufrechterhaltung einer bestimmten Arzneistoffkonzentration im Blut verwendet werden.

Indikationen der Infusionstherapien sind:

- Ausgleich von Volumenverlusten,
- Zufuhr von Arzneimitteln (z. B. Gabe von Antibiotika),
- Herstellung normaler (physiologischer) Elektrolytkonzentrationen (z. B. Normalisierung des Säure-Base-Haushalts),
- Deckung des Energiebedarfs (z. B. parenterale Ernährung).

Infusionsarten

Man unterscheidet zwischen Kurzinfusionen und Dauerinfusionen. Von **Kurzinfusionen** spricht man, wenn die Infusion maximal 3 Stunden dauert und meist ein kleines Volumen von 50–100 ml infundiert wird. Antibiotika und Schmerzmittel werden häufig als Kurzinfusion über 20–30 Minuten verabreicht. Infusionen, bei denen Volumina von 500–2000 ml verabreicht werden und länger als 3 Stunden dauern bezeichnet man als **Dauerinfusion.** Diese können mittels Infusionspumpen oder Schwerkraft auch über Tage laufen z. B. über 2 Tage bei Verabreichung von parenteraler Ernährung.

Zudem werden Infusionen auch nach der punktierten Vene unterschieden. Hier gibt es die periphervenösen Infusionen und die zentralvenösen Infusionen. Einige Arzneimittel sollten aufgrund venenreizender Eigenschaften nur zentralvenös verabreicht werden. Das

Risiko für eine Venenreizung ist dabei meist abhängig von der Arzneistoffkonzentration der Infusionslösung.

Sachgerechte Anwendung von Infusionen: (▸ Kap. 3, 6-R-Regel) Die Infusionslösung muss unter aseptischen Bedingungen vorbereitet und angehängt werden. Die Infusionslösung sollte Raumtemperatur haben, um ein mögliches Auskühlen des Körpers oder Schmerzen bei der Verabreichung zu verhindern. Während den ersten Minuten der Infusion sollte der Patient und die Einstichstelle beobachtet werden.

Periphervenöse Infusionen: Sie werden über oberflächliche, kleinere Venen appliziert. Meist handelt sich es um Kurzinfusionen.

Zentralvenöse Infusionen: Zur Verabreichung wird (von einem Arzt) ein zentraler Venenkatheter (ZVK) z. B. über die Vena jugularis oder Vena subclavia in die obere Hohlvene vor dem rechten Herzen platziert. Somit werden die Infusionen direkt in das zentralvenöse System verabreicht. Bei einem Portkatheter wird (von einem Arzt) subcutan ein dauerhaftes Membransystem implantiert, von dem aus wiederum ein Katheter zur oberen Hohlvene führt. Dieser wird häufig für die regelmäßige Gabe von Kurzinfusionen oder der Chemotherapie verwendet.

4.7 Arzneiformen zur kutanen Anwendung

Arzneimittel zur kutanen Anwendung werden aufgrund ihres Wirkortes unterschieden:

- **lokale** Wirkung (auf der Hautoberfläche),
- **systemische** Wirkung.

Die verschiedenen Wirkorte ergeben sich aufgrund unterschiedlich tiefen Eindringens in das Gewebe:

- Penetration (Eindringen in die obere Hautschicht),
- Permeation (Eindringen in die tiefer liegenden Gewebe),
- Absorption (Aufnahme in den Blutkreislauf).

4.7.1 Halbfeste Arzneiformen

Zu den halbfesten Arzneiformen gehören die Salben, Cremes, Gele und Pasten. Sie können je nach Zusammensetzung eine lokale oder systemische Wirkung haben. Gele und Öl-in-Wasser-Cremes kühlen zusätzlich die behandelte Stelle aufgrund des hohen Wassergehalts.

Sachgerechte Anwendung von Salben, Cremes, Gele und Pasten: (▸ Kap. 3, 6-R-Regel) Um eine Kontamination der Salben, Cremes, Gele und Pasten zu vermeiden, werden sie aus Mehrdosenbehältnissen (Menge des Inhaltes für mehrere Anwendungen vorgesehen) wie Tuben mittels eines Spatels entnommen oder auf einen Tupfer gedrückt. Das Arzneimittel aus Mehrdosenbehältnissen darf bei der Entnahme niemals den Patienten oder kontaminierte Gegenstände berühren. Beim Auftragen der halbfesten Zubereitung sind Handschuhe zu tragen, um sich vor einer Kontamination mit dem Arzneimittel zu schützen. Um ein eventuelles Verteilen nach der beabsichtigten Anwendung zu verhindern, kann das behandelte Hautareal mit einem Verband bedeckt werden. Falls dies nicht erwünscht ist, sollte darauf geachtet werden, dass die halbfeste Zubereitung ausreichend einwirken kann (nicht direkt nach dem Auftragen abwaschen oder duschen und Kleidung über der behandelten Stelle vermeiden). Pastenreste sollten vor dem nächsten Auftragen entfernt werden.

4.7.2 Flüssige Arzneiformen

Umschläge

Feuchte Umschläge verwendet man zur Aufweichung von Krusten, zur Kühlung und zur Behandlung von entzündlichen oder nässenden Dermatosen.

Sachgerechte Anwendung von feuchten Umschlägen: (▸Kap. 3, 6-R-Regel) Feuchte Umschläge sollten in Form eines sogenannten **offenen Verbandes** angelegt werden, damit das Wasser oder Wasser/Alkoholgemisch leicht verdunsten und somit kühlen kann. Wasserundurchlässige Materialien wie Kunststofffolien bei Okklusionsverbänden bewirken das Gegenteil: es kann ein lokaler Wärmestau resultieren. Für feuchte Umschläge können Baumwolltücher oder Kompressen mit der verordneten Flüssigkeit getränkt und auf die zu behandelnde Stelle gelegt werden. Darüber werden trockene Baumwolltücher gebunden. Der Verband muss regelmäßig (meist ca. nach einer halben Stunde) gewechselt oder erneut befeuchtet werden.

Sprays

Flüssigkeiten in Sprayform können zur schnellen Kühlung z. B. bei Sportverletzungen dienen. Sie haben aber auch den Vorteil des einfachen (keine Handschuhe benötigt) und sauberen Auftragens des Arzneistoffs auf die Haut.

Sachgerechte Anwendung von Sprays: (▸Kap. 3, 6-R-Regel) Die Flasche muss während des Sprühvorganges aufrecht gehalten werden. Bei Sprays mit Treibgas ist ein ausreichender Abstand zwischen Sprühkopf und Haut einzuhalten, welcher der Packungsbeilage zu entnehmen ist. Bei Anwendung an Kopf oder Hals sind Augen und Nase abzudecken. Kühl- und Kältesprays dürfen nur auf intakter Haut angewendet werden. Puder-, Schaum- und Salbensprays sind vor der Anwendung zu schütteln.

4.7.3 Transdermale therapeutische Systeme

Transdermale therapeutische Systeme (TTS) sind pflasterähnliche Darreichungsformen für Arzneimittel. Der in einem TTS enthaltene Arzneistoff wird kontinuierlich über einen langen Zeitraum (meistens 12–96 Stunden) abgegeben. Er wird langsam durch die Haut aufgenommen und gelangt so in den Blutkreislauf. Dadurch wird ein **konstanter Wirkstoffspiegel** über einen **längeren Zeitraum** erreicht. TTS werden häufig bei chronischen starken Schmerzen angewandt, z. B. bei Tumorschmerzen.

Sachgerechte Anwendung von TTS: (▸Kap. 3, 6-R-Regel) TTS sind auf die in der Packungsbeilage vorgeschriebenen, gesunden und möglichst unbehaarten Hautstellen zu kleben. Dabei sollten die Haare nicht rasiert, sondern nur mit der Schere gekürzt werden, um kleine Hautverletzungen zu vermeiden. Zudem sollte die Hautstelle vor der Anwendung mit klarem Wasser gesäubert und trocken getupft werden. Beim Entfernen der Schutzfolie darf die

Klebefläche nicht berührt werden. Das TTS bei der Applikation ca. 30 Sekunden auf die gewünschte Haustelle drücken. Bei Fortsetzen der Behandlung ist das folgende TTS an einer anderen Hautstelle anzubringen und das Alte zu entfernen. Die Hautstelle, an der ein transdermales System angebracht war, sollte erst nach 7–10 Tagen erneut benutzt werden. TTS sollten nicht zerschnitten werden, da sonst die korrekte Dosierung und die Funktion des TTS nicht mehr gegeben ist. Bei übermäßiger Erwärmung der Haut (z. B. durch Haartrockner, Heizdecke, Fieber, Duschen mit Wasser über 37 °C) kann die Resorption aus den TTS erhöht sein und somit zu unerwünschten Wirkungen führen.

4.8 Arzneiformen zur rektalen und vaginalen Anwendung

4.8.1 Arzneiformen zur rektalen Anwendung

Suppositorien

Suppositorien (Zäpfchen) bestehen aus einer festen Grundmasse (z. B. Fett), die bei Körpertemperatur schmilzt und den Arzneistoff zur Resorption freigibt. Daher sollte ein Augenmerk auf die Lagertemperatur gelegt werden. Suppositorien können eine lokale oder systemische Wirkung verursachen. Die Arzneistoffaufnahme aus dem Rektum erfolgt langsamer, mengenmäßig geringer und unregelmäßiger als aus dem Magen-Darm-Trakt.

Gründe für eine rektale Verabreichung von Arzneimitteln sind:

- Magenunverträglichkeit,
- Erbrechen,
- Schluckbeschwerden,
- Behandlung von Säuglingen und Kleinkindern.

Sachgerechte Anwendung von Suppositorien: (▸ Kap. 3, 6-R-Regel) Auf das Schamgefühl des Patienten sollte Rücksicht genommen werden. Falls möglich, kann der Patient das Zäpfchen selber einführen. Das Suppositorium vor dem Einführen, eventuell durch Anfeuchten mit etwas Wasser, gleitfähiger machen und vorsichtig über den After einführen. Präparate mit lokaler Wirkung im Analbereich z. B. bei Hämorrhoiden, werden weniger tief ins Rektum eingeführt als Präparate mit systemischer Wirkung.

Durch das Einführen eines Suppositoriums in den Enddarm ist es möglich, dass eine Defäkation (Stuhlgang) ausgelöst wird. Dadurch kann die Wirkung teilweise oder vollständig verloren gehen. Hier ist, nach Absprache mit dem Arzt, eventuell eine erneute Gabe nötig.

Salben

Sachgerechte Anwendung von Salben: (▸ Kap. 3, 6-R-Regel) Auf das Schamgefühl des Patienten sollte Rücksicht genommen werden. Zur Verabreichung von Salben ins Rektum sollte das Applikationsrohr zunächst ohne Druck auf die Tube eingeführt werden. Erst beim langsamen Herausziehen wird durch gleichmäßigen Druck auf die Tube ein kontinuierlicher Salbenstrang ausgepresst.

Darmeinläufe und Klistiere

Darmeinläufe oder Klistiere dienen hauptsächlich zur darmreinigenden Stuhlentleerung z. B. vor diagnostischen Abklärungen. Bei Darmeinläufen und Klistieren wird durch den mechanischen Reiz (Einführen des Darmrohrs und Dehnung der Darmwand durch die Spülflüssigkeit) und eventuell durch einen chemischen Reiz (Zusatz von z. B. Glycerin zur Spülflüssigkeit) eine Entleerung des Darms erreicht.

Bei Klistieren als Verweileinläufe, die bei Colitis ulcerosa oder Morbus Crohn eingesetzt werden, ist darauf zu achten, dass die eingebrachte Flüssigkeit mindestens 30 Minuten, besser über Nacht, im Darm verweilt.

Sachgerechte Anwendung von Darmeinläufen und Klistieren: (▸ Kap. 3, 6-R-Regel) Auf das Schamgefühl des Patienten sollte Rücksicht genommen werden. Eventuelle Mitpatienten sollten gebeten werden den Raum zu verlassen oder falls möglich sollte der Einlauf in einem separaten Raum durchgeführt werden. Bei Darmspülungen und Klistieren sollte die Spülflüssigkeit auf Körpertemperatur (37 °C) vorgewärmt werden. Das Ansatz- oder Darmrohr wird mit Gleitgel versehen um eine bessere Gleitfähigkeit zu erreichen. Um ein Gegenpressen zu vermeiden, sollte der Patient ruhig ein- und ausatmen. Bei Darmspülungen läuft die Spülflüssigkeit über den Irrigator (Flüssigkeitsbehälter) ein. Bei Klistieren wird der Plastikbehälter- oder Tubeninhalt in den Darm ausgedrückt. Sie sind nach der Entleerung in zusammengedrücktem Zustand wieder zu entfernen, um ein Rücksaugen zu vermeiden.

Der Patient sollte die Flüssigkeit einige Minuten versuchen zu halten, um die Wirkstärke zu erhöhen.

4.8.2 Arzneiformen zur vaginalen Anwendung

Vaginalsuppositorien, -kugeln, -kapseln oder -tabletten schmelzen bei Körpertemperatur oder lösen sich im Vaginalsekret auf und wirken lokal in der Vagina. Systemische unerwünschte Wirkungen treten dadurch praktisch nicht auf.

Dabei können eine oder mehrere Arzneiformen gleichzeitig (z. B. Tablette und Salbe) eingesetzt werden. Am häufigsten werden Präparate gegen Pilzinfektionen (oder Wechseljahrbeschwerden) eingesetzt.

Sachgerechte Anwendung von Vaginaltherapeutika: (▸ Kap. 3, 6-R-Regel) Auf das Schamgefühl der Patientin sollte Rücksicht genommen werden. Vaginalkugeln, -kapseln, -tabletten oder -suppositorien werden häufig mit Hilfe eines Applikators möglichst tief in die Scheide, vor den Gebärmutterhals, eingeführt. Sofern nicht anders verordnet, sollten Vaginalpräparate abends vor dem Schlafengehen angewendet werden, da im Liegen weniger Substanz ausfließen kann und der Arzneistoff über Nacht lange lokal wirken kann.

4.9 Arzneiformen zur Anwendung am Auge

4.9.1 Augentropfen/Augensalben

Augentropfen sind sterile, wässrige oder ölige Lösungen zur tropfenweisen Anwendung im Auge. Augensalben sind sehr weiche Salben, in denen die Pulverpartikel sehr fein verteilt sind. Sie dienen zur Behandlung des erkrankten oder verletzten Auges. Zudem werden Augentropfen als Hilfsmittel in der Diagnostik verwendet.

Da das Auge sehr empfindlich auf physikalische und chemische Reize reagiert und schnell Tränenfluss einsetzt, werden Augentropfen durch die Tränenflüssigkeit schnell verdünnt oder aus dem Auge ausgeschwemmt. Somit kommt es zu einer Verkürzung der Kontaktzeit zwischen Arzneistoff und Auge. Augentropfen müssen aufgrund der Empfindlichkeit nicht nur steril, sondern auch weitgehend reizlos sein. Reizlos werden Augentropfen vom Auge empfunden, wenn ihr pH-Wert und ihr osmotischer Druck der Tränenflüssigkeit entsprechen und sie keine festen Partikel enthalten. Augentropfen sollten nach Anbruch maximal vier Wochen und nur bei einem Patienten verwendet werden.

Sachgerechte Anwendung von Augentropfen/Augensalben: (▸ Kap. 3, 6-R-Regel) Will der Patient Augentropfen oder Augensalbe selbst anwenden, sollte er dies am besten vor einem Spiegel machen. Die Verabreichung in sitzender Position ist am sinnvollsten. Der Kopf des Patienten sollte leicht in den Nacken gelegt und der Blick nach oben gerichtet sein. Die Augentropfen/Augensalbe wird bei leicht heruntergezogenem Lid in den Bindehautsack eingebracht. Die Spitze des Tropfers oder der Tube darf dabei weder das Auge noch irgendwelche Fremdkörper berühren. Nach der Anwendung der Augentropfen/Augensalbe sollten die Lider kurze Zeit geschlossen werden, um den Arzneistoff zu verteilen. Nach der Anwendung von Augensalben oder öligen Augentropfen ist die Sehfähigkeit durch Trübung des Blickfeldes vorübergehend beeinträchtigt. Um die Kontamination der Spitze des Tropfers bei der Verabreichung der Augentropfen zu verhindern, kann man eine Eintropfhilfe benutzen. Hier wird der Abstand zum Auge gewährleistet und ein Blinzeln wird verhindert.

Praxistipp

- Augenpräparate sollten bei Anwendung Raumtemperatur haben, da durch kalte Präparate der Tränenfluss gefördert wird.
- Augenpräparate dürfen nur patientenspezifisch angewendet werden (1 Präparateeinheit pro Patient).

4.9.2 Augenarzneimittel und Kontaktlinsen

Kontaktlinsen dürfen bei der Anwendung von Augentropfen und -salben nur bedingt getragen werden. Benetzende Augentropfen wie z. B. künstliche Tränen ohne Konservierungsmittel können appliziert werden, wenn sich die Linsen auf dem Auge befinden. Bei konservierten wässrigen Augentropfen sollten die Hinweise der Packungsbeilage beachtet werden. Vor der Anwendung von öligen Augentropfen und Augensalben sind die Linsen generell herauszunehmen.

4.10 Arzneiformen zur Anwendung in der Nase und im Ohr

4.10.1 Nasentropfen/Nasensprays

Sachgerechte Anwendung von Nasentropfen/Nasensprays: (▸ Kap. 3, 6-R-Regel) Vor der Anwendung von Nasentropfen ist zuerst die Nase durch Schnäuzen von Sekret zu reinigen. Während des Eintropfens wird der Kopf leicht in den Nacken gelegt und durch die Nase langsam eingeatmet. Bei schleimhautabschwellenden Nasensprays ist in der Regel ein Sprühstoß pro Nasenloch ausreichend. Nasensalben werden direkt aus der Tube oder mit Hilfe eines Wattestäbchens ins Nasenloch eingebracht und durch Andrücken der Nasenflügel leicht einmassiert.

4.10.2 Ohrentropfen

Sachgerechte Anwendung von Ohrentropfen: (▸Kap. 3, 6-R-Regel) Ohrentropfen sind Lösungen, Emulsionen oder Suspensionen und müssen eventuell vor Gebrauch aufgeschüttelt werden. Ohrentropfen dürfen nur bei intaktem Trommelfell angewendet werden. Sie sollten bei der Anwendung körperwarm sein. Da der äußere Gehörgang nicht geradlinig verläuft, empfiehlt sich die Anwendung in liegender Seitenlage. Die Ohrentropfen werden in das Ohr getropft, wobei die Spitze des Tropfers weder das Ohr noch irgendwelche Fremdkörper berühren darf. Nach der Applikation sollte der Patient einige Minuten in seitlicher Lage verweilen und gegebenenfalls den Gehörgang mit Watte leicht verschließen.

4.11 Arzneiformen zur inhalativen Anwendung

Bei Arzneiformen zur inhalativen Anwendung (Inhalativa) wird der Arzneistoff eingeatmet. Aus diesem Grund liegt er in Form eines Aerosols vor. Ein Aerosol ist vergleichbar mit Nebel oder Staub, bei dem feste oder flüssige Arzneistoffteilchen in einem Gas oder Dampf fein verteilt vorliegen.

Inhalativa dienen zur lokalen Behandlung der Atemwege und werden vor allem zur Behandlung bei Asthma bronchiale und COPD verwendet. Bei der Applikation gelangen sehr kleine Arzneistoffpartikel mit der Atemluft direkt in die Bronchien und erzeugen eine lokale Wirkung. Dadurch wird ein schneller Wirkungseintritt erreicht und unerwünschte, systemische Wirkungen werden reduziert.

Es werden hauptsächlich drei Arten von Inhalativa unterschieden:

- Bei **treibgashaltigen Dosieraerosolen** wird das Arzneimittel mit Hilfe eines Treibgases vernebelt. Schwierig und daher nachteilig ist die Koordination, da durch Druck auf die Patrone ein Sprühstoß freigesetzt und gleichzeitig eingeatmet werden muss.. Zudem tritt durch das enthaltene Treibgas ein Kältereiz auf. Durch die Verwendung eines „Spacers“ (Vorschaltkammer) kann Abhilfe geschaffen werden, da das Arzneimittel zunächst in den Spacer gesprüht wird und dort eine Wolke bildet. Im Anschluss kann diese mit dem nächsten Atemzug eingeatmet werden. Spacer finden vor allem bei Kindern und älteren Patienten Anwendung.
- **Pulverinhalatoren** enthalten kein Treibgas. Von Vorteil ist hier, dass nur wenig Wirkstoff im Mundbereich verbleibt und von außen gesehen werden kann, wieviel Arzneimittel noch im Behälter ist. Bei Pulverinhalatoren wird Pulver aus Kapseln, Blisterreservoirs oder Mehrdosenbehältern durch Einatmen direkt an den Wirkort, die Bronchien, befördert. Wichtig ist, dass solche Systeme völlig trocken gehalten werden, sodass sich kein Kondenswasser im Inhalator bilden kann (z. B. bedingt durch Temperaturschwankungen).
- **Elektrische Vernebler** werden Systeme genannt die Inhalationslösungen zu feinstem Nebel für die Feuchtinhalation zerstäuben. Hier wird mittels Druckluft im sogenannten Vernebler aus der zu inhalierenden Flüssigkeit ein Aerosol erzeugt, welches über eine Maske oder ein Mundstück eingeatmet werden kann.

Die unsachgemäße bzw. nicht korrekte Anwendung von Inhalativa ist eine häufige Ursache für ein mangelndes Ansprechen oder unerwünschte Wirkungen der Arzneimitteltherapie. Deswegen ist es von großer Bedeutung, dass die Patienten hinsichtlich der Inhalationstechnik gut geschult und in die Technik eingeführt werden.

Sachgerechte Anwendung von Inhalationsgeräten: (▸Kap. 3, 6-R-Regel) Die Handhabung kann den jeweiligen Bedienungsanleitungen entnommen werden. Bei Inhalation eines Glucocorticoids, sollte der Mund nach der Anwendung ausgespült werden, damit das Risiko einer Pilzinfektion (Soor) im Mund- und Rachenraum reduziert werden kann. ◘ Tab. 4.6 zeigt die gebräuchlichsten Inhalatoren.

◘ **Tab. 4.6** Inhalatoren

Art	Einzelne Schritte	Erklärung
Dosieraerosole	1. Vorbereitung	Kräftig schütteln (nur wenn der Wirkstoff als Suspension vorliegt, nicht wenn er in Lösung vorliegt; wenn man sich nicht sicher ist, sollte man in jedem Fall schütteln)
		Schutzkappe entfernen
		Bei neuen Geräten vor Gebrauch 2 Sprühstöße in die Umgebung/Luft abgeben
	2. Ausatmen	Langsam und entspannt ausatmen (nicht in das Mundstück)
		Das Mundstück mit den Lippen gut umschließen
	3. Inhalation auslösen und einatmen	Langsam und möglichst tief einatmen und gleichzeitig einen Aerosolsprühstoß auslösen
		Atem für ca. 5–10 Sekunden anhalten
	4. Ausatmen	Langsam durch die Nase oder den Mund mit „Lippenbremse" ausatmen
	Bei erneuter Inhalation Schritt 2–4 wiederholen	
Turbohaler (D) Turbuhaler (CH)	1. Vorbereitung	Schutzkappe entfernen
		Turbohaler senkrecht halten (sonst sind Fehldosierungen möglich)
		Dosierring einmal hin- und herdrehen; ein Klicken signalisiert die korrekte Befüllung
	2. Ausatmen	Langsam und entspannt ausatmen (nicht in das Mundstück)
		Mundstück mit den Lippen gut umschließen
	3. Einatmen	Kräftig und möglichst tief einatmen
		Atem für ca. 5–10 Sekunden anhalten

Tab. 4.6 Inhalatoren (Forts.)

Art	Einzelne Schritte	Erklärung
Turbohaler (D) Turbuhaler (CH)	4. Ausatmen	Langsam durch die Nase oder den Mund mit „Lippenbremse" ausatmen
	Bei erneuter Inhalation Schritt 2–4 wiederholen	
Diskus	1. Vorbereitung	Diskus öffnen (Wegschieben des Daumengriffs bis Mundstück und Hebel erscheinen)
		Diskus spannen: Wegschieben des Hebels bis ein Klicken zu hören ist
	2. Ausatmen	Langsam und entspannt ausatmen (nicht in das Mundstück)
		Mundstück mit den Lippen gut umschließen
	3. Einatmen	Kräftig und möglichst tief einatmen
		Atem für ca. 5–10 Sekunden anhalten
	4. Ausatmen	Langsam durch die Nase oder den Mund mit „Lippenbremse" ausatmen
	Bei erneuter Inhalation Schritt 2–4 wiederholen	

4.12 Mitarbeit des Patienten und Therapietreue

Die **Adhärenz (Therapietreue)** ist bei jeder Arzneimitteltherapie, ganz speziell bei der Behandlung von chronischen Erkrankungen, von großer Wichtigkeit. Mangelnde Adhärenz stellt ein häufiges Problem und ein potenzielles Gesundheitsrisiko dar.

Es ist Aufgabe des Arztes, Apothekers, aber auch des Pflegepersonals, auf folgendes zu achten:

- Die Patienten sollten über ihre Krankheit und deren Behandlung gut informiert sein und sie auch verstehen.
- Die Therapie sollte so angepasst sein, dass sie einfach umsetzbar und für den Patienten akzeptabel ist (z. B. einmalige statt mehrmals tägliche Tabletteneinnahme).
- Die Patienten sollten gut darüber informiert und nötigenfalls angeleitet sein, wann und wie das Arzneimittel eingenommen werden muss und was das Arzneimittel bewirkt. Zudem sollte der Patient darüber aufgeklärt sein, mit welchen unerwünschten Wirkungen zu rechnen ist und wie er bei deren Auftreten vorgehen soll.
- Nur durch geeignete und ausreichende Information wird den Patienten ermöglicht, ihre Therapie zu verstehen. So können sie ihren Anteil durch eine konsequente Einnahme ihrer Arzneimittel leisten. Die Kooperation zwischen Arzt, Apotheker, Pflegepersonal und Patienten ist eine notwendige Voraussetzung für eine erfolgversprechende Therapie.

Praxistipp

- Zeit, Essen, Trinken, Alter des Patienten, weitere Arzneimittel, andere Erkrankungen und korrekte Anwendung der Arzneiform können die Wirksamkeit eines Arzneimittels stark beeinflussen.
- Der Eigenschutz bei der Verabreichung von Arzneiformen muss beachtet werden.
- Die Patienten müssen über die verabreichten Arzneimittel und Formen gut aufgeklärt sein, um den Erfolg der Therapie zu gewährleisten.

5 Weg eines Arzneimittels im Organismus

Wird ein Arzneimittel verabreicht, so laufen im Körper komplexe Vorgänge ab. Diese Vorgänge können durch die Pharmakokinetik und Pharmakodynamik beschrieben werden. Die **Pharmakodynamik** befasst sich mit der Wirkung eines Arzneistoffs auf den menschlichen Organismus.

Im Gegensatz dazu wird durch die **Pharmakokinetik** der Einfluss des Organismus auf die Arzneimittel, also auf ihr Verhalten im Körper und die chemische Struktur der Arzneistoffe erklärt. In ◐ Abb. 5.1 sind die wichtigsten Vorgänge, die nach der oralen Applikation eines Arzneimittels im Organismus ablaufen, schematisch dargestellt. Die Art der Wirkung sowie die Wirkstärke eines Arzneimittels hängen also nicht allein von seinen pharmakodynamischen Eigenschaften (Wirkmechanismus), sondern auch in hohem Maße vom pharmakokinetischen Verhalten ab.

Die pharmakokinetischen Prozesse können mit dem **LADME-Schema** beschrieben werden:

- Liberation: Freisetzung aus der Arzneiform
- Absorption (Resorption): Aufnahme in den Blutkreislauf
- Distribution: Verteilung im Organismus
- Metabolismus (Biotransformation): chemische Umwandlung des Arzneistoffs
- Elimination (Exkretion): Ausscheidung des Arzneistoffs

5.1 Applikation

Die Applikation (Verabreichung) von Arzneimitteln kann auf verschiedene Weise erfolgen (◻ Tab. 4.1 und ◻ Tab. 4.2). Die häufigsten Applikationsarten sind die orale, parenterale, rektale, kutane und lokale Applikation. Die zur Auswahl stehende Applikationsart und der Applikationsort sowie die Arzneiform richten sich nach:

- Eigenschaften des Arzneistoffs,
- gewünschtem Wirkeintritt und gewünschter Wirkdauer,
- Wirkort,
- Gesundheitszustand des Patienten.

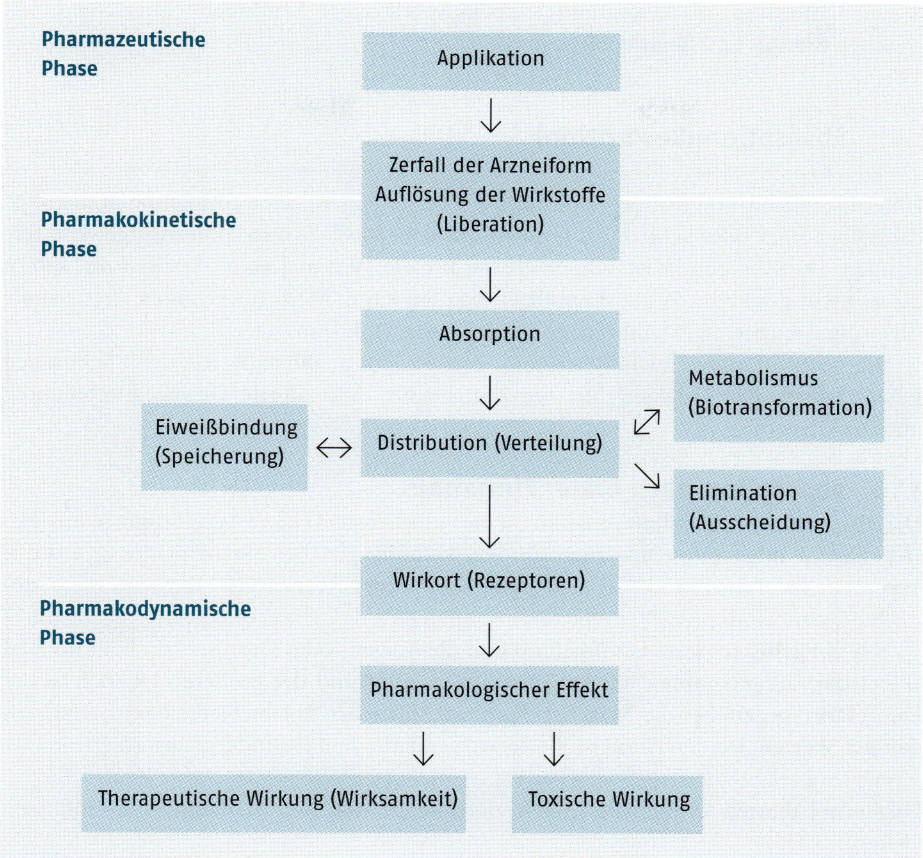

Abb. 5.1 Nach oraler Gabe eines Arzneimittels im Organismus ablaufende Vorgänge

5.2 Liberation (Freisetzung)

Bei der Liberation wird der Arzneistoff aus der Arzneiform freigesetzt. Nur wenn die Freisetzung erfolgt ist oder der Wirkstoff als Lösung appliziert wird, kann der nächste Schritt, die Absorption, erfolgen.

Die Liberation ist abhängig von:

- **Säuerungswert (pH-Wert):** Jeder Wirkstoff hat unterschiedliche Lösungseigenschaften, abhängig vom jeweils vorliegenden pH-Wert. Durch Schwankungen des pH-Wertes von Magen- und Darmsaft kann ein Arzneistoff in seiner Löslichkeit verändert werden, was auch den folgenden Schritt, die Absorption beeinflusst. Beispielsweise kann der saure pH-Wert des Magensaftes (pH-Wert 1–2) auch bestimmte Arzneistoffe zerstören und somit unwirksam machen. Hier kann ein säurefester Überzug Abhilfe schaffen oder eine andere Applikationsart gewählt werden.
- **Arzneiform:** Abhängig von den individuellen Eigenschaften des Arzneistoffs und dem gewünschten Wirkeintritt wird die Arzneiform ausgewählt, welche einen entscheiden-

den Einfluss auf die Liberationsgeschwindigkeit haben kann (z. B. Unterschied zwischen Brause- und Retardtablette).

5.3 Absorption (Resorption)

Unter der Absorption (Resorption) eines Arzneistoffs wird seine Aufnahme in die Blutbahn über Haut oder Schleimhäute sowie aus dem Muskel- oder Unterhautgewebe verstanden. Die Absorption ist Voraussetzung für die Wirkung eines Arzneistoffs, sofern dieser nicht direkt am Wirkort appliziert werden kann. Meist überwinden Arzneistoffe Absorptionsbarrieren (Membranen) durch passive Diffusion.

Die Absorptionsgeschwindigkeit und -menge ist u. a. abhängig von den chemischen Eigenschaften, der Teilchengröße des Arzneistoffs, Arzneiform, Gewebedurchblutung und der Dosierung.

5.3.1 Absorption nach oraler Einnahme

Die Absorption nach oraler Einnahme ist die natürlichste Art, wie Arzneistoffe in unseren Organismus aufgenommen werden können, da ihr die gleichen Mechanismen zu Grunde liegen wie der Absorption von Nährstoffen. 75 % aller Arzneimittel werden oral verabreicht.

Nur ein **gelöster Arzneistoff** kann durch die Magen- oder Darmschleimhaut ins Blut (Pfortader) aufgenommen werden (○ Abb. 5.1). Aufgrund der größeren Oberfläche der Dünndarm- gegenüber der Magenschleimhaut sowie den unterschiedlich vorherrschenden pH-Werten, werden Arzneistoffe vorwiegend aus dem Dünndarm absorbiert.

Folgende Faktoren können die Absorptionsmenge und den Wirkeintritt beeinflussen (▸ Kap. 7.3.1):

- **Magen und Darmmotilität:** Je größer die Motilität ist, desto kleiner ist die resorbierte Menge, bedingt durch die schnellere Darmpassage. Ursache dafür können z. B. die Applikation von dünndarmwirksamen Abführmitteln oder die Aktivierung des Parasympathikus (▸ Kap. 11.12.1) sein.
- **Magenfüllung und Nahrungsbestandteile:** Eine geringere Magenfüllung bewirkt meist eine höhere Absorptionsgeschwindigkeit durch den besseren Kontakt zwischen Arzneistoff und Schleimhaut. Nahrungsbestandteile können zu Wechselwirkungen mit Arzneistoffen führen, sodass eventuell weniger Arzneistoff für die Absorption zur Verfügung steht (▸ Kap. 7.3.1).
  Dennoch wird durch Anwesenheit von Nahrung die Verträglichkeit des Arzneistoffs auf den Schleimhäuten oft verbessert. Wegen dieser Einflüsse ist es notwendig, Arzneimittel nach den Angaben der Packungsbeilage z. B. nüchtern, vor oder nach den Mahlzeiten, einzunehmen (▸ Kap. 4.5.2).
- **Wechselwirkungen** mit gleichzeitig anwesenden Arzneistoffen (▸ Kap. 7.3.1).
- **Persönliche Situation und Gesundheitszustand:** individuelle Gegebenheiten wie Stress, Magen-Darm-Erkrankungen etc. können Absorptionsgeschwindigkeit und Absorptionsmenge beeinflussen.
- **Arzneiform** (▸ Kap. 4.3).

- **Enzyme**: Enzyme sind unersetzlich für die Verdauung, da sie beispielsweise helfen Zucker, Fette und Eiweiße aufzuspalten, sodass diese absorbiert werden können. Allerdings können sie auch die Struktur von Arzneistoffen soweit zerstören, sodass sie unwirksam sind bevor sie absorbiert werden. Dies macht eine orale Applikation z. B. von Insulin und einigen Antibiotika unmöglich.
  Ein Nachteil der oralen Applikation eines Arzneistoffs kann der intestinale und hepatische First-Pass-Effekt (▸Kap. 5.5.2) sein. Durch Enzyme in der Darmwand werden durch den intestinalen First-Pass-Effekt einige Arzneistoffe bereits vor der Absorption metabolisiert und inaktiviert, sodass nur ein geringerer Teil des wirksamen Arzneistoffs in die Pfortader aufgenommen wird.

5.3.2 Absorption nach rektaler Applikation

Im unteren Teil des Rektums erfolgt die Absorption in die Hohlvene. Somit steht der Arzneistoff dem Körper bereits vor der ersten Leberpassage zur Verfügung und der First-Pass-Effekt wird umgangen (▸Kap. 5.5.1). Im Vergleich zur oralen Absorption ist die absorbierte Menge bei rektaler Applikation wesentlich kleiner und unterliegt von Patient zu Patient starken individuellen Schwankungen. Dafür kann den Gegebenheiten des Patienten (z. B. Alter, Magenverträglichkeit, Erbrechen, Schluckbeschwerden) Rechnung getragen werden.

5.3.3 Absorption nach kutaner Applikation

Die Absorption von Arzneistoffen durch die intakte Haut wird vor allem durch die Hornschicht (Stratum corneum) als Absorptionsbarriere begrenzt.

Am besten werden fettlösliche Arzneistoffe absorbiert, die dennoch eine geringe Wasserlöslichkeit aufweisen. Ausschließlich wasserlösliche oder fettlösliche Stoffe werden kaum kutan aufgenommen.

Verschiedene Faktoren wie Erhöhung der Hauttemperatur, mechanische, chemische oder thermische Schädigung der Hautoberfläche (Hornschicht) oder manche Lösungsmittel (Dimethylsulfoxid), können die Absorption durch die Haut günstig beeinflussen.

Früher wurde der Haut als Absorptionsorgan für systemisch wirkende Arzneistoffe kaum eine Bedeutung beigemessen. Inzwischen sind spezielle Pflaster als Arzneiform entwickelt worden. Aus den TTS wird der Arzneistoff mit konstanter Geschwindigkeit abgegeben und über die Haut systemisch absorbiert. Bei übermäßiger Erwärmung der Haut (Föhn, Heizdecke, Fieber) kann die Liberation und damit auch die Absorptionsmenge aus den TTS erhöht sein (▸Kap. 4.7.3).

Wesentlich besser als durch die intakte Haut werden Arzneistoffe durch die Schleimhäute aufgenommen. Die Absorption der Arzneistoffe durch die Schleimhäute von Mund, Nase und Vagina kann als gut bezeichnet werden.

5.3.4 Absorption nach parenteraler Applikation

Nicht bei allen parenteralen Applikationsarten muss der Arzneistoff vor der Verteilung absorbiert werden, d. h. Membranen überwinden. Bei der intravenösen (i. v.) Gabe z. B. gelangt der Arzneistoff direkt in das venöse Blut, während er bei der intramuskulären (i. m.) Applikation aus dem Muskelgewebe in das Blut absorbiert wird.

Muss der Arzneistoff nach parenteraler Applikation zunächst absorbiert werden, so hängt die Absorptionsgeschwindigkeit stark von der Durchblutung des betroffenen Gewebes bzw. der Muskelaktivität ab.

Die Absorption kann durch Zusätze zur Injektionslösung je nach Wunsch in Menge und Geschwindigkeit gesteuert werden.

Eine Verringerung der Absorptionsgeschwindigkeit wird angestrebt, wenn der Arzneistoff möglichst lange am Applikationsort verweilen soll oder um eine zu schnelle Absorption mit der Folge von unerwünschten Wirkungen zu verhindern. Zum Beispiel: Zusatz von gefäßverengenden Arzneistoffen bei Lokalanästhetika.

Depotpräparate können hergestellt werden, indem ölige Lösungen, Suspensionen oder Verbindungen des Arzneistoffs mit adsorbierenden Stoffen verwendet werden.

Wird ein **sofortiger Wirkeintritt** beabsichtigt, muss eine parenterale Arzneiform gewählt werden, bei der die Absorption umgangen wird (intravenöse Gabe). Auch der Gesundheitszustand des Patienten erlaubt nicht immer die Anwendung bestimmter Arzneiformen. So können z. B. bewusstlose Patienten keine Tabletten einnehmen und eine i. m. Gabe ist bei antikoagulierten Patienten wegen der Gefahr des Einblutens nicht zu empfehlen.

5.4 Distribution (Verteilung)

Nach erfolgter Absorption befinden sich die Arzneistoffe zunächst im Blut. Über den Blutkreislauf werden sie dann verteilt. Aufgrund der sich ergebenden unterschiedlichen Arzneistoffkonzentrationen zwischen Blut und Gewebe hat der Arzneistoff das Bestreben, die Blutbahn in Richtung Gewebe mit geringerer Arzneistoffkonzentration zu verlassen. Durch diese Vorgänge erfolgt eine Verteilung (Distribution) des Arzneistoffs im gesamten Organismus. Allerdings muss der Arzneistoff wie bei der Absorption, verschiedene Membranen durchdringen, um in unterschiedliche Teile des Organismus gelangen zu können. Dabei sind, neben den bereits in ▸Kap. 5.3 besprochenen Faktoren, Eigenschaften des Arzneistoffs und die Durchblutung der einzelnen Organe und Gewebe maßgebend.

Die Verteilung eines Arzneistoffs im Organismus ist ungleichmäßig, wenn sich der Arzneistoff in bestimmten Regionen im Körper bevorzugt anreichert oder mit körpereigenen Stoffen eine Verbindung eingeht. Dieses Phänomen wird Speicherung genannt. Von Bedeutung ist vor allem die Bindung von Arzneistoffen an Eiweiße (Plasmaproteine wie z. B. Albumin und Gewebeproteine). Nur der ungebundene Anteil des Arzneistoffs ist wirksam.

5.4.1 Eiweißbindung eines Arzneistoffs

Die Eiweißbindung eines Arzneistoffs ist in der Regel reversibel, d. h. der Arzneistoff kann wieder aus seiner Bindung freigegeben werden. Das Ausmaß der Bindung ist von der Art des Stoffs, aber auch von seiner Umgebung (Blutbahn, innere Organe), dem Ernährungszustand, dem allgemeinen Zustand und dem Alter des Patienten abhängig.
Die erhöhte Empfindlichkeit von Neugeborenen und älteren Patienten gegenüber Arzneistoffen kann zum Teil auch durch die verringerte Eiweißbildung dieser Patientengruppen erklärt werden. Ihnen steht ein prozentual größerer Anteil an aktivem, ungebundenem Arzneistoff zur Verfügung (▸Kap. 8).

Der eiweißgebundene Arzneistoff kann Membranen nicht durchdringen und wird somit in dieser Form weder metabolisiert (▸Kap. 5.5) noch ausgeschieden (▸Kap. 5.6). Sinkt allerdings die Arzneistoffkonzentration in der Umgebung der Arzneistoff-Eiweiß-Bindung, so kann die Bindung wieder gelöst werden. Dadurch steht der zuvor gebundene Arzneistoff dem Organismus wieder in freier, aktiver Form zur Verfügung (○Abb. 5.2).

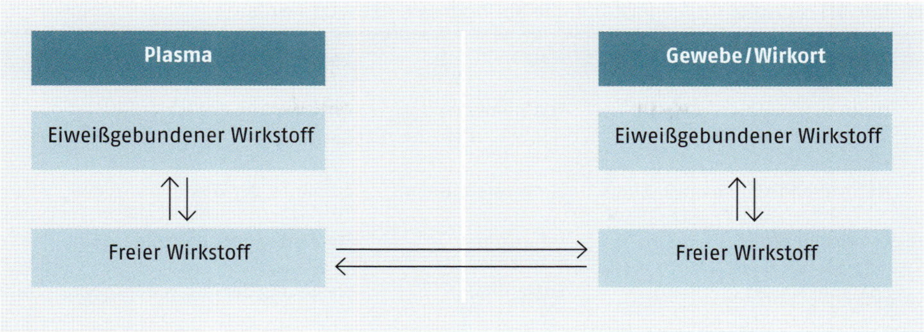

○ **Abb. 5.2** Einfluss der Eiweißbindung auf die Verteilung eines Arzneistoffs

Wird ein Arzneistoff in hohem Maße an Eiweiße gebunden, verbleibt er länger im Körper, was einer Depotwirkung gleichkommt.

5.5 Metabolismus

Unter Metabolismus (Biotransformation) wird die chemische Umwandlung eines Nähr- oder Arzneistoffs im Organismus verstanden. Das Ziel ist es, einen wasserlöslichen Stoff zu erhalten, der gut über die Nieren und/oder den Magen-Darm-Trakt ausgeschieden werden kann. Fettlösliche Stoffe werden weitgehend aus den Nierenkanälchen rückresorbiert und somit kaum über die Niere ausgeschieden. Mit Hilfe von **Enzymen** findet diese Umwandlung statt.

Der Metabolismus erfolgt hauptsächlich in der Leber, wo viele Enzyme produziert werden. Daneben sind Stoffumwandlungen in geringerem Umfang auch in Darm, Nieren, Lunge, Milz, Muskulatur, Blut und Haut möglich. Enzyme werden anhand ihrer Struktur (Aminosäuresequenz) in Familien (gekennzeichnet durch eine arabische Zahl), Unterfamilien (gekennzeichnet durch einen Buchstaben) und Einzelvertreter (gekennzeichnet mit einer weiteren Zahl) unterteilt. Für die Umwandlung von Arzneistoffen, sowie von Nahrungs- und Genussmitteln sind vorwiegend die sogenannten **Cytochrom P450 Enzyme (CYP)** verantwortlich, wobei die Familien 1–3 für den Metabolismus eine Rolle spielen. Mengenmäßig ist das 4. Enzym der Cytochrom Unterfamilie A aus der Familie 3 **(CYP3A4)** von großer Bedeutung. Die Unterfamilie CYP3A macht annähernd 30 % des Cytochrom-P450-Gehalts der Leber und 70 % des Gehalts der Darmwand aus. Weitere für den Metabolismus von Arzneistoffen wichtige CYP-Enzyme sind CYP1A2, CYP2C9, CYP2C19 und CYP2D6.

5

5.5.1 Prodrug

Bei vielen Arzneistoffen ist sowohl der Arzneistoff selbst als auch das Umwandlungsprodukt (Metabolit) wirksam. Es ist jedoch auch möglich, dass ein applizierter Arzneistoff nicht oder nur wenig wirkt. Solche Arzneistoffe werden Prodrug genannt, da erst ihr Metabolit nach der Umwandlung die therapeutische Wirkung zeigt. Für den Einsatz von Arzneistoffen als Prodrug gibt es verschiedene Gründe (◘ Tab. 5.1).

Tab. 5.1 Beispiel für Arzneistoffe, die als Prodrug eingesetzt werden

Arzneistoff	Metabolit	Zweck
Erythromycinethylsuccinat	Erythromycin	Verbesserung des schlechten Geschmacks
Methylprednisolonhemisuccinat	Methylprednisolon	Erhöhung der Wasserlöslichkeit
Cefuroximaxetil	Cefuroxim	Steigerung der Absorptionsquote
Enalapril Maleat	Enalaprilat	Steigerung der Absorptionsquote
Perindopril arginin/erbumin	Perindoprilat	Steigerung der Absorptionsquote
Levodopa (L-Dopa)	Dopamin	Überwindung der Blut-Hirn-Schranke
Fluphenazindecanoat	Fluphenazin	Wirkungsverlängerung
Azathioprin	Mercaptopurin	Erniedrigung der Toxizität

Der Metabolismus kann beeinflusst werden durch:

- **Nahrung und andere Arzneistoffe**: CYP-Enzyme, die Arzneistoffe metabolisieren, können durch Nahrungsmittel und andere Arzneistoffe **induziert** (Anzahl der Enzyme steigt) oder **gehemmt** werden. Dadurch kann der wirksame Anteil eines Arzneistoffs stark schwanken (▸ Kap. 7.3.3).
- **Das Lebensalter**: Das Alter des Patienten hat Einfluss auf die Geschwindigkeit des Metabolismus, da sich die Enzymaktivität und die Leberdurchblutung im Laufe des Lebens ändern (▸ Kap. 8).

5.5.2 First-Pass-Effekt

Das gesamte venöse Blut aus dem Magen-Darm-Trakt und die darin enthaltenen Arzneistoffe gelangen nach der Absorption zunächst über die **Pfortader** in die Leber. Die im Magen-Darm-Trakt absorbierten Arzneistoffe müssen also erst die Leber passieren, bevor sie zum Herz gelangen, von wo aus sie im ganzen Organismus verteilt werden. Für die Wirksamkeit ist es somit von ausschlaggebender Bedeutung, in welchem Ausmaß und in welcher Art der Arzneistoff bei seiner **ersten Passage der Leber** metabolisiert wird. Dieser Vorgang wird als First-Pass-Effekt bezeichnet (○ Abb. 5.3).

Neben dem Abbau durch Leberenzyme kann auch eine ausgeprägte Metabolisierung bereits im Lumen oder in der Wand des Magen-Darm-Trakts Ursache eines First-Pass-Effekts (intestinaler First-Pass-Effekt) sein.

5.6 Elimination (Ausscheidung)

Die Elimination (Ausscheidung) eines Arzneistoffs und seiner Umwandlungsprodukte kann über verschiedene Wege erfolgen.

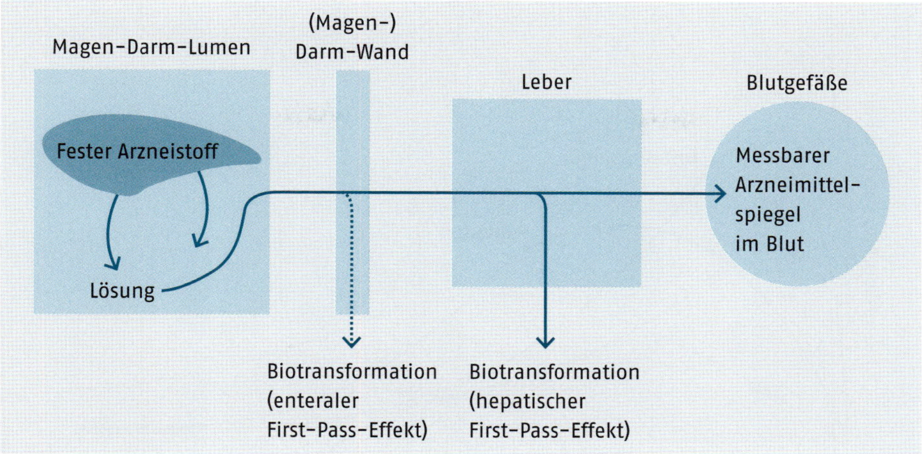

Abb. 5.3 First-Pass-Effekt in schematischer Darstellung

Die drei wichtigsten Ausscheidungsorgane sind:
- Niere (mit dem Urin = renal),
- Leber und Galle (mit den Fäzes = biliär),
- Darmschleimhaut (mit den Fäzes).

Neben den genannten Organen können Arzneistoffe auch über die Lunge oder die Haut ausgeschieden werden. Diesen Ausscheidungswegen kommt allerdings eine untergeordnete Bedeutung zu. Dagegen kann bei der stillenden Mutter eine nicht zu vernachlässigende Menge eines Arzneistoffs oder seiner Umwandlungsprodukte in die Muttermilch und somit in den Organismus des Säuglings gelangen. Dies kann im schlimmsten Fall zur Vergiftung des Säuglings führen.

5

5.6.1 Ausscheidung über die Niere

Die Nieren (▸Kap. 17.1) sind die weitaus wichtigsten Ausscheidungsorgane. Die Menge und die Geschwindigkeit, mit der ein Arzneistoff über die Nieren ausgeschieden wird, ist abhängig von:
- der Ausscheidungsmenge durch die Nierenkörperchen (glomeruläre Filtration),
- der Rückresorption aus den Nierenkanälchen (tubuläre Rückresorption),
- der Absonderung aus den Nierenkanälchen (tubuläre Sekretion).

Im Gegensatz zur glomerulären Filtration, bei der die Löslichkeit eines Arzneistoffs keine Rolle spielt, werden bei der tubulären Rückresorption die fettlöslichen Stoffe stark rückresorbiert und somit vor der renalen Ausscheidung bewahrt.

5.6.2 Ausscheidung über den Magen-Darm-Trakt

Bei der Ausscheidung über den Magen-Darm-Trakt werden die in der Leber gebildeten wasserlöslichen Metaboliten in die Galle transportiert und anschließend mit der Galle in den Zwölffingerdarm ausgeschüttet. In tiefliegenden Darmabschnitten kann der Arzneistoff, nach Abspaltung des wasserlöslichen Anteils von den Metaboliten teilweise oder komplett rückresorbiert werden (**enterohepatischer Kreislauf**). Der Anteil, der nicht

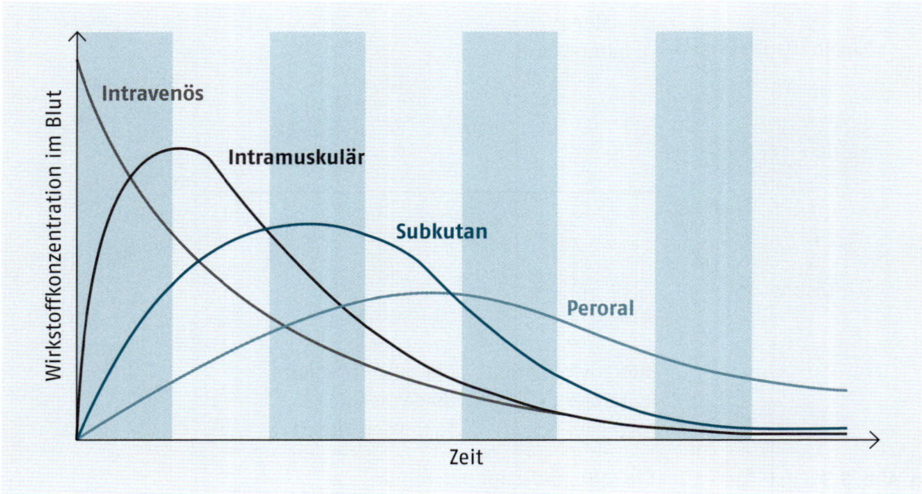

Abb. 5.4 Blutspiegelkurven in Abhängigkeit von der Applikationsart

rückresorbiert wird, wird mit dem Stuhl ausgeschieden. Hauptsächlich fettlösliche Arzneistoffe werden rückresorbiert und können den Kreislauf mehrmals durchlaufen, was zu einer Kumulation (▸ Kap. 5.7.3) des Arzneistoffs bei falscher Dosierung führen kann.

Ein Wirkstoff und seine Metaboliten können auch nach der Aufnahme in die Zellen der Darmschleimhaut wieder in das Darmlumen zurücktransportiert und mit dem Stuhl ausgeschieden werden.

5.7 Blutspiegelkurve, Dosierung und Plasmahalbwertszeit

5.7.1 Blutspiegelkurve

Die Blutspiegelkurve zeigt die Arzneistoffkonzentration im Blut zu verschiedenen Zeitpunkten (Abb. 5.4). Sie ist die Summe der pharmakokinetischen Vorgänge, wie Liberation, Absorption, Distribution, Metabolismus (Biotransformation) und Elimination.

Blutspiegelkurven können beispielsweise zur Therapieüberwachung, dem sogenannten **TDM** (Therapeutisches **D**rug **M**onitoring) eingesetzt werden.

5.7.2 Dosierung

Um eine Wirkung im Organismus zu erreichen ist es wichtig, über einen bestimmten Zeitraum hinweg eine minimale Arzneistoffkonzentration zu überschreiten (entspricht der minimalen therapeutischen Konzentration). Die Wirkung erlischt wenn diese Konzentration wieder unterschritten wird. Andererseits dürfen keine zu hohen Konzentrationen erreicht werden, die toxische Reaktionen auslösen. Der Bereich zwischen minimaler toxischer Konzentration und minimaler therapeutischer Konzentration wird **therapeutische Breite** genannt (Abb. 5.5).

5.7.3 Plasmahalbwertszeit

Ein wichtiger Parameter der Pharmakokinetik ist die **Plasmahalbwertszeit** (HWZ). Sie gibt die Zeit an, in welcher die Arzneistoffkonzentration im Plasma halbiert wird. Arznei-

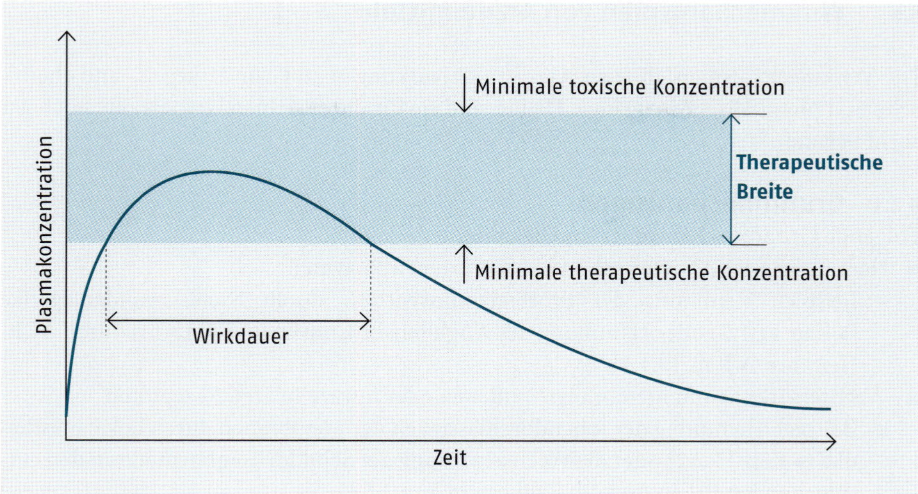

Abb. 5.5 Therapeutischer Konzentrationsbereich zwischen minimaler therapeutischer und minimaler toxischer Wirkstoffkonzentration

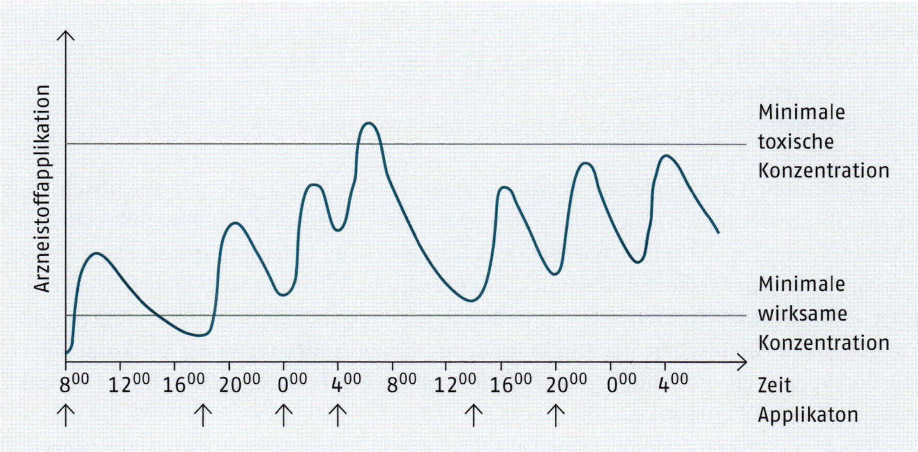

Abb. 5.6 Blutspiegelkurve bei unkorrekten Applikationsintervallen

stoffe mit kurzen Halbwertszeiten müssen daher oft mehrmals täglich oder als langwirksame Arzneiform (Retardpräparat) verabreicht werden. Wenn der Abstand zwischen den einzelnen Arzneimittelgaben (Dosierungsintervall) zu kurz gewählt wird, steigt die Arzneistoffkonzentration stetig an. Dies wird **Kumulation** genannt, wodurch die toxische Grenzkonzentration möglicherweise erreicht oder überschritten wird und vermehrt unerwünschte Wirkungen auftreten können (Abb. 5.6).

Eine Kumulation kann ebenfalls bei Nieren- oder Leberinsuffizienz infolge reduziertem Metabolismus und reduzierter Ausscheidung der Arzneistoffe auftreten. In diesen Fällen sind eine Dosisreduktion und/oder eine Verlängerung des Applikationsintervalls notwendig. Diese Anpassung ist abhängig von der Halbwertszeit des Arzneistoffs und der verbliebenen Funktionsfähigkeit der Organe, welche die Arzneistoffe umwandeln oder ausscheiden (▸ Kap. 8).

5.8 Wirkmechanismen von Arzneimitteln

Die Wirkmechanismen, die den Arzneimittelwirkungen zu Grunde liegen, sind chemische und physikalische Vorgänge. Häufig sind sie für die einzelnen Arzneistoffe noch gar nicht bekannt.

5.8.1 Grundmechanismen

Folgende Grundmechanismen sind bekannt:

- Hemmung oder Aktivierung von körpereigenen Enzymen,
  - Beispiel: Hemmung der Prostaglandinsynthese durch Nicht-Opioidanalgetika (▸ Kap. 11.1.2) oder Hemmung des Angiotensin-Conversions-Enzyms durch ACE-Hemmer (▸ Kap. 13.1.1),
- Wechselwirkung mit membrangebundenen oder intrazellulären Rezeptoren,
  - Beispiel: Hemmung der Ionendurchlässigkeit der Membranen durch Lokalanästhetika (▸ Kap. 11.2.2) oder die Wechselwirkung der Schilddrüsenhormone an den entsprechenden Rezeptoren im Zellkern (▸ Kap. 12.3),
- Beeinflussung von chemischen Vorgängen in Mikroorganismen,
  - Beispiel: Hemmung des Zellwandaufbaus von Bakterien durch Penicilline (▸ Kap. 19.3.2),
- Osmotische Effekte,
  - Beispiel: Abführende Wirkung einiger Laxanzien (▸ Kap. 16.5),
- Neutralisationsvorgänge,
  - Beispiel: Neutralisation der Magensäure durch Antazida (▸ Kap. 16.2).

Die genannten Grundmechanismen der Arzneistoffwirkung können **spezifisch** oder **unspezifisch** stattfinden. Die spezifisch wirkenden Arzneistoffe gehen eine Wechselwirkung mit einem spezifischen Wirkort (z. B. Rezeptor) ein. Um diese spezifische Wechselwirkung mit dem Wirkort und somit diese spezifische Wirkung zu erzeugen, ist die chemische Struktur des Arzneistoffs von ausschlaggebender Bedeutung. Geringfügige Änderungen in der chemischen Struktur können zu starken Änderungen der Wirkung führen. Zu den spezifisch wirkenden Arzneistoffen gehören z. B. Lokalanästhetika, Diuretika, Analgetika und Antibiotika.

Verschiedene Arzneistoffe können am Rezeptor in **Konkurrenz** treten. Ein Arzneistoff kann am Rezeptor die Wirkung des anderen hemmen (Antagonismus), z. B. Psychopharmaka und Antihypertensiva oder verstärken (Synergismus), z. B. Aminoglykosid-Antibiotika und muskelrelaxierende Arzneistoffe.

5.8.2 Wechselwirkungen zwischen Arzneistoff und Rezeptor

Damit ein Arzneistoff mit einem Rezeptor eine Wechselwirkung eingehen kann, muss eine Bindung zwischen dem Arzneistoff und dem Rezeptor zustande kommen. Ob und in welchem Ausmaß eine solche Bindung stattfindet, hängt von der Bindungsfähigkeit (Affinität) des Arzneistoffs zum Rezeptor ab. Die Fähigkeit des Arzneistoffs, nach seiner Bindung an den Rezeptor eine Wirkung (pharmakologische Wirkung) auszulösen, wird als **„intrinsic activity“** (intrinsische Aktivität) bezeichnet. Je größer die „intrinsic activity“ ist, desto stärker ist die Wirkung.

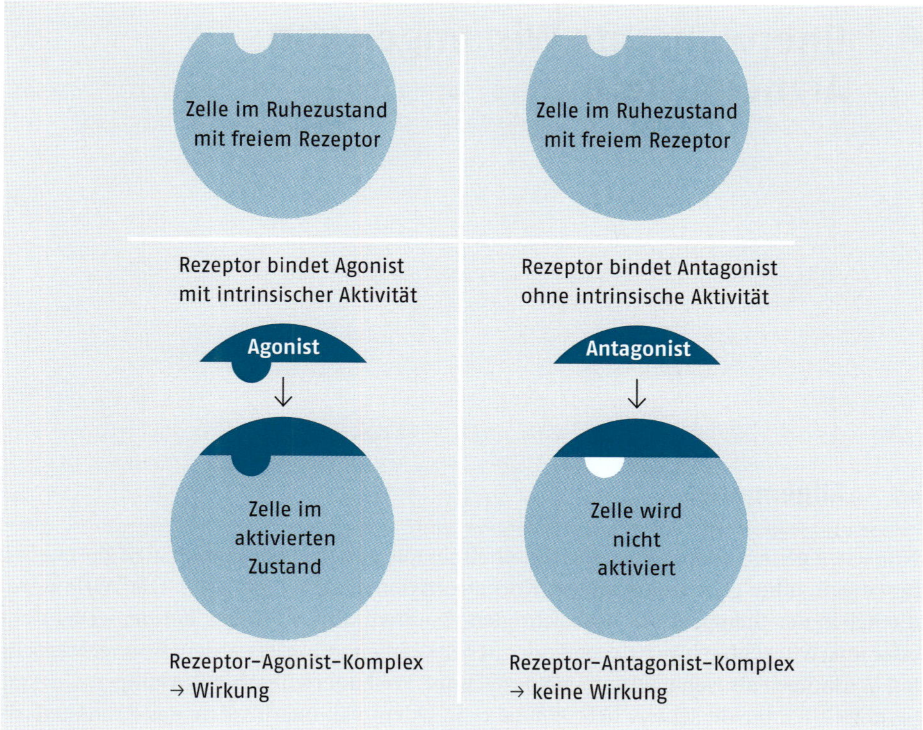

Abb. 5.7 Wirkungen von Agonist und Antagonist am Rezeptor

5

Besitzt ein Arzneistoff sowohl eine Bindungsfähigkeit zum Rezeptor als auch eine „intrinsic activity", so bezeichnet man ihn als **Agonisten**. Arzneistoffe, die den agonistischen Effekt verringern oder vollständig verhindern, nennt man **Antagonisten**. Diese besitzen eine Bindungsfähigkeit, aber nur eine geringe oder gar keine „intrinsic activity" (Abb. 5.7). Als Beispiel für die antagonistische Wirkung eines Arzneistoffs kann der Wirkmechanismus der Antihistaminika (▸ Kap. 12.6.1) aufgeführt werden. Bei allergischen Reaktionen kann die Wechselwirkung des Gewebehormons Histamin mit dem Histaminrezeptor durch Blockade der Bindungsstelle verringert und somit dessen Wirkung verhindert werden.

MERKE

- Die pharmakokinetischen Prozesse können mit dem LADME-Schema beschrieben werden.
- Die therapeutische Breite ist der Dosierungsbereich zwischen minimaler therapeutischer und minimaler toxischer Wirkstoffkonzentration.
- Innerhalb der Halbwertszeit nimmt die Arzneistoffkonzentration um die Hälfte ab.
- Arzneistoffe mit kurzer Halbwertszeit haben meist kurze Dosierungsintervalle.

6 Unerwünschte Wirkungen von Arzneimitteln

6.1 Allgemeines

Nur selten gelingt es, mit einer Arzneimitteltherapie gezielt einen krankhaften Zustand zu beseitigen, ohne gleichzeitig andere Körperfunktionen zu beeinflussen. Die Wirkungen, die neben der therapeutisch beabsichtigten Hauptwirkung auftreten, können erwünscht oder unerwünscht, schwerwiegend oder nebensächlich sein. Oft werden die unerwünschten Wirkungen als Nebenwirkungen bezeichnet. Weil unerwünschte Wirkungen die Arzneimitteltherapie oft schwer belasten, ist es in jedem Fall unerlässlich, das Krankheitsrisiko gegenüber dem Risiko durch eine Arzneimitteltherapie gründlich abzuwägen. Inwieweit unerwünschte Wirkungen toleriert werden, hängt von der Grunderkrankung des Patienten ab. Oft setzt man bei leichten Erkrankungen die Arzneimitteltherapie beim Auftreten von unerwünschten Wirkungen ab, wohingegen bei der Behandlung von lebensbedrohlichen Erkrankungen wie zum Beispiel bei Tumorleiden oft ernste unerwünschte Wirkungen in Kauf genommen werden.

Besondere Vorsicht ist bei neuen Arzneimitteln geboten, da deren unerwünschte Wirkungen nur unvollständig beurteilt werden können.

Die unerwünschten Wirkungen, die ein Arzneimittel auslösen kann, können der **Packungsbeilage** entnommen werden.

6.2 Ursachen für unerwünschte Wirkungen

6.2.1 Überdosierung (toxische Wirkung)

Hier gilt **„Erst die Dosis macht das Gift"** (Paracelsus). Jeder Arzneistoff hat ab einer bestimmten Dosierung nicht nur einen therapeutischen, sondern auch einen schädigenden Effekt.

Toxische (giftige) Wirkungen von Arzneimitteln sind dosisabhängig und arzneistoffspezifisch. Hierbei ist wichtig, dass die Dosierung immer innerhalb der therapeutischen Breite erfolgt. Die **therapeutische Breite** gibt an, in welchem Dosisbereich der gewünschte Effekt auftritt (▸ Kap. 5.7.2). Oberhalb dieses Bereichs treten toxische Wirkungen auf, unterhalb davon tritt keine (therapeutische) Wirkung ein. Beispielsweise hat Morphin in der richtigen Dosierung einen schmerzlindernden Effekt, wohingegen bei einer Überdosierung oder eventuell bei einer sehr hohen therapeutischen Dosierung eine Atemdepression (abnehmende Atemfrequenz, meist ohne Atemnot) drohen kann.

6.2.2 Allergische Reaktion

Eine allergische Reaktion ist eine Überreaktion des Immunsystems gegenüber Fremdkörpern. Sie sind im Gegensatz zur Überdosierung **nicht dosisabhängig**. Vor einer allergischen Reaktion muss das Immunsystem zunächst sensibilisiert werden. Dies erfolgt meist unbemerkt bei einem **Erstkontakt** mit einem Allergen (Arzneistoff oder Hilfsstoff). Bei wiederholtem Kontakt, dem sogenannten **Zweitkontakt**, kommt es zu einer meist bemerkbaren Immunreaktion. Diese allergischen Reaktionen können relativ harmlose Hauterscheinungen, aber auch kritische Zustände wie Atemnot, Blutdruckabfall oder gar einen Schock hervorrufen.

6.2.3 Arzneimittelabhängigkeit

Unter Abhängigkeit versteht man den **Drang** (psychisch und/oder physisch) einen Stoff (Arzneimittel, Genussmittel, Droge o. ä.) wiederholt einzunehmen, um dessen erwünschte Effekte zu erleben oder um unangenehme Effekte seines Fehlens zu vermeiden. Abhängigkeit kann als übergeordneter Begriff für die Gewohnheitsbildung und die Sucht bezeichnet werden.

Bei der **Gewohnheitsbildung** besteht ein psychisches Verlangen zur regelmäßigen Einnahme eines bestimmten Stoffes, um dadurch einen euphorischen Zustand zu erlangen. Es besteht dabei keine physische (körperliche) Abhängigkeit und deshalb treten auch beim Absetzen des Stoffs keine Entzugssymptome auf. Von der Gewohnheitsbildung klar zu trennen ist die Gewöhnung. Von einer **Gewöhnung** oder Toleranzentwicklung spricht man, wenn nach wiederholter Zufuhr eines Arzneimittels die Dosis erhöht werden muss, um dieselbe Wirkung zu erhalten.

Die **Sucht** hingegen besteht aus psychischer und meist auch aus physischer Abhängigkeit, welche ein dringendes Verlangen oder sogar einen Zwang auslöst, den Stoff einzunehmen und/oder die Dosis zu steigern. Meist sind dies Stoffe, die einen Einfluss auf die Psyche des Menschen haben.

6.2.4 Unerwünschte Wirkungen in Schwangerschaft und Stillperiode

Eine Arzneimitteltherapie während einer Schwangerschaft birgt immer die Gefahr einer Fruchtschädigung in sich. Einerseits ist die Plazenta für viele Arzneistoffe durchlässig, andererseits sind die kindlichen (fetalen) Zellen besonders empfindlich gegenüber Fremdstoffeinwirkungen. Je nach Entwicklungsstadium der Frucht können unterschiedliche Schädigungen ausgelöst werden (◘ Tab. 6.1). Schon bereits vor der Konzeption können durch die Einnahme von Arzneimitteln, die Entwicklung sowohl der männlichen wie auch der weiblichen Keimzelle gestört werden und eventuell zu Chromosomenveränderungen führen. Voraussagen über eine mögliche schädliche Wirkung von Arzneimitteln, die während einer Schwangerschaft eingenommen werden, sind äußerst schwierig, da es nur wenige Studien gibt, die Schwangere miteinbeziehen. Resultate aus Tierversuchen können nicht vorbehaltlos auf die Verhältnisse beim Menschen übertragen werden. Daher beruht die Therapie von Schwangeren oft auf Erfahrungswerten. Zur Erniedrigung des Risikos sollten Arzneimittel nur bei **zwingender Indikation** eingenommen werden. Zudem sollten wann immer möglich bekannte und bewährte Arzneimittel eingesetzt

Tab. 6.1 Entwicklungsstadien und Entwicklungsstörungen

Zeitpunkt*	Biologische Vorgänge	Entwicklungsstörungen
Vor der Konzeption	Entwicklung der männlichen und weiblichen Keimzelle	Störungen im Erbgut
0. bis 18. Tag	Erste Teilung der befruchteten Eizelle und Entwicklung zu einem ersten Zellverbund	Keimtod, symmetrische und asymmetrische Doppelmissbildungen
18. Tag bis 8. Woche	Bildung der Organe und Organsysteme, Organdifferenzierung, Bildung der Plazenta	Einzelmissbildungen, Schäden durch Virusinfektionen
8. Woche bis Geburt	Weiteres Wachstum, Abschluss der Organdifferenzierung, Ausreifung	Organfunktionsstörungen, Schäden durch Infektionen

* in Bezug auf die Konzeption

werden, da mit neu in den Handel kommenden Arzneimitteln noch kaum Therapieerfahrungen während der Schwangerschaft vorliegen.

Auch während der Stillperiode kann ein Säugling durch eine Arzneimittelbehandlung der Mutter gefährdet werden. Vorwiegend fettlösliche Substanzen können aus dem Blut in die Muttermilch übertreten und sich dort anreichern (▸ Kap. 5.6). Kann auf eine Therapie mit in die Muttermilch übertretenden Substanzen nicht verzichtet werden, so muss in der Regel abgestillt werden.

MERKE

- Neben der therapeutischen Wirkung gibt es fast immer unerwünschte Wirkungen.
- Erst die Dosis macht das Gift.
- In der Schwangerschaft und Stillzeit ist besondere Vorsicht geboten, da die Arzneimitteltherapie die Gefahr einer Fruchtschädigung bzw. einer Schädigung des Säuglings birgt.

7 Arzneistoffinteraktionen

Werden gleichzeitig mehrere Arzneistoffe verabreicht, so können sie sich in ihrer Wirkung gegenseitig beeinflussen. Diese **Interaktion** (Wechselwirkung) kann sowohl zu einer Verstärkung oder Abschwächung der beabsichtigten Wirkung, als auch zu einer Verlängerung oder Verkürzung der Wirkdauer führen. Arzneistoffinteraktionen können somit unerwünschte Arzneimittelwirkungen verstärken und schwerwiegende Folgen haben. Sie müssen verstärkt beachtet werden. Die Zahl der Interaktionen und die Wahrscheinlichkeit für ihr Auftreten steigen mit der Anzahl der eingenommenen Arzneimittel. Eine Interaktion zwischen zwei oder mehr Arzneistoffen kann sowohl bei den pharmakokinetischen wie bei den pharmakodynamischen Vorgängen eintreten. Aber auch schon vor der Applikation können sie einen entscheidenden Einfluss auf die Wirkung haben.

7.1 Interaktionen vor der Applikation

Bereits bei der Vorbereitung eines Arzneimittels zur Applikation und der Herstellung einer individuellen Rezeptur (z. B. individuell angefertigte Salben, Cremes, Lösungen) können Interaktionen, die in diesem Fall **Inkompatibilitäten** heißen, auftreten. Manche Arzneistoffe dürfen nicht gemeinsam in einer Infusion gegeben oder in bestimmten Lösungsmitteln gelöst werden (z. B. Aminoglykoside mit Betalactam – Antibiotika aufgrund von physikochemischen Reaktionen in einer Infusion oder Furosemid in Infusionslösungen mit einem sauren pH-Wert, da Furosemid im sauren pH-Bereich in kleinen Kristallen ausfällt).

7.2 Interaktionen mit Einfluss auf die Pharmakodynamik

Pharmakodynamische Interaktionen sind immer dann zu erwarten, wenn die gleichzeitig verabreichten Arzneistoffe an der gleichen Zielstruktur ihre Wirkung auslösen, z. B. am gleichen Rezeptor. Dabei können sie sich gegenseitig in ihrer **Wirkung verstärken** (synergistisch wirken) **oder abschwächen** bzw. aufheben (antagonistisch wirken). Ein Beispiel für eine synergistische Wirkung ist die gleichzeitige Gabe trizyklischer Antidepressiva und Arzneistoffe mit anticholinerger Wirkung wie Antihistaminika. Die unerwünschten anticholinergen Wirkungen können verstärkt auftreten. Eine antagonistische Wirkung kann beispielsweise bei kombinierter Gabe von Levodopa und Metoclopramid zu einer Wirkabschwächung am Dopaminrezeptor führen.

7.3 Interaktionen mit Einfluss auf die Pharmakokinetik

Interaktionen können in allen Phasen der Pharmakokinetik, von der Liberation bis zur Exkretion, auftreten. Sie lassen sich allerdings schwer voraussagen und sind meist arzneistoffspezifisch.

7.3.1 Liberation/Absorption

Im Liberations- und Absorptionsvorgang können folgende Interaktionen eine Rolle spielen:

- **Nahrungs- und Genussmittel:**
  - Alkohol kann die Auflösung der applizierten Arzneiform verbessern, beschleunigen und gleichzeitig durch eine bessere Durchblutung der Schleimhaut die Absorption fördern.
  - Die Anwesenheit von Nahrung kann einen längeren Aufenthalt der Arzneiform im Magen bewirken und damit eine langsamere Absorption und somit einen verzögerten Wirkungseinritt nach sich ziehen. Abhängig von den Eigenschaften des Arzneistoffs kann diese Verzögerung vor allem bei fettreichen Nahrungsmitteln auftreten. Allerdings werden lipophile (gut in Fett lösliche) Arzneistoffe bei Anwesenheit von fettreichen Nahrungsmitteln besser absorbiert, da dann ausreichend Galle vom Körper sezerniert wird, die für die Absorption von Fetten notwendig ist.
  - Nahrungsbestandteile wie Calciumionen aus Milchprodukten können mit einigen Arzneistoffen Komplexe bilden (Tetrazykline, Schilddrüsenhormone u. a.). Die Komplexe können nicht absorbiert werden.
- **Andere Arzneistoffe:**
  - Veränderung des pH-Werts des Magen- oder Darmsafts (z. B. Antazida),
  - Bildung von Komplexen(z. B. Calcium, Magnesium, Eisen),
  - Erhöhung der Darmmotilität (z. B. Domperidon) – durch die schnellere Darmpassage wird die Absorption des Wirkstoffs verringert),
  - Verringerung der Absorption durch Filmbildung auf den Schleimhäuten (z. B. Paraffinöl, Sucralfat).

7.3.2 Distribution

Während der Distribution (Verteilung) kann es bei Anwesenheit mehrerer Arzneistoffe zur Konkurrenz um die Plasmaeiweißbindung kommen. Dabei kann sich der Anteil des wirksamen freien Arzneistoffs erhöhen. Ein Beispiel ist die gleichzeitige Gabe von NSAR und Phenprocoumon: der freie Anteil von Phenprocoumon steigt und folglich auch die blutgerinnungshemmende Wirkung.

7.3.3 Metabolismus

Verschiedene Arzneistoffe können sich gegenseitig in ihrem Abbau durch Einwirken auf die Enzymaktivität beeinflussen. Diese Effekte werden Enzyminduktion und Enzyminhibition (Enzymhemmung) genannt. Dies betrifft überwiegend die Cytochrom P450

Enzyme (CYP), die hauptsächlich für den Metabolismus verantwortlich sind (▸Kap. 5.5). Dabei handelt es sich insbesondere um die CYP-Enzyme der Familie 1–3. Das Mengenmäßig wichtigste CYP-Enzym ist CYP3A4.

Enzyminduktion

Bei der Enzyminduktion wird die Enzymmenge durch vermehrte Neubildung in Leber und Darm erhöht und dadurch der Metabolismus anderer Arzneistoffe, die über die gleichen Enzyme abgebaut werden, beschleunigt. Die Stimulation der Enzymproduktion wird erst nach 5–10 Tagen voll wirksam und hält nach Absetzen des induzierenden Arzneimittels noch mehrere Tage an. Die Folge ist eine beschleunigte Metabolisierung der verabreichten Arzneistoffe. Typische Arzneistoffe mit induzierenden Eigenschaften sind z. B. Barbiturate, Antiepileptika, Rifampicin, Isoniazid, Omeprazol, Dexamethason oder Johanniskrautextrakt (◘ Tab. 7.1). Neben Arzneimitteln sind auch Ethanol (chronische Einnahme) und Tabakrauch Enzyminduktoren.

Enzyminhibition

Eine Enzyminhibition kann bei Arzneistoffen oder Genussmitteln (z. B. Grapefruitsaft oder coffeinhaltige Getränke wie Kaffee, Schwarztee, Cola, Energydrinks etc.) zu einer Verstärkung und/oder Verlängerung der Wirkung führen. Die Ursache einer Enzyminhibition ist die Konkurrenz zweier oder mehr Arzneistoffe um die Bindungsstelle am Enzym. Nur in seltenen Fällen erfolgt die Inhibition durch verringerte Synthese oder einen verstärkten Abbau von Enzymen. Eine Enzymhemmung ist daher dosis- bzw. konzentrationsabhängig und tritt schnell nach der Gabe des betreffenden Arzneistoffs oder Genussmittels auf (◘ Tab. 7.2). Gefährliche Folgen kann eine Hemmung alkoholabbauender Enzyme durch Arzneistoffe (z.B. Metronidazol ▸Kap. 19.3.9) haben, wenn gleichzeitig Alkohol konsumiert wird. Toxische Abbauprodukte können kumulieren und unerwünschte Wirkungen wie Flush, Übelkeit, Erbrechen, Kopfschmerzen, Blutdruckabfall und Schwindel („Antabus-Effekt") auslösen.

7.3.4 Elimination

Auch bei der Elimination (Ausscheidung) können Interaktionen auftreten, sodass die Ausscheidung erhöht oder vermindert werden kann. Bei der Einnahme von Probenecid kann die Ausscheidung von gleichzeitig eingenommenen Penicillinen oder sauren nichtsteroidalen Antirheumatika (NSAR) Probenecid verzögert werden. Die Elimination der Arzneistoffe erfolgt in diesem Fall über das gleiche **Transportsystem** in der Niere, wodurch es zu einer Konkurrenz um die Bindungsstellen kommt.

Weiterhin hat der **pH-Wert** des Urins Einfluss auf die Elimination. Dieser kann von Arzneistoffen und in geringem Maße der Nahrung verändert werden. Gemüse hebt den pH-Wert in den leicht basischen Bereich an, während Fleisch den pH-Wert in den sauren Bereich absenken kann. Der pH-Wert kann wiederum Einfluss auf die Menge und Geschwindigkeit mit der Arzneistoffe ausgeschieden werden ausüben. Arzneistoffe wie z. B. Nitrofurantoin werden durch einen sauren pH-Wert verstärkt aus dem Urin rückresorbiert. Die Wirkdauer kann dadurch verlängert und die Wirkung verstärkt werden.

Tab. 7.1 Beispiele für Enzyminduktion

Induktor	Beschleunigter Abbau	Mögliche Folge
Carbamazepin	Phenprocoumon	Unzureichende Antikoagulation
Johanniskrautextrakt		
Phenobarbital		
Rifampicin	Orale Kontrazeptiva	Versagen der Pille
Rifampicin	Diazepam	Verkürzte Wirkung
Tabakrauch	Theophyllin	Theophyllindosis muss erhöht werden

Tab. 7.2 Beispiele für Enzymhemmung

Hemmstoff	Gehemmter Abbau von	Mögliche Folge
Amiodaron	Simvastatin	Myopathie (Muskelschmerzen), Rhabdomyolyse
Fluconazol	Phenytoin	Verstärkte Wirkung (Überdosierung) Phenytoin
Grapefruitsaft	Midazolam	Starke Sedierung
Azol-Antimykotika	Orale Antikoagulanzien	Blutungsgefahr
Metoprolol	Propafenon	Verstärkte Wirkung
Metronidazol	Alkohol	„Antabus-Effekt"
Orale Antikoagulanzien	Sulfonylharnstoffe	Hypoglykämie

MERKE

- Pharmakodynamische Interaktionen sind zu erwarten, wenn die gleichzeitig verabreichten Arzneistoffe an der gleichen Zielstruktur ihre Wirkung auslösen, z. B. am gleichen Rezeptor (synergistische oder antagonistische Wirkung möglich).
- Arzneistoffinteraktionen können in allen Phasen der Pharmakokinetik auftreten.
- Arzneistoffe können sich gegenseitig aus der Plasmaeiweißbindung verdrängen.
- CYP-Enzyme können durch Arzneistoffe und Genussmittel induziert oder gehemmt werden.

8 Arzneimitteltherapie in Abhängigkeit vom Lebensalter

Neue Arzneimittel werden in klinischen Studien zunächst an Gesunden und im weiteren Verlauf an Patienten, vor allem im jungen oder durchschnittlichen Erwachsenenalter, getestet. Erkenntnisse aus diesen Arzneimittelstudien lassen sich daher nicht uneingeschränkt auf ältere Menschen oder Kinder übertragen. Der Grund dafür ist, dass es in verschiedenen Altersgruppen spezielle pharmakokinetische, pharmakodynamische und weitere **altersspezifische Besonderheiten** zu beachten gibt. Daraus resultiert, dass es nur eine begrenzte Menge belegter Informationen zur Arzneimittelanwendung bei diesen Patientengruppen gibt.

Mehr als die Hälfte der bei Kindern eingesetzten Arzneimittel, sind nicht an ihnen geprüft und somit nicht für Kinder zugelassen, sodass sie off-label (außerhalb der Zulassung) eingesetzt werden. Aus diesem Grund wird seit 2008 bei EU-Zulassungen von neuen Arzneimitteln mit dem Einreichen der Zulassungsunterlagen ein Prüfkonzept für den Einsatz bei Kindern gefordert. Ziel dieses Vorgehens ist es, mehr Zulassungen von **Kinderarzneimittel** zu erhalten.

8.1 Arzneimitteltherapie im Alter

Mit zunehmendem Alter nehmen meist die Anzahl der akuten sowie chronischen Leiden (Multimorbidität) und damit die Verschreibungen von Arzneimitteln zu. Diese Altersgruppe ist zudem häufig durch verringerte Funktionalität (körperlich wie auch psychisch) gekennzeichnet. Der größte Teil der Arzneimittel wird von über 65-jährigen Personen eingenommen. Oft wird diese Altersgruppe gleichzeitig mit drei oder mehr Arzneimitteln dauerhaft therapiert, was als **Polypharmazie** bezeichnet wird. Dadurch treten vermehrt Arzneimittelinteraktionen, unerwünschte Wirkungen aber auch fehlerhafte Arzneimitteleinnahmen auf. Aufgrund solcher **arzneimittelbezogener Probleme** können Hospitalisierungen und somit Mehrkosten im Gesundheitssystem verursacht werden. Ebenso wird durch Polypharmazie die Adhärenz (Therapietreue) ungünstig beeinflusst. Ursache der Polypharmazie ist in erster Linie die Multimorbidität älterer Patienten. Darüber hinaus können sich Symptome der unerwünschten Wirkungen und ursprünglichen Erkrankungen mit altersbedingten Beschwerden vermischen. Häufig treten außerdem spezielle unerwünschte Wirkungen auf, welche zu Problemen (z. B. Stürzen) führen können. In der

Tab. 8.1 Beispiele für Wirkstoffklassen mit häufigen unerwünschten Wirkungen bei älteren Patienten (gemäß PRISCUS-Liste)

Wirkstoff/Wirkstoffklasse	Unerwünschte Wirkung	Besser geeignete Alternative
Benzodiazepine (v. a. langwirksame wie z. B. Diazepam, Lorazepam)	Verwirrtheit, verstärkte Sedierung mit Schwindel, Koordinations- und Gehstörungen mit Sturzgefahr wegen muskelrelaxierender Wirkung, paradoxe Reaktionen (Erregung, Halluzinationen, Alpträume)	▪ Kurzwirksame Benzodiazepine, ▪ Antidepressiva z. B. Mirtazapin, ▪ Neuroleptika z. B. Pipamperon, Baldrian
Trizyklische Antidepressiva (z. B. Amitriptylin, Imipramin, Trimipramin)	Verwirrtheit, Sedierung, orthostatischer Blutdruckabfall mit Sturzgefahr, Herzrhythmusstörungen, Harnverhalt wegen anticholinerger Wirkung	Selektive-Serotonin-Wiederaufnahmehemmer (SSRI) z. B. Citalopram, Mirtazapin
Neuroleptika (z. B. Haloperidol, Olanzapin)	Verwirrtheit, verstärkte Sedierung, motorische Störungen mit Sturzgefahr, Inkontinenz, orthostatischer Blutdruckabfall, QT-Zeit-Verlängerung	▪ Neuroleptika z. B. Pipamperon, ▪ atypische Neuroleptika z. B. Quetiapin, Risperidon
Antiemetika (z. B. Metoclopramid)	Parkinsonismus, Dyskinesien, Herzrhythmusstörungen wegen der Wirkung im Zentralnervensystem	Domperidon, welches weniger im Zentralnervensystem wirkt
Clemastin, Dimetinden (Antihistaminika)	Einschränkung der kognitiven Leistung durch die anticholinerge Wirkung	Nicht anticholinerge Antihistaminika z. B. Cetirizin, Loratadin
Solifenacin (Spasmolytikum)	Mundtrockenheit und Obstipation durch starke anticholinerge Wirkung	Trospiumchlorid, welches weniger anticholinerg wirkt

Folge erhöht dies oft den Einsatz nicht rezeptpflichtiger Arzneimittel in der Selbstmedikation wie z. B. Schmerzmittel, Abführmittel oder Schlafmittel. Zudem werden häufig gleichzeitig Ärzte verschiedener Fachbereiche konsultiert und in die Behandlung einbezogen. Dies hat zur Folge, dass die verschiedenen Berufsgruppen (u. a. Ärzte verschiedener Fachrichtungen, Apotheker) nur schwer eine Übersicht über die insgesamt eingenommenen Arzneimittel (der Akuttherapie, Dauertherapie und Selbstmedikation) behalten.

Es gibt verschiedene Strategien, um eine unangemessene Arzneimitteltherapie aufzudecken oder zu vermeiden. Es gilt nicht grundsätzlich „weniger ist mehr", sondern anhand einer **Risiko-Nutzen-Abwägung** kann die am besten geeignete Therapie gefunden werden. Für eine Beurteilung stehen Hilfsmittel wie z. B. die **PRISCUS-Liste** (im Internet verfügbar) zur Verfügung. Diese Liste beinhaltet Arzneistoffe und Wirkstoffklassen, welche bei älteren Patienten häufig unerwünschte Wirkungen hervorrufen und daher für diese Patienten potentiell ungeeignet sind. Beispiele sind in ◻ Tab. 8.1 aufgeführt. Um die Arzneimitteltherapie älterer Patienten sicherer zu gestalten, wird empfohlen die aufgeführten Arzneistoffe oder Wirkstoffklassen reduziert oder gar nicht einzusetzen.

Tab. 8.2 Ursachen der veränderten Pharmakokinetik bei Älteren

Betroffenes Organ	Veränderung	Folge
Magen-Darm-Trakt	Reduzierte Durchblutung, reduzierte Anzahl resorbierender Zellen, reduzierte Magensäureproduktion, verlangsamte Motilität/Entleerung	Verzögerte /beschleunigte Liberation, verzögerte Absorption, reduzierte Bioverfügbarkeit
Herz	Reduzierte Pumpleistung	Verlangsamte Distribution
Leber	Reduzierte Albuminproduktion, reduzierte Durchblutung, reduzierte Anzahl Leberzellen, reduzierte Enzymaktivität	Verlangsamte Distribution, verlangsamter Metabolismus, verlangsamte Elimination
Niere	Reduzierte Durchblutung, reduzierte Nierenfunktion	Verlangsamte Elimination

Bei einer Arzneimitteltherapie gilt es, drei **alterstypische Veränderungen** zu berücksichtigen, um Optimierungen vornehmen zu können:

- Veränderungen der Pharmakokinetik,
- Veränderungen der Pharmakodynamik,
- Veränderungen der persönlichen Situation.

8.1.1 Veränderungen der Pharmakokinetik

Veränderungen der Pharmakokinetik (Liberation, Absorption, Distribution, Metabolismus, Elimination) haben eine erhebliche Bedeutung und wirken sich meist individuell sehr unterschiedlich aus. Durch die nachlassende Herzleistung, die eine Verminderung der Organdurchblutung (Leber, Niere, Magen-Darm-Trakt) verursacht, kann die Pharmakokinetik beeinflusst werden (Tab. 8.2). Zusätzlich verändert sich die Größe der Verteilungsräume (Zunahme des Körperfettanteils, Abnahme des Plasmavolumens, des Gesamtkörperwassers, der Extrazellulärflüssigkeit und des Körpermuskelanteils), wodurch Arzneimitteleffekte verstärkt oder vermindert werden können.

Bedingt durch diese Veränderungen können bei älteren Patienten **relative Überdosierungen** und somit unerwünschte Wirkungen besonders häufig auftreten. Beispielsweise beträgt die Halbwertszeit des Benzodiazepins Diazepam bei 60- bis 90-jährigen Patienten 80 Stunden gegenüber 30 Stunden im mittleren Lebensalter. Für eine sichere und dennoch wirkungsvolle Therapie muss daher die Dosis auf den Patienten abgestimmt werden.

8

8.1.2 Veränderungen der Pharmakodynamik

Veränderungen der Pharmakodynamik können sich in einem **verstärkten** oder **verminderten Arzneimitteleffekt** äußern. Durch eine erhöhte Empfindlichkeit können unerwünschte Wirkungen auch ohne erkennbare Überdosierung auftreten. So werden oft eine verstärkte Sedierung bei Benzodiazepinen, verstärkte analgetische Effekte bei Opioiden oder Verwirrtheitszustände bei Psychopharmaka beobachtet. Die verminderte Wirkung der blutdrucksenkenden Wirkung von Betablockern ist auf eine geringere Ansprechbarkeit der Beta-Rezeptoren zurückzuführen. Gelegentlich können auch **paradoxe Reaktio-**

nen vorkommen: So können beispielsweise Coffein beruhigend oder Benzodiazepine erregend wirken.

8.1.3 Veränderungen der persönlichen Situation

Veränderungen der persönlichen Situation im Alter sind vielschichtig und stark individuell. Vergesslichkeit, Verwirrtheitszustände und Sehstörungen können zu Einnahmefehlern, Verwechslungen und als Folge zu Über- oder Unterdosierungen führen. Das Aufbrechen von Blisterpackungen oder das Öffnen von kindersicheren Verschlüssen kann für einen älteren Patienten zum unüberwindbaren Problem werden.

Maßnahmen zur **Optimierung der Arzneimitteltherapie im Alter** sind:

- kritische und zurückhaltende Indikationsstellung für jede medikamentöse Behandlung (Polypharmazie verschlechtert die Adhärenz und erhöht das Interaktionsrisiko),
- vorsichtige Dosierung und langsamer Therapiebeginn: anfänglich niedrige Dosis von ca. 60 % mit anschließender Steigerung anhand der klinischen Zeichen (Ausnahme Antibiotika: immer von Beginn an die volle empfohlene Dosis),
- Vereinfachung der Therapie (nicht mehr als drei verschiedene Arzneimittel/Tag, einfache Dosierung, z. B. mit Retardformen und/oder Kombinationspräparaten, altersgerechter Verpackung),
- bei Verschreibung eines neuen Arzneimittels prüfen, ob ein anderes dafür weggelassen werden kann,
- periodische Überprüfung (z. B. alle drei Monate) der Notwendigkeit der eingesetzten Arzneimittel (auch bei Langzeittherapie) und Endpunkte der Therapie festlegen,
- erhöhte Aufmerksamkeit für unerwünschte Wirkungen (vor allem bei Psychopharmaka, Antikoagulanzien und kardiovaskuläre Arzneimittel),
- Arzneimittelbox zum Richten der Arzneimittel für einen oder mehrere Tage,
- schriftlicher Medikationsplan (mit Erläuterungen zu Einnahme, Indikation, unerwünschten Wirkungen),
- Patienten und deren Verwandte ausführlich über die Therapie informieren.

8.2 Arzneimitteltherapie in der Kindheit

Die Gruppe der Kinder ist nicht homogen, da mit der Entwicklung sowohl anatomische wie physiologische und funktionelle Änderungen auftreten, die die Arzneimitteltherapie stark beeinflussen. So ergeben sich altersabhängig:

- Veränderungen der Pharmakokinetik,
- Veränderungen der Pharmakodynamik.

Um die verschiedenen **Altersstufen** unterscheiden zu können, wurden verschiedene Klassen definiert (◘ Tab. 8.3).

Wegen der altersbedingten Besonderheiten und wegen fehlender systematischer Studien gestaltet sich die Dosierung von Arzneimitteln im Kindesalter schwierig. Eine **Dosierung** allein bezogen auf das Körpergewicht kann zu Fehldosierungen führen, weshalb manche Arzneistoffe nach Körperoberfläche dosiert werden. Das beste Hilfsmittel für die angemessene Dosierung sind Dosistabellen für das Kindesalter.

Tab. 8.3 Altersklassifikation nach ICH (International Conference of Harmonisation)

Kategorie	Alter
Frühgeborene	< 36. SSW, 0–27 Tage nach Geburt
Neugeborene	0–27 Tage nach Geburt
Säuglinge/Kleinkinder	28 Tage – 23 Monate nach Geburt
Kinder	2–11 Lebensjahre
Jugendliche	12–17 Lebensjahre

Eine weitere Herausforderung in der Arzneimitteltherapie der Kinder, vorwiegend in den ersten Lebensjahren, stellen die **Arzneiformen** dar. So können beispielsweise nicht alle Arzneistoffe in Suppositorien oder Suspensionen verabreicht werden (z. B. wegen ungenügender Resorption oder schlechtem Geschmack). Außerdem führt die mehrmalige Teilung von Tabletten, sofern diese von Kindern überhaupt eingenommen werden können, zu ungenauen Dosierungen und zum Teil zu unangenehmem Geschmack, sodass deren Einnahme von Kindern verweigert wird.

8.2.1 Veränderungen der Pharmakokinetik

Kinder aller Altersklassen sind **keine kleinen Erwachsenen**, da Organe sowie deren Funktionen abhängig vom Lebensalter unterschiedlich ausgeprägt sind. Beispielsweise sind bei Frühgeborenen die meisten physiologischen Funktionen unreif, weshalb bei der Dosierung besondere Vorsicht geboten ist. Im Vordergrund der **altersabhängigen Veränderungen** stehen die Absorption, Distribution und Elimination. So nimmt z. B. mit zunehmendem Alter das Gesamtkörperwasser ab, was den Plasmaspiegel von Arzneistoffen beeinflusst. Auch die Enzymaktivität und somit der Metabolismus in der Leber verändert sich, sodass er bei Neugeborenen reduziert, im Kindesalter hingegen erhöht ist. Eine Verallgemeinerung der pharmakokinetischen Veränderungen ist wegen großer individueller Schwankungen nicht möglich. Eine relativ gut untersuchte Altersgruppe sind die Neugeborenen, deren Eigenschaften in Tab. 8.4 näher erläutert sind.

8.2.2 Veränderungen der Pharmakodynamik

Neben diversen entwicklungsabhängigen pharmakokinetischen Besonderheiten können auch pharmakodynamische Änderungen vorliegen, da sich z. B. die Zahl der ausgebildeten Rezeptoren, an denen die Arzneistoffe angreifen, erst mit zunehmendem Alter stabilisiert (z. B. Opioidrezeptoren). So ergeben sich Unterschiede in der Empfindlichkeit auf Arzneimittel. Während Neugeborene beispielsweise sehr empfindlich auf Arzneimittel reagieren, besitzen Kinder im Allgemeinen eine recht breite Toleranz (Unempfindlichkeit). Diese Unterschiede nehmen wiederum Einfluss auf die Dosisberechnung.

Tab. 8.4 Ursachen der veränderten Pharmakokinetik bei Neugeborenen

Betroffenes Organ/ Gewebe	Veränderung	Folge
Magen-Darm-Trakt	Verlangsamte Motilität und Magenentleerung, erhöhter pH-Wert des Magens, reduzierte Gallesekretion	Verlangsamte Absorption, erhöhte/reduzierte Absorption abhängig von Eigenschaften des Wirkstoffs
Haut	Erhöhter Wassergehalt, verstärkte Durchblutung	Verstärkte Absorption
Muskulatur	Reduzierte Muskelmasse, reduzierte Kontraktion	Verlangsamte und reduzierte Absorption
Leber	Überwiegend reduzierte Enzymaktivität, reduzierte Plasmaproteinproduktion	Verlangsamter Metabolismus
Niere	Reduzierte Nierenfunktion	Reduzierte Elimination

MERKE

- Es gibt altersabhängige Veränderungen der Pharmakokinetik und Pharmakodynamik.
- Polypharmazie erhöht das Risiko u. a. für unerwünschte Wirkungen, Interaktionen, schlechte Adhärenz und Hospitalisationen.
- Einige Wirkstoffklassen sollten bei älteren Menschen reduziert oder gar nicht eingesetzt werden (PRISCUS-Liste).
- Für Kinder ist nur eine Auswahl an Arzneimitteln zugelassen, weshalb viele off-label-Anwendungen erfolgen.

9 Kombinationspräparate

Der Einsatz eines Kombinationspräparats kann in Betracht gezogen werden, wenn mit einem Wirkstoff allein (in adäquater Dosierung) die erwünschte Wirkung nicht erreicht werden kann oder **unerwünschte Wirkungen** des Hauptwirkstoffs verhindert oder verringert werden können. In seltenen Fällen wird ein zweiter Wirkstoff in einem Kombinationspräparat zur **Wirkverstärkung** des Hauptwirkstoffes eingesetzt, ohne dass er eine eigene pharmakodynamische Eigenschaft besitzt.

Der **Vorteil** von fixen Arzneistoffkombinationen liegt vorwiegend in der Verbesserung der Adhärenz (Therapietreue), insbesondere wenn viele verschiedene Arzneimittel eingenommen werden müssen. Zusätzlich gibt es auch therapeutisch sinnvolle Kombinationen. Dies ist vor allem der Fall, wenn die Wirkmechanismen der kombinierten Arzneistoffe unterschiedliche Angriffspunkte haben, um einen ähnlichen Effekt auszulösen. Es macht beispielsweise keinen Sinn, zur Blutdrucksenkung zwei Calciumantagonisten oder zwei ACE-Hemmer zu kombinieren. Die Kombination von Calciumantagonisten und ACE-Hemmern hingegen ist übliche Praxis.

Der Einsatz von Kombinationspräparaten ist vor allem **bei Dauertherapien sinnvoll, wenn** aller Voraussicht nach die **Dosierungen längerfristig nicht verändert werden**.

9.1 Vorteile

Beispiele für **sinnvolle fixe Kombinationen**, durch die Vorteile erzielt werden können:

- Antiparkinsonmittel (z. B. Levodopa + Decarboxylasehemmer): Die **Wirkstoffmenge** (Dosis) und die **unerwünschten Wirkungen** können verringert werden.
- Antihypertensiva: Ein Bluthochdruck wird oft mit mehreren Antihypertensiva aus unterschiedlichen Wirkstoffklassen behandelt. Durch eine Kombinationstherapie lässt sich die **Adhärenz** (▸ Kap. 4.12) verbessern und eine **Wirkverstärkung** erreichen.
- Diuretika (Thiazide oder Schleifendiuretika + kaliumsparendes Diuretikum): Die Kombination reduziert die Gefahr einer unerwünschten Hypokaliämie.
- 2 Antiinfektiva (z. B. Sulfamethoxazol + Trimethoprim): Beide Arzneistoffe wirken auf den Folsäurestoffwechsel der Bakterien, jedoch an unterschiedlicher Stelle. Durch die Kombination kann der **Resistenzentwicklung** vorgebeugt werden.

- Antiinfektivum und Enzyminhibitor (z. B. Amoxicillin + Clavulansäure): Durch den Enzyminhibitor Clavulansäure, wird das **Wirkspektrum** des Antibiotikums Amoxicillin vergrößert, sodass es gegen eine größere Anzahl verschiedener Bakterien wirkt.
- Kontrazeptiva (Estrogen + Gestagen): Die Kombination erhöht die **Wirksamkeit** und somit **Sicherheit** der Kontrazeption.
- Antazida (Magnesium + Aluminium): Magnesiumhaltige Antazida haben eine laxierende Wirkung, aluminiumhaltige eine obstipierende. Die Kombination kann sinnvoll sein, um die **Wirkung der Einzelkomponenten** auf die intestinale Passagezeit aufzuheben.
- Opioid-Rezeptorantagonist (Naloxon) in der Schmerztherapie mit Opioid-Rezeptoragonisten (Oxycodon): Die perorale Gabe des Opioid-Rezeptorantagonisten reduziert die durch Opioide verursachte unerwünschte Obstipation.
- Proteaseinhibitoren in der antiviralen HIV-Therapie: Der Proteaseinhibitor Ritonavir wird als Hemmer von CYP-Enzymen meist mit einem anderen Proteaseinhibitor kombiniert, um dessen **Wirksamkeit** zu verstärken und die **Wirkdauer** zu verlängern.

9.2 Nachteile

Nachteile von fixen Arzneistoffkombinationen sind:

- unterschiedliche **Pharmakokinetik** der verwendeten Arzneistoffe, die sowohl durch Enzyminduktion als auch -hemmung verändert werden kann,
- Unübersichtlichkeit bei eintretenden **Interaktionen** oder **unerwünschten Wirkungen** und damit Unübersichtlichkeit der gesamten Therapie,
- bei der Kombination von Nicht-Opioidanalgetika mit Coffein, Schlafmitteln etc. resultiert kein Nutzen, sondern sie führt häufiger zu **Missbrauch**,
- die Dosierungen einzelner Wirkstoffe sind **schlechter steuerbar**, da Kombinationspräparate nicht in allen möglichen Dosiskombinationen verfügbar sind.

10 Prüfung neuer Arzneimittel und Nachahmerprodukte

10.1 Entwicklung und Prüfung neuer Arzneimittel

Das Suchen nach neuen oder verbesserten Arzneimitteln ist ein stetiges Bestreben der pharmazeutischen Industrie. Aufgrund von medizinischen und kommerziellen Zielsetzungen, Forschungsplänen, Literaturstudien und chemischen Möglichkeiten werden neue Substanzen isoliert oder synthetisiert. Diese Substanzen müssen nach einer eingehenden Eignungsabklärung (z. B. Tierversuche, experimentelle Versuche zu Pharmakokinetik und Pharmakodynamik usw.) vor der Marktzulassung einer klinischen Prüfung unterzogen werden.

Diese klinische Prüfung läuft in den folgenden vier Phasen ab:

- In **Phase I** wird die Substanz in der Regel an gesunden, jungen, freiwilligen Versuchspersonen auf ihre **Sicherheit** und **Verträglichkeit** geprüft.
- In **Phase II** werden an einer kleinen Anzahl Patienten Informationen zu **Wirksamkeit** (u. a. kleinste wirksame und höchste verträgliche Dosis), **unerwünschten Wirkungen** und **Interaktionen** gesammelt.
- In **Phase III** wird eine große Anzahl Patienten untersucht, um die bisherigen Erkenntnisse zu **Sicherheit, Wirksamkeit** und **Unbedenklichkeit** (u. a. UAW) zu bestätigen. Nach erfolgreichem Abschluss dieser Phase kann die Zulassung erfolgen.
- **Phase IV** folgt nach der Marktzulassung, welche die **Überwachung der Sicherheit** (Pharmakovigilanz) beinhaltet. Meldungen der Anwender, Ärzte, Pflegenden und Apotheker zu erwünschten oder unerwünschten Wirkungen werden ausgewertet, um u. a. Nutzen-Risiko-Bewertungen und seltene unerwünschte Wirkungen zu sammeln.

Um in Phase III und IV die erforderliche Patientenzahl zu erreichen, werden diese Studien meist **multizentrisch**, d. h. an verschiedenen Prüforten durchgeführt.

Als **Prüfarten** kommen verschiedene Möglichkeiten in Betracht. Bei allen Prüfarten sollten die Eigenschaften aller Versuchspersonen bezüglich Alter, Vorerkrankungen und bestehender Arzneimitteltherapie etc. vergleichbar sein. In der Regel wird bei der Zuteilung in die Prüfgruppen eine **Randomisierung** vorgenommen, d. h. die Gruppenzuteilung der Patienten erfolgt nach dem Zufallsprinzip, um Fehlinterpretationen der Ergebnisse und systematische Fehler zu vermeiden. Ebenso muss jeder Studienteilnehmer umfassend informiert werden und seiner Teilnahme schriftlich zustimmen. Zum Schutze der Studienteilnehmer sind sogenannte **Ethik-Kommissionen** eingerichtet, die darüber entscheiden, ob die Durchführung einer Studie vertretbar ist.

Im Folgenden werden oft verwendete Prüfarten kurz erklärt:

- **Offene Prüfungen**: In der offenen Prüfung wissen Prüfer (Arzt) und Patient, welches Arzneimittel (Prüf- oder Vergleichspräparat) verabreicht wird.
- **Verblindete Prüfungen:**
    - **Einfachblindprüfungen**: Bei einfach verblindeten Prüfungen hat nur der Prüfer, jedoch nicht der Patient Kenntnis über die Art (Prüf- oder Vergleichspräparat) des verabreichten Arzneimittels. Eine Beeinflussung der Prüfresultate durch den Patienten soll dadurch ausgeschlossen werden.
    - **Doppelblindprüfungen**: Bei der Doppelblindprüfung wissen weder Prüfer noch Patient, ob Prüf- oder Vergleichspräparat verabreicht wird. Diese Prüftechnik wird immer dann zur Anwendung gelangen, wenn die Möglichkeit der subjektiven Beeinflussung durch den Prüfer ausgeschlossen werden soll. Eine übergeordnete unabhängige Stelle kann im Bedarfsfall jederzeit feststellen, welches Präparat einem bestimmten Patienten verabreicht wird bzw. wurde.
- **Cross-over-Versuche (Überkreuzverabreichung)**: Bei Cross-over-Versuchen erhält im ersten Abschnitt die eine Gruppe zunächst das Prüfpräparat, die andere Gruppe das Vergleichspräparat. Nach einem ausreichend langen behandlungsfreien Intervall wird für die zweite Prüfphase das Präparat gewechselt. Am Ende der Prüfung hat jeder Studienteilnehmer beide Präparate getestet. Dadurch ist ein Vergleich der beiden Präparate in der ganzen Gruppe der Versuchspersonen möglich und individuelle Unterschiede werden ausgeschaltet.
- **Kontrollierte Studien**: Die Prüfung eines Arzneimittels erfolgt im Vergleich zu Placebo und/oder einer bewährten Standardtherapie.
- **Nicht kontrollierte Studien:** Bei dieser Prüfung erhalten alle Studienteilnehmer dasselbe zu prüfende Arzneimittel.
- **Prospektive Studien**: Bei prospektiven Studien werden die Prüfbedingungen im Voraus (prospektiv) festgelegt. Die Prüfung wird während der gesamten Dauer nach diesen Bedingungen durchgeführt.
- **Retrospektive Studien:** Bei den retrospektiven Studien werden nachträglich (retrospektiv) in bestehenden Behandlungsunterlagen bestimmte Fragestellungen bearbeitet und daraus Rückschlüsse auf mögliche Zusammenhänge sowie erwünschte und unerwünschte Arzneimittelwirkungen gezogen.

10.2 Original- und Nachahmerprodukte

Nationale Behörden (CH: Swissmedic; D: Bundesinstitut für Arzneimittel und Medizinprodukte) erteilen auf Basis von klinischen Studien Zulassungen für Arzneimittel.

- Mit einer **Erstzulassung** (Originalprodukt) werden Arzneimittel nach der Prüfung erstmalig für den therapeutischen Einsatz zugelassen. Es handelt sich um neuentwickelte Arzneistoffe. Durch einen mehrjährigen Patentschutz sind Produkte mit Erstzulassung vor Nachahmerprodukten anderer Hersteller geschützt.

- **Nachahmerprodukte** dürfen nach Ablauf des Patentschutzes von anderen Arzneimittelherstellern im Anschluss an eine Prüfung zugelassen werden. Der Handelsname der Nachahmerprodukte beinhaltet oft den INN (International Nonpropietary Name). Bei Nachahmerprodukten unterscheidet man zwei Gruppen:
  - **Generika** sind Nachahmerprodukte, welche **wirkstoffgleich** mit dem Originalprodukt sind. Für die Zulassung muss in Studien belegt werden, dass die Pharmakokinetik von Originalprodukt und Generikum weitgehend übereinstimmt.
  - **Biosimilars** sind biotechnologisch hergestellte Nachahmerprodukte, deren Wirkstoff **vergleichbar** (wirkstoffähnlich), aber nicht identisch, mit dem des Originalprodukts ist. Die Wirkstoffe dieser Arzneimittel werden aufwendig aus lebenden Organismen gewonnen, weshalb sich kleine Unterschiede ergeben (Verwendung verschiedener Herstellungsprozesse und Organismen). Aufgrund dieser Unterschiede, müssen für die Zulassung von Biosimilars Vergleichsstudien mit dem Originalprodukt zu Pharmakokinetik, Pharmakodynamik, Wirksamkeit und Sicherheit durchgeführt werden. Beispiele für Biosimilars sind Produkte mit Erythropoetin (▸ Kap. 14.1) und koloniestimulierenden Faktoren (▸ Kap. 20.2.1).

MERKE

- Vor der Zulassung neuer Arzneimittel muss ihre Wirksamkeit, Sicherheit und Unbedenklichkeit in Prüfungen belegt werden.
- Die Randomisierung der Prüfgruppen ist wichtig, um Fehlinterpretationen und systematische Fehler in den Prüfungsergebnissen zu vermeiden.
- Generika sind wirkstoffgleiche Nachahmerprodukte.
- Biosimilars enthalten vergleichbare Wirkstoffe wie das Originalprodukt.

Überprüfen Sie Ihr Wissen!

Fragen Kap. 1–10

1. Mit welchem Ziel werden Arzneimittel eingesetzt?
2. Wie beeinflussen Arzneimittel physiologische Funktionen?
3. Welche Einflussfaktoren können die Arzneimittel bei Lagerung und Transport ungünstig beeinflussen?
4. Welche Zeichen für Veränderungen von Arzneimitteln kennen Sie?
5. Was bedeutet das „R" der 6-R-Regel?
6. Dürfen nicht überzogene, retardierte oder magensaftresistente Tabletten geteilt oder zermörsert werden?
7. Warum werden Tabletten mit magensaftresistenten Überzügen versehen?
8. Was ist der Sinn der Retardtabletten?
9. Welche Nachteile besitzt die Arzneiform der Zäpfchen?
10. Wie dürfen ölige oder wässrige Lösungen und Emulsionen parenteral verabreicht werden?
11. Durch welche parenterale Applikationsart kann schnell eine hohe Arzneistoffkonzentration im Körper erreicht werden?
12. Dürfen angestochene Stechampullen bis zum auf der Packung angegebenen Verfalldatum verwendet werden?
13. Wie sind Tabletten, Sublingualtabletten und Schmelztabletten einzunehmen?
14. Was beschreibt das LADME Prinzip?
15. Was wird unter dem Begriff Absorption verstanden und von welchen Faktoren wird die Absorption nach oraler Applikation beeinflusst?
16. Lassen sich Arzneistoffe gut durch die normale, intakte Haut aufnehmen? Begründen Sie Ihre Aussage.
17. Mit welchen parenteralen Applikationsarten können Depoteffekte bewirkt werden?
18. Warum kann der Wirkstoff eines Mittels gegen Kopfschmerzen auch im Gewebe des Beins nachgewiesen werden?
19. Was resultiert aus einer starken Eiweißbindung eines Arzneistoffes?
20. Was wird unter dem Begriff Metabolismus verstanden, und wozu dient dieser?
21. Wo im Organismus und durch welche körpereigenen Stoffe erfolgt hauptsächlich der Metabolismus?

22. In welchen Phasen der Pharmakokinetik kann es zu Interaktionen mit Nahrungsbestandteilen kommen? Nennen Sie Beispiele.
23. Was versteht man unter dem Begriff „First-Pass-Effekt"?
24. In welchen Altersgruppen ist die Pharmakokinetik verändert und welche Konsequenzen ergeben sich daraus?
25. Über welche Wege werden die Arzneimittel aus dem Körper ausgeschieden?
26. Was versteht man unter Kumulation und wie kann sie zustande kommen?
27. Warum besteht bei der Einnahme eines neu zugelassenen Arzneimittels ein erhöhtes Risiko von schwerwiegenden unerwünschten Wirkungen?
28. Ist die toxische oder die allergische Wirkung von der Dosis unabhängig?
29. Was versteht man unter Arzneimittelabhängigkeit?
30. Wie entstehen pharmakodynamische Interaktionen?
31. Welche Enzyme lösen oft Interaktionen im Metabolismus aus? Worauf basieren sie?
32. Welche Maßnahmen zur Optimierung der Arzneimitteltherapie im Alter sollten berücksichtigt werden?
33. Welche Vor- und Nachteile besitzen Kombinationspräparate?
34. Was versteht man unter einer Doppelblindprüfung eines Arzneimittels und welche Vorteile hat sie?

Teil B
Spezieller Teil

11 Nervensystem

Der menschliche wie der tierische Organismus verfügt über zwei Regulationssysteme: das Nervensystem und das endokrine (hormonale) System. Beide dienen der Information, der Koordination und der Steuerung der Zellsysteme. Das Nervensystem ist für die schnelle, gezielte und das endokrine System eher für die länger dauernde, koordinierende Regulation verantwortlich.

Die **Funktionen** des Nervensystems sind:

- Aufnahme von Reizen aus der Umwelt,
- Umwandlung dieser Reize in nervale Erregungen,
- Weiterleitung und Verarbeitung der Reize,
- Koordination und Steuerung der Körperfunktionen.

Die **Gliederung** des Nervensystems kann anatomisch oder funktionell erfolgen:

- Anatomische Gliederung:
  - **Zentralnervensystem** (ZNS), bestehend aus Gehirn und Rückenmark,
  - **peripheres Nervensystem**, bestehend aus den Nervenbahnen vom ZNS zur Peripherie (= efferente oder motorische Bahnen) sowie von der Peripherie zum ZNS (= afferente oder sensible Bahnen).
- Funktionelle Gliederung:
  - **autonomes** (vegetatives) Nervensystem, mit zentralen und peripheren Teilen,
  - **somatisches** (willkürliches) Nervensystem, mit zentralen und peripheren Teilen.

11.1 Analgetika

Analgetika sind Arzneistoffe, die die **Schmerzempfindung** hemmen, ohne dabei eine narkotische Wirkung zu besitzen. Umgangssprachlich nennt man sie Schmerzmittel. Der Schmerz ist ein physiologisches **Warnsignal**, welches den Patienten auf eine Unstimmigkeit hinweist. Schmerzen sind Signale für **mechanische, thermische** oder **chemische Reize.**

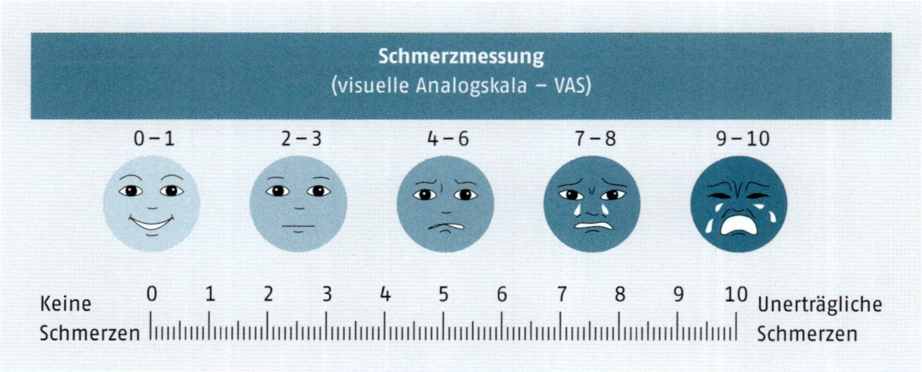

Abb. 11.1 Schmerzmessung anhand visueller Analogskala (VAS)

Aufgrund des Entstehungsortes lassen sich Schmerzen einteilen:

- Von **somatischen Schmerzen** spricht man, wenn die Schmerzempfindung von Haut, Muskeln, Gelenken, Knochen oder vom Bindegewebe ausgeht.
- Der **viszerale Schmerz** geht von den Eingeweiden aus, aufgrund einer Dehnung der Bauchorgane, Spasmen der glatten Muskulatur, Mangeldurchblutung oder entzündlichen Erkrankungen.
- **Neuropathische Schmerzen** werden durch Nervenverletzungen und Nervenirritationen ausgelöst.

Schmerzen werden von verschiedenen Personen sehr unterschiedlich bewertet. Neben unterschiedlicher Aktivität des körpereigenen schmerzhemmenden Systems sind unterschiedliche Wahrnehmungen auf der Gefühlsebene dafür verantwortlich. Daher ist es möglich, Schmerzen auch mit Psychopharmaka günstig zu beeinflussen. Um die unterschiedliche Wahrnehmung des Schmerzes zu objektivieren und die Therapie den aktuellen Schmerzen des Patienten anzupassen, kann man die Intensität des Schmerzes durch **Schmerzmessung** anhand folgender Skalen (genannt **V**isuelle **A**nalogskala, **VAS**) erfassen (Abb. 11.1):

- **Verbal** (sehr starke – starke – mittlere – geringe – keine Schmerzen),
- **Zahlenwerten** von 0 (keine Schmerzen) – 10 (unerträgliche Schmerzen),
- **Mimik-Skala** (lachendes Gesicht bis weinendes Gesicht).

Schmerzen können medikamentös beeinflusst werden durch (Abb. 11.2):

- Opioide (▸Kap. 11.1.1),
- Nicht-Opioidanalgetika (▸Kap. 11.1.2),
- Koanalgetika (▸Kap. 11.1.3),
- Narkotika (▸Kap. 11.2.1),
- Lokalanästhetika (▸Kap. 11.2.2).

Viszerale und somatische Schmerzen lassen sich in der Regel gut mit Opioid- und Nicht-Opioidanalgetika behandeln. Der neuropathische Schmerz dagegen spricht nur teilweise auf diese Analgetika an. Hier werden Koanalgetika eingesetzt. Bei chronischen Schmerzen können zur Beeinflussung der Schmerzwahrnehmung zusätzlich Antidepressiva ebenfalls als Koanalgetika eingesetzt werden.

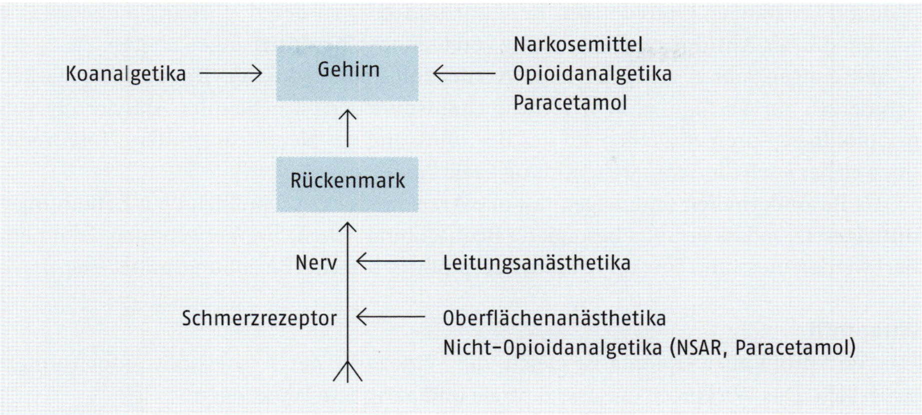

Abb. 11.2 Medikamentöse Möglichkeiten zur Schmerzbeeinflussung. Nach Mutschler 2013

Analgetika werden aufgrund des **Wirkortes** und der **Wirkstärke** in zwei Gruppen unterteilt:

- **Opioide** (Opioidanalgetika), die vorwiegend im Bereich des Zentralnervensystems (ZNS) die Schmerzempfindung unterdrücken (Morphin-Typ),
- **Nicht-Opioidanalgetika**, die die Schmerzübertragung vorwiegend im Bereich des peripheren Nervensystems unterdrücken.

11.1.1 Opioide

Unser Organismus verfügt über körpereigene schmerzhemmende Opioide, die sogenannten **Endorphine**. Sie haben die Aufgabe vorwiegend starke, plötzliche Schmerzen zu unterdrücken, um trotz des schmerzauslösenden Ereignisses die notwendigen Körperfunktionen aufrechterhalten zu können. Der **Wirkmechanismus** aller Opioide basiert auf der Aktivierung von Opioidrezeptoren, wodurch die Schmerzempfindung gehemmt wird. Alle **Opioidrezeptoren** kommen sowohl im Zentralnervensystem als auch in der Peripherie vor und binden sowohl körpereigene wie auch von außen zugeführte Opioide.

Anhand ihrer Wirkung, lassen sich die Rezeptoren in verschiedene Typen unterteilen:

- **μ-Rezeptoren**: bewirken Analgesie (Schmerzhemmung), Atemdepression, Obstipation, Miosis (Pupillenverengung), Abhängigkeit, Bradykardie (langsame Herzfrequenz), hustenstillende Wirkung (antitussiv) und Euphorie,
- **κ-Rezeptoren**: bewirken Analgesie, Miosis (Pupillenverengung) und Sedierung,
- **σ-Rezeptoren**: bewirken Analgesie, Dysphorie und Halluzinationen.

Unterschiede zwischen den Opioiden gibt es bezüglich der Wirkstärke und Pharmakokinetik. Die unterschiedliche **Wirkstärke** beruht auf der unterschiedlichen **Affinität** und **Aktivität** an den einzelnen Rezeptoren. Das klassische Opioid Morphin wirkt an allen Rezeptoren als Agonist. Die Suche nach Stoffen, die keine oder eine geringere Atemdepression und/oder Abhängigkeit auslösen, hat zu Stoffen geführt, die nicht mehr an allen Rezeptoren als Agonisten sondern an einzelnen Rezeptoren als Antagonisten wirken (Agonisten/Antagonisten). Dazu gehören Buprenorphin und Nalbuphin. Diese sollten nicht mit reinen Agonisten wie Morphin kombiniert werden. Reine Antagonisten wie

Naloxon verdrängen Opioide vom Rezeptor und können deren Wirkung aufheben. Sie werden u. a. als **Antidot** zur Behandlung von Opioid-Überdosierungen eingesetzt.

Seit einigen Jahren steht der **neue Arzneistoff** Tapentadol zur Therapie bei starken Schmerzen zur Verfügung. Sein **Wirkmechanismus** beruht neben der Aktivierung von μ-Opioidrezeptoren zusätzlich auf der Beeinflussung des Neurotransmitters Noradrenalin, welcher auch die Schmerzhemmung beeinflusst.

Als **Besonderheiten** unterliegen fast alle Arzneimittel mit Opioiden dem **Betäubungsmittelgesetz**, sodass sie unter besonderer Beobachtung stehen, ihre Verwendung dokumentiert werden muss und eine verschärfte Rezeptpflicht besteht (Betäubungsmittelrezept).

Wirkprofil

Das Wirkprofil aller Opioide ist gleich, die Wirkstärke der Arzneistoffe jedoch unterschiedlich. Das Wirkprofil umfasst zentrale und periphere Wirkungen:

Zentrale Wirkungen:
- analgetisch,
- Sedativ,
- tranquillierend (beruhigend),
- euphorisierend (gelegentlich auch gegenteilige, dysphorische Wirkung),
- antitussiv,
- atemdepressiv,
- anfänglich emetisch, später antiemetisch,
- Miosis (Pupillenverengung),
- antidiuretisch,
- Toleranzentwicklung: bei längerer Anwendung ist meist eine Dosissteigerung nötig,
- Abhängigkeitsentwicklung bei wiederholter missbräuchlicher Anwendung, jedoch kaum bei der Behandlung von Schmerzzuständen, d. h. korrekter Indikationsstellung und Anwendung.

Periphere Wirkungen:
- analgetisch,
- obstipierend durch eine verzögerte Magenentleerung und Hemmung der Motilität (vorwiegend bei längerfristiger Anwendung),
- Tonussteigerung der Muskulatur der Gallen- und Pankreasgänge sowie Kontraktion der Schließmuskeln der Gallenblase,
- Harnverhalt durch Tonussteigerng der Harnblasenmuskulatur und des Blasenschließmuskels,
- Blutdruckabfall und orthostatische Reaktionen durch Tonusabnahme der Blutgefäßmuskulatur,
- Juckreiz, Hautrötung, Gefahr eines Bronchospasmus vorwiegend bei Asthmatikern durch Histaminfreisetzung.

Anhand ihres Wirkprofils ergeben sich folgende **Indikationen** für Opioide: starke Schmerzen (postoperativ, traumatisch oder Tumorschmerzen, bei Herzinfarkt oder Arthrose); einige Substanzen werden als Antitussiva (▸Kap. 15.3) oder als Antidiarrhoika (▸Kap. 16.6) eingesetzt.

Tab. 11.1 Häufige unerwünschte Wirkungen einer Opioidtherapie

Symptom	Initial	Langzeittherapie	Hinweise
Übelkeit	++	–	Antiemetische Begleitmedikation bei Therapiebeginn
Erbrechen	+	–	
Müdigkeit	+	–	–
Obstipation	+	++	Laxans als Begleitmedikation

++ stark, + leicht, – kein(e)

Als **Leitsubstanz** der verschiedenen Opioide gilt Morphin welches ursprünglich aus **Opium**, dem Saft der Schlafmohn-Samenkapsel gewonnen wurde. Sämtliche Wirkungen von Morphin und seinen Verwandten sind, abgesehen von der analgetischen Wirkung, in der Regel unerwünscht. Einige dieser Wirkungen können jedoch im Einzelfall erwünscht sein, so z. B. die dämpfende, die angstlösende oder die obstipierende Wirkung.

Die häufigsten **unerwünschten Wirkungen** sind in Tab. 11.1 aufgeführt. **Präparate, Wirkdauer, analgetische Stärke** und **Suchtpotenzial** in Tab. 11.2.

Praxistipp

- Bereits bei Therapiebeginn stuhlregulierende Maßnahmen vornehmen bzw. Laxanzien einsetzen, um die **Obstipation** bei längerfristiger Therapie zu verhindern.
- Bei Therapiebeginn während der ersten 7–10 Tage an eine antiemetische Begleitmedikation denken, um der **emetogenen Wirkung** entgegen zu wirken.
- Auf regelmäßiges Wasserlassen achten, da Patienten eine mögliche mangelnde **Harnentleerung** (Miktionsstörung) und damit verbundene Blasenüberfüllung eventuell nicht empfinden.
- **Somnolenz** kann ein Zeichen einer Überdosierung sein, wofür Naloxon als **Antidot** eingesetzt werden kann.
- Die Angst von Patienten vor dem **Suchtpotenzial** der Opioide ist weitgehend unberechtigt, da die Gefahr einer Abhängigkeitsentwicklung bei korrekter Anwendung nach Zeitplan gering ist.

Fentanyl und **Buprenorphin** sind Opioide mit hoher Wirkstärke. Sie eignen sich aufgrund ihrer Substanzeigenschaften für die Anwendung als **transdermal therapeutisches System (TTS)** zur langdauernden Analgesie. Wie bei der Verwendung von retardierten Arzneiformen benötigen Patienten dann für Schmerzspitzen bei Bedarf eine zusätzliche Gabe eines Opioids in Form von schnellwirksamen Arzneiformen wie Tropfen, Tabletten oder Sublingualtabletten. Diese Bedarfsmedikation wird **Schmerzreserve** genannt.

Bei der **patientenkontrollierten Analgesie (PCA)** kann sich der Patient, wenn er Schmerzen verspürt, mittels Knopfdruck eine festgelegte Menge an Schmerzmittel über eine liegende Venenverweilkanüle selbst applizieren. Eine Überdosierung ist technisch ausgeschlossen, da eine vorher vom Arzt am Gerät festgelegte Höchstmenge innerhalb einer bestimmten Zeit nicht überschritten werden kann.

Tab. 11.2 Opioide

* Agonist/Antagonist, ** Antagonist, + gering, ++ mittel, +++ stark, k. A. keine Angabe

INN	Handelsname D	Handelsname CH	Wirkdauer	Analgetische Stärke	Suchtpotenzial
Opioidanalgetika					
Buprenorphin*	Temgesic®, Transtec®	Temgesic®, Transtec®	6–8 Stunden	10–30	++
Dihydrocodein (DHC)	Paracodin®	Codicontin®	3–6 Stunden	0,15	+
Fentanyl	Durogesic® Smat	Actiq®, Durogesic® Matrix	0,5 Stunden	100–120	+++
Hydromorphon	Palladon®, Jurnista®	Palladon®, Jurnista®	4–6 Stunden	7	+++
Levomethadon	L-Polamidon®	Ketalgin®	5–7 Stunden	1,5	+++
Morphin (kurz und schnell wirksam)	Sevredol®	Sevredol ®	2–4 Stunden	1	+++
Morphin (retardiert)	MST Continus®, Capros®	MST Continus®, Sevre-Long®	8–12 Stunden	1	++
Nalbuphin*	Nalpain®	Nalbuphin Orpha®	3–6 Stunden	0,7	++
Nicomorphin	Keine Zulassung	Vilan®	6–10 Stunden	1	++
Oxycodon	Oxygesic®	Oxycontin®, Oxynorm®	4–6 Stunden	2	++
Pethidin	Dolantin®	Pethidin®	2–4 Stunden	0,15	+++
Tapentadol	Palexia®	Palexia®	6–8 Stunden	0,4	+++
Tilidin	Keine Zulassung	Valoron®	3–5 Stunden	0,2	++
Tramadol	Tramal®	Tramal®	2–4 Stunden	0,1	k. A.
Kombinationspräparate					
Tilidin + Naloxon**	Valoron® N	Keine Zulassung	–	0,2	k. A.
Oxycodon + Naloxon**	Targin®	Targin®	–	2	++

◘ **Tab. 11.2** Opioide (Forts.)
* Agonist/Antagonist, ** Antagonist, + gering, ++ mittel, +++ stark, k. A. keine Angabe

INN	Handelsname D	Handelsname CH	Wirkdauer	Analgetische Stärke	Suchtpotenzial
Kombinationspräparate					
Codein + Paracetamol	Gelonida®	Co-Dafalgan®	–	0,1	+
Opioide, die überwiegend zur Narkoseeinleitung eingesetzt werden					
Alfentanil	Rapifen®	Rapifen®	0,1–0,2 Stunden	30–40	k. A.
Remifentanil	Ultiva®	Ultiva®	0,1–0,2 Stunden	100	k. A.
Sufentanil	Sufenta®	Sufenta®	0,2–0,5 Stunden	500	k. A.

11.1.2 Nicht-Opioidanalgetika

Im Gegensatz zu den Opioidanalgetika fehlen den Nicht-Opioidanalgetika die psychotropen und sedierenden Eigenschaften. Nicht-Opioidanalgetika haben trotz unterschiedlicher chemischer Struktur ein sehr ähnliches Wirkspektrum. Neben der analgetischen haben sie eine antipyretische (fiebersenkende) Wirkung gemeinsam.

Sie werden in folgende **Substanzklassen** unterteilt:

- nichtsteroidale Antirheumatika (NSAR),
- Pyrazole,
- Paracetamol.

Nichtsteroidale Antirheumatika (NSAR)

Saure Analgetika werden auch nichtsteroidalen Antirheumatika (NSAR) genannt. Diese Namensgebung beruht auf ihrer antiphlogistischen (entzündungshemmenden) Wirkung. Somit umfasst ihr **Wirkprofil** eine analgetische, antipyretische und antiphlogistische Wirkung.

Sie werden in folgende **Wirkstoffe** und **Substanzklassen** unterteilt:

- Acetylsalicylsäure,
- Essigsäure-Derivate,
- Phenylpropionsäure-Derivate,
- Anthranilsäure-Derivate,
- Selektive COX-2-Hemmer.

Ihr **Wirkmechanismus** beruht auf einer selektiven oder unselektiven Hemmung der Subtypen des Enzyms Cyclooxygenase (COX), wodurch die Bildung von Prostaglandinen gehemmt wird. Prostaglandine sind körpereigene Überträgerstoffe, die im Körper entsprechend dem Wirkort vielfältige Wirkungen haben (◘ Tab. 11.3).

Tab. 11.3 Prostaglandinwirkungen

Wirkort	Wirkung
Schmerzrezeptoren	Erhöhte Schmerzempfindlichkeit
Magen	Verminderung der Säureproduktion, Erhöhung der Magenschleimbildung
Hypothalamus (Wärmeregulationszentrum)	Erhöhung der Körpertemperatur
Niere	Erhöhte Natriumausscheidung, Steigerung der Durchblutung
Darm	Verringerte Darmmotilität
Uterus	Tonussteigerung
Thrombozyten	Aggregationssteigerung
Gefäße	Vasodilatation

Das Enzym **Cyclooxygenase (COX)** liegt in zwei relevanten Formen vor:
- **COX-1** steuert u.a. die physiologische Bildung von Prostaglandinen (Magen, Niere, Thrombozyten). Eine Hemmung von COX-1 verursacht daher eine erhöhte Produktion von Magensäure, eine verminderte Produktion von Magenschleim, eine Hemmung der Thrombozytenaggregation und eine verminderte Natrium-Ausscheidung in der Niere.
- **COX-2** kommt physiologisch nur in geringen Mengen vor; seine Bildung erhöht sich aber in entzündeten oder verletzten Geweben und Gelenken. Infolge der dadurch vermehrten Prostaglandinbildung wird die Empfindlichkeit der Schmerzrezeptoren verstärkt.

Die **Indikationen** der NSAR umfassen Schmerzen bei entzündlichen und degenerativen rheumatischen Erkrankungen, Gicht, Migräne sowie Fieber. **Acetylsalicylsäure** wird zusätzlich niedrig dosiert zur Thrombozytenaggregationshemmung (TAH) bei kardiovaskulären Erkrankungen eingesetzt (▸ Kap. 13.1.3).

Die **unerwünschten Wirkungen** werden überwiegend durch die Hemmung von COX-1 verursacht. Unterschiedliche Stoffklassen verursachen mit unterschiedlicher Häufigkeit einzelne UAW. Bei leichten UAW wie Übelkeit o.ä., kann ein NSAR einer anderen chemischen Substanzklasse versucht werden.

Wichtige unerwünschte Wirkungen der NSAR sind:
- Magen-/Duodenalulzera,
- Akute Niereninsuffizienz,
- Gastrointestinale Störungen (u.a. Durchfall, Übelkeit, Erbrechen, Sodbrennen),
- Reizung der Magen-Darm-Schleimhaut bis hin zu kleinen Schleimhautblutungen,
- Ödeme,
- Allergische Reaktionen,
- Hautreaktionen (Juckreiz, Ausschlag),
- Auslösung eines Asthmaanfalls, v.a. bei Asthmatikern,
- Abnahme der Uterusmotilität,

Tab. 11.4 Nichtsteroidale Antirheumatika (NSAR)

INN	Handelsname D	Handelsname CH	HWZ
UAW in ▶Kap. 11.1.2			
Salicylate			
Acetylsalicylsäure (ASS)	Aspirin®, ASS Generika	Aspirin®	15 Minuten, die Hemmung der Thrombozytenaggregation hat eine wesentlich längere Wirkdauer (mehrere Tage), da die COX-Hemmung bei ASS irreversibel erfolgt
Calcium-Acetylsalicylat	Keine Zulassung	Alcacyl®, Alca-C®	
Lysinacetylsalicylat	Delgesic®	Aspégic®	
Essigsäure-Derivate			
Indometacin	Indomet®	Indocid®	4–12 Stunden
Acemetacin	Rantudil®	Tilur®	4,5–8 Stunden
Diclofenac	Voltaren®, Diclac®	Voltaren®, Olfen®	1,1–1,8 Stunden
Ketorolac	Keine Zulassung	Tora-Dol®	5–6 Stunden
Etodolac	Keine Zulassung	Lodine®	7–8 Stunden
Phenylpropionsäure-Derivate			
Ibuprofen	Aktren®, Nurofen®	Brufen®, Algifor®	2 Stunden
Flurbiprofen	Dobendan® direkt	Froben®	3–4 Stunden
Naproxen	Proxen®, Aleve®	Proxen®, Aleve®	12–15 Stunden
Dexibuprofen	Deltaran®	Seractil®	1,5–2 Stunden
Dexketoprofen	Sympal®	Ketesse®	1–2 Stunden
Anthranilsäure-Derivate			
Lornoxicam	Telos®	Xefo®	3–4 Stunden
Mefenaminsäure	Keine Zulassung	Ponstan®	1–2 Stunden
Meloxicam	Mobec®	Mobicox®	20 Stunden
Piroxicam	Pirobeta®	Felden®	31–57 Stunden
Tenoxicam	Keine Zulassung	Tilcotil®	72 Stunden
Selektive COX-2 Hemmer			
Celecoxib	Celebrex®	Celebrex®	8–12 Stunden
Etoricoxib	Arcoxia®	Arcoxia®	22 Stunden

HWZ: Halbwertszeit

- Kardiovaskuläre Komplikationen (u. a. Herzinfarkt, Blutdruckanstieg),
- Hemmung der Thrombozytenaggregation (in manchen Fällen erwünschte Wirkung).

Kontraindikationen: Vor der Therapie mit NSAR sind folgende Kontraindikationen zu berücksichtigen:
- Magen-Darm-Ulzera,
- Allergie oder Asthma bei Einnahme von NSAR (hauptsächlich bei Acetylsalicylsäure),
- Blutungsneigung,
- letzte Wochen der Schwangerschaft,
- schwere Leber-, Nieren- oder Herzinsuffizienz,
- entzündliche Darmerkrankungen wie Morbus Crohn, Colitis ulcerosa,
- zusätzlich für Acetylsalicylsäure: akute fieberhafte Infekte (z. B. Influenza, Varizellen) bei Kindern < 12 Jahren, wegen Auftreten eines Reye-Syndroms (meist tödlich verlaufender Leberschaden mit Schädigung des Gehirns).

Interaktionen: Werden NSAR mit anderen Arzneimitteln kombiniert treten folgende Wechselwirkungen auf:
- **Glucocorticoide** erhöhen die Gefahr gastrointestinaler Komplikationen,
- der diuretische Effekt von **Diuretika** wird abgeschwächt,
- der blutzuckersenkende Effekt **oraler Antidiabetika** wird gesteigert,
- die Elimination von **Methotrexat** und **Lithiumsalzen** wird verzögert, wodurch sie sich im Körper anreichern und damit eine erhöhte Toxizität aufweisen,
- **Antikoagulanzien** erhöhen das Blutungsrisiko,
- die blutdrucksenkende Wirkung von **ACE-Hemmern**, **Betablockern** und **AT_1-Rezeptorblockern** wird verringert,
- **Ciclosporin** und **Tacrolimus** erhöhen Gefahr von Nierenschäden.

Für die **alltägliche Praxis** ist zu beachten, dass bei anhaltenden Schmerzen Wirkstoffe mit langer Halbwertszeit (HWZ) oder als retardierte Arzneiform und bei vorübergehenden Schmerzen (z. B. morgendliche schmerzhafte Gelenksteifigkeit) Wirkstoffe mit kurzer Halbwertszeit indiziert sind.

Als **Vorteil** der **selektiven COX-2-Hemmer** gilt eine bessere Magenverträglichkeit, weshalb sie lange Zeit breit eingesetzt wurden. Allerdings ergaben Langzeitstudien ein erhöhtes kardiovaskuläres Risiko, weshalb einzelne Wirkstoffe wieder vom Markt genommen (z. B. Rofecoxib) wurden. Die Indikation der COX-2-Hemmer sollte darum streng gestellt und das Arzneimittel nur über kurze Zeit gegeben werden.

Präparate und **Besonderheiten** in ◘ Tab. 11.4.

Paracetamol

Paracetamol wird aufgrund seines günstigen Profils an unerwünschten Wirkungen (was zunehmend umstritten ist) häufig als Nicht-Opioidanalgetikum der 1. Wahl zur Schmerztherapie eingesetzt. Der **Wirkmechanismus** von Paracetamol ist nicht vollständig geklärt. Der analgetische Effekt beruht hauptsächlich auf der zentralen (und weniger der peripheren) Hemmung der Prostaglandinsynthese. Das **Wirkprofil** von Paracetamol beinhaltet gute analgetische und antipyretische, jedoch kaum antiphlogistische **Wirkungen**.

Präparate, UAW und **Besonderheiten** in ◘ Tab. 11.5.

Tab. 11.5 Paracetamol

INN	Handelsname D	Handelsname CH	Besonderheiten
UAW: Leberschäden bei andauernd hohen Dosen; Leberversagen v. a. bei toxischen Dosen; bei parenteraler Gabe: Hypotonie			
Paracetamol	Ben-u-ron®, Perfalgan®	Ben-u-ron®, Dafalgan®, Perfalgan®	**Maximaldosis:** bei kurzfristiger Anwendung: 4 g/Tag, bei längerer Anwendung: 3 g/Tag; **Antidot:** N-Acetylcystein (D und CH Fluimucil®)

Tab. 11.6 Pyrazol-Derivate

INN	Handelsname D	Handelsname CH	Besonderheiten
UAW: schwerste UAW: Agranulozytose; zudem treten allergische Hautreaktionen auf; bei intravenöser Gabe: Blutdruckabfall (Blutdrucküberwachung empfohlen)			
Propyphenazon	Demex®	Keine Zulassung	▪ Regelmäßige Blutbildkontrollen wegen Gefahr der Agranulozytose v. a. bei Langzeittherapie ▪ Blutdrucküberwachung bei parenteraler Gabe wegen Blutdruckabfall
Metamizol	Novalgin®	Novalgin®	

Praxistipp

Paracetamol gibt es nicht nur als Monopräparat. Es ist auch in vielen Kombinationspräparaten enthalten, welche bei grippalen Infekten, Kopfschmerzen und Fieber eingesetzt werden. **Cave Überdosierung!**

Pyrazole

Zu den Nicht-Opioidanalgetika zählen auch Pyrazole, von denen bevorzugt Metamizol eingesetzt wird. Das **Wirkprofil** umfasst gute analgetische, sehr gute antipyretische, ausreichend antiphlogistische Eigenschaften. Zusätzlich wirkt es spasmolytisch.

Präparate, UAW und **Besonderheiten** in Tab. 11.6.

11.1.3 Koanalgetika

Unter Koanalgetika versteht man eine heterogene Gruppe von Arzneimitteln, die ursprünglich für andere Indikationen entwickelt wurden, die aber eine herkömmliche Schmerztherapie ergänzen können. **Indikationen** der Koanalgetika sind die Therapie von chronischen Schmerzen, insbesondere von neuropathischen Schmerzen (z. B. diabetische Neuropathie, Trigeminusneuralgie, postherpetische Neuralgie und periphere Polyneuropathie), um die **Schmerzwahrnehmung** zu beeinflussen. Zu den **Wirkstoffklassen** der Koanalgetika zählen hauptsächlich Antidepressiva und Antiepileptika. Die Wirkstoffe werden meist **niedriger dosiert** eingesetzt als bei ihrem Einsatz in der Therapie einer Depression bzw. Epilepsie. Der **Wirkmechanismus** ist nicht bei allen Koanalgetika geklärt. Sie können die Ionen-Kanäle (Natrium, Calcium) beeinflussen, die Erregbarkeit der Neuronen oder die Wirkung bestimmter schmerzhemmender Neurotransmitter verstärken.

Für die Praxis ist dabei die **Aufklärung des Patienten** wichtig, dass die Antidepressiva oder Antiepileptika nicht zur Behandlung einer Depression oder Epilepsie eingesetzt werden, sondern dass sie die Wirkung der Analgetika unterstützen. Eine **Schmerztherapie** erfolgt immer individuell. Da der Effekt der Koanalgetika verzögert eintritt, sollte der Therapieerfolg einer Kombination erst nach 3–4 Wochen beurteilt und eventuell eine Änderung vorgenommen werden.

Einige Beispiele für **Wirkstoffe**, welche auch als Koanalgetika eingesetzt werden:
- **Tricyclische Antidepressiva** (▸Kap. 11.5.3): Imipramin, Clomipramin, Amitriptylin, Doxepin, Trimipramin,
- **Atypische Antidepressiva** (▸Kap. 11.5.3): Duloxetin, Venlafaxin,
- **Antiepileptika** (▸Kap. 11.7): Carbamazepin, Gabapentin, Pregabalin, Phenytoin.

11.1.4 Behandlung ausgewählter Erkrankungen

Rheumatische Erkrankungen

Bei den rheumatischen Erkrankungen unterscheidet man hauptsächlich **entzündliche** (z. B. rheumatoide Arthritis, Morbus Bechterew) von **degenerativen Formen** (z. B. Arthrose).

Die wichtigsten **Arzneistoffgruppen** zur Therapie sind:
- nichtsteroidale Antirheumatika (NSAR ▸Kap. 11.1.2),
- Glucocorticoide,
- „Basistherapeutika" oder DMARDs (disease modifying antirheumatic drugs).

Glucocorticoide

Glucocorticoide (▸Kap. 12.1.1) sind bei entzündlichen rheumatischen Erkrankung häufig als Akut-, seltener als Dauertherapie indiziert:
- Bei **akuten Schüben** (mittel bis hochdosiert) können Steroide als intraartikuläre Lokaltherapie, orale Stoßtherapie oder parenterale Pulstherapie eingesetzt werden. Die hochdosierte Therapie sollte aufgrund von unerwünschten Wirkungen zeitlich begrenzt eingesetzt und die Dosierung sobald wie möglich reduziert werden.
- **Langzeitbehandlung** (niedrigdosiert).

Werden mittel oder hochdosierte Steroide mehrere Tage bis Wochen eingesetzt, sollte bei Umstellung auf eine niedrigdosierte Langzeittherapie, die Dosis in kleinen Schritten reduziert (ausgeschlichen) werden. Bei abruptem Weglassen der Steroide besteht sonst u. a. die Gefahr, dass die Grunderkrankung aufflammt oder Entzugssymptome oder eine Nebenniereninsuffizienz auftreten.

Die wichtigste **unerwünschte Wirkung** bei der **Langzeitbehandlung** mit Glucocorticoiden ist die Osteoporose, weshalb eine medikamentöse Osteoporoseprophylaxe (▸Kap. 12.7.1) möglichst von Anfang an notwendig ist.

Basistherapeutika

Indikationen der sogenannten „Basistherapeutika" oder **DMARDs** (**d**isease **m**odifying **a**nti**r**heumatic **d**rugs, ◻ Tab. 11.7) sind chronisch entzündliche rheumatische Erkrankungen, speziell die rheumatoide Arthritis. Da es sich bei diesen Erkrankungen meist um Autoimmunerkrankungen handelt, werden u. a. Immunmodulatoren, Immunbiologika (Biologicals) und Immunsuppressiva eingesetzt. Mit diesen verschiedenen Arzneistoffen wird versucht den zerstörenden Krankheitsprozess teilweise oder vollständig aufzuhalten. Die **Auswahl eines geeigneten Arzneistoffes** wird durch die Krankheitsaktivität, den Krankheitsverlauf, mögliche Kontraindikationen und die Zeit bis zum Wirkeintritt (zum Teil erst nach Monaten) bestimmt. Es werden sowohl Monotherapien einzelner DMARDs wie auch Kombinationstherapien mit 2–3 DMARDs eingesetzt. Als Mittel der 1. Wahl wird **Methotrexat** eingesetzt. Im Gegensatz dazu wird der Einsatz monoklonaler Antikörper erst nach Therapieversagen eines anderen DMARD empfohlen.

Vor Gabe eines Basistherapeutikums müssen schlummernde Infekte (wie z. B. Hepatitiden, HIV, Tuberkulose) gesucht werden, weil diese **Kontraindikationen** für Basistherapeutika darstellen. Als **Besonderheiten** sind während der Therapie regelmäßige klinische und laborchemische Kontrollen wichtig, um unerwünschte Wirkungen zu erfassen und die Therapie dementsprechend anzupassen. Zudem sind während der Behandlung mit den meisten Basistherapeutika Lebendimpfstoffe zu vermeiden (Ausnahme bei Antimalaria-Mittel). Des Weiteren werden einige Arzneistoffe (z. B. TNF-α-Hemmer, monoklonale Antikörper) in wöchentlichen bis monatlichen Abständen verabreicht. **Methotrexat** wird 1× pro Woche angewendet und zusätzlich wird eine Folsäuresubstitution (1–2 Tage nach Methotrexatgabe) empfohlen. Die Gabe von Folsäure reduziert die oralen und gastrointestinalen unerwünschten Wirkungen.

Präparate, UAW und **Besonderheiten** in ◻ Tab. 11.7.

◻ **Tab. 11.7** Als Basistherapeutika eingesetzte Arzneistoffe

INN	Handelsname D	Handelsname CH	UAW	Besonderheiten
Immunsuppressiva (▸ Kap. 20.2.2)				
Methotrexat	Lantarel®, Metex®, MTX®	Metoject®, Methrexx®	▸ Kap. 20.2.2	▪ Mittel der 1. Wahl, ▪ Wirkeintritt: nach 6 Wochen, ▪ Anwendung: p. o. oder parenteral
Ciclosporin	Sandimmun®	Sandimmun®	▸ Kap. 20.2.2	▪ Wirkeintritt: nach 2–4 Monaten, ▪ Anwendung: p. o.
Immunmodulatoren				
Leflunomid	Arava®	Arava®	Gastrointestinale Beschwerden, Haarausfall, Juckreiz, Appetitlosigkeit, Leberwerterhöhung	▪ Wirkeintritt: nach 1–3 Monaten, ▪ lange HWZ (2 Wochen), ▪ Anwendung: p. o.

Tab. 11.7 Als Basistherapeutika eingesetzte Arzneistoffe (Forts.)

INN	Handelsname D	Handelsname CH	UAW	Besonderheiten
Immunbiologika („Biologicals")				
Tumornekrose-Faktor-α-Hemmer (TNF-α-Hemmer) ▶Kap. 20.2.1				
Adalimumab	Humira®	Humira®	▶Kap. 20.2.1	Anwendung: s. c.
Certolizumab-pegol	Cimzia®	Cimzia®	▶Kap. 20.2.1	Anwendung: s. c.
Etanercept	Enbrel®	Enbrel®	▶Kap. 20.2.1	Anwendung: s. c.
Golimumab	Simponi®	Simponi®	▶Kap. 20.2.1	Anwendung: s. c.
Infliximab	Remicade®	Remicade®	▶Kap. 20.2.1	Anwendung: i. v.
Monoklonale Antikörper				
Rituximab	Mabthera®	Mabthera®	Infusionsreaktion (mit Juckreiz, Fieber, Schüttelfrost, Husten, Bronchospasmus)	▪ Einsatz erst bei Therapieversagen anderer DMARDs, ▪ Anwendung: parenteral
Tocilizumab Abatacept	RoActemra® Orencia®	Actemra® Orencia®	Infektionen, Leberenzymerhöhung, Überempfindlichkeitsreaktionen, Infusionsreaktion	
Sulfasalazin				
Sulfasalazin	Azulfidine®, Pleon® RA	Salazopyrin®	Trockener Husten, Dyspnoe, Juckreiz, Leberwerterhöhung, Photosensibilisierung	▪ Wirkeintritt: nach 1–2 Monaten, ▪ Anwendung: p. o.
Antimalaria-Mittel				
Hydrochloroquin Chloroquin	Keine Zulassung Resochin®	Plaquenil® Nivaquine®	Reversible Sehstörung (seltener bei Hydroxochloroquin als bei Chloroquin)	▪ Bei mildem Krankheitsverlauf verwendet, ▪ Wirkeintritt: nach 2–6 Wochen, ▪ Anwendung: p. o.

11.1.5 Therapie der Gicht

Gicht manifestiert sich hauptsächlich als schubartig verlaufende Gelenkentzündung in Folge von Harnsäurekristallablagerungen. Erhöhte Harnsäurespiegel können primär genetisch, sekundär durch vermehrten Harnsäureanfall (verursacht durch Ernährung, hämatologische Erkrankungen, Systemerkrankungen) oder verminderte Harnsäureausscheidung (verursacht durch Arzneimittel, Niereninsuffizienz, Diabetes mellitus) bedingt sein.

Klinisch werden zwei Phasen unterschieden, welche unterschiedliche **Therapien** erfordern:

- **akuter Gichtanfall**: Einsatz von Glucocorticoiden (▸ Kap. 12.1.1) und/oder NSAR (▸ Kap. 11.1.2) oder Colchicin,
- **symptomfreies Intervall**: Einsatz von Urikostatika und Urikosurika.

Bei mäßig erhöhtem Harnsäurespiegel können **diätetische Maßnahmen** eventuell ausreichen. Dazu gehören eine Reduzierung der Zufuhr von harnsäurebildenden Lebensmitteln (z. B. Innereien, Hülsenfrüchte) und von Alkohol sowie eine Beschränkung der Kalorienzufuhr bei Übergewicht.

Urikostatika

Der **Wirkmechanismus** von Urikostatika beruht auf der Hemmung der Harnsäurebildung, wodurch der Harnsäurespiegel im Blut und Urin sinkt. **Indikation** der Urikostatika ist die Dauertherapie der symptomfreien Intervalle. Während der Schwangerschaft sind sie **kontraindiziert**. Bei Niereninsuffizienz muss die Dosis angepasst werden. Aufgrund der langen Erfahrung und der relativ guten Verträglichkeit, gilt **Allopurinol** als **Mittel der 1. Wahl** bei den genannten Indikationen. Bei Therapiebeginn mit Allopurinol ist als **Besonderheit** eine langsame Dosissteigerung empfohlen, da Harnsäure im Gewebe mobilisiert wird und der Harnsäurespiegel dadurch zusätzlich steigt (▸ Kap. 11.1.5).

Präparate, UAW und **Besonderheiten** in ◻ Tab. 11.8.

Urikosurika

Der **Wirkmechanismus** von Urikosurika beruht auf einer Förderung der Harnsäureausscheidung. Als Mittel der 2. Wahl sind sie während dem symptomfreien Intervall der Gicht indiziert.

Bei **Therapiebeginn** mit Urikosurika, kann es durch vermehrte Harnsäureausscheidung zu einem Gichtanfall kommen. Um dies und Ausfällungen von Harnsäurekristallen in den Nieren (Nierensteine) zu verhindern, wird bei Urikosurika und Allopurinol die Dosis eingeschlichen und als **Vorsichtsmaßnahme** gleichzeitig Natriumhydrogencarbonat oder Kaliumcitrat zur Neutralisierung des Harns gegeben. Zudem sollte die Flüssigkeitszufuhr erhöht werden.

Präparate, UAW und **Besonderheiten** in ◻ Tab. 11.8.

Colchicin

Wird ein bestimmter Harnsäurespiegel überschritten, so fallen Harnsäurekristalle aus. Diese werden von den Leukozyten phagozytiert. Im Anschluss zerfallen die Leukozyten und es werden Enzyme ins Gewebe abgegeben, welche zu Gewebezerstörung, Entzündungsreaktionen und Schmerzen führen. Der **Wirkmechanismus** von Colchicin basiert auf dem Durchbrechen dieser Reaktionskette, indem die Phagozytoseaktivität der Leukozyten vermindert wird. Als **Indikation** für Colchicin gilt der akute Gichtanfall, wenn Glucocorticoide und/oder NSAR kontraindiziert sind oder nicht vertragen werden.

Tab. 11.8 Arzneistoffe der Gichttherapie

INN	Handelsname D	Handelsname CH	UAW	Besonderheiten
Urikostatika				
Allopurinol	Zyloric®, Cellidrin®	Zyloric®, Allopur®	Gastrointestinale Beschwerden, Hautausschlag	Bei Therapiebeginn: erhöhtes Risiko für einen Gichtschub, durch Mobilisierung von Harnsäure im Gewebe
Febuxostat	Adenuric®	Keine Zulassung		
Urikosurika				
Benzbromaron	Benzbromaron AL®	Keine Zulassung	Gastrointestinale Beschwerden, allergische Reaktionen	Bei Therapiebeginn: erhöhtes Risiko für einen Gichtschub, wegen erhöhter Harnsäureausscheidung
Probenecid	Probenecid Weimer®	Santuril®		
Colchicin				
Colchicin	Colchicum-Dispert®	Keine Zulassung	Schluckbeschwerden, Durchfall, Schwindel Atemstörungen, Tachykardie, Kolik	Sehr toxische Substanz

Colchicin ist eine sehr toxische Substanz, weshalb während der Behandlung unbedingt auf mögliche unerwünschte Wirkungen zu achten ist.

Präparate, UAW und **Besonderheiten** in Tab. 11.8.

11.1.6 Schmerztherapie bei Krebspatienten und chronischen Schmerzen

Im fortgeschrittenen Stadium einer Krebserkrankung beklagen 50–70 % der Patienten starke Schmerzen, welche folgende **Ursachen** haben können:

- **tumorbedingt** z. B. aufgrund der Dehnung erkrankter Organe (Kapselspannung) oder durch Druck auf Nerven,
- **tumorassoziiert** z. B. durch Herpes zoster, Dekubitus, Infektionen, Thrombosen,
- **therapiebedingt** z. B. aufgrund von Nervenläsionen, Neuropathie, Mukositis.

So vielfältig wie die Ursachen treten auch verschiedene **Schmerzarten** wie neuropathische, viszerale, nozizeptive, krampfartige und auch psychosomatisch bedingte Schmerzen auf. **Ziel** einer Schmerztherapie bei Krebspatienten und Patienten mit chronischen Schmerzen ist eine weitgehende Schmerzfreiheit, um die Lebensqualität zu verbessern.

Folgende **Prinzipien** sollten bei jeder **Schmerztherapie** beachtet werden:

- basierend auf Schmerzstärke und Schmerzdauer sowie unter Berücksichtigung des Stufenschemas (Abb. 11.3) sollte ein früher Therapiebeginn erfolgen,

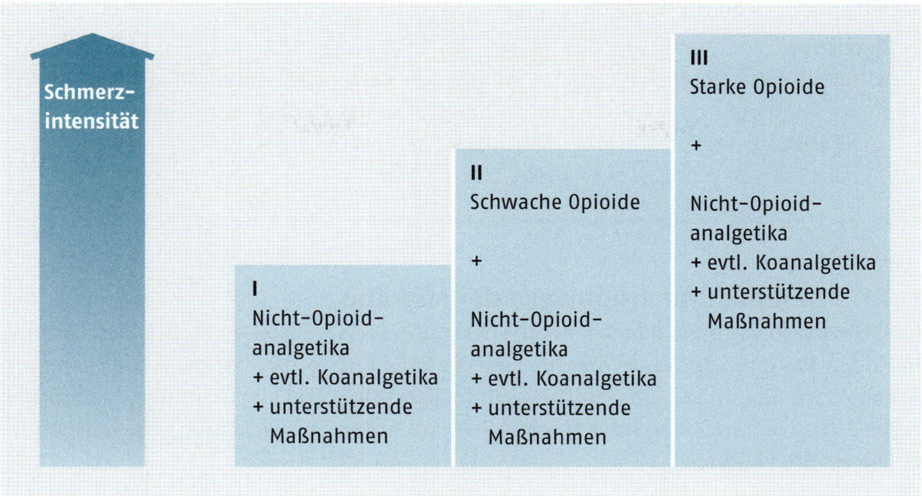

Abb. 11.3 Stufentherapieschema der WHO zur Behandlung chronischer Schmerzzustände

- Einnahme bzw. Anwendung der Schmerzmittel nach genauem **Zeitplan** (gleichmäßig verteilt über 24 Stunden),
- im Zeitplan der Therapie sollte das **Prinzip der Antizipation** berücksichtigt werden, d. h. die nächste Einnahme erfolgt, bevor die schmerzstillende Wirkung der vorherigen Gabe aufhört,
- Wahl einer geeigneten **Arzneiform**, wobei die orale Therapie bevorzugt wird, sofern diese möglich ist,
- ausreichend hohe und **individuelle Dosierung** mit kontrollierter Dosisanpassung z. B. anhand der Dokumentation des Schmerzverlaufs in einem Schmerztagebuch,
- **Prophylaxe** für unerwünschte Wirkungen wie Obstipation oder Übelkeit bei Opioiden.

Es finden verschiedene **Wirkstoffklassen** Anwendung in dieser Schmerztherapie. Hauptbestandteil sind Nicht-Opioidanalgetika und Opioidanalgetika, die einzeln oder in Kombination zum Einsatz kommen wie Abb. 11.3 aufzeigt. Zu den schwachen Opioiden (Stufe II) zählen Tilidin und Tramadol, alle weiteren Opioide gehören zu den starken Opioiden (Stufe III).

Eine wirksame Schmerztherapie mit Opioiden besteht aus der **Basismedikation** mit einem langwirksamen oder retardierten Opioid. Zusätzlich ist eine **Bedarfsmedikation** (Einzeldosis entspricht 6–10 % der Basismedikation) mit schnell wirksamen, nichtretardierten Opioiden erforderlich. Diese ist wichtig, um Schmerzspitzen (bei Durchbruch-/Belastungsschmerz) rasch zu beheben. Zudem kann die Schmerztherapie durch Koanalgetika und Glucocorticoide ergänzt werden. Häufig können auftretende Knochenschmerzen bei Krebspatienten durch Gabe von Bisphosphonaten (▸ Kap. 12.7) gelindert werden. Eine wirksame Schmerztherapie kann zudem unterstützende **nichtmedikamentöse Maßnahmen** wie z. B. Physiotherapie, kalte oder warme Wickel beinhalten.

Praxistipp

- Die Schmerztherapie mit Opioiden umfasst eine Basis- sowie Reservemedikation.
- Die Angst von Patienten vor dem Suchtpotenzial der Opioide ist weitgehend unberechtigt, da die Gefahr einer Abhängigkeitsentwicklung bei korrekter Anwendung nach Zeitplan gering ist (▶ Kap. 11.1.1).

11.1.7 Therapie und Prophylaxe der Migräne

Ca. 10 % der Erwachsenen leiden unter Migräne, Frauen 3× häufiger als Männer. Die **auslösenden Faktoren** für eine Migräne sind mannigfaltig, sodass Stress, Änderungen im Schlaf-Wach-Rhythmus, Alkohol, bestimmte Nahrungs- und Genussmittel (Schokolade, Käse, Zitrusfrüchte, Wein) oder Hormonschwankungen (Menstruation) einen Migräneanfall auslösen können.

Eine Migräne ist durch folgende **Symptome** charakterisiert:

- starker, pulsierender, stechender, häufig halbseitiger Kopfschmerz,
- Kopfschmerzattacken, die 2–72 Stunden andauern,
- Appetitlosigkeit, Übelkeit und Erbrechen,
- Licht- und Lärmempfindlichkeit.

Ca. 10 % der Migräne-Patienten berichten von einer **Aura** vor Einsetzen der Kopfschmerzen, welche neurologische Symptome wie Gesichtsfeldausfälle, Seh- oder Sprachstörungen beinhalten.

Therapie des akuten Migräneanfalls

Die meisten Patienten leiden während einer Migräneattacke unter Übelkeit und Erbrechen. **Antiemetika** (▶ Kap. 11.6 wie Metoclopramid oder Domperidon) vermindern die Übelkeit und fördern die Resorption der Schmerzmittel, sofern sie etwa 15 Minuten vorher eingenommen werden. Als **Analgetika** empfehlen sich Acetylsalicylsäure, Paracetamol oder Ibuprofen in einer schnell wirksamen Form z. B. als Brausetablette. Bei Erbrechen eignen sich Arzneiformen wie Suppositorien oder Schmelztabletten.

Bei Unwirksamkeit oben genannter Analgetika sind **Triptane** indiziert. Mittel der 1. Wahl sind diese bei mittelschwerem oder schwerem Migräneanfall. Gemäß ihrem **Wirkmechanismus** wirken sie agonistisch an Serotoninrezeptoren der Hirngefäße und besitzen so eine schnelle und zuverlässige Wirksamkeit. Wichtige **Kontraindikationen** wie Hypertonie, koronare Herzkrankheit (KHK), periphere arterielle Verschlusskrankheit (pAVK) und Angina pectoris sind vor Anwendung auszuschließen.

Abhängig von ihrem Applikationsweg erfolgt der **Wirkeintritt** bereits nach 15 Minuten bei s. c.-Gabe oder mindestens 30 Minuten nach peroraler Gabe. Einige Arzneistoffe können auch rektal oder nasal verabreicht werden.

Bei einem Migräneanfall erfolgt so schnell wie möglich eine **einmalige Anwendung** eines Triptans. Bei ungefähr einem Drittel der Patienten lässt die anfängliche Wirkung nach und es treten erneut Kopfschmerzen auf, die eine zweite Dosis erforderlich machen. Genaue Informationen dazu enthalten die entsprechenden Packungsbeilagen.

Präparate, UAW und **Besonderheiten** in ◘ Tab. 11.9.

Tab. 11.9 Triptane

INN	Handelsname D	Handelsname CH	Besonderheiten
UAW: Wärmegefühl, Druckgefühl im Brustbereich (verwechselbar mit Angina pectoris), Hautrötung, Blutdruckanstieg, selten Ischämien (u. a. Angina pectoris/Myokardinfarkt)			
Almotriptan	Almogran®	Almogran®	Anwendung: p. o.
Eletriptan	Relpax®	Relpax®	Anwendung: p. o.
Frovatriptan	Allegro®	Menamig®	Anwendung: p. o.
Naratriptan	Naramig®	Naramig®	Anwendung: p. o.
Rizatriptan	Maxalt®	Maxalt®	Anwendung: p. o.
Sumatriptan	Imigran®	Imigran®	Anwendung: p. o., s. c., rektal; s. c. schnellster Wirkeintritt
Zolmitriptan	Zomig®, AscoTop®	Zomig®	Anwendung: p. o., nasal

Praxistipp
Vor der ersten Anwendung von Triptanen sollten Patienten darüber informiert werden, dass ein Druckgefühl im Brustbereich auftreten kann, das nicht mit einem Angina pectoris-Anfall zu verwechseln ist.

Prophylaxe der Migräne

Ziel einer medikamentösen Prophylaxe ist neben Steigerung der Lebensqualität die Reduzierung von Häufigkeit, Schwere und Dauer der Migräneanfälle. Eine Prophylaxe ist sinnvoll bei mehr als drei Anfällen pro Monat. Es werden **verschiedene Wirkstoffklassen** wie Betablocker, Calciumantagonisten, Antiepileptika eingesetzt, deren Wirkmechanismus zur Migräneprophylaxe ungeklärt ist. Die Ansprechrate ist individuell unterschiedlich. Fast alle Migräneprophylaktika sollten über 2–4 Wochen bis zur erwünschten **Dosis** einschleichend dosiert werden. Meist ist eine niedrigere Dosis notwendig als gemäß der zugelassenen Indikationen der Arzneistoffe empfohlen ist. Der **therapeutische Effekt** kann meist erst nach sechs Wochen beurteilt werden und die Arzneimittel sollten bei Wirksamkeit während 6–12 Monaten gegeben werden.

Nichtmedikamentöse Maßnahmen wie Ausdauersport und Entspannungstechniken können die medikamentöse Behandlung häufig unterstützen.

Präparate, UAW und **Besonderheiten** in Tab. 11.10.

Tab. 11.10 Ausgewählte Präparate zur Migräneprophylaxe

INN	Handelsname D	Handelsname CH	Besonderheiten
Betablocker			
UAW: ▸ Kap. 11.11.2			
Metoprolol	Lopresor®, Beloc-Zok®	Lopresor®, Beloc-Zok®	▸ Kap. 11.11.2
Propranolol	Dociton®	Inderal®	▸ Kap. 11.11.2
Calciumantagonisten			
UAW: gastrointestinale Störungen, Müdigkeit, Gewichtszunahme			
Flunarizin	Natil-N®	Sibelium®	Mittel 2. Wahl; Therapiedauer: maximal 6 Monate
Antiepileptika			
UAW: ▸ Kap. 11.7			
Topiramat	Topamax®	Topamax®	▸ Kap. 11.7
Valproinsäure	Orfiril®, Ergenyl®	Orfiril®, Depakine®	▸ Kap. 11.7

11.2 Anästhetika

11.2.1 Narkotika (Narkosemittel)

Unter Narkosemitteln werden Substanzen verstanden, die folgende Funktionen des Zentralnervensystems reversibel hemmen können, wie:

- Schmerzempfindung,
- Bewusstsein,
- Abwehrreflexe,
- Muskeltonus.

Der **Wirkmechanismus** der Narkosemittel ist nicht vollständig bekannt.

Früher wurde eine Narkose mit einem einzigen Narkosemittel (z. B. Ether) durchgeführt, welches entsprechend hoch dosiert werden musste und somit viele unerwünschte Wirkungen verursachte. Bei diesem Vorgehen wurden verschiedene Narkosestadien nacheinander durchlaufen. Beim heutigen Vorgehen treten die einzelnen Narkosestadien in dieser typischen Form nicht mehr auf. In der modernen **Kombinationsnarkose** wird durch den Einsatz von verschiedenen Wirkstoffklassen angestrebt, jeden der gewünschten Einzeleffekte wie Analgesie, Muskelrelaxation, Amnesie und Hypnose möglichst unabhängig von den anderen zu erreichen. So wird eine Narkose meist unter kombiniertem Einsatz von Opioidanalgetika (Tab. 11.2), Muskelrelaxanzien (▸ Kap. 11.3) und Nar-

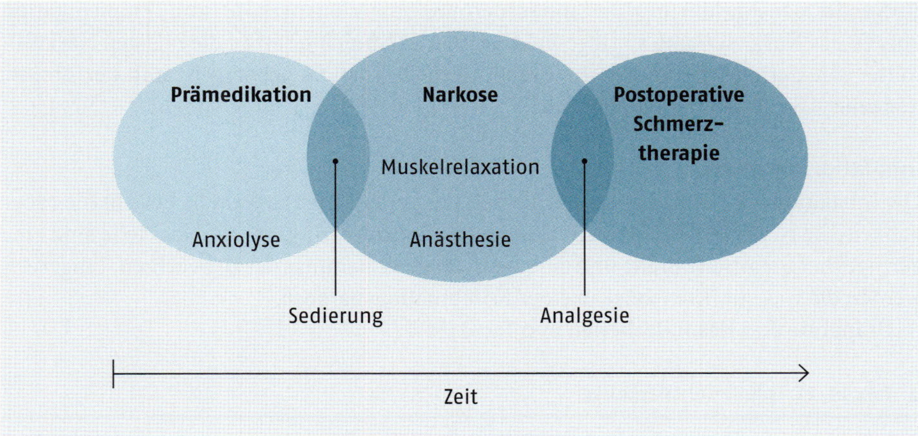

Abb. 11.4 Anästhesiologisches Gesamtkonzept einer Narkose, Mutschler 2013

kotika durchgeführt. Dieses Gesamtkonzept (Abb. 11.4) ermöglicht die Konzentrationen der einzelnen Arzneistoffe zu reduzieren und unerwünschte Wirkungen zu senken. Folgende **Narkosestadien** werden bei Einsatz von Ether bis zum Erreichen der Narkose dosisabhängig durchlaufen:

- **Analgesiestadium** (Stadium I): die Schmerzempfindung wird aufgehoben, das Bewusstsein getrübt und die Erinnerungsfähigkeit ausgelöscht (Amnesie).
- **Exzitationsstadium** (Stadium II): die Reflexe sind gesteigert, die Atmung ist unregelmäßig und Husten und Erbrechen können auftreten. Häufig erweitern sich die Pupillen und Blutdruck sowie Herzfrequenz steigen an. Dieses Stadium sollte durch geeignete Maßnahmen möglichst schnell und unbemerkt durchschritten werden.
- **Toleranzstadium** (Stadium III): die Funktionen des Zentralnervensystems werden weitgehend unterdrückt, der Muskeltonus von Skelettmuskeln ist herabgesetzt und die Reflexe abgeschwächt oder aufgehoben. In diesem Stadium sind Atmung und Kreislauf stabil. Operationen können im Toleranzstadium stattfinden.
- **Asphyxie- oder Paralysestadium** (Stadium IV): der Kreislauf bricht zusammen, die Atmung wird aufgehoben. Ohne künstliche Beatmung und gegebenenfalls einer Infusionstherapie mit kreislaufunterstützenden Arzneimitteln tritt innerhalb weniger Minuten der Tod ein.

Beim **Erwachen** werden die Narkosestadien in umgekehrter Reihenfolge durchlaufen.
Zur Beurteilung der Narkosetiefe werden verschiedene Zeichen wie Blutdruck, Atmung, Puls und Pupillenweite herangezogen.
Um beispielsweise Angst und Anspannung der Patienten vor der Operation zu reduzieren, beinhaltet das anästhesiologische Gesamtkonzept (Abb. 11.4) die Prämedikation.

Folgende **Wirkstoffklassen** werden hauptsächlich bei der Prämedikation verwendet:

- Benzodiazepine, vor allem Midazolam (▸Kap. 11.5.6): zur Senkung von psychischer Erregung und Angst,
- Opioide (▸Kap. 11.1.1): zur Analgesie und Sedierung,
- Antihistaminika (▸Kap. 11.6): zur Senkung von Brechreiz und Schockgefahr.

Aufgrund der Einführung der modernen Kombinationsnarkose und Prämedikation konnte das **Narkoserisiko** stark gesenkt werden. Dennoch besitzen die meisten Narkosemittel eine geringe therapeutische Breite, weshalb Vorsicht geboten ist und der Einsatz nur unter Überwachung erfolgen darf.

Inhalationsnarkotika

Die Inhalationsnarkotika haben den **Vorteil** der guten Steuerbarkeit: Es besteht die Möglichkeit, die Narkosetiefe jederzeit zu steigern oder zu verringern. Als **Nachteile** sind eine geringe therapeutische Breite und eine meist lange Einleitungszeit zu beachten. Eingesetzt werden die Gase üblicherweise in einer Kombinationsnarkose.

Präparate und **Besonderheiten** in ◘ Tab. 11.11.

◘ **Tab. 11.11** Inhalationsnarkotika

INN	Handelsname D	Handelsname CH	Besonderheiten
Desfluran	Suprane®	Suprane®	▪ Stechender Geruch, ▪ rasches An- und Abfluten
Distickstoffoxid	Lachgas	Lachgas	▪ Gut analgetisch, ▪ gering anästhetisch, ▪ häufig in der Pädiatrie z. B. zum Nähen eingesetzt
Isofluran	Forene®	Forene®	▪ Unangenehmer Geruch, ▪ gute Muskelrelaxation
Sevofluran	Sevorane®	Sevorane®	▪ Milder Geruch, ▪ rasches An- und Abfluten

Injektionsnarkotika

Indikation der Injektionsnarkotika ist hauptsächlich die Einleitung einer Narkose. Ihr **Vorteil** ist der sofortige Wirkeintritt nach Injektion und eine exzitationsarme Narkoseeinleitung. Von **Nachteil** ist eine geringe Steuerbarkeit, da sich ihre Wirkdauer nach wiederholter Gabe sehr verlängert. Die Dosierung der Injektionsnarkotika darf deshalb nicht schematisch, sondern nur nach Wirkung erfolgen.

Präparate, UAW und **Besonderheiten** in ◘ Tab. 11.12.

◘ **Tab. 11.12** Injektionsnarkotika

INN	Handelsname D	Handelsname CH	UAW	Besonderheiten
Propofol	Disoprivan®	Disoprivan®	Blutdruckabfall, Bradykardie, allergische Reaktion	Geringe Übelkeit, keine schmerzstillende Wirkung
Etomidat	Hypnomidate®	Etomidat-Lipuro®	Venenentzündung	Wirkdauer: 3–5 Minuten, keine schmerzstillende Wirkung

Tab. 11.12 Injektionsnarkotika (Forts.)

INN	Handelsname D	Handelsname CH	UAW	Besonderheiten
Ketamin	Ketanest®, Ketamin Generika	Ketalar®	Übelkeit, Albträume, Halluzinationen	Stark analgetisch wirksam
Hydroxybuttersäure	Somsanit®	Keine Zulassung	Myoklonien	Keine schmerzstillende Wirkung, körpereigener Neurotransmitter
Thiopental	Trapanal®	Pentothal®	Albträume, allergische Reaktion, Euphorie	Wirkdauer: 10–14 Minuten, gesteigerte Schmerzempfindlichkeit

11.2.2 Lokalanästhetika

Lokalanästhetika heben lokal begrenzt und reversibel die Erregbarkeit der schmerzvermittelnden Endorgane und das Leitvermögen der Nervenfasern auf. Ihr **Wirkmechanismus** beruht auf einer verringerten Durchlässigkeit der Membranen vorwiegend für Natriumionen. Dadurch wird die Reizleitung unterbrochen, Schmerzen und andere sensible Empfindungen können nicht mehr an das Zentralnervensystem weitergeleitet werden.

Bei der Lokalanästhesie unterscheidet man folgende **Anwendungsarten**:

- Bei der **Oberflächenanästhesie** wird das Lokalanästhetikum auf Schleimhäute oder Wundflächen gebracht. Von dort aus dringt es zu den Endorganen und den Nervenverzweigungen. Auf der unverletzten Haut sind Lokalanästhetika nahezu unwirksam, da die Substanzen die Hornschicht kaum durchdringen können.
- Bei der **Infiltrationsanästhesie** wird das Lokalanästhetikum ins Gewebe injiziert und so das Gewebe mit dem Lokalanästhetikum durchtränkt. Dadurch wird örtlich begrenzt die Schmerzempfindung ausgeschaltet.
- Bei der **Leitungsanästhesie** umspritzt man gezielt bestimmte Nerven und unterbricht an diesen Stellen die Erregungsleitung. Bei der Sonderform der **Spinalanästhesie** wird das Lokalanästhetikum in den Spinalkanal (Rückenmarkskanal) und bei der **Periduralanästhesie** in den Periduralraum gespritzt. Dadurch kommt es zu einer (multi-)segmentalen Blockierung der Reizübertragung an den Nervenwurzeln.
- Bei der **intravenösen Regionalanästhesie** wird vor Injektion des Lokalanästhetikums durch Anlegen einer Blutdruckmanschette der Blutzufluss und -abfluss unterbunden, wodurch schwere Zwischenfälle wie Herzrhythmusstörungen oder Störungen des Zentralnervensystems verhindert werden. Das anschließend injizierte Lokalanästhetikum diffundiert aus der Vene ins umgebende Gewebe und löst dort innerhalb von 10–15 Minuten eine Lokalanästhesie aus. Um den Abstrom größerer Lokalanästhetika-Mengen zu verhindern, muss der Blutstrom mindestens während 20–30 Minuten unterbunden bleiben.

Die meisten Lokalanästhetika wirken **gefäßerweiternd**. Deshalb werden sie häufig mit gefäßverengenden Substanzen kombiniert (Adrenalin) eingesetzt. Die Gefäßverengung verzögert den Abtransport des Lokalanästhetikums, wodurch die Wirkdauer verlängert und die Systemtoxizität verringert wird. Ferner führen die gefäßverengenden Substanzen zu einer hilfreichen schwächeren Durchblutung des Operationsgebietes. Bei Operationen an Fingern, Zehen, Nase und Penis dürfen wegen der Gefahr des Absterbens aufgrund einer ungenügenden Durchblutung (Nekrose) keine gefäßverengenden Substanzen zugegeben werden.

Unerwünschte Wirkungen im Zentralnervensystem (u.a. Tremor, Rededrang, Unruhe) und am Herzen (u.a. Bradykardie, AV-Block) sowie schwere und unter Umständen lebensbedrohliche **Komplikationen** können bei der Anwendung von Lokalanästhetika resultieren durch:

- zu hohe Blutspiegel des Lokalanästhetikums (z.B. durch versehentliche intravasale Injektion),
- zu schnelle Resorption (bei stark durchbluteten Geweben),
- zu hohe Konzentration des gefäßverengenden Zusatzes,
- allergische Reaktionen.

Präparate und **Verwendung** in ◘ Tab. 11.13.

◘ **Tab. 11.13** Lokalanästhetika

INN	Handelsname D	Handelsname CH	Bevorzugte Verwendung
Articain	Ultracain®	Ultracain®	Infiltrations-, Leitungsananästhesie
Benzocain	Anaesthesin® Pastillen	Benzocain PD®	Oberflächenanästhesie
Bupivacain	Carbostesin®	Carbostesin®	Leitungsanästhesie
Chlorprocain	Keine Zulassung	Ivracain®	Leitungsanästhesie
Lidocain	Xylocain®	Xylocain®	Oberflächen-, Leitungs-, Infiltrations-, Regionalanästhesie
Mepivacain	Scandicain®	Scandicain®	Infiltrations-, Spinal-, Periduralanästhesie
Oxybuprocain	Novesine® AT	Novesin® AT, in Mebucaine®	Oberflächenanästhesie
Prilocain	Xylonest®	Xylonest®	Infiltrations-, Periduralanästhesie
Procain	Procain Steigerwald	in Otalgan®, Procain HCl®	Infiltrations-, Leitungsanästhesie
Ropivacain	Naropin®	Naropin®	Leitungs-, Periduralanästhesie

AT = Augentropfen

11.3 Muskelrelaxanzien

Die **quergestreifte Muskulatur** (Skelettmuskulatur) wird durch die Fasern des motorischen Nervensystems gesteuert. Aus dem Gehirn gelangen die Impulse über das Rückenmark in die motorischen Nerven, die an der motorischen Endplatte den Reiz auf die Skelettmuskelfaser übertragen. Durch den Impuls wird **Acetylcholin** aus den Nervenenden freigesetzt, das an die Acetylcholinrezeptoren bindet und zu einer Depolarisation der Endplatte führt. Die Depolarisation löst eine Kontraktion der Muskelfasern aus. Neben Acetylcholin spielen Calciumionen eine wichtige Rolle bei der Muskelkontraktion. Wenn Acetylcholin durch das Enzym **Acetylcholinesterase** gespalten ist, erschlaffen die Muskelfasern (Muskelrelaxation) wieder.

Beim therapeutischen Einsatz wird zwischen **peripher** und **zentral** angreifenden Muskelrelaxanzien unterschieden.

11.3.1 Peripher wirkende Muskelrelaxanzien

Die peripher wirkenden Muskelrelaxanzien führen durch Bindung an Acetylcholinrezeptoren der motorischen Endplatte zu einer schlaffen Lähmung der Skelettmuskulatur. Die Impulsübertragung wird damit gehemmt.

Indikationen: Eine Erschlaffung der quergestreiften Muskulatur ist vor allem bei größeren operativen Eingriffen (Bauch- und Thoraxchirurgie) notwendig. Durch den Einsatz von Muskelrelaxanzien kann die Konzentration des Narkosemittels erniedrigt und somit das Risiko von unerwünschten Wirkungen verringert werden (▸ Kap. 11.2). Indiziert sind sie außerdem bei Intubationen, Vergiftungen (z. B. mit Strychnin) und Infektionskrankheiten, die zu Krampfzuständen der Skelettmuskulatur führen (z. B. Tetanus, Tollwut). In der Psychiatrie werden sie bei der Elektrokrampftherapie zur Vermeidung von Muskelrissen eingesetzt.

Bei den peripher wirkenden Muskelrelaxanzien wird zwischen **nicht depolarisierenden** (stabilisierenden) und **depolarisierenden** unterschieden.

Nicht depolarisierende Muskelrelaxanzien

Diese Stoffe binden zwar spezifisch an die Acetylcholinrezeptoren, haben aber an diesen **keine intrinsische Aktivität**, d. h. sie lösen keine Wirkung aus. Acetylcholin wird vom Rezeptor verdrängt, eine Depolarisation der Endplatte erfolgt nicht (nicht depolarisierend) und somit wird auch eine Muskelkontraktion verhindert (stabilisierend).

Bei ihrem Einsatz muss immer mit einer **Atemlähmung** gerechnet werden. Eine Muskelrelaxation darf daher nur durchgeführt werden, wenn die Möglichkeit einer sofortigen künstlichen Beatmung gegeben ist. Vor der Gabe von Muskelrelaxanzien muss das Bewusstsein unbedingt durch Narkosemittel ausgeschaltet werden. Der Patient würde sonst eine Lähmung seiner Muskulatur mit der Unfähigkeit zu atmen bei vollem Bewusstsein erleben, ohne sich in irgendeiner Weise äußern zu können.

Curare ist der Prototyp für stabilisierende Muskelrelaxanzien und die Bezeichnung für pflanzliche Pfeilgifte. Ein Lebewesen, das von einem mit Curare versehenen Pfeil getroffen wird, erleidet durch das Gift in kurzer Zeit eine Lähmung der Atemmuskulatur und stirbt.

Interaktionen: Antiinfektiva (z. B. Aminoglykoside, Amphotericin B, Makrolide), Chinidin, Lithium und Schleifendiuretika verstärken die neuromuskuläre Blockade von stabilisierenden Muskelrelaxanzien.

Tab. 11.14 Peripher wirkende Muskelrelaxanzien

INN	Handelsname D	Handelsname CH	Besonderheiten
Nicht depolarisierende (stabilisierende) Muskelrelaxanzien			
UAW: Erhöhung der Herzfrequenz und des Blutdrucks			
Atracuriumbesilat	Atracurium-hameln®	Tracrium®	**Antidot:** Acetylcholinesterase-Hemmstoffe
Cisatracuriumbesilat	Nimbex®	Nimbex®	
Mivacuriumchlorid	Mivacron®	Mivacron®	
Pancuronium-bromid	Pancuronium®	keine Zulassung	
Rocuroniumbromid	Nimbex®	Esmeron®	
Vecuroniumbromid	Vecuronium Inresa®	Norcuron®	
Depolarisierende Muskelrelaxanzien			
UAW: muskelkaterartige Schmerzen am Tag nach der Verabreichung			
Suxamethonium-chlorid	Lysthenon®, Pantolax®	Lysthenon®, Midarine®	Zur **kurz andauernden** Muskelerschlaffung, z. B. notfallmäßige Intubation; Acetylcholinesterase-Hemmstoffe wirken **nicht als Antidot**, sondern verstärken die Wirkung!
Dantrolen			
UAW: zu Beginn Müdigkeit, Schwindel, Schwächegefühl, Leberschäden, Halluzinationen bei Dosen über 200 mg			
Dantrolen	Dantamacrin®, Dantrolen® i. v	Dantamacrin®, Dantrolen® i. v.	**Antidot** bei maligner Hyperthermie, rasche Anwendung notwendig

Kontraindikation: Muskelschwäche, Kachexie, schwere Leber- und Niereninsuffizienz

Antidot: Durch Gabe von Acetylcholinesterase-Hemmstoffen, z. B. Neostigmin, wird Acetylcholin nicht abgebaut. Die Konzentration von Acetylcholin an der motorischen Endplatte wird dadurch erhöht, sodass Muskelrelaxanzien vom Rezeptor verdrängt werden und eine Depolarisation wieder eintreten kann.

Depolarisierende Muskelrelaxanzien

Depolarisierende Muskelrelaxanzien wirken wie Acetylcholin an der motorischen Endplatte. Sie verhindern aber die sofortige Repolarisation, da sie langsamer abgebaut werden. Die Folge ist eine Muskelerschlaffung.

Dantrolen

Dantrolen ist das einzige Muskelrelaxans, das den Muskeltonus durch Hemmung der Freisetzung von Calciumionen herabsetzt.

Indiziert ist es bei Patienten mit erhöhtem Skelettmuskeltonus (Spastik) nach Hirn- oder Rückenmarksverletzungen (z. B. Querschnittlähmung, Multiple Sklerose). Parenteral angewendet wird Dantrolen als **Antidot** bei der malignen Hyperthermie (lebensbedrohliche Störung der Skelettmuskulatur durch Freisetzung von Calciumionen unter Narkose, mit starker Erhöhung der Körpertemperatur).

Kontraindikationen: Kachexie (krankhafte Unterernährung) und Leberschäden, da verlängerte Wirkung möglich.

Präparate, UAW und **Besonderheiten** peripher wirkender Muskelrelaxanzien in ◘ Tab. 11.14.

11.3.2 Zentral wirkende Muskelrelaxanzien

Die chemisch sehr unterschiedlichen Arzneistoffe der zentral wirkenden Muskelrelaxanzien, auch **Myotonolytika** genannt, verringern den Skelettmuskeltonus durch Angriff an den zentralen Synapsen im Rückenmark. Auf die neuromuskuläre Übertragung an der motorischen Endplatte haben sie dagegen keinen Einfluss. Neben den in ◘ Tab. 11.15 erwähnten Arzneimitteln können auch Benzodiazepine in höheren Dosen zur Muskelrelaxation (▸ Kap. 11.5.6) eingesetzt werden.

Indikationen der zentral wirksamen Muskelrelaxanzien sind schmerzhafte Verspannungen der Skelettmuskulatur, z. B. bei Bandscheibenschäden, rheumatische Erkrankungen und spastische Muskelschwäche, z. B. bei Multipler Sklerose.

Interaktionen: Es kommt zu einer gegenseitigen Wirkverstärkung bei gleichzeitiger Anwendung von Wirkstoffen, die ebenfalls eine dämpfende Wirkung auf das Zentralnervensystem ausüben wie Psychopharmaka, Schlafmittel und Opioide.

Präparate und **UAW** in ◘ Tab. 11.15.

◘ **Tab. 11.15** Zentral wirkende Muskelrelaxanzien

INN	Handelsname D	Handelsname CH	UAW
Baclofen	Lioresal®	Lioresal®	▪ Zentrale Muskelrelaxanzien wirken sedierend; **Vorsicht beim Autofahren!** ▪ Psychiatrische und gastrointestinale Beschwerden
Methocarbamol	Ortoton®	Keine Zulassung	
Orphenadrin	Norflex®	Keine Zulassung	
Pridinol	Myoson®	Keine Zulassung	
Tizanidin	Sirdalud®	Sirdalud®	
Tolperison	Mydocalm®	Mydocalm®	

Praxistipp
- Beim Einsatz der nicht depolarisierenden Muskelrelaxanzien muss immer mit einer Atemlähmung gerechnet werden, die Möglichkeit einer sofortigen künstlichen Beatmung muss gegeben sein.
- Zentrale Muskelrelaxanzien wirken sedierend – Vorsicht beim Autofahren!

11.4 Schlafstörungen

Schlafstörungen können vielfältig sein und lassen sich folgendermaßen einteilen:
- **Insomnien**: mangelhafter, nicht erholsamer Schlaf,
- **Hypersomnien**: abnormes, dauerhaftes Schlafbedürfnis,
- **Störungen des Schlaf-Wach-Rhythmus**.

Abhängig von der **Ursache** werden u. a. folgende Insomnien unterschieden:
- physisch: Schmerzen, Fieber, Juckreiz, Atemnot, Husten,
- psychologisch: Stress, Trauer, Angst, Sorgen, Depressionen, Schizophrenie,
- physiologisch: Schichtarbeit, Reizüberflutung (Lärm, Fernsehen), zu große und späte abendliche Mahlzeiten,
- pharmakologisch: Arzneimittel (Antidepressiva SSRI, Steroide, Schilddrüsenpräparate u. a.), Genussmittel (Alkohol, Kaffee, Nicotin).

Vor der Verordnung eines Schlafmittels sollte versucht werden, die jeweiligen Ursachen zu beheben und mittels schlafhygienischer Maßnahmen einen erholsamen Schlaf wiederzuerlangen. Gelingt dies nicht, kann die Verabreichung eines Schlafmittels notwendig sein.

11.4.1 Schlafphasen

Es ist bekannt, dass der Schlaf, im Gegensatz zur Narkose oder zur Bewusstlosigkeit, ein aktiver Vorgang ist, bei dem sich in fast allen Organen lebensnotwendige Erholungs- und Aufbauvorgänge abspielen. Der Schlaf kann in **zwei Phasen** unterteilt werden, die sich regelmäßig abwechseln:

Der **orthodoxe Schlaf** macht den größten Teil des Gesamtschlafes aus und wird in vier Stadien unterteilt, welche wellenförmig mehrmals pro Nacht der Reihe nach durchlaufen:
- Einschlafstadium (Stadium I),
- Leichtschlaf (Stadium II),
- zwei Tiefschlafphasen (Stadium III und IV).

Paradoxer Schlaf: Der wellenförmige orthodoxe Schlaf wird mehrfach durch den paradoxen Schlaf für eine Dauer von durchschnittlich 20 Minuten unterbrochen. Der Ausdruck „paradox“ kommt daher, dass einerseits im EEG (**E**lektro**e**nzephalo**g**ramm) starke elektrische Aktivitäten – ähnlich dem Wachzustand – festzustellen sind, andererseits ist der Schlafende nur schwer zu wecken. Während des paradoxen Schlafes treten schnelle Augenbewegungen auf, die als **REM-Phasen** (**r**apid **e**ye **m**ovements) bezeichnet werden. In dieser Phase wird auch geträumt. Mit zunehmendem Alter ändert sich die Schlafzeit pro Tag nicht, jedoch die Qualität des Schlafes. Es kommt zu häufigerem Erwachen und zur Verringerung und Verkürzung der Zahl der Tiefschlafphasen und der REM-Phasen.

11.4.2 Schlafmittel

In der Theorie sollte ein optimales Schlafmittel (Hypnotikum) einen Schlaf mit natürlichen Schlafphasen und somit einem natürlichen **Schlafmuster** erzeugen. Um dies erfüllen zu können, müssten alle Vorgänge während des Schlafes genau erforscht sein. Bis heute ist dies jedoch nicht der Fall. Sämtliche verwendete Schlafmittel führen zu einem veränderten Schlafmuster. Früher eingesetzte Substanzen wie Barbiturate, aber auch Alkohol, unterdrücken die REM-Phasen stark. Beim Absetzen von REM-Phasen beeinflussenden Schlafmitteln nach längerem Gebrauch werden die REM-Phasen verlängert (Rebound-Effekt). Benzodiazepine und benzodiazepinähnliche Substanzen verkürzen die Dauer des Tiefschlafstadiums.

Einschlafstörungen können mit Schlafmitteln, die einen schnellen Wirkungseintritt und eine kurze Wirkdauer aufweisen, beeinflusst werden. Bei **Durchschlafstörungen** eignen sich Schlafmittel mit längerer Wirkdauer.

Schlafmittel gehören unterschiedlichen **Arzneistoffgruppen** an:

- **Aldehyde:** Chloralhydrat (D: Chloraldurat®, CH: Nervifene®) eines der ältesten Schlafmittel, wird heute aufgrund der unerwünschten Wirkungen nur noch selten eingesetzt, obwohl es die REM-Phase nur gering beeinflusst.
- **Barbiturate**: werden als Schlafmittel heute nicht mehr eingesetzt. Wenige finden noch Anwendung als Injektionsnarkotika (▸ Kap. 11.2.1) und Antiepileptika (▸ Kap. 11.7.2).
- **Benzodiazepine** und **benzodiazepinähnliche Substanzen**: in ◘ Tab. 11.16 und vergleiche ▸ Kap. 11.5.6.
- **H_1-Antihistaminika** (▸ Kap. 12.6.1): Einige Antihistaminika (Antiallergika) besitzen als unerwünschte Wirkung einen beruhigenden und schlaffördernden Effekt. Häufig sind in den freiverkäuflichen Schlafmitteln Antihistaminika enthalten. Einige Vorsichtsmaßnahmen sind für diese Substanzgruppe zu beachten.
- **Pflanzliche Präparate** (◘ Tab. 24.1): bedeutend vor allem in der **Selbstmedikation**.

Praxistipp

- Bei Schlafmitteln, die langsam im Körper abgebaut werden, ist am nächsten Morgen mit einem Hangover zu rechnen.
- Die Sturzgefahr ist bei der Einnahme von Schlafmitteln enorm erhöht.
- Werden Schlafmittel nach längerem Gebrauch plötzlich abgesetzt kann es zu einem Rebound-Effekt und zu Entzugserscheinungen kommen. Beim Absetzten muss die Dosis langsam reduziert werden!

Interaktionen: Die Wirkungen zentraldämpfender Substanzen (z. B. Psychopharmaka) können durch Schlafmittel verstärkt werden. Vorsicht ist auch bei Arzneistoffen geboten, die bestimmte Enzyme (z. B. CYP3A4) induzieren oder hemmen, wodurch beispielsweise eine Erhöhung oder Erniedrigung des Benzodiazepinspiegels erfolgen kann. Gleichzeitig löst eine Reihe von Schlafmitteln eine Enzyminduktion aus. Dadurch wird der Metabolismus anderer Arzneistoffe beschleunigt (Cumarine, orale Kontrazeptiva). Auch muss darauf hingewiesen werden, dass die Wirkung der Schlafmittel durch die Einnahme von Alkohol wesentlich verstärkt wird.

Die **Missbrauchsrate** ist bei Schlafmitteln so hoch wie in kaum einer anderen Arzneimittelgruppe. Viele Schlafmittel verlieren bereits nach kurzer Anwendungszeit an Wirksamkeit (Toleranzentwicklung). Daher erhöhen Patienten häufig eigenmächtig die Dosis, wodurch eine **Abhängigkeit** gefördert wird. Jede Schlafmittelverordnung sollte deshalb zeitlich begrenzt werden. Soll ein Schlafmittel nach einer Anwendung über einen längeren Zeitraum abgesetzt werden, muss die Dosis langsam reduziert werden.

Präparate, UAW und **Besonderheiten** in ◘ Tab. 11.16.

◘ **Tab. 11.16** Schlafmittel

INN	Handelsname D	Handelsname CH	Besonderheiten
Benzodiazepine (▶ Kap. 11.5.6)			
UAW: Schlafmittel mit langer HWZ: Müdigkeit am nächsten Morgen, Abgeschlagenheit und verringertes Reaktionsvermögen (Straßenverkehr!, Sturzgefahr, Hangover). Die Schlafmittelabhängigkeit steigt mit der Dauer der Einnahme.			
Brotizolam	Lendormin®	Keine Zulassung	**Kurzwirksam**
Flunitrazepam	Rohypnol®	Rohypnol®	Niedrige Dosen sind hypnotisch wirksam, **langwirksam**
Flurazepam	Dalmadorm®	Dalmadorm®	**Langwirksam**, aktive kumulierende Metaboliten
Lorazepam	Tavor®	Temesta®	**Langwirksam**
Lormetazepam	Ergocalm®, Noctamid®	Loramet®, Noctamid®	**Mittellangwirksam**
Midazolam	Dormicum®	Dormicum®	**Kurzwirksam**
Oxazepam	Adumbran®	Seresta®	**Mittellangwirksam**, altersunabhängige Pharmakokinetik
Nitrazepam	Mogadon®	Mogadon®	**Langwirksam**, variable Bioverfügbarkeit
Triazolam	Halcion®	Halcion®	Kein Hangover, **kurzwirksam**
Temazepam	Planum®, Remestan®	Normison®	**Mittellangwirksam**
Benzodiazepinähnliche Substanzen (Z-Substanzen)			
Zolpidem	Bikalm®, Stilnox®	Stilnox®	**Kurzwirksam**, Muskelrelaxation bei therapeutischer Dosierung deutlich geringer als bei den Benzodiazepinen (Vorsicht bei eigenmächtiger Erhöhung der Dosierung!)
Zopiclon	Ximovan®	Imovane®	

Kurzwirksam: Halbwertszeit = 1–6 Stunden, mittellangwirksam: Halbwertszeit = 7–12 Stunden, Langwirksam: Halbwertszeit über 12 Stunden

◻ **Tab. 11.17** Einteilung der Psychopharmaka

Arzneimittelgruppe	Hauptindikationen
Antidepressiva	Depressionen, z. T. Angststörungen, chronische Schmerzen
Neuroleptika	Schizophrenie, Manien, Erregungs- und Angstzustände, Alkoholdelirium
Lithiumsalze	Affektive Störungen (bipolare Störungen, manische-oder depressive Störungen)
Tranquilizer	Psychovegetative Störungen, Angstzustände

11.5 Psychopharmaka

11.5.1 Allgemeines

Die Behandlung psychischer Erkrankungen, ist ein sehr komplexes und noch lange nicht komplett erforschtes Gebiet. Mit der Entwicklung von Psychopharmaka konnten wesentliche Fortschritte und Verbesserungen zugunsten der psychisch kranken Patienten erzielt werden. Beispiele dafür sind der Verzicht auf Zwangsmaßnahmen, erleichterte Wiedereingliederung in die Gesellschaft und Verkürzungen der Klinikaufenthalte. Die Entwicklung der Psychopharmaka stellt im Vergleich zu anderen Arzneimittelgruppen erhöhte Anforderungen, da im menschlichen Gehirn als Wirkort dieser Substanzen ein komplexes **Zusammenspiel von Neurotransmittern** (Botenstoffen) stattfindet. Aufgrund der höheren Entwicklung des menschlichen Gehirns gegenüber dem der Tiere, ist es häufig nicht möglich, Ergebnisse aus Tierversuchen auf den Menschen zu übertragen. Grundsätzlich handelt es sich bei der Therapie von psychischen Erkrankungen nicht um eine Behandlung der Ursache des Leidens, sondern um eine **Behandlung der Symptome**. Die Ursachen psychischer Erkrankungen und Wirkmechanismen der Psychopharmaka sind nur teilweise bekannt.

Von folgender Vorstellung wird derzeit ausgegangen:
- psychische Erkrankungen entstehen durch Störungen im Gleichgewicht der Neurotransmitter (Dopamin, Noradrenalin und Serotonin), was zu Veränderungen in der Rezeptorverteilung und der Rezeptordichte führt,
- Psychopharmaka gleichen das gestörte Gleichgewicht der Neurotransmitter teilweise aus.

Die **wichtigsten Gruppen** der Psychopharmaka mit den entsprechenden psychischen Krankheitsbildern als Indikationen sind in ◻ Tab. 11.17 aufgeführt.

Schizophrenie

Schizophrene Patienten leiden meist unter Störungen im Bereich der Wahrnehmung, des Denkens, des Affekts sowie der Psychomotorik. Es kann zwischen Minussymptomen und Plussymptomen unterschieden werden.

Zu den **Minussymptomen** (Grundsymptome) gehören Störungen in den Bereichen:
- Denken: Gedankenabbruch, Zerfahrenheit, Veränderung der Gedankenkette,
- Sprache: Rededrang, Redehemmung, Wortneubildungen, ständige Wiederholungen,

- Empfinden: Gleichgültigkeit, Überempfindlichkeit, Reizbarkeit, Kontaktverlust, soziale Rückzugstendenz,
- Erleben des Ichs: Depersonalisation, Persönlichkeitsspaltung, Autismus.

Zu den **Plussymptomen** (akzessorische Symptome) zählen:
- Halluzinationen: akustische, optische, sensorische,
- Wahn: Verfolgungs-, Vergiftungs-, sexueller Wahn,
- Störungen der Motorik (sog. katatone Symptome): Bewegungslosigkeit, Antriebshemmung, aber auch motorische Unruhe und Bewegungsstereotypie.

Affektive Störungen
Als affektive Störungen werden **psychische Veränderungen** bezeichnet, die sich phasenweise in Gefühls-, Stimmungs- und Antriebsveränderungen äußern (Manie und Depression). Bei der **Manie** ist die Stimmung gehoben. Der Patient verspürt einen gesteigerten Antrieb und empfindet ein körperliches Wohlbefinden. Bei der **Depression** ist der Patient von einer unbegründeten Hoffnungslosigkeit, Angst, Niedergeschlagenheit und Hemmung des gesamten Gefühlslebens geprägt. Häufig leidet er auch unter Schlafstörungen, vermindertem Appetit und einer Hemmung des Antriebs. Das Denken ist einförmig und es kann ein zielloses Gedankenkreisen bestehen. Diese Phasen können entweder abwechselnd – mit in der Regel zwischenzeitlich vollständigem Rückgang der Krankheitssymptome – auftreten, was als **bipolare Störung** bezeichnet wird. Tritt nur eine der beiden Phasen auf, spricht man von einer **unipolaren Verlaufsform**.

Neurotische Störung
Unter diesen Begriff der neurotischen Störung fallen seelische sowie funktionelle körperliche Symptome:
- **Phobien**: normalerweise ungefährliche Situationen rufen eine besondere Form der Angst hervor (Platzangst, Angst vor Beurteilungen durch andere Menschen),
- **Panikstörungen** (Angstattacken),
- **Zwangsstörungen**: wiederholte nicht sinnvolle Handlungen (Waschzwang, Zählzwang, Ordnungszwang).

11.5.2 Neuroleptika
Neuroleptika sind Substanzen zur Behandlung von Schizophrenie und affektiven Störungen. Aufgrund der antipsychotischen Wirkung der Neuroleptika kann sich der Patient von seiner Krankheit distanzieren, ohne dass die intellektuelle Fähigkeit grundlegend beeinflusst wird. Anhand ihrer chemischen Struktur, ihres Wirkprofils und ihrer Wirkstärke lassen sich Neuroleptika in verschiedene Gruppen einteilen.

Einteilung anhand der chemischen Struktur:
- Phenothiazine und Thioxanthene,
- Butyrophenone,
- atypische Neuroleptika.

Einteilung anhand des Wirkprofils:

Der **Wirkmechanismus** der Neuroleptika beruht hauptsächlich auf einer Hemmung der Dopamin-Erregungsübertragung durch Blockade des Dopaminrezeptors im Gehirn. Auf diese Weise wird die bei der Schizophrenie vermutete übermäßige Wirkung von Dopamin im Gehirn reduziert. Verschiedene Dopaminrezeptoren sind bekannt. Neben der unterschiedlich starken Affinität der Neuroleptika zu diesen einzelnen Dopaminrezeptoren beeinflusst die zusätzliche Blockade weiterer Rezeptoren das Wirkprofil und das Auftreten unerwünschter Wirkungen.

Die **Wirkstärke** im Zusammenhang mit ihren **Indikationen**:
- **schwache** Neuroleptika mit geringer antipsychotischer und mäßig sedierender Wirkung; Indikationen: psychomotorische Erregtheit und ängstliche Agitiertheit,
- **mittelstarke** Neuroleptika mit mäßig antipsychotischer und **stark sedierender** Wirkung; Indikationen: Schizophrenie, manische Episode bei bipolar affektiver Störung,
- **mittelstarke** Neuroleptika mit mäßig antipsychotischer und **ohne sedierende** Wirkung; Indikationen: akute und chronische Schizophrenie,
- **starke** Neuroleptika mit ausgeprägter antipsychotischer und geringer sedierender Wirkung; Indikationen: chronische Schizophrenie, Halluzinationen.

Die Wirkstärke der Neuroleptika (neuroleptische Potenz) wird in Bezug auf das heute therapeutisch nicht mehr relevante Chlorpromazin angegeben (neuroleptische Potenz = 1). **Arzneistoffe und deren Wirkungen** in ◘ Tab. 11.18.

Unerwünschte Wirkungen: Extrapyramidale Wirkungen entstehen durch Blockade der Dopaminrezeptoren. Dabei können folgende Symptome unterschieden werden:
- **Frühdyskinesie**: Häufig (bis zu 30 %) zu Beginn der Behandlung oder bei Dosiserhöhung krampfartige Bewegungen im Bereich von Zunge, Schlund, Gesicht und obere Extremitäten.
- **Parkinson-Syndrom**: Erscheinungsbild eines Parkinson mit Einschränkung der willkürlichen Beweglichkeit, kleinschrittigem Gang, Verlust der Mimik, Rigor, Tremor, Hypersalviation, Begleittherapie mit Parkinsonmittel ist möglich.
- **Akathisie**: Subjektiv als äußerst quälend empfundene Unruhe. Der Patient kann nicht sitzen bleiben = Drang zu ständiger Bewegung. Kann fehlgedeutet werden und zu einer Dosissteigerung des Neuroleptikums führen. Behandlung durch Dosisreduktion, Wechsel auf atypisches Neuroleptikum, Linderung durch Benzodiazepine oder Betablocker.
- **Spätdyskinesie**: Unwillkürliche, stereotype Bewegungen, vorwiegend der Zungen-, Mund- oder Gesichtsmuskulatur (Kau- und Schmatzbewegungen), ruckartige Bewegungen der Arme und Beine. Von Spätdyskinesien sollte man nur sprechen, wenn der Patient mindestens drei Monate mit Neuroleptika behandelt wurde. Sie treten in 15–20 % auf und sind meist irreversibel.
- **Malignes neuroleptisches Syndrom**: Sehr seltenes, aber bis zu 20 % tödliches Krankheitsbild: schwere motorische Störungen, hohes Fieber, Kreislaufkollaps, Bewusstseinsstörungen.

Vegetative unerwünschte Wirkungen: Sie beruhen auf der Blockade von sympathischen und parasympathischen Rezeptoren (verringerte sympathische oder parasympathische

Tab. 11.18 Wirkungen der Neuroleptika (Beispiele)

INN	Neuroleptische Potenz (Chlorpromazin = 1)	Extrapyramidalmotorische unerwünschte Wirkungen	Sedierende Wirkung	Vegetative Wirkungen
Schwach potente Neuroleptika				
Sulpirid	0,2			
Perazin (D)	0,5			
Promazin (CH)	0,5			
Levomepromazin	0,5			
Chlorprothixen	0,7			
Prothipendyl (D)	0,7			
Thioridazin	0,5			
Mittelstark potente Neuroleptika				
Chlorpromazin (CH)	1			
Stark potente Neuroleptika				
Perphenazin	15			
Sehr stark potente Neuroleptika				
Pimozid (D)	20–50			
Fluphenazin	50			
Haloperidol	50			
Benperidol (D)	ca. 75			

Wirkung, ▸Kap. 11.11 und ▸Kap. 11.12). Dazu gehören Mundtrockenheit, vermindertes Schwitzen, Obstipation, Akkommodationsstörungen, Miktionsstörungen (Blasenentleerungsstörungen). Unerwünschte Wirkungen auf das **Hormonsystem**: Bei längerer Therapie Anstieg des Prolactins möglich (Brustschwellung, Milchfluss, Amenorrhö).

Präparate, Gruppe und **Besonderheiten** in Tab. 11.19.

Voraussetzung für eine erfolgreiche Therapie ist die regelmäßige Einnahme des Neuroleptikums über eine längere Zeit (Adhärenz). Bei unzuverlässigen Patienten empfiehlt sich eine intramuskuläre Verabreichung von **Depot-Neuroleptika**, welche über einen längeren Zeitraum den Arzneistoff freisetzen. Dabei besteht jedoch die Gefahr, dass der Patient nicht optimal eingestellt ist, da Depotpräparate schlechter steuerbar sind. Damit verbunden ist mit Unter- oder Überdosierung sowie verstärkten unerwünschten Wirkungen zu rechnen.

Tab. 11.19 Neuroleptika

* EPS = Extrapyrimidale Störungen

INN	Handelsname D	Handelsname CH	Gruppe/Besonderheiten
Schwache Neuroleptika (geringe antipsychotische und mäßig sedierende Wirkung)			
Chlorprothixen	Truxal®	Truxal®	Thioxanthene
Pipamperon	Dipiperon®	Dipiperon®	Butyrophenon
Promazin	Keine Zulassung	Prazine®	Phenothiazin
Promethazin	Atosil®	Keine Zulassung	Phenothiazin, antiemetisch
Mittelstarke Neuroleptika (mäßig antipsychotische und stark sedierende Wirkung)			
Clotiapin	Keine Zulassung	Entumin®	Atypisches Neuroleptikum, v. a. anfangs sedierend
Clozapin	Leponex®, Elcrit®	Leponex®	Atypisches Neuroleptikum , Agranulozytose-Gefahr: Blutbildkontrollen
Levomepromazin	Neurocil®	Nozinan®	Phenothiazin
Perazin	Taxilan®	Keine Zulassung	Phenothiazin
Quetiapin	Seroquel®	Seroquel®	Atypisches Neuroleptikum, v. a. anfangs sedierend
Mittelstarke Neuroleptika (mäßig antipsychotische und keine sedierende Wirkung)			
Amisulprid	Solian®	Solian®	Atypisches Neuroleptikum
Sertindol	Serdolect®	Serdolect®	Atypisches Neuroleptikum
Sulpirid	Dogmatil®	Dogmatil®	Atypisches Neuroleptikum
Starke Neuroleptika (ausgeprägte antipsychotische, geringe sedierende Wirkung)			
Aripiprazol	Abilify®	Abilify®	Atypisches Neuroleptikum
Benperidol	Glianimon®	Keine Zulassung	Butyrophenon, starkes EPS*
Flupentixol	Fluanxol®, Fluanxol® Depot	Fluanxol®, Fluanxol® Depot	Thioxanthene, Dosierungsintervall Depotpräparat: alle 3 Wochen
Fluphenazin	Lyogen®, Lyogen® Depot	Keine Zulassung	Starkes EPS*, Dosierungsintervall Depotpräparat: alle 3 Wochen
Fluspirilen	Imap®	Keine Zulassung	Butyrophenon, lange Halbwertszeit, Dosierungsintervall Depotpräparat: 1 Woche

Tab. 11.19 Neuroleptika (Forts.)
* EPS = Extrapyrimidale Störungen

INN	Handelsname D	Handelsname CH	Gruppe/Besonderheiten
Starke Neuroleptika (ausgeprägte antipsychotische, geringe sedierende Wirkung)			
Haloperidol	Haldol®, Haldol® Janssen Decanoat	Haldol®, Haldol® decanoas	Butyrophenon Starkes EPS*, Dosierungsintervall Depotpräparat: alle 4 Wochen
Lurasidon	Latuda®	Latuda®	–
Olanzapin	Zyprexa®	Zyprexa®	Atypisches Neuroleptikum, Gewichtszunahme
Paliperidon	Invega®	Invega®	Atypisches Neuroleptikum, in höheren Dosen EPS*
Perphenazin	Perphenazin-neuraxpharm® 8 mg	Keine Zulassung	Phenothiazin
Pimozid	Orap®	Keine Zulassung	Butyrophenon, Starkes EPS*
Risperidon	Risperdal®, Risperdal® Consta	Risperdal®, Risperdal® Consta	Atypisches Neuroleptikum, in höheren Dosen EPS*, Dosierungsintervall Depotpräparat: alle 2 Wochen
Ziprasidon	Zeldox®	Keine Zulassung	Atypisches Neuroleptikum
Zuclopenthixol-Decanoat	Ciatyl-Z® Depot	Clopixol® Depot	Dosierungsintervall Depotpräparat: alle 3 Wochen

MERKE
- Grundsätzlich handelt es sich bei der Therapie von psychischen Erkrankungen um eine symptomatische und nicht um eine kausale Behandlung.
- Je stärker die antipsychotische Wirkung des Neuroleptikums ist, desto schwächer ist die sedative Wirkung.

11.5.3 Antidepressiva

Antidepressiva sind Arzneistoffe, die hauptsächlich gegen depressive Störungen eingesetzt werden. Sie werden anhand ihrer unterschiedlichen **Wirkprofile** in zwei Gruppen unterteilt:
- depressionslösend, stimmungsaufhellend und antriebssteigernd,
- antriebshemmend, sedierend und angstlösend.

Der **Wirkmechanismus** der Antidepressiva ist nur teilweise bekannt. Die meisten Antidepressiva wirken auf die synaptische Erregungsübertragung, indem sie die Wiederaufnahme der Neurotransmitter Noradrenalin und/oder Serotonin aus dem synaptischen

Spalt ins Nervenende hemmen (○ Abb. 11.8). Aufgrund dieser unterschiedlichen Wirkungen werden die Antidepressiva in verschiedene Gruppen eingeteilt:

- **Trizyklische Antidepressiva** (TCA), hemmen **nicht selektiv** die Wiederaufnahme von Serotonin und Noradrenalin im synaptischen Spalt. Daneben haben sie einen anticholinergen Effekt (vgl. UAW). Sie werden zur Behandlung schwerer Depressionen und daneben auch in der Schmerztherapie eingesetzt.
- **SSRI** (selective serotonin **r**euptake **i**nhibitor) hemmen **selektiv** die Wiederaufnahme (reuptake) von Serotonin im synaptischen Spalt. Sie werden in der ambulanten Behandlung häufig eingesetzt, da sie gegenüber den trizyklischen Antidepressiva weniger unerwünschte Wirkungen und eine geringere Toxizität bei Überdosierung aufweisen.
- **SSNRI** (selective serotonin/**n**oradrenalin **r**euptake **i**nhibitor) hemmen **selektiv** die Wiederaufnahme (reuptake) von Serotonin und Noradrenalin im synaptischen Spalt.
- **NRI** (**n**oradrenalin **r**euptake **i**nhibitor) hemmen selektiv die Noradrenalin-Wiederaufnahme und eignen sich für den Einsatz bei gehemmt-depressiven Patienten.
- **MAO-Hemmer** (**M**ono**a**mino**o**xidase-Hemmer): Das Enzym Monoaminooxidase baut im Gehirn Serotonin, Noradrenalin, Dopamin und Tyramin ab. Durch Blockade dieses Enzyms kann nicht selektiv die Konzentration dieser Neurotransmitter erhöht werden. MAO-Hemmer werden bei gehemmt-depressiven Patienten und bei Therapieresistenz gegen ein trizyklisches Antidepressivum eingesetzt.
- **Melatonin-Derivate**: Die antidepressive Wirkung dieser neuartigen Gruppe beruht auf der antagonistischen Wirkung am 5-HT_2-Rezeptor (Serotoninrezeptor) und der Freisetzung von Noradrenalin und Dopamin im Gehirn. Durch zusätzliche agonistische Wirkung an Melatoninrezeptoren wird eine schlaffördernde Wirkung erzielt und die Schlafqualität verbessert, welche bei Depressionen häufig gestört ist.
- **Sonstige Antidepressiva** weisen teilweise Wirkmechanismen wie unter den anderen Gruppen beschrieben plus zusätzlich verschiedene Wirkkomponenten auf.

Aufgrund der unterschiedlichen Wirkprofile der Antidepressiva-Gruppen ist der Einsatz von der genauen Diagnose abhängig. **Indikationen** für Antidepressiva sind Depressionen sowie Angst- und Panikattacken, Phobien, Essstörungen und in der Schmerztherapie als Koanalgetika zur Schmerzdistanzierung.

Wirkeintritt: Es ist zu beachten, dass bei allen Antidepressiva die depressionslösende Wirkung frühestens nach 10 Tagen, bei den trizyklischen erst nach 2–3 Wochen eintritt. Depressive Erkrankungen sind mit einem erhöhten Risiko für die Auslösung von Suizidgedanken und selbstschädigendem Verhalten verbunden. Das Suizidrisiko kann bei einigen Antidepressiva zu Beginn einer Behandlung ansteigen. Bis zum Eintritt der Wirkung sollten daher alle Patienten engmaschig überwacht werden. Die Behandlung ist so lange fortzusetzen, bis eine vollständige Remission der Symptome eingetreten ist. Dieses Ziel ist meist nur in Kombination mit Psychotherapie zu erreichen.

Interaktionen: Sie sind bei allen Antidepressiva häufig. Vor allem aber ist bei der gleichzeitigen Einnahme von Arzneimitteln, die auf das sympathische und parasympathische System einwirken Vorsicht geboten. **MAO-Hemmer** sollten nie mit anderen Antidepressiva mit Einfluss auf die Serotoninkonzentration kombiniert werden, da die Gefahr eines **serotoninergen Syndroms** besteht (Symptome: Verwirrtheit, Unruhe, Fieber und Schwitzen). Vorsicht ist geboten bei gleichzeitiger **tyraminreicher Ernährung** (Käse, gepökeltes Fleisch, Salami, Wein, Schokolade): Eine weitere Erhöhung des Tyramins kann zu einer Blutdruckkrise führen. Bei einem Wechsel von einem MAO-Hemmer auf ein anderes Antidepressivum muss ein mindestens einwöchiges therapiefreies Intervall eingehalten werden, da sonst die Neurotransmitterkonzentration zu hoch wird.

Präparate, UAW und **Besonderheiten** in ◘ Tab. 11.20.

◘ **Tab. 11.20** Antidepressiva

INN	Handelsname D	Handelsname CH	Besonderheiten
Trizyklische Antidepressiva			
UAW: anticholinerge Effekte wie Mundtrockenheit, Obstipation, Akkommodationsstörungen und Miktionsbeschwerden (Grund: Blockade von Acetylcholinrezeptoren des Parasympathikus ▶Kap. 11.12.2 und Hemmung von Alpha$_1$-Adrenozeptoren ▶Kap. 11.11.2); schwerwiegende kardiovaskuläre Störungen wie Blutdrucksenkung, Tachykardie; **bei Überdosierung:** gefährliche, unter Umständen letale Herzrhythmusstörungen			
Amitriptylin	Saroten®, Amineurin®	Saroten®, Tryptizol®	Sedierend, Schmerzbehandlung, Suizidgefahr
Clomipramin	Anafranil®	Anafranil®	Leicht antriebssteigernd, Schmerzbehandlung
Dibenzepin	Keine Zulassung	Noveril® TR	–
Doxepin	Aponal®	Sinquan®	Entzugssyndrom bei Drogenabhängigen, Juckreiz- und Schmerzbehandlung, sedierende Wirkung, daher sollte die Einnahme abends erfolgen
Imipramin	Tofranil®	Tofranil®	Leicht antriebssteigernd, Schmerzbehandlung
Nortriptylin	Nortrilen®	Nortrilen®	–
Opipramol	Insidon®	Insidon®	–
Trimipramin	Stangyl®	Surmontil®	Schmerzbehandlung
Selektive Serotonin-Wiederaufnahmehemmer (SSRI)			
UAW: neuere Antidepressiva (SSRI, SSNRI und NRI) weisen ähnliche UAW auf: Übelkeit, Schwindel, Schlaflosigkeit und Kopfschmerzen			
Citalopram	Cipramil®	Seropram®	Leicht aktivierend
Escitalopram	Cipralex®	Cipralex®	–
Fluvoxamin	Fevarin®	Floxyfral®	Antriebssteigernd
Fluoxetin	Fluoxetin®	Fluctine®	–
Paroxetin	Seroxat®	Tagonis®	–
Sertralin	Zoloft®	Zoloft®	–

Tab. 11.20 Antidepressiva (Forts.)

INN	Handelsname D	Handelsname CH	Besonderheiten
Selektive Serotonin-Noradrenalin-Wiederaufnahmehemmer (SSNRI)			
UAW: neuere Antidepressiva (SSRI, SSNRI und NRI) weisen ähnliche UAW auf: Übelkeit, Schwindel, Schlaflosigkeit und Kopfschmerzen			
Venlafaxin	Trevilor®	Efexor®	Antriebssteigernd
Duloxetin	Cymbalta®	Cymbalta®	Auch zur Schmerzbehandlung
Noradrenalin-Wiederaufnahmehemmer (NRI)			
UAW: neuere Antidepressiva (SSRI, SSNRI und NRI) weisen ähnliche UAW auf: Übelkeit, Schwindel, Schlaflosigkeit und Kopfschmerzen			
Reboxetin	Edronax®	Edronax®	Antriebssteigernd
MAO-Hemmer			
UAW: Übelkeit, Schlafstörungen und Blutdruckproblemen			
Moclobemid	Aurorix®	Aurorix®	Sehr geringer Einfluss auf die Tyraminkonzentration
Tranylcypromin	Jatrosom® N	Keine Zulassung	Einfluss auf die Tyraminkonzentration, Diät wichtig (**Tyramin**, siehe Interaktionen)!
Melatonin-Derivate			
Agomelatin	Valdoxan®	Valdoxan®	Sedierend
Andere Antidepressiva			
Maprotilin	Ludiomil®	Keine Zulassung	Sedierend
Mianserin	Mianserin Generika	Tolvon®	Sedierend
Mirtazapin	Remergil®	Remeron®	Gewichtszunahme, sedierend v. a. in niedriger Dosierung
Trazodon	Trazodon Generika	Trittico®	Stark sedierend

11.5.4 Johanniskraut

Indikationen von Präparaten mit Johanniskrautextrakt sind leichte bis mittelschwere Depressionen (verschreibungspflichtige höher dosierte Präparate). In der Selbstmedikation (in niedrigeren Dosierungen) wird Johanniskrautextrakt auch bei nervöser Unruhe und Angst eingesetzt. Trotz zahlreicher Studien ist der genaue **Wirkmechanismus** noch nicht bekannt. Hypericin und Hyperforin gehören zu den wirksamen Inhaltsstoffen und hemmen nicht selektiv die Wiederaufnahme von Serotonin, Noradrenalin und anderen Neurotransmittern. Die Dosierung hängt vom Extraktgehalt ab und kann bei den verschiedenen Präparaten unterschiedlich sein.

Unerwünschte Wirkungen: Im Allgemeinen sind Johanniskrautextrakt-Präparate gut verträglich; bei empfindlichen, vor allem hellhäutigen Patienten können sie photosensibilisierend wirken.

Problematisch ist hingegen das große **Interaktionspotenzial**: Wegen Induktion von **CYP3A4** (▸ Kap. 7.3.3) durch Johanniskraut kommt es zu einer Wirkabschwächung von oralen Antikoagulanzien, Kontrazeptiva, Digoxin, Theophyllin, Ciclosporin etc.

Präparate: Jarsin® (D und CH), Rebalance®(CH), Laif® (D)

11.5.5 Lithiumsalze

Lithiumsalze sind **indiziert** zur Behandlung von affektiven Störungen, falls die antidepressive oder antipsychotische Therapie nicht optimal anspricht. Lithium gehört zu den Stimmungsstabilisatoren (mood stabilizer). Sie mildern die manischen Phasen und verlängern die krankheitsfreien Intervalle. Für einen Therapieerfolg ist es notwendig, Lithium über Jahre hinweg konsequent einzunehmen.

Wichtige **Kontraindikationen** sind Niereninsuffizienz und schwere Herz-Kreislauferkrankungen. Während einer Schwangerschaft dürfen Lithiumsalze wegen der Gefahr möglicher Missbildungen nicht gegeben werden.

Interaktionen: Diuretika und nichtsteroidale Antirheumatika (NSAR) können zu einer Erhöhung des Lithium-Blutspiegels führen mit der Gefahr einer Lithium-Vergiftung.

Präparate, UAW und **Besonderheiten** in ◻ Tab. 11.21.

◻ **Tab. 11.21** Lithiumsalze

INN	Handelsname D	Handelsname CH	Besonderheiten
UAW: v. a. zu Therapiebeginn: feinschlägiger Fingertremor, Durst, Harndrang, Nierenschädigung; Zeichen einer Überdosierung: grobschlägiger Tremor, Muskelzuckungen, Erbrechen			
Lithium-carbonat, -citrat, -sulfat, -acetat	Hypnorex® retard, Quilonum® retard, Lithiofor®	Priadel®, Litarex®, Lithiofor®, Quilonorm®	▪ Geringe **therapeutische Breite**, Überwachung der Therapie durch regelmäßige Blutspiegel-Kontrollen nötig! ▪ Plasmahalbwertszeit ist individuell sehr verschieden (7–35 h). **Achtung** beim Wechsel der Präparate: unterschiedliche Lithiumsalze und Konzentrationen enthalten!

MERKE
- Vorsicht bei gleichzeitiger Einnahme von MAO-Hemmern und tyraminreicher Kost (Käse, gepökeltes Fleisch, Salami, Wein, Schokolade), da eine Erhöhung von Tyramin zu einer Blutdruckkrise führen kann.
- Bei Kombination von MAO-Hemmern mit u. a. SSRI oder TCA besteht die Gefahr eines serotoninergen Syndroms.
- Johanniskraut hat ein großes Interaktionspotenzial.
- Lithium besitzt eine geringe therapeutische Breite und die Plasmahalbwertszeit ist individuell sehr verschieden, regelmäßige Blutspiegel-Kontrollen notwendig.

11.5.6 Tranquilizer

Tranquilizer haben folgende **Eigenschaften**:
- sie wirken beruhigend (sedierend),
- lösen Angst- und Spannungszustände (anxiolytisch),
- bewirken Ausgeglichenheit.

Einige Tranquilizer wirken zusätzlich
- antiepileptisch (antikonvulsiv),
- muskelrelaxierend.

In Stresssituationen des Alltags und mit Zunahme neurovegetativer Störungen werden Tranquilizer häufig unkritisch zur Bewältigung der Probleme eingesetzt. Trotz Rezeptpflicht gehören sie zu den am häufigsten missbräuchlich verwendeten Arzneimitteln. In diesem Zusammenhang muss betont werden, dass Tranquilizer, wie alle anderen Psychopharmaka, nur symptomatisch und nicht kausal wirken, d. h. Probleme und Konflikte können durch sie nicht gelöst werden. Die weitaus größte Bedeutung als Tranquilizer kommt den Benzodiazepinen zu.

Chemisch nicht zu den Benzodiazepinen gehören:
- **Hydroxyzin** (D und CH Atarax®): Hydroxyzin hat neben der sedierenden Eigenschaft auch noch eine antihistaminische und antiemetische Wirkung. Es wird daher vorwiegend bei Juckreiz und Urtikaria eingesetzt.
- **Buspiron** (D Anxut®, CH Buspar®): Buspiron wird bei akuten und chronischen Angstzuständen angewendet. Der Wirkungseintritt ist verglichen mit den Benzodiazepinen wesentlich langsamer.
- **Clomethiazol** (D und CH Distraneurin®): Clomethiazol ist indiziert bei Verwirrtheitszuständen verbunden mit Erregbarkeit und Unruhe bei älteren Patienten, bei akuten Alkoholentzugserscheinungen und beim Delir.

Tranquilizer werden bei **Indikationen** wie Unruhe, Angst, Spannungszuständen sowie psychosomatischen Beschwerden kurzfristig und nur in der Akutsituation eingesetzt. Ferner finden sie Anwendung bei funktionellen Schlafstörungen, aufgrund ihrer muskelrelaxierenden Wirkung bei Muskelspasmen (z. B. bei Querschnittgelähmten) und Muskelverspannungen sowie bei Epilepsie und zur Narkosevorbereitung.

Das zentrale Problem der Tranquilizer ist die Gefahr einer **Gewöhnung**. Diesem Problem kann nur dadurch begegnet werden, dass man Dauerverordnungen vermeidet und bestehende Verordnungen auf die Möglichkeit des Absetzens überprüft. Aufgrund der zentraldämpfenden Eigenschaft der Substanzen, treten weitere **unerwünschte Wirkungen** wie Müdigkeit, Benommenheit, Schwindel sowie Einschränkungen des Denkvermögens und der Leistungsfähigkeit auf. Bei älteren Patienten kommen gelegentlich Koordinationsstörungen, Halluzinationen und paradoxe Erregungs- und Verwirrtheitszustände vor. Durch die genannten unerwünschten Wirkungen und die zusätzliche muskelrelaxierende Wirkung kann es bei älteren Patienten zu Stürzen kommen (häufige Ursache von Oberschenkelhalsbrüchen).

Präparate und **Eigenschaften** in ◘ Tab. 11.22.

◘ **Tab. 11.22** Benzodiazepine, Einteilung nach der vorwiegenden Verwendung
+ sehr schwach, ++ schwach; +++ mittel; ++++ stark; +++++ sehr stark, k. A. keine Angabe;
* Diazepam wird häufig auch zur Muskelrelaxation und zur Therapie eines epileptischen Anfalls eingesetzt.

INN	Handelsname D	Handelsname CH	Angstlösend	Hypnotisch/sedativ	Muskelrelaxierend	Antiepileptisch
Verwendung vorwiegend als Tranquilanzien						
Alprazolam	Tafil®	Xanax®	++++	k. A.	k. A.	+
Bromazepam	Bromazepam Generika, Normoc®	Lexotanil®	++++	+++	+++	+++
Chlordiazepoxid	in Librium®	in Limbitrol	++++	++	++	++
Diazepam*	Diazepam Generika	Valium®	++++	+++	+++++	++++
Dikaliumclorazepat	Tranxilium®	Tranxilium®	+++	++	++	+++
Ketazolam	keine Zulassung	Solatran®	++++	+++	++	++
Lorazepam	Tavor®	Temesta®	++++	+++	++	++
Prazepam	Demetrin®	Demetrin®	+++	++	++	++
Verwendung vorwiegend als Hypnotika						
Brotizolam	Lendormin®	keine Zulassung	k. A.	k. A.	k. A.	k. A.
Flunitrazepam	Rohypnol®	Rohypnol®	+++	+++++	++	+++
Flurazepam	Dalmadorm®	Dalmadorm®	+	++++	+	+
Lormetazepam	Ergocalm®, Noctamid®	Ergocalm®, Noctamid®	+	+++++	+	+
Midazolam	Dormicum®	Dormicum®	+	++++	+	+

Tab. 11.22 Benzodiazepine, Einteilung nach der vorwiegenden Verwendung (Forts.)
+ sehr schwach, ++ schwach; +++ mittel; ++++ stark; +++++ sehr stark, k. A. keine Angabe;
* Diazepam wird häufig auch zur Muskelrelaxation und zur Therapie eines epileptischen Anfalls eingesetzt.

INN	Handelsname D	Handelsname CH	Angstlösend	Hypnotisch/sedativ	Muskelrelaxierend	Antiepileptisch
Verwendung vorwiegend als Hypnotika						
Nitrazepam	Mogadan®, Eatan® N	Mogadon®	+++	++++	++	+++
Oxazepam	Adumbran®	Seresta®, Anxiolit®	++	++	+	+
Temazepam	Planum®, Remestan®	Normison®	++	+++	+	+
Triazolam	Halcion®	Halcion®	+	++++	+	+
Verwendung vorwiegend als Antiepileptika						
Clobazam	Frisium®	Urbanyl®	++	+	+	+++
Clonazepam	Rivotril®	Rivotril®	+	++	++	+++++

Adhärenz

Bei der Behandlung mit Psychopharmaka wie Antidepressiva und Neuroleptika ist die Adhärenz von großer Wichtigkeit (▸ Kap. 4.12).

Wenn die Behandlung mit Psychopharmaka abgesetzt oder von einem Arzneimittel auf ein anderes umgestellt werden soll, muss mit **Entzugssymptomen** gerechnet werden. Sie äußern sich beispielsweise in Übelkeit, Erbrechen, Unruhe, leicht grippeähnlichen Symptomen und können mehrere Wochen anhalten. Viele Entzugssymptome können durch langsames Ausschleichen (zum Teil über Monate) vermieden werden. Entzugssymptome nach einem Arzneimittelwechsel können irrtümlich als unerwünschte Wirkungen des neuen Arzneimittels gedeutet werden. Wenn es die klinischen Umstände erlauben, sollte die Behandlung mit einem Psychopharmakon zunächst gestoppt, die Entzugssymptome abgewartet und erst anschließend auf ein neues Arzneimittel übergegangen werden. Die Patienten müssen soweit dies möglich ist über diese Tatsachen informiert werden.

11.5.7 Psychopharmaka bei speziellen Patientengruppen

Bei bestimmten Patientengruppen sind bei der Behandlung von psychischen Erkrankungen Besonderheiten zu berücksichtigen.

Ältere Patienten

Die Anfangsdosis sollte bei älteren Patienten an der unteren Grenze des Dosisbereichs oder sogar darunter liegen. Dosiserhöhungen sind stufenweise durchzuführen und die Dosis ist regelmäßig zu überprüfen. Folgende Eigenschaften bei älteren Patienten sind zu beachten (▸ Kap. 8):

- verringerte Nieren- und/oder Leberfunktion und dadurch eine verringerte Elimination von Arzneimitteln,

- sie besitzen für viele psychotrope Arzneimittel eine erhöhte Sensibilität des Nervensystems, sodass häufiger unerwünschte Wirkungen wie Verwirrtheit, Erregung oder allg. paradoxe Reaktionen auftreten können,
- Sturzneigung mit Frakturen aufgrund der orthostatischen Hypotonie, die eine der wichtigsten unerwünschten Wirkungen von Psychopharmaka darstellt.

Patienten mit koronarer Herzkrankheit

Psychopharmaka können zu einer erhöhten kardiovaskulären Morbidität und Mortalität führen, aufgrund von folgenden unerwünschten Wirkungen:

- Hypotonie oder direkte Wirkung aufs Herz (z. B. kardiotoxische Wirkung der trizyklischen Antidepressiva),
- Arrhythmien durch Antidepressiva und Neuroleptika,
- Tachykardie oder Hypertonie durch Benzodiazepine, trizyklische Antidepressiva, SSRI,
- Interaktion von Psychopharmaka mit bei Herz-Kreislauf-Problemen verschriebenen Arzneimitteln z. B. oralen Antikoagulanzien,
- veränderte Ausscheidung von Lithium durch Diuretika oder ACE-Hemmer.

Patienten mit Epilepsie

- Verschiedene Antidepressiva erhöhen die Krampfbereitschaft, wodurch Krampfanfälle ausgelöst werden können; Plasmaspiegel sind deshalb zu kontrollieren!
- Antiepileptika beeinflussen den Metabolismus der Psychopharmaka und umgekehrt.

11.6 Antiemetika

Erbrechen ist ein Reflex des Körpers, der vom **Brechzentrum** im Gehirn gesteuert wird. Übelkeit (Nausea) und Erbrechen (Emesis) sind häufige Symptome, denen viele **Ursachen** zugrunde liegen können: Erkrankungen des Magens oder der Gallenblase, chronische Bauchspeicheldrüsenentzündung, Urämie, Hirndrucksteigerung, akute Infektionen, Vergiftungen sowie Therapien mit Zytostatika. Außerdem kann morgendliches Erbrechen in der **Frühschwangerschaft** auftreten (Hyperemesis gravidarum). Bei der **Reisekrankheit** (Kinetose) wird das Gleichgewichtsorgan durch ungewohnte Bewegungen in Verkehrsmitteln und mangelhafte Fixierung von rasch am Auge vorüberziehenden Gegenständen gereizt, was Erbrechen auslösen kann. Im Folgenden wird nur noch Erbrechen genannt, gemeint es ist aber immer auch die Übelkeit.

In den meisten Fällen handelt es sich beim Erbrechen um eine vorübergehende Erscheinung ohne wesentliche Folgen. Hält der Zustand jedoch lange an und wird häufig erbrochen, können Störungen des Wasser- und Elektrolythaushalts, verbunden mit Alkalose (Anstieg des pH-Wertes im Blut), Oligurie, Exsikkose und Temperaturanstieg auftreten.

11.6.1 Wirkmechanismus und Indikationen

Der Wirkmechanismus von Antiemetika beruht überwiegend auf der Hemmung des Brechzentrums durch Hemmung der Neurotransmitterwirkung von Serotonin, Histamin, Dopamin oder Acetylcholin. Da verschiedene Neurotransmitter beteiligt sein können, kommen diverse Wirkstoffklassen zum Einsatz. Die Indikationen der Antiemetika sind abhängig von der Ursache des Erbrechens.

Präparate, UAW und **Besonderheiten** in ◘ Tab. 11.23.

Tab. 11.23 Antiemetika

INN	Handelsname D	Handelsname CH	Besonderheiten
Antihistaminika			
UAW: Müdigkeit und verminderte Aufmerksamkeit wegen der zentraldämpfenden Wirkung (Vorsicht im Straßenverkehr)			
Betahistin	Aequamen® forte	Betaserc®	Einsatz v. a. bei Reisekrankheit und mit Vorsicht in der Schwangerschaft
Dimenhydrinat	Vomex® A, Superpep®	Trawell®	
Meclozin	Keine Zulassung	In Itinerol® B_6	
Serotonin-(5-HT_3)-Rezeptorantagonisten (Setrone)			
UAW: Kopfschmerzen, Obstipation, grippeartige Symptome, Herzrhythmusstörungen			
Granisetron	Kevatril®	Kytril®	–
Ondansetron	Zofran®	Zofran®	Kürzeste Wirkdauer
Palonosetron	Aloxi®	Aloxi®	Sehr lange Wirkdauer
Tropisetron	Navoban®	Navoban®	–
Neurokinin-1-Rezeptorantagonisten (NK-1-Rezeptorantagonist)			
UAW: Schluckauf, Müdigkeit, Obstipation			
Aprepitant	Emend®	Emend®	Interaktionspotential durch Metoblismus über CYP3A4
Neuroleptika			
UAW: ▶Kap. 11.5.2			
Haloperidol	Haldol®	Haldol®	▶Kap. 11.5.2
Perphenazin	Perphenazin-neuraxpharm® 8 mg	Keine Zulassung	▶Kap. 11.5.2
Sulpirid	Dogmatil®	Dogmatil®	▶Kap. 11.5.2
Prokinetika			
UAW: ▶Kap. 16.4			
Domperidon	Motilium®	Motilium®	▶Kap. 16.4
Metoclopramid	Gastrosil®, Paspertin®	Primperan®, Paspertin®	▶Kap. 16.4

Tab. 11.23 Antiemetika (Forts.)

INN	Handelsname D	Handelsname CH	Besonderheiten
Sonstige			
Alizaprid	Vergentan®	Keine Zulassung	Dopaminantagonist
Cinnarizin	In Arlevert®	Stugeron®	Anwendung bei Schwindel und Reisekrankheit

11.6.2 Erbrechen unter Chemo- oder Strahlentherapie

Sehr belastend für Patienten ist das Auftreten von **Übelkeit** (Nausea) und **Erbrechen** (Emesis) während einer Zytostatika- oder Strahlentherapie. Die verschiedenen Zytostatika haben **substanz- und dosisabhängig** ein unterschiedlich hohes Risiko Übelkeit und Erbrechen auszulösen (emetogenes Potential). Als Ursachen sind gastrointestinale Störungen wie Entzündungen, mechanische Hindernisse oder toxische Reizungen möglich. Zusätzlich wird durch zytostatische Therapien Serotonin (5-Hydroxytryptamin) freigesetzt, welches das Brechzentrum erregt.

Anhand des **Zeitpunktes des Auftretens** des Erbrechens nach Gabe von Zytostatika wird wie folgt unterschieden:

- **Akutes Erbrechen** tritt innerhalb von 24 Stunden nach Gabe von Zytostatika auf und kann durch prophylaktische Gabe von Antiemetika reduziert oder vermieden werden.
- **Verzögertes Erbrechen** tritt erst nach 24 Stunden nach Gabe von Zytostatika auf und kann durch prophylaktische Gabe von Antiemetika reduziert oder vermieden werden.
- **Antizipatorisches Erbrechen** beruht auf der negativen Erfahrung vorausgegangener Therapien und setzt meist bereits vor Gabe von Zytostatika ein. Antiemetika sprechen meist nur bedingt auf dieses Erbrechen an.

Abhängig von dem emetogenen Risiko (niedrig, moderat oder hoch emetogen) der eingesetzten Zytostatika, werden prophylaktisch und als Bedarfsmedikation einzelne **Antiemetika** oder Kombinationen von Antiemetika mit Glucocortidoiden eingesetzt:

- **Niedriges emetogenes Risiko:** Prokinetika oder Glucocorticoide,
- **Moderates emetogenes Risiko:** ein Serotonin-Antagonist kombiniert mit einem Glucocorticoid über einige Tage,
- **Hoch emetogenes Risiko:** ein Setron kombiniert mit einem Glucocorticoid und Neurokinin-1-Rezeptorantagonist über mehrere Tage.

11.7 Epilepsie

Die Epilepsie ist eine Hirnerkrankung, die durch anfallsartig auftretende, zeitlich begrenzte, unkontrollierte Nervenerregungen gekennzeichnet ist. Da die Erkrankung verschiedene Ursachen haben und unterschiedliche Bereiche des Gehirns betreffen kann, tritt die Epilepsie in vielen Erscheinungsformen (Anfallsformen) auf.

11.7.1 Formen der Epilepsie

Die **Anfallsform** unterscheidet man wie folgt in:

- **Generalisierte Anfälle**, welche weiter in tonische, klonische, tonisch-klonische, myoklonische oder atone Anfälle (u.a. bei Grand mal) sowie in die Absence-Epilepsie (u. a. Petit mal) eingeteilt werden können.
- **Fokale Anfälle**, welche weiter in einfach fokale (ohne Bewusstseinsstörung), in komplex fokale (mit Bewusstseinsstörung) oder fokale Anfälle mit sekundärer Generalisierung unterteilt werden können.
- **Nicht klassifizierte epileptische Anfälle.**

Im Krankheitsverlauf kommen Übergänge von einer zur anderen Verlaufsform oder wechselndes Auftreten vor.

Bei einem **Status epilepticus** häufen sich die Anfälle in rascher Folge. Mit zunehmender Anfallszahl und -dauer vertieft sich auch die Bewusstlosigkeit bis zum Koma. Die **Ursachen** der Epilepsie umfassen familiäre Disposition, Hirnverletzungen, Hirnschäden, Hirntumore, Hirnhautentzündungen und Intoxikationen. **Auslöser eines Anfalls** können Schlafentzug, Alkoholentzug oder -intoxikation aber auch sensorische Reize wie flackerndes Licht oder Streifenmuster sein.

Wegen der kurzen Dauer des einzelnen Anfalls ist eine akute medikamentöse Behandlung kaum möglich (Ausnahme: Status epilepticus). Antiepileptika (sog. Antikonvulsiva) dienen somit der Prophylaxe der epileptischen Anfälle und werden als Dauertherapie eingesetzt. Die Erfolgschancen der einzelnen Behandlung hängen vor allem von der Art der Epilepsie ab. Patienten mit generalisierten Anfällen werden bis zu 90 % anfallsfrei. Bei den Patienten mit fokalen Anfällen ist dies nur bei etwa 50–60 % der Fall. Eine Beendigung einer Therapie kann erwogen werden, falls 6–12 Monate Anfallsfreiheit besteht.

11.7.2 Antiepileptika

Antiepileptika (Antikonvulsiva) sowie einzelne Benzodiazepine (▸Kap. 11.5.6) werden zur Prophylaxe verschiedener Anfallsformen der Epilepsie eingesetzt. Ein Antiepileptikum sollte wichtige **Eigenschaften** erfüllen: die Krampfschwelle erhöhen, die normale motorischen Erregbarkeit nicht beeinflussen, in krampfhemmender Dosierung möglichst wenig sedativ wirken und langfristig gut verträglich sein. Bis heute werden diese Forderungen von keinem Antiepileptikum erfüllt. Daher ist eine individuelle **Präparatwahl** entsprechend der Anfallsart, Verträglichkeit, Kontraindikationen und eine individuelle Dosierung sowie die Überwachung der Patienten sehr wichtig.

Die **neueren Antiepileptika** haben den Vorteil eines geringeren **Interaktionspotentials** als die klassischen Arzneistoffe, von denen einige über wichtige CYP-Enzyme in der Leber metabolisiert werden.

Präparate, UAW, Besonderheiten und **Einsatzgebiete** in ◘ Tab. 11.24.

Tab. 11.24 Antiepileptika
* In Kombination mit anderen Antiepileptika

INN	Handelsname D	Handelsname CH	Besonderheiten und vorwiegender Einsatz
Klassische Antiepileptika			
UAW: v. a. sedierende Effekte; zudem sind Schwindel, Übelkeit, Magen-Darm-Beschwerden, Gewichtszunahme oder Gewichtsabnahme unterschiedlich stark ausgeprägt, Blutbildveränderungen (u. a. Leukopenie, Thrombopenie)			
Carbamazepin	Tegretal®, Timonil®	Timonil®, Tegretol®	Fokale und generalisierte Anfälle
Ethosuximid	Petnidan®	Petinimid®	Petit mal
Phenobarbital	Luminal®	Luminal®	Grand mal, Status epilepticus
Phenytoin	Phenhydan®	Phenhydan®	Grand mal, fokale Anfälle, Status epilepticus
Valproinsäure	Orfiril®, Ergenyl®	Orfiril®, Depakine®	Bei allen Arten, v. a. generalisierten Anfällen sowie Status epilepticus; starke teratogene Eigenschaften
Neuere Antiepileptika			
UAW: v. a. sedierende Effekte; zudem sind Schwindel, Übelkeit, Magen-Darm-Beschwerden, Gewichtszunahme oder Gewichtsabnahme unterschiedlich stark ausgeprägt; zusätzlich bei Lamotrigin treten sehr häufig Hautausschlag und Juckreiz auf			
Gabapentin	Neurontin®	Neurontin®	Fokale Anfälle*
Lacosamid	Vimpat®	Vimpat®	Fokale Anfälle*
Lamotrigin	Lamictal®	Lamictal®	Bei allen Arten, v. a. fokalen Anfällen
Levetiracetam	Keppra®	Keppra®	Fokale Anfälle
Mesuximid	Petinutin®	Petinutin®	Petit mal
Oxcarbazepin	Trileptal®	Trileptal®	Fokale Anfälle
Pregabalin	Lyrica®	Lyrica®	Fokale Anfälle*
Topiramat	Topamax®	Topamax®	V. a. bei generalisierten Anfällen, auch bei fokalen Anfällen*
Zonisamid	Zonegran®	Zonegran®	Fokale Anfälle*
Benzodiazepine			
UAW: ▸Kap. 11.5.6			
Clobazam	Frisium®	Urbanyl®	Bei allen Arten*

Tab. 11.24 Antiepileptika (Forts.)
* In Kombination mit anderen Antiepileptika

INN	Handelsname D	Handelsname CH	Besonderheiten und vorwiegender Einsatz
Benzodiazepine			
Clonazepam	Rivotril®	Rivotril®	Bei allen Arten*, Mittel der Wahl bei Status epilepticus
Diazepam	Diazepam Generika	Valium®, Stesolid®	Bei allen Arten*, Mittel der Wahl bei Status epilepticus

11.8 Antiparkinsonmittel

Der Parkinsonkrankheit, welche hauptsächlich im fortgeschrittenen Alter auftritt, liegt eine **Störung des Gleichgewichts** der Neurotransmitter **Acetylcholin**, Glutamat, γ-Aminobuttersäure und **Dopamin** im Gehirn zugrunde. Das Ungleichgewicht entsteht durch eine Schädigung dopaminhaltiger Nervenzellen in Hirngebieten, die u.a. an der Steuerung von Bewegungsabläufen beteiligt sind (Abb. 11.5).

Typisch für den Morbus Parkinson sind folgende **Hauptsymptome**:
- Akinese (Bewegungsarmut z. B. kleinschrittiges Gangbild, Maskengesicht),
- Rigor (Steifheit der Bewegungen, Zahnradphänomen),
- Ruhetremor (Zittern),
- Posturale Instabilität (Schwierigkeit den Körper in aufrechter Position zu halten).

Aufgrund der krankheitsbedingten Veränderungen des Gleichgewichts u.a. zwischen Acetylcholin und Dopamin bestehen prinzipiell zwei **Möglichkeiten einer Arzneimitteltherapie:**
- Aktivierung des dopaminergen Systems durch
  - Gabe von Dopamin bzw. Levodopa,
  - Hemmung des Dopaminabbaus (MAO-Hemmer),
  - Gabe von dopaminergen Agonisten.
- Dämpfung der cholinergen Übertragung durch Anticholinergika.

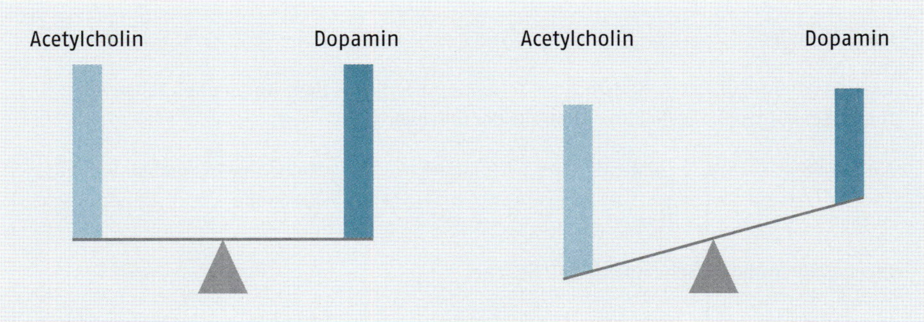

Abb. 11.5 Verschiebung des Gleichgewichts von Acetylcholin und Dopamin bei der Parkinsonkrankheit

11.8.1 Arzneimittel zur Aktivierung des dopaminergen Systems

Dopamin und Levodopa

Da Dopamin die Blut-Hirnschranke nicht überwinden kann, wird Levodopa zur Wiederherstellung des Gleichgewichts zwischen den Überträgerstoffen eingesetzt. **Levodopa** ist eine Vorstufe des Dopamins und kann die Blut-Hirn-Schranke überwinden, um im Gehirn zu wirken. Durch das körpereigene Enzym **Decarboxylase** wird Levodopa im gesamten Organismus zu Dopamin umgewandelt. Wird ausschließlich Levodopa eingenommen, wird der größte Teil von Levodopa bereits vor der Passage der Blut-Hirn-Schranke ins Zentralnervensystem zu Dopamin umgewandelt. Um diese Umwandlung von Levodopa vor Passage der Blut-Hirn-Schranke zu unterbinden, wird Levodopa mit einem **Decarboxylasehemmer** (Benserazid, Carbidopa) kombiniert eingesetzt. Dieser kann die Blut-Hirn-Schranke nicht überwinden, wodurch die Umwandlung von Levodopa zu Dopamin nur außerhalb des Zentralnervensystems gehemmt wird. Dank dieser Kombination kann durch eine wesentlich geringere Menge an Levodopa die gleiche Wirkung erzielt und die unerwünschten Wirkungen verringert werden.

Levodopa kann außerdem sowohl peripher als auch zentral durch das Enzym **C**atechol-**O**-**M**ethyl**t**ransferase (**COMT**) abgebaut werden. Bei Hemmung der Decarboxylase (durch Benserazid) läuft dieser Abbauweg verstärkt ab und kann durch einen **COMT-Hemmer** sowohl peripher als auch zentral blockiert werden. Dadurch steigt die Konzentration von Levodopa im Zentralnervensystem deutlich an. Daher wird im fortgeschrittenen Stadium des Morbus Parkinson eine **Dreierkombination** aus Levodopa, Decarboxylasehemmer und COMT-Hemmer empfohlen.

Tab. 11.25 Levodopa, Decarboxylasehemmer und COMT-Hemmer

INN	Handelsname D	Handelsname CH	Besonderheiten
Levodopa/Decarboxylasehemmer			
UAW: On-off-Phänomen (Wechsel von guter und schlechter Beweglichkeit), Muskelzuckungen, gastrointestinale Beschwerden, Arrhythmien, psychische Veränderungen			
Levodopa/Benserazid	Madopar®	Madopar®	Einnahme 3 Minuten vor oder 9 Minuten nach dem Essen, eiweißreiche Mahlzeiten vermeiden (Konkurrenz um Absorption)
Levodopa/Carbidopa	Isicom®	Sinemet®	
COMT-Hemmer			
UAW: Dyskinesie, Übelkeit; zusätzlich bei Tolcapon: Leberinsuffizienz (in seltenen Fällen mit tödlichem Ausgang); regelmäßige Kontrolle der Leberwerte!			
Entacapon	Comtess®	Comtan®	Einnahme in Kombination mit Levodopa
Tolcapon	Tasmar®	Tasmar®	
Levodopa/Decarboxylasehemmer/COMT-Hemmer			
Levodopa/Carbidopa/Entacapon	Stalevo®	Stalevo®	Siehe Levodopa/Benserazid und Levodopa/Carbidopa

Tab. 11.26 MAO-Hemmer

INN	Handelsname D	Handelsname CH	UAW
Rasagilin	Azilect®	Azilect®	Kopfschmerzen, Schwindel, Übelkeit (Rasagilin häufig außerdem Depressionen und Muskelschmerzen)
Selegilin	Selegilin Generika	Selegilin Mepha®	

Tab. 11.27 Dopaminerge Agonisten

INN	Handelsname D	Handelsname CH	Besonderheiten
UAW: v. a. zu Beginn der Therapie: Übelkeit, Erbrechen; zudem Schläfrigkeit, Kopfschmerzen, Verwirrtheitszustände; zusätzlich bei Cabergolin und Pergolid: Herzklappenveränderung; zusätzlich bei Rotigotin TTS: Reizungen an Applikationsstelle			
Amantadin	PK-Merz®	PK-Merz®, Symmetrel®	
Bromocriptin	Pravidel®	Parlodel®	
Cabergolin	Cabaseril®	Cabaser®	2. Wahl
Lisurid	Dopergin®	Keine Zulassung	In Kombination mit Levodopa
Pergolid	Pergolid Generika	Keine Zulassung	Reservemedikation
Piribidil	Clarium®	Keine Zulassung	Weniger sedierend als andere Arzneistoffen
Pramipexol	Sifrol®	Sifrol®	Allein oder in Kombination mit Levodopa
Ropinirol	Requip®	Requip®	
Rotigotin	Neupro® TTS	Neupro® TTS	Monotherapie Frühstadium Nur als TTS verfügbar

Durch die Einnahme von Levodopa lassen sich hauptsächlich Bewegungsarmut und psychische Störungen günstig beeinflussen.
Levodopa ist **kontraindiziert** bei schwer dekompensierten Stoffwechsel-, Leber-, Herz- und Nierenerkrankungen sowie bei psychotischen Symptomen.

Präparate, UAW und **Besonderheiten** in Tab. 11.25.

MAO-Hemmer

Durch die Hemmung der Monoaminooxidase (▸Kap. 11.5.3) wird der Dopaminabbau verlangsamt. MAO-Hemmer werden alleine oder in Kombination mit Levodopa-Präparaten eingesetzt. Wegen der Gefahr des serotoninergen Syndroms sollten MAO-Hemmer nicht mit trizyklischen Antidepressiva, SSRI, SSNRI, NRI kombiniert werden.

Präparate und **UAW** in Tab. 11.26.

Tab. 11.28 Anticholinergika

INN	Handelsname D	Handelsname CH	Besonderheiten
UAW: stark substanzspezifisch; häufig Müdigkeit, Übelkeit, vegetative Störungen, Mundtrockenheit			
Biperiden	Akineton®	Akineton®	▪ Einschleichend dosieren bis zur optimalen Wirkung, ▪ Auwahl des geeigneten Arzneistoffes anhand der auftretenden UAW
Procyclidin	Osnervan®	Kemadrin®	
Trihexyphenidyl	Artane®	Keine Zulassung	

Dopaminerge Agonisten

Dopaminerge Agonisten stimulieren analog zu Dopamin die Dopaminrezeptoren. Früher wurden sie vor allem im fortgeschrittenen Stadium des Morbus Parkinson zusammen mit Levodopa eingesetzt. Mittlerweile werden sie vor allem bei jüngeren Patienten und anstelle von Levodopa auch im Frühstadium als Monotherapeutika angewendet. Die dosisabhängigen unerwünschten Wirkungen gleichen denen von Levodopa.

Wichtige **Kontraindikationen** sind bei Amantadin zu beachten, da es nicht bei Niereninsuffizienz und schweren hypotonen Zuständen eingesetzt werden darf.

Eine **weitere Indikation** für Levodopa und einige dopaminerge Agonisten ist neben der Parkinsonkrankheit das Restless-Legs-Syndrom.

Präparate, UAW und **Besonderheiten** in ▫ Tab. 11.27.

11.8.2 Anticholinergika

Zentral wirksame Anticholinergika wirken gegen das Übergewicht von Acetylcholin und dämpfen so die cholinergen Symptome. Sie beeinflussen vorwiegend Rigor und Tremor.

Präparate, UAW und **Besonderheiten** in ▫ Tab. 11.28.

MERKE

- Bei Morbus Parkinson liegt im Gehirn ein Ungleichgewicht der Neurotransmitter Acetylcholin, Dopamin, Glutamat und y-Aminobuttersäure vor.
- Die Arzneimitteltherapie bei Morbus Parkinson beruht auf einer Aktivierung des dopaminergen Systems oder auf einer Dämpfung der cholinergen Übertragung.

11.9 Arzneimittel gegen Alzheimer- und Altersdemenz

Als Demenzen oder dementielle Syndrome werden Krankheitsbilder bezeichnet, die durch eine qualitative und quantitative Abnahme der Hirnleistung gekennzeichnet sind. Dies wirkt sich auf die intellektuellen, emotionalen und sozialen Fähigkeiten aus.

Grundsätzlich wird zwischen den primären und sekundären Demenzen unterschieden. Die **primären Formen** machen etwa 90 % aller Demenzfälle bei über 65-Jährigen aus. Zu diesen zählen einerseits neurodegenerative Demenzen wie die Demenz vom Alzheimer Typ (ca. 60 % aller Demenzen) oder die Levy-body Demenz (ca. 10–20 % aller Demenzen). Andererseits gehören vaskuläre Demenzen (ca. 10 % aller Demenzen, häufig nach Schlaganfall) und ca. 10 % Mischformen (hauptsächlich zwischen Alzheimer und

Tab. 11.29 Unterschiede Alzheimer-Demenz und vaskuläre Demenz

	Alzheimer-Demenz	Vaskuläre Demenz
Beginn	Langsam fortschreitend	Meist plötzlich
Verlauf	Kontinuierlich	In Stufen
Gedächtnis	Schwer beeinträchtigt	Leicht beeinträchtigt
Vaskuläre Vorgeschichte	Keine	Häufig Schlaganfälle
Lähmungen/Taubheitsgefühl	Fehlen oft	Meist vorhanden

vaskulärer Demenz) zu primären Demenzen. Tab. 11.29 zeigt die Unterschiede der Alzheimer und der vaskulären Demenz.

Ursache einer **Alzheimer-Demenz** ist eine Degeneration der cholinergen Neuronen. Für die Diagnose spricht ein schleichender Beginn der Symptome mit langsamer Verschlechterung. Das Fehlen von Hinweisen auf eine andere Ursache einer Demenz und die Erfüllung der allgemeinen internationalen Demenzkriterien sprechen ebenfalls für diese Demenz.

Bei der **Lewy-body-Demenz** kommt es häufig neben der Funktionseinschränkung im Alltag zu Fluktuationen in der Kognition (insbesondere der Aufmerksamkeit), zu visuellen Halluzinationen und motorischen Parkinsonsymptomen.

Bei der **vaskulären Demenz** stehen als Ursache zahlreiche Hirninfarkte im Vordergrund. Durch die wiederholten Gefäßverschlüsse kommt es zur Zerstörung von Hirngewebe. Häufig treten die Veränderungen bei Patienten mit langjähriger Hypertonie auf. Der Beginn kann schleichend sein oder ganz abrupt nach einem Schlaganfall einsetzen. Risikofaktoren sind neben der Hypertonie möglicherweise auch langjähriger Diabetes mellitus, eine Erhöhung der Blutfette und das Rauchen.

Die **sekundären Formen der Demenz** werden durch andere Erkrankungen hervorgerufen wie z. B. Infektionen (Borrellien, Lues), Vitamin-B_{12}-Mangel, Schilddrüsenfunktionsstörung, Intoxikationen (Alkohol, Arzneimittel), Hydrozephalus (Hirnwasserabflussstörung) oder Tumoren. Sie sind zum Teil reversibel.

11.9.1 Therapie der Demenz

Eine effektive Arzneimitteltherapie der Demenz gibt es heute nur bedingt. Die Symptome der Demenz treten erst auf, wenn bereits ein großer Teil der betroffenen Neurone zerstört ist. Ein Wiederaufbau dieser Strukturen ist nicht möglich. Durch Arzneimittel kann zurzeit nur eine **Verzögerung** des Krankheitsverlaufs erreicht werden. Dies ermöglicht eine kurzzeitige Verzögerung der Pflegebedürftigkeit/Heimeinweisung. Zudem kann eine **symptomatische Behandlung** von Schlafstörungen, Unruhe oder depressiver Verstimmung erfolgen.

Therapie der Alzheimer-Demenz

Nootropika

Von einem nootropen Effekt spricht man, wenn ein Arzneistoff die pathologisch gestörte Funktion von Gedächtnis, Lern-, Denk- und Konzentrationsfähigkeit verbessert. Nootropika werden bei Patienten mit einer leichten bis mittelschweren Demenz eingesetzt mit

Tab. 11.30 Nootropika

INN	Handelsname D	Handelsname CH	UAW	Besonderheiten
Nicergolin	Egobel®	Keine Zulassung	Kopfdruck, Müdigkeit, Schlaflosigkeit	Einnahme vor der Mahlzeit
Piracetam	Nootrop®, Normabrain®	Nootropil®	Gewichtszunahme, Übelkeit, Angst	Einnahme während oder nach dem Essen
Pyritinol	Encephabol®	Keine Zulassung	Entzündung der Mundschleimhaut, Proteinurie	Einnahme während oder nach dem Essen
Ginkgo-biloba Blätter	Tebonin®, Gingium®	Tebokan®	Kopfschmerzen, Übelkeit	Erhöht das Blutungsrisiko

Tab. 11.31 Acetylcholinesterase-Hemmer

INN	Handelsname D	Handelsname CH	Besonderheiten
UAW: gastrointestinale Beschwerden, Kopfschmerzen, psychiatrische Störungen			
Donepezil	Aricept®	Aricept®	Einnahme vor dem Schlafengehen
Galantamin	Reminyl®	Reminyl®	Einnahme morgens mit dem Frühstück
Rivastigmin	Exelon®	Exelon®	TTS

dem Ziel, die **geistige Leistungsfähigkeit** zu erhalten. Die erreichten klinischen Effekte sind leider wenig relevant, daher ist die Gabe von Nootropika umstritten.

Präparate, UAW und **Besonderheiten** in Tab. 11.30.

Acetylcholinesterase-Hemmer

Durch den Untergang der cholinergen Nervenzellen bei der Alzheimer-Demenz kommt es zu einer **Verminderung** des Neurotransmitters **Acetylcholin** (ACh). Acetylcholin ist an der Erregungsübertragung der Reize zwischen den Zellen maßgeblich beteiligt. Acetylcholin wird durch das Enzym Acetylcholinesterase abgebaut. Durch Hemmung dieses Enzyms kann eine Konzentrationserhöhung von Acetylcholin erreicht werden. Die Acetylcholinesterase-Hemmer können so zu einer Verbesserung und Stabilisierung der Denkfähigkeit führen, insbesondere wenn sie früh eingesetzt werden. Dadurch kann unter Umständen die Selbstständigkeit der Patienten länger erhalten bleiben. Das Fortschreiten der Krankheit wird durch diese Arzneimittel jedoch nicht aufgehalten. Wenn ein großer Teil der cholinergen Neuronen zerstört ist, werden Acetylcholinesterase-Hemmer wirkungslos.

Präparate, UAW und **Besonderheiten** in Tab. 11.31.

Tab. 11.32 NMDA-Antagonisten

INN	Handelsname D	Handelsname CH	UAW	Besonderheiten
Memantin	Axura®, Ebixa®	Axura®, Ebixa®	Schwindel, Übelkeit, Kopfschmerzen, Unruhe, Übererregbarkeit	Schrittweise (einschleichende) Aufdosierung

NMDA-Antagonisten

Bei degenerativen Hirnerkrankungen besteht eine Überladung der Nervenzellen mit Calciumionen. Dadurch kommt es zu einer Überstimulierung der sogenannten NMDA-Rezeptoren (N-Methyl-D-Aspartat-Rezeptoren). NMDA-Antagonisten normalisieren die physiologischen Abläufe an diesen Rezeptoren.

Präparate, UAW und **Besonderheiten** in Tab. 11.32.

11.10 Das vegetative Nervensystem

Das vegetative Nervensystem dient der Aufrechterhaltung des inneren Gleichgewichts im Organismus. Es steuert alle dem Bewusstsein und Willen nicht unterstellten **Funktionen**:

- Kreislauf (Herz und Gefäße),
- Atmung (Atemfrequenz und Bronchialmuskulatur),
- Magen-Darmperistaltik,
- Tonus der glatten Muskulatur von Gallenblase, Harnblase und Uterus,
- Sekretion der Schweiß-, Speichel-, Magen- und Darmdrüsen.

Das vegetative Nervensystem lässt sich in zwei funktionelle Teile unterscheiden:

- in den **Sympathikus** und
- den **Parasympathikus**.

Die meisten Organe werden doppelt, das heißt sowohl durch den Sympathikus wie auch den Parasympathikus, innerviert. Sympathikus und Parasympathikus üben in der Regel, jedoch nicht immer, eine entgegengesetzte Wirkung aus und stehen somit in einem physiologischen Gleichgewicht.

Die **Erregung des Sympathikus** erhöht die Fähigkeit zur Arbeitsleistung. Somit werden Herz, Kreislauf und Atmung aktiviert und die Tätigkeit des Magen-Darm-Trakts wird verringert.

Die **Erregung des Parasympathikus** hat eine umgekehrte Wirkung. Alle Vorgänge, die der Erholung dienen, werden gefördert. Die Aktivität der Verdauungsdrüsen und der Darmmuskulatur nehmen zu, Herz-, Kreislauf- und Atmungstätigkeit nehmen ab.

Das periphere vegetative Nervensystem besteht sowohl beim Sympathikus wie beim Parasympathikus aus zwei Neuronen. Die **Erregungsübertragung** vom 1. Neuron zum 2. Neuron erfolgt beim Sympathikus wie auch beim Parasympathikus durch Acetylcholin. Die Erregungsübertragung vom 2. Neuron zum Erfolgsorgan erfolgt beim Parasympathikus ebenfalls durch Acetylcholin, beim Sympathikus jedoch durch Noradrenalin (Abb. 11.6).

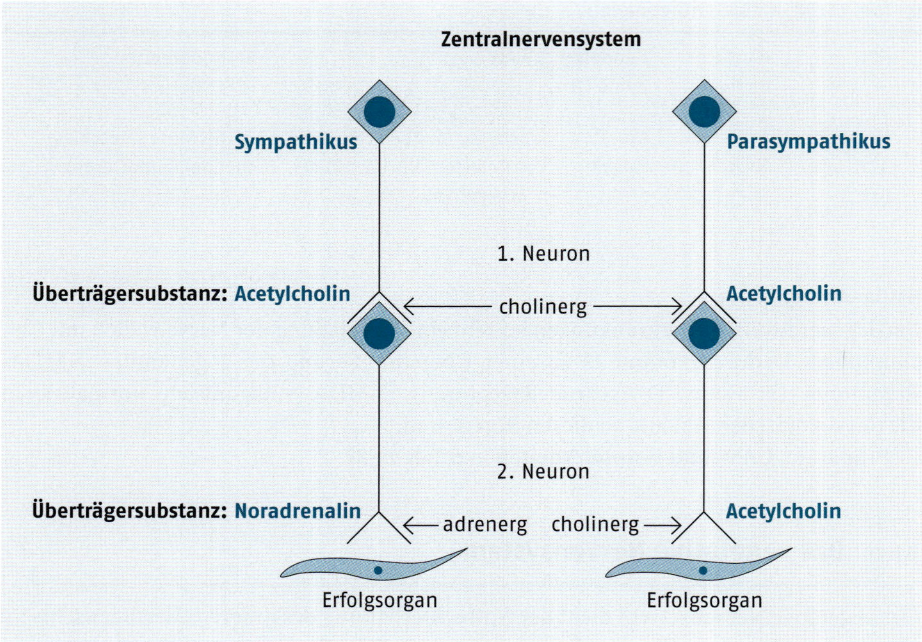

Abb. 11.6 Erregungsübertragung im peripheren, vegetativen Nervensystem. Nach Kuschinsky, Lüllmann

Tab. 11.33 Wirkungen sympathischer und parasympathischer Erregung an vegetativen Organen

Organ	Wirkung nach Erregung des Sympathikus	Wirkung nach Erregung des Parasympathikus
Herz		
Frequenz	Erhöht	Erniedrigt
Kontraktionskraft	Erhöht	Erniedrigt (nur Vorhöfe)
Blutgefäße		
Eingeweide	Verengt	Erweitert
Gefäße der Skelettmuskulatur	Erweitert	–
Gehirngefäße	Schwach verengt	–
Hautgefäße	Verengt	Erweitert
Koronarien	Erweitert	Erweitert (indirekte Wirkung durch NO)
Lungengefäße	Verengt	Erweitert

Tab. 11.33 Wirkungen sympathischer und parasympathischer Erregung an vegetativen Organen (Forts.)

Organ	Wirkung nach Erregung des Sympathikus	Wirkung nach Erregung des Parasympathikus
Lunge		
Bronchialmuskulatur	Erschlafft	Kontrahiert
Magen-Darm-Trakt		
Speicheldrüsen	Dickflüssiges Sekret	Viel dünnflüssiges Sekret
Peristaltik	Abgeschwächt	Verstärkt
Sphinkteren	Kontrahiert	Erschlafft
Leber	Glykogenolyse	–
Gallenblase	Erschlafft	Kontrahiert
Harnblase		
Sphinkter	Kontrahiert	Erschlafft
Detrusor	Erschlafft	Kontrahiert
Geschlechtsorgane		
Uterus	Unterschiedlich in Abhängigkeit vom Zyklus	Unterschiedlich in Abhängigkeit vom Zyklus
Auge		
Dilatator pupillae	Kontrahiert	–
Auge		
Sphincter pupillae	–	Kontrahiert
Tränendrüsen	–	Sekretion

Als Arzneimittel, die auf das vegetative Nervensystem einwirken, sind vor allem solche Arzneistoffe von Interesse, die auf die Reizübertragung am Erfolgsorgan einwirken (◘ Tab. 11.33).

Es ist möglich, spezifisch den Sympathikus oder den Parasympathikus zu beeinflussen. Arzneistoffe, die eine **Erregung** des Sympathikus oder des Parasympathikus bewirken, bezeichnet man mit der Endung „**-mimetika**" (Sympathomimetika, Parasympathomimetika). Arzneistoffe, die den Sympathikus oder den Parasympathikus **hemmen**, werden mit der Bezeichnung „**-lytika**" (Sympatholytika, Parasympatholytika) bezeichnet.

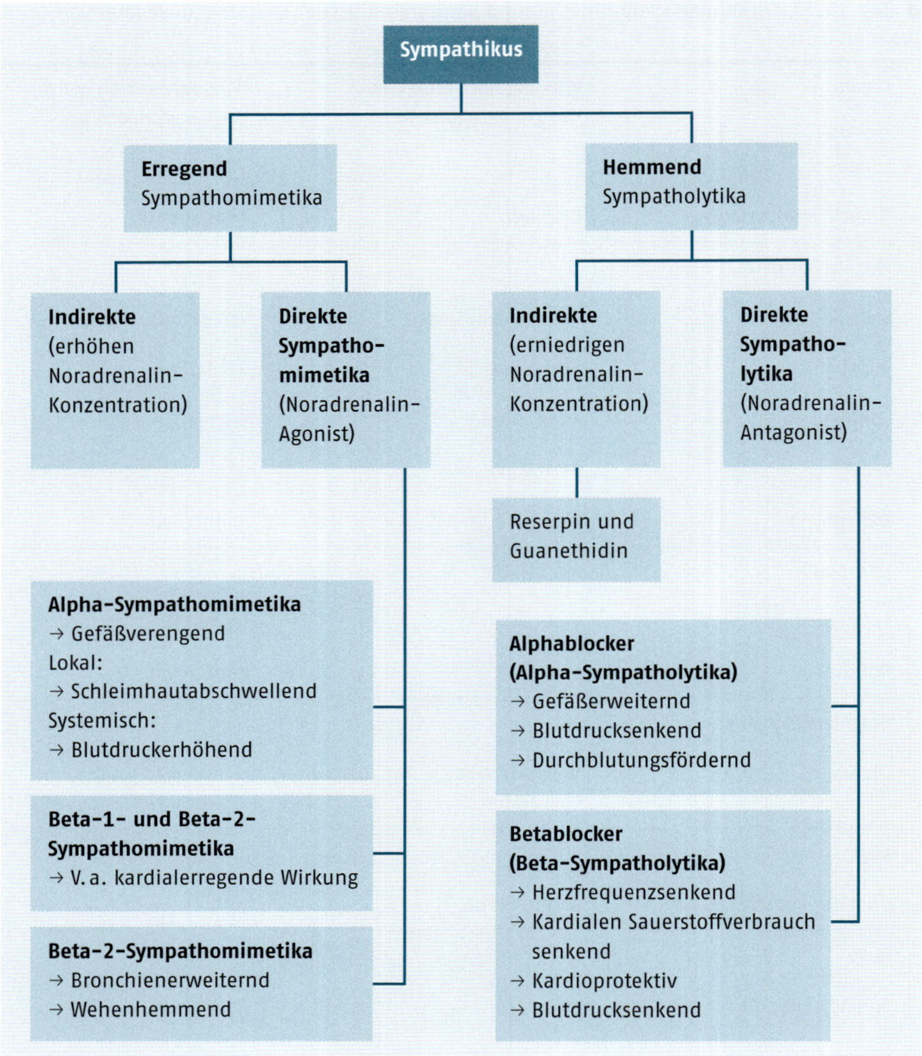

Abb. 11.7 Den Sympathikus beeinflussende Wirkstoffklassen

11.11 Den Sympathikus beeinflussende Arzneimittel

Eine Übersicht über den Sympathikus beeinflussende Arzneistoffklassen ist in Abb. 11.7.

Noradrenalin löst durch Bindung an die sympathischen Rezeptoren folgende **Wirkungen** aus (Tab. 11.33):

- Zunahme der Herzfrequenz und der Kontraktilität (positiv chronotrope und positiv inotrope Wirkung),
- Verengung der Blutgefäße von Eingeweiden, Gehirn, Haut und Lunge,
- Erweiterung der Blutgefäßen von Skelettmuskulatur und der Koronarien,

Tab. 11.34 Angriffspunkte und Effekte des Sympathikus

Angriffspunkt	Ort der Reaktion	Effekt der Rezeptorerregung
Alpha-Rezeptoren	Glatte Muskulatur, vorwiegend der Blutgefäße	Gefäßverengung, Blutdruck steigt
	Auge	Pupillenerweiterung
	Auge, Nase	Gefäßverengend
Beta-1-Rezeptoren	Herz	Erhöhung der Schlagkraft (positiv inotrop) und der Schlagfrequenz (positiv chronotrop), Erleichterung der Reizleitung
	Magen-Darm-Muskulatur	Erschlaffende Wirkung
	Stoffwechsel	Steigerung des Fettstoffwechsels, der Fettverdauung und der Glykogenfreisetzung aus Leber und Muskel
Beta-2-Rezeptoren	Bronchialmuskulatur	Erschlaffung der Muskulatur, Erweiterung der Bronchien
	Uterusmuskulatur	Erschlaffung der Muskulatur, Tokolyse
	Blutgefäße	Gefäßerweiterung, Blutdruckabfall
	Stoffwechsel	Steigerung des Fettstoffwechsels, der Fettverdauung und der Glykogenfreisetzung aus Leber und Muskel
Beta-3-Rezeptoren	Braunes Fettgewebe, Blase	Lipolyse, Thermogenese, Entspannung der glatten Harnblasenmuskulatur

- Erschlaffung der Bronchialmuskulatur,
- Abnahme des Tonus der glatten Muskulatur des Magen-Darm-Kanals, der ableitenden Harnwege und der Bronchialmuskulatur,
- Pupillenerweiterung (Mydriasis).

Die am **Sympathikus** angreifenden **Wirkstoffklassen** werden folgendermaßen eingeteilt:
- Sympathomimetika,
- Sympatholytika,
- zentral angreifenden Alpha-Sympathomimetika.

11.11.1 Sympathomimetika

Anhand ihres Wirkmechanismus werden sie eingeteilt in:
- **direkte** Sympathomimetika: die Wirkung wird durch einen direkten Kontakt mit den Rezeptoren ausgelöst,
- **indirekte** Sympathomimetika: die Wirkung wird indirekt ausgelöst, indem die Konzentration des Überträgerstoffs Noradrenalin im synaptische Spalt erhöht wird.

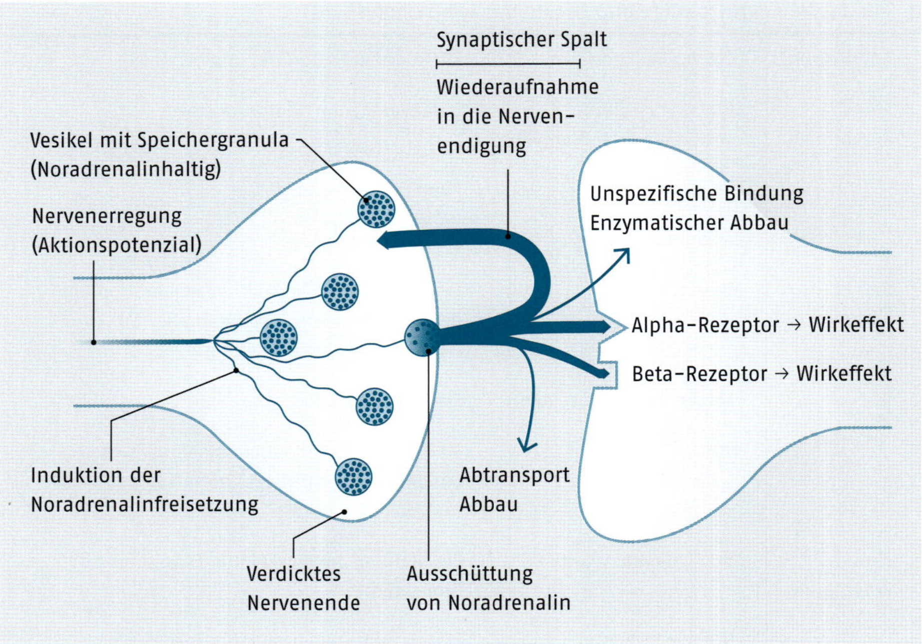

Abb. 11.8 Erregungsübertragung an der andrenergen Synapse. Nach Scheler

Die Konzentration von Noradrenalin kann entweder durch eine vermehrte Freisetzung des Überträgerstoffs Noradrenalin erhöht werden oder durch die Hemmung der Wiederaufnahme des Überträgerstoffs in die Nervenendigungen. Die Vorgänge bei der Erregungsübertragung an der adrenergen Synapse (Verbindungsstelle zwischen zwei Neuronen oder einem Neuron und dem Erfolgsorgan) zeigt Abb. 11.8.

Die sympathischen, adrenergen Rezeptoren am Erfolgsorgan sind nicht einheitlich. Es wird zwischen zwei Typen unterschieen: **Alpha-** und **Beta-Rezeptoren**. Die Beta-Rezeptoren werden in drei Subtypen, Beta-1-, Beta-2- und Beta-3-Rezeptoren unterteilt. Diese Rezeptortypen sind auf verschiedene Körperorgane verteilt. Durch Erregung der einzelnen Rezeptortypen werden die in Tab. 11.34 dargestellten Wirkungen ausgelöst.

Direkte Sympathomimetika

Die direkten Sympathomimetika erregen analog zu Noradrenalin die Rezeptoren des Sympathikus. Abhängig vom Rezeptortyp, den sie aktivieren, werden sie in Alpha- oder Beta-Sympathomimetika unterteilt.

Alpha-Sympathomimetika

Arzneimittel dieser Gruppe erregen vorwiegend die Alpha-Rezeptoren und beeinflussen so hauptsächlich die Blutgefäße, die Darmmuskulatur und die Augen. Alpha-Sympathomimetika werden systemisch oder lokal angewendet.

Alpha-Sympathomimetika werden vorwiegend zur systemischen oder lokalen Gefäßverengung eingesetzt. **Indikationen** sind hypotone Blutdruckstörungen oder Schleimhautschwellungen.

Tab. 11.35 Alpha-Sympathomimetika

INN	Handelsname D	Handelsname CH
Alpha-Sympathomimetika mit systemischer Wirkung		
UAW: Herzklopfen, Rhythmusstörungen und pektanginöse Beschwerden		
Adrenalin (Epinephrin)	Suprarenin®	Adrenalin Sintetica®
Etilefrin	Effortil®	Effortil®
Isoprenalin	Keine Zulassung	Isuprel®
Midodrin	Gutron®	Gutron®
Norepinephrin (Noradrenalin)	Arterenol®	Noradrenalin Sintetica®
Theodrenalin + Cafedrin	Akrinor®	Keine Zulassung
Alpha-Sympathomimetika mit lokaler Wirkung		
UAW: systemische UAW bei empfindlichen Patienten oder hoher Dosierung (Einsatz bei empfindlichen Patienten vermeiden)		
Tramazolin	Biciron®, Rhinospray®	Keine Zulassung
Oxymetazolin	Nasivin®	Nasivin®
Xylometazolin	Otriven®, Olynth®	Otrivin®
Naphazolin	Privin®	In Oculosan®
Tetryzolin	Berberil®	Visine®
Phenylephrin	Visadron®	Neo-Synephrine HCl®

Systemisch wirkende Alpha-Sympathomimetika sind **kontraindiziert** bei Patienten mit Hyperthyreose, schweren Nierenfunktionsstörungen, Hypertonie und Phäochromozytom. Bei **Überdosierung** und der Anwendung Schleimhaut abschwellender Nasensprays über mehr als 7 Tage kann die Wirkung nachlassen (dauerhafte Schwellung mit der Folge einer Nasenspray-Abhängigkeit) und eine Atrophie der Schleimhaut auftreten. **Säuglingen** und **Kleinkindern** dürfen Alpha-Sympathomimetika zur lokalen, z. B. Schleimhaut abschwellenden Wirkung nur in stark verdünnten Tropfen verabreicht werden. Diese sollten nicht in Form von Sprays angewendet werden, da sonst unter Umständen Atemstörungen und komatöse Zustände als Folge einer erhöhten Absorption auftreten können.

Präparate und **UAW** in Tab. 11.35.

Praxistipp

Säuglingen und Kleinkindern dürfen Alpha-Sympathomimetika zur lokalen, z. B. Schleimhaut abschwellenden Wirkung nur stark verdünnt Tropfen verabreicht werden!

▫ **Tab. 11.36** Beta-Sympathomimetika

INN	Handelsname D	Handelsname CH	Indikationen
UAW: Herzrhythmusstörungen, Angina pectoris-Anfälle, Übelkeit, erhöhte Schweißproduktion (außer Beta-3-Sypathomimetika)			
Sympathomimetika mit Beta-1- und Beta-2-Rezeptorwirkung			
Adrenalin (Epinephrin)	Suprarenin®	Adrenalin Sintetica®	Herzversagen, Schock, Kreislaufversagen
Dobutamin	Dobutamin Generika	Dobutrex®	Herzversagen
Dopamin	Dopamin Generika	Keine Zulassung	Schock, Herzversagen
Noradrenalin (Norepinephrin)	Arterenol®	Noradrenaline Sintetica®	Herzversagen, Schock
Orciprenalin	Alupent®	Keine Zulassung	Überleitungsstörung des Herzens, Bronchospasmolyse
Sympathomimetika mit ausgeprägter Beta-2-Rezeptorwirkung			
Bambuterol	Bambec®	Keine Zulassung	Bronchospasmolyse
Fenoterol	Berotec® N	Berotec® N	Bronchospasmolyse, Tokolyse
Formoterol	Oxis®, Foradil® P	Oxis®, Foradil®	Bronchospasmolyse
Hexoprenalin	Keine Zulassung	Gynipral®	Tokolyse
Reproterol	Bronchospasmin®	Keine Zulassung	Bronchospasmolyse
Salbutamol	Sultanol®, Volmac®	Ventolin®	Bronchospasmolyse
Salmeterol	Serevent®	Serevent®	Bronchospasmolyse
Terbutalin	Bricanyl®, Aerodur®	Bricanyl®	Bronchospasmolyse
Sympathomimetika mit ausgeprägter Beta-3-Rezeptorwirkung			
Mirabegron	Keine Zulassung	Betmiga®	Imperativer Harndrang, erhöhte Miktionsfrequenz und/oder Dranginkontinenz

Beta-Sympathomimetika

Beta-Sympathomimetika stimulieren die Beta-Rezeptoren, deren Effekte vom Rezeptorsubtyp abhängig sind (▫ Tab. 11.34).

Die gezielte **Wirkung** auf ausschließlich einen Rezeptorsubtyp ist nur in der Theorie möglich. In der Praxis können Substanzen unterschieden werden, die eine annähernd gleiche Wirkung auf die Beta-1- und Beta-2-Rezeptoren besitzen oder die eine überwiegende Beta-2- oder Beta-3-Rezeptorwirkung besitzen. Diese Beta-Rezeptorwirkung ist nicht absolut selektiv, sodass bei höherer Dosierung die jeweils anderen Beta-Rezeptorwirkungen klinisch relevant werden können. Einzelne Substanzen besitzen neben der Beta-

■ **Tab. 11.37** Indirekte Sympathomimetika

INN	Handelsname D	Handelsname CH	UAW
Ephedrin	In Wick MediNait®, Ephedrin Meduna®	in Vicks-MediNait®	Appetitlosigkeit(durch zentralerregende Wirkung), Blutdruckanstieg und Herzrhythmusstörungen
Pseudoephedrin	In Aspirin® Complex	In Aspirin® Complex	
Amezinium	Regulton®	Keine Zulassung	

Rezeptorwirkung auch eine therapeutisch wirksame Alpha-Rezeptorwirkung (z. B. Adrenalin, Noradrenalin).

Indikationen der Arzneimittel mit Beta-1- und Beta-2-sympathomimetischer Wirkung sind kardiogener Schock, Bradykardie und Überleitungsstörungen. Arzneistoffe mit überwiegender Beta-2-sympathomimetischer Wirkung eignen sich als Bronchospasmolytika bei Asthma bronchiale, zur Wehenunterdrückung (Tokolyse) und zur Gefäßerweiterung. Der erste und neuartige Beta-3-Rezeptoragonist Mirabegron wird zur Entspannung der glatten Muskulatur der Harnblase bei imperativem Harndrang, erhöhter Miktionsfrequenz und/oder Dranginkontinenz eingesetzt.

Beta-Sympathomimetika mit Ausnahme der Beta-3-Sumpathomimetika haben **Kontraindikationen** für Hypertonie, Arteriosklerose, koronarer Herzkrankheit, tachykarde Rhythmusstörungen und Hyperthyreose. Gefäßverengenden Substanzen wie Adrenalin und Noradrenalin dürfen wegen der Nekrosegefahr nicht Lokalanästhetika zugesetzt werden, wenn sie zur Anwendung an Fingern, Nase, Zehen und Penis bestimmt sind.

Präparate, Indikationen und **UAW** in ■ Tab. 11.36.

Indirekte Sympathomimetika

Indirekte Sympathomimetika hemmen die Wiederaufnahme von Noradrenalin in die Nervenenden. Dadurch resultiert eine erhöhte Noradrenalinkonzentration an den Rezeptoren, wodurch der Sympathikotonus erhöht wird. Bei wiederholter Gabe von indirekten Sympathomimetika verarmen die Speicher an Noradrenalin. Es kann nicht mehr genügend Noradrenalin freigesetzt werden, wodurch die sympathomimetische Wirkung stark abnimmt.

Indiziert sind indirekte Sympathomimetika bei Blutdruckabfall in der Anästhesiologie sowie in der Selbstmedikation vorwiegend zur lokalen Gefäßverengung und Schleimhautabschwellung im Rahmen von Erkältungskrankheiten oder grippalen Infekten.

Als **Interaktion** tritt eine Wirkverstärkung bei Kombination mit Antidepressiva, Salbutamol und anderen Sympathomimetika auf.

Bei schwerer Hypertonie, Erkrankungen des Herzens und älteren Patienten, die besonders empfindlich auf die zentralnervösen Wirkungen reagieren sind indirekte Sympathomimetika **kontraindiziert.**

Präparate und **UAW** in ■ Tab. 11.37.

11.11.2 Sympatholytika

Sympatholytika sind Arzneimittel, welche die Wirkung von Noradrenalin an sympathischen Rezeptoren hemmen. Anhand ihres Wirkmechanismus werden sie eingeteilt in:

- **direkte** Sympatholytika: Blockade sympathischer Alpha- und Beta-Rezeptoren (Alpha- und Betablocker),

Tab. 11.38 Alpha-Sympatholytika (Alphablocker)

INN	Handelsname D	Handelsname CH	Indikation
UAW: orthostatische Beschwerden, Kopfschmerzen, Tachykardie, Übelkeit, Müdigkeit und Mundtrockenheit			
Alfuzosin	Urion®, Uroxatral®	Xatral®	Prostatahyperplasie
Bunazosin	Andante®	Keine Zulassung	Hypertonie
Doxazosin	Cardular®, Diblocin®	Cardura®	Hypertonie/Prostatahyperplasie
Labetalol	Keine Zulassung	Trandate ®	Hypertonie
Tamsulosin	Alna Ocas®, Omnic Ocas®	Pradif® T	Prostatahyperplasie
Terazosin	Flotrin®, Heitrin®	Hytrin® BPH	Prostatahyperplasie
Urapidil	Ebrantil®	Ebrantil®	Hypertonie

- **indirekte** Sympatholytika: Herabsetzung der Freisetzung und Speicherfähigkeit von Noradrenalin.

In der Folge beider Wirkmechanismen kann Noradrenalin nicht mehr bzw. weniger an Rezeptoren binden.

Alpha-Sympatholytika (Alphablocker)

Die alphasympatholytisch wirkenden Substanzen, auch Alphablocker genannt, rufen vorwiegend eine Erweiterung der Gefäße hervor. Die Alphablocker gehen mit den Alpha-Rezeptoren eine Bindung ein, besitzen aber keine „intrinsic activity" (intrinsische Aktivität, ▸Kap. 5.8.2). Der physiologische Überträgerstoff (Noradrenalin) kann dadurch keine Verbindung mehr mit dem Rezeptor eingehen, sodass er seine Wirkung nicht ausüben kann.

Indikationen der Alpha-Sympatholytika sind Bluthochdruck und **b**enigne **P**rostata**h**yperplasie (BPH ▸Kap. 17.3).

Präparate, UAW und **Indikationen** in Tab. 11.38.

Beta-Sympatholytika (Betablocker)

Beta-Sympatholytika, auch Betablocker genannt, setzen durch Blockade der **Beta-1-Rezeptoren** die Schlagfrequenz und die Schlagkraft des Herzens herab. Die kardioprotektive Wirkung wird dabei durch den verringerten Sauerstoffverbrauch des Herzens erreicht. Durch die Blockade der **Beta-2-Rezeptoren** resultiert eine Kontraktion der glatten Muskulatur (Darm, Bronchien, Uterus) sowie eine Hemmung des Zuckerstoffwechsels (Tab. 11.34.) Therapeutisch genutzt wird vorwiegend die Blockade der Beta-1-Rezeptoren.

Betablocker finden Anwendung bei Hypertonie, koronarer Herzkrankheit, Herzinsuffizienz, Herzrhythmusstörungen und funktionellen Herz-Kreislauf-Störungen. Weitere **Indikationen** sind Hyperthyreose, Glaukom, Prophylaxe der Migräne und angstbedingte, vegetative Störungen.

◘ Tab. 11.39 Beta-Sympatholytika (Betablocker)

INN	Handelsname D	Handelsname CH	Beta-1-Selektivität
UAW: gastrointestinale Beschwerden, Müdigkeit, Benommenheit und Kopfschmerzen; UAW aufgrund der Blockade von Beta-Rezeptoren: Abnahme der Kontraktionskraft des Herzens, Bradykardie, hypotone Kreislaufstörungen, Verschlechterung der peripheren Durchblutung (kalte Hände und Füße), Verstärkung von Hypoglykämien bei insulinabhängigen Diabetikern, Zunahme des Atemwegwiderstands sowie erektile Dysfunktion			
Acebutolol	Prent®	Keine Zulassung	(+)
Atenolol	Tenormin®	Tenormin®	+
Betaxolol	Kerlone®	Betoptic® Augentropfen	+
Bisoprolol	Concor®	Concor®	+
Carvedilol	Dilatrend®, Querto®	Dilatrend®	–
Celiprolol	Selectol®	Selectol®	(+)
Esmolol	Brevibloc®	Brevibloc®	+
Metoprolol	Lopresor®, Beloc-Zok®	Lopresor®, Beloc-Zok®	+
Nebivolol	Nebilet®	Nebilet®	+
Pindolol	Visken®	Visken®	–
Propranolol	Dociton®	Inderal®	–
Sotalol	Sotalex®	Sotalol® Mepha	–

Zu den **Kontraindikationen** gehören bradykarde Rhythmusstörung, atrioventrikulärer Block (AV-Block), Diabetes mellitus mit Neigung zu Spontanhypoglykämien und schweren obstruktiven Atemwegserkrankungen (insbesondere Asthma bronchiale).

Vorsichtsmaßnahme: Beim Absetzen nach langfristiger Gabe von Betablockern ist eine langsame Dosisreduktion notwendig. Grund dafür ist, dass unter der Therapie mit Betablockern die Anzahl der Beta-Rezeptoren zunimmt. Werden die Betablocker plötzlich abgesetzt, muss mit der Gefahr von Angina pectoris-Anfällen oder eines Herzinfarkts sowie einer Tachykardie gerechnet werden. Daher wird bei Therapieende die Dosis von Betablockern langsam reduziert und bei Therapiebeginn die Dosis langsam gesteigert.

Präparate, UAW und **Rezeptorselektivität** in ◘ Tab. 11.39.

Indirekte Sympatholytika

Die Wirkung der indirekten Sympatholytika beruht auf zwei **Wirkmechanismen**. Sie setzen das **Speichervermögen** der Nervenendigungen für Noradrenalin herab oder verhindern die **Freisetzung** von Noradrenalin aus den Nervenendigungen. Beide Mechanismen rufen eine Blutdrucksenkung hervor, weshalb die **Indikation** dieser Substanzklasse Bluthochdruck ist.

Tab. 11.40 Zentral angreifende Alpha-Sympathomimetika (Antisympathotonika)

INN	Handelsname D	Handelsname CH	UAW
Clonidin	Catapresan®	Catapresan®	Sedierung, Schwindel, gastro-intestinale Beschwerden und Mundtrockenheit
Moxonidin	Physiotens®, Cynt®	Physiotens®	
Methyldopa	Presinol®	Aldomet®	

Die Behandlung mit diesen Arzneistoffen muss einschleichend begonnen werden, da vorerst die Nervenenden noch mit Noradrenalin gefüllt sind und langsam entleert werden sollen. Bei zu hohen Anfangsdosen würde aufgrund der starken Freisetzung von Noradrenalin eine Blutdrucksteigerung hervorgerufen.

Die **unerwünschten Wirkungen** beruhen im Wesentlichen auf dem Ausfall des Sympathikus. Es können orthostatische Beschwerden, Bradykardie sowie erhöhte Darmmotilität auftreten.

Präparate: Reserpin ist enthalten in den Kombinationspräparaten (D: Briserin® N; CH: Brinerdin®).

11.11.3 Zentral angreifende Alpha-Sympathomimetika

Die **zentral** angreifenden Alpha-Sympathomimetika werden auch als **Antisympathotonika** bezeichnet. Sie stimulieren im Gehirn Alpha-Rezeptoren von hemmenden (inhibitorischen) Neuronen auf das sympathische Nervensystem. Die bisher genannten Alpha-Sympathomimetika dagegen senken den Sympathikotonus durch Hemmung der Wirkung von Noradrenalin an sympathischen Rezeptoren. Durch die Aktivierung der hemmenden Neurone wird der Blutdruck gesenkt sowie die Herzfrequenz und das Herz-Zeit-Volumen verringert. **Indikation** der Antisympathotonika ist daher die Behandlung der Hypertonie.

Präparate und **UAW** in ◘ Tab. 11.40.

Praxistipp

- Bei Therapiebeginn und Therapieende von Betablockern ist eine langsame Dosissteigerung bzw. Dosisreduktion notwendig (Gefahr der Reflextachykardie).
- Bei schwerer Hypertonie, Erkrankungen des Herzens und älteren Patienten, die besonders empfindlich auf die zentralnervösen Wirkungen reagieren sind indirekte Sympathomimetika vor allem in der Selbstmedikation kontraindiziert.

11.12 Den Parasympathikus beeinflussende Arzneimittel

Wie in ▸Kap. 11.10 erwähnt, dient der Parasympathikus vorwiegend der Erholung des Organismus. Die parasympathische Erregungsübertragung sowohl in der parasympathischen Synapse wie auch am Erfolgsorgan erfolgt mit dem Überträgerstoff Acetylcholin. Dieses wird nach der Freisetzung rasch durch das spezifisch wirkende Enzym Acetylcholinesterase und durch das unspezifische Enzym Cholinesterase unwirksam gemacht (○ Abb. 11.9).

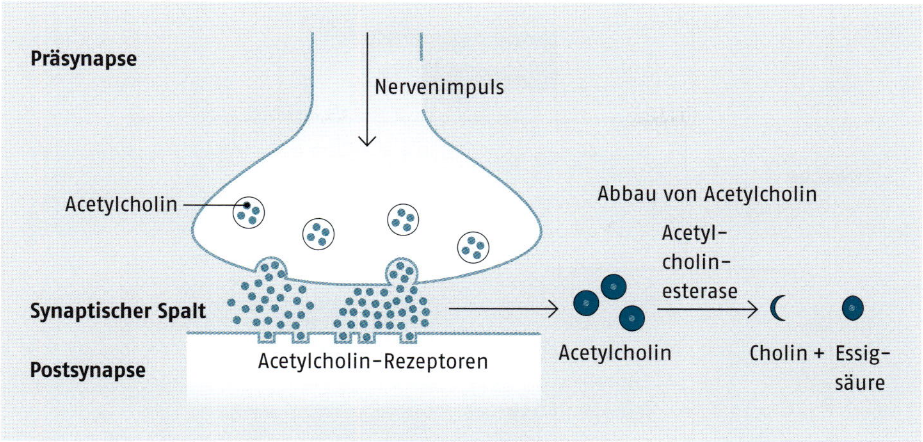

Abb. 11.9 Erregungsübertragung am Parasympathikus

Acetylcholin löst durch eine Bindung an den Acetylcholinrezeptoren folgende **Wirkungen** aus (Tab. 11.33):

- Abnahme der Herzfrequenz und der Kontraktilität (negativ chronotrope und negativ inotrope Wirkung),
- periphere Gefäßerweiterung,
- Steigerung der Sekretion der Speichel-, Magensaft-, Bronchial- und Schweißdrüsen,
- Zunahme des Tonus der glatten Muskulatur des Magen-Darm-Kanals, der ableitenden Harnwege und der Bronchialmuskulatur,
- Pupillenverengung (Miosis).

Die am Parasympathikus angreifenden **Wirkstoffklassen** werden folgendermaßen eingeteilt:

- **Parasympathomimetika** und
- **Parasympatholytika.**

Eine Übersicht zu den am Parasympathikus angreifenden Arzneimittelgruppen stellt Abb. 11.10 dar.

11.12.1 Parasympathomimetika

Die Parasympathomimetika werden folgendermaßen unterteilt:

- **Direkte** Parasympathomimetika erregen den Parasympathikus analog wie der Überträgerstoff Acetylcholin,
- **Indirekte** Parasympathomimetika hemmen den Abbau von Acetylcholin durch die Acetylcholinesterase, wodurch Acetylcholin länger wirken kann.

Direkte Parasympathomimetika

Acetylcholin kann wegen seines raschen Abbaus im Körper nicht therapeutisch genutzt werden. Die zur Therapie eingesetzten Substanzen besitzen die gleiche Wirkung am Rezeptor wie Acetylcholin, werden jedoch wesentlich langsamer abgebaut.

Bei **Indikationen** wie postoperativer Blasen- und Darmatonie werden direkte Parasympathomimetika systemisch angewandt. Pilocarpin wird systemisch eingesetzt zur

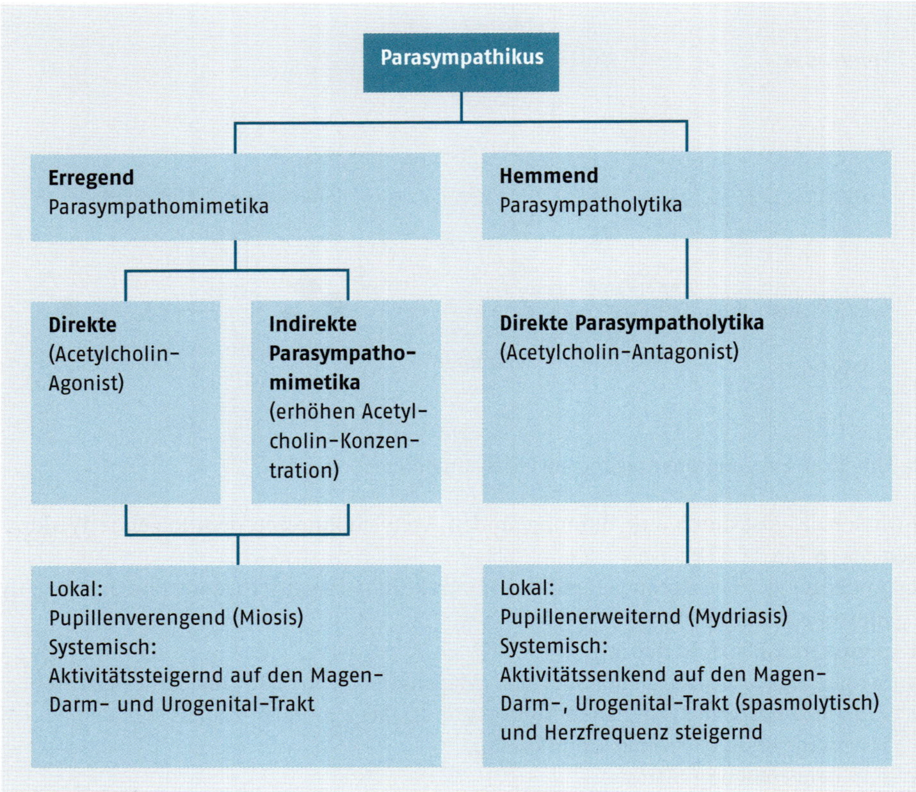

Abb. 11.10 Den Parasympathikus beeinflussende Wirkstoffklassen

Tab. 11.41 Direkte Parasympathomimetika

INN	Handelsname D	Handelsname CH	UAW
Carbachol	keine Zulassung	Miostat®	Bei systemischer Therapie durch Erhöhung des Parasympathikotonus: Schweißausbrüche, verstärkter Speichelfluss und gastrointestinale Beschwerden
Bethanechol	Myocholine Glenwood®	Myocholine Glenwood®	
Pilocarpin	Spersacarpin®, Salagen®	Spersacarpine® Salagen®	

Förderung des Speichelflusses bei ungenügender Funktion der Speicheldrüsen z. B. nach Bestrahlung im Kopf-Hals-Bereich. Beim Glaukom erfolgt die Anwendung lokal am Auge.

Kontraindikationen: Herzinsuffizienz, Angina pectoris, Asthma, Hyperthyreose, Morbus Parkinson

Präparate und **UAW** in Tab. 11.41.

Indirekte Parasympathomimetika

Indirekte Parasympathomimetika hemmen die Inaktivierung von Acetylcholin, indem sie die Wirkung des Enzyms Acetylcholinesterase hemmen. Dadurch steigt die Konzentra-

Tab. 11.42 Indirekte Parasympathomimetika

INN	Handelsname D	Handelsname CH	Besonderheiten
UAW: Zeichen des erhöhten Parasympathikotonus: Schweißausbrüche, starker Speichelfluss, Übelkeit, Erbrechen, Durchfall			
Physostigmin	Anticholium®	Keine Zulassung	Antidot (Gegengift) bei Atropin- oder Amphetamin-Vergiftungen
Pyridostigminbromid	Mestinon®	Mestinon®	
Neostigmin	Neostigmin®	In Robinul Neostigmine®	
Distigminbromid	Ubretid®	Ubretid®	

tion an Acetylcholin in der Umgebung der Rezeptoren und die parasympathischen Reize werden indirekt verstärkt. Die Wirkungen sind dieselben wie bei den direkten Parasympathomimetika.

Indikationen sind Darm- und Blasenatonie, Glaukom und Myasthenia gravis.

Wichtige **Kontraindikationen** sind Herzinsuffizienz, Angina pectoris, Asthma bronchiale und Hyperthyerose.

Präparate, UAW und **Besonderheiten** in Tab. 11.42.

11.12.2 Parasympatholytika

Parasympatholytika, auch **neurotrope Spasmolytika** genannt, blockieren die parasympathischen Rezeptoren (Muscarinrezeptor) am Erfolgsorgan.

Parasympatholytika lösen, dem Acetylcholin entgegengesetzte **Wirkungen** aus (Wirkungen von Acetylcholin Tab. 11.33).

Indikationen der Parasympatholytika sind Reanimation, Spasmen des Magen-Darm-Trakts, der Gallen- und ableitenden Harnwege sowie der weiblichen Genitalorgane. Außerdem werden sie zur Bronchodilatation bei Asthma bronchiale eingesetzt. Bei der Narkosevorbereitung dienen sie zur Ausschaltung parasympathischer Reflexe und Reduzierung der Schleimsekretion in den oberen und unteren Luftwegen. Atropin ist zudem ein **Antidot** bei Vergiftung durch bestimmte Insektizide. Schließlich dienen die Parasympatholytika als Mydriatika zur diagnostischen Pupillenerweiterung. Parasympatholytika sind **kontraindiziert** bei Glaukom und Prostatahypertrophie. Patienten mit koronarer Herzkrankheit dürfen Parasympatholoytika nur in niedrigen Dosen erhalten, damit die Herzfrequenz unbeeinflusst bleibt.

Präparate, UAW und **Anwendung** in Tab. 11.43.

11.12.3 Muskulotrope und neuromuskulotrope Spasmolytika

Die glatte Muskulatur (an Gefäßen, Harnwegen, Atemwegen, Darm) kann auf zwei Arten erschlafft werden:

- durch Dämpfung des Parasympathikus (neurotrope Spasmolytika ▸ Kap. 11.12.2),
- durch direkte Einwirkung auf die glatten Muskelzellen (muskulotrope Spasmolytika und neuromuskulotrope Spasmolytika).

◘ Tab. 11.43 Parasympatholytika

INN	Handelsname D	Handelsname CH	Anwendung/Indikation
UAW: Zeichen der parasympatholytischen Wirkung: je nach Art der Indikation sind die Einzelwirkungen der Parasympathikushemmung erwünscht oder unerwünscht			
Atropin	Atropinsulfat®	Atropinsulfat®	Parenteral: Narkosevorbereitung, Antidot und Kurzzeitbehandlung von Herzrythmusstörungen, Augentropfen: Mydriatikum zur Augenuntersuchung
	Dysurgal®	Bellafit®	Peroral: Spasmen im Magen-Darm-Bereich
Butylscopolaminbromid	Buscopan®	Buscopan®	Parenteral, peroral, rektal: Spasmen im Magen-Darm-Trakt
Darifenacin	Emselex®	Emselex®	Peroral: überaktive Blase
Fesoterodin	Toviaz®	Toviaz®	Peroral: überaktive Blase
Glycopyrroniumbromid	Robinul®	In Robinul Neostigmine®	Parenteral: Narkosevorbereitung
Ipratropiumbromid	Atrovent®, Itrop®	Atrovent®	Inhalation: Bronchodilatation; peroral: Herzrhythmusstörungen
Solifenacin	Vesikur®	Vesikur®	Peroral: überaktive Blase
Tiotropium	Spiriva®	Spiriva®	Inhalation: Bronchodilatation
Tolterodin	Detrusitol®	Detrusitol® SR	Peroral: überaktive Blase
Tropicamid	Mydriaticum Stulln®	Mydriaticum Dispersa®	Augentropfen: Mydriatikum zur Augenuntersuchung
Trospiumchlorid	Spasmex®	In Spasmo-Urgenin® Neo	Peroral: überaktive Blase

Muskulotrop wirkende Substanzen sind mit Papaverin, einem Wirkstoff aus Opium, verwandt. Oxybutynin nimmt eine Zwischenstellung ein und wirkt sowohl neurotrop als auch muskulotrop.
Die **Indikationen** für muskulotrope Spasmolytika und neuromuskulotrope Spasmolytika sind vergleichbar mit den Indikationen für neurotrope Spasmolytika. Sie werden bei Spasmen der Bronchien, des Magen-Darm-Trakts, der Gallen- und der ableitenden Harnwege sowie des Uterus eingesetzt.

Der **neue Arzneistoff** Pinaverium (CH Dicetel®) ist ein peripher wirksamer Calciumantagonist. Es wird zur symptomatischen Behandlung von Schmerz, Transitstörungen und Darmerkrankungen wie dem Reizdarmsyndrom eingesetzt. Pinaverium wirkt gezielt im Magen-Darm-Trakt und bewirkt eine Entspannung der glatten Muskulatur.

Präparate und **UAW** in ◘ Tab. 11.44.

Tab. 11.44 Muskulotrope und neurotrope Spasmolytika

INN	Handelsname D	Handelsname CH	UAW
Muskulotrope Spasmolytika			
Papaverin	Paveron®	Keine Zulassung	Kardiovaskuläre Störungen, Schwindel, Kopfschmerzen, Obstipation und erhöhte Transpiration
Propiverin	Mictonorm®	Keine Zulassung	
Mebeverin	Duspatal®	Duspatalin®	
Neuromuskulotrope Spasmolytika			
Oxybutynin	Dridase®, Kentera® Pflaster	Ditropan®, Kentera® Pflaster	Siehe muskulotrope Spasmolytika; zusätzlich parasympatholytische UAW

MERKE

- Das vegetative Nervensystem wird in Sympathikus und Parasympathikus unterteilt.
- Die Sympathikus-Aktivierung erhöht die Fähigkeit zur Arbeitsleistung, Herz, Kreislauf und Atmung werden aktiviert, die Tätigkeit des Magen-Darm-Trakts wird verringert.
- Die Parasympathikus-Aktivierung fördert alle Vorgänge, die der Erholung dienen; die Aktivität der Verdauungsdrüsen und der Darmmuskulatur nehmen zu, Herz-, Kreislauf- und Atmungstätigkeit nehmen ab.

11

Überprüfen Sie Ihr Wissen!

Fragen

1. Mit welchen medikamentösen Möglichkeiten lassen sich Schmerzen beeinflussen?
2. Wie wird die Gruppe der Schmerzmittel unterteilt?
3. Welche Wirkungen weisen die Opioidanalgetika auf?
4. Worauf muss bei einer Umstellung von einem Opioidanalgetikum auf ein anderes geachtet werden?
5. Wo wirken Opioidanalgetika und wie kommt die Wirkung von Nicht-Opioidanalgetika zustande?
6. Welche Wirkungen weisen die Nicht-Opioidanalgetika (Paracetamol ausgenommen) auf?
7. Können die Salicylate unbedenklich mit Antikoagulanzien kombiniert werden?
8. Welche unerwünschte Wirkung weist Paracetamol auf und wann?
9. Welche unerwünschte Wirkung der Pyrazole, insbesondere von Metamizol, muss berücksichtigt werden und welche Kontrolle muss bei Langzeittherapie durchgeführt werden?
10. Welche Punkte sollten bei der Schmerztherapie bei Tumorpatienten beachtet werden?
11. Welche Substanzgruppen werden zur Migräneprophylaxe eingesetzt?
12. Welche Substanzen werden vorwiegend zur Migränetherapie eingesetzt?
13. Mit welchen Wirkprinzipien kann die chronische Gicht beeinflusst werden?
14. Was versteht man unter Prämedikation?
15. Welchen Vorteil besitzt die Inhalationsnarkose?
16. Zwischen welchen Arten von Lokalanästhesie wird unterschieden?
17. Welche Hauptindikation besitzen die peripher wirkenden Muskelrelaxanzien?
18. Welche Maßnahme ist vor der Anwendung von peripher wirkenden Muskelrelaxanzien durchzuführen?
19. Welche Indikationen weisen die zentral wirkenden Muskelrelaxanzien auf?
20. Welche Eigenschaften müssen Schlafmittel zur Behandlung von Einschlafstörungen aufweisen?
21. Warum wird die Dosierung von Schlafmitteln oft eigenhändig gesteigert?
22. Mit welchen Arzneimitteln kommt es zu Interaktionen mit Schlafmitteln?

23. Welche Gruppe von Schlafmitteln wird heute am häufigsten eingesetzt?
24. Was sind die wichtigsten unerwünschten Wirkungen der Neuroleptika?
25. Welche Gruppen von Antidepressiva gibt es? (2 Beispiele)
26. Welche wichtigen unerwünschten Wirkungen der verschiedenen Antidepressiva-Gruppen können bei einer Therapie auftreten?
27. Welche Indikationen und Kontraindikationen besitzen die Lithiumsalze?
28. Mit welchen anderen Arzneimitteln besteht bei Lithium die Gefahr von Interaktionen?
29. Welche Wirkungen besitzen die Tranquilizer?
30. Welcher Stoffklasse gehören die meisten Tranquilizer an?
31. Welches ist das größte Problem bei der Anwendung von Tranquilizern und wie kann man ihm begegnen?
32. Welche Substanzgruppe wird bei zytostatika- oder strahlentherapiebedingter Übelkeit bzw. Erbrechen vorwiegend eingesetzt?
33. Welche unerwünschte Wirkung muss berücksichtigt werden, wenn Antihistaminika als Antiemetika eingesetzt werden?
34. Welche Neurotransmitter sind für die Wirkung verschiedener Antiemetika wichtig?
35. Werden Antiepileptika eher zur Therapie oder zur Prophylaxe von epileptischen Anfällen eingesetzt?
36. Wie können die unerwünschten Wirkungen bei der Parkinsontherapie möglichst gering gehalten werden?
37. Wie kann der Dopaminspiegel im Gehirn erhöht werden, bei gleichzeitiger Reduktion der unerwünschten Wirkungen?
38. Welche Arzneimittelgruppen werden zur Behandlung der Demenz eingesetzt und welche Indikation besitzen sie?
39. Kann mit Acetylcholinesterase-Hemmern das Fortschreiten der Demenz verhindert werden?
40. Wie heißen die Überträgerstoffe beim vegetativen Nervensystem und wo wirken sie?
41. Welche Endung besitzen die Bezeichnungen für Arzneimittel, die a) erregend und b) hemmend auf das vegetative Nervensystem einwirken?
42. Was resultiert aus der Tatsache, dass die sympathischen Rezeptoren sich in Rezeptorsubtypen unterscheiden lassen und sich unterschiedlich auf die verschiedenen Organe verteilen?
43. In welche Gruppen werden die Sympathomimetika unterteilt?

44. Welche Indikationen besitzen die Alpha-Sympathomimetika?
45. Welche hauptsächlichen Indikationen besitzen die Sympathomimetika mit ausgeprägter Beta-2-Rezeptorwirkung?
46. Wie werden die Alpha-Sympatholytika üblicherweise genannt und welche Indikationen besitzen sie?
47. Wie werden die Beta-Sympatholytika üblicherweise genannt und welche Indikationen besitzen sie?
48. Was sind die Indikationen der Parasympathikus beeinflussenden Arzneimittel?
49. Was sind die Kontraindikationen der Parasympatholytika?

12 Endokrines System

Neben dem Nervensystem verfügt unser Körper mit dem endokrinen (hormonalen) System über ein weiteres **Regulationssystem**. Durch dieses endokrine System werden die Funktionen der einzelnen Organe und Zellen gesteuert, koordiniert und gegenseitig abgestimmt. Die Informationsträger sind hierbei die **Hormone** (Botenstoffe). Diese werden in bestimmten Organen bzw. Geweben (endokrine Drüsen) gebildet und gelangen über die Blutbahn zum jeweiligen Erfolgsorgan.

Im Gegensatz zum Nervensystem reagiert das endokrine Regulationssystem wesentlich langsamer auf Einflüsse. Die zentrale Steuerung übernimmt der Hypothalamus (Zwischenhirn), der über die sogenannten Releasing-Hormone (1. Hormon) stimulierend und über die Inhibiting-Hormone hemmend auf den Hypophysenvorderlappen wirkt (○ Abb. 12.1). Unter dem Einfluss des Releasing-Hormons schüttet die Hypophyse glandotrope (auf Drüsen wirkende) Hormone (2. Hormon) aus und gibt sie in die Blutbahn ab. Dieses zweite Hormon beeinflusst eine periphere Drüse (Nebennierenrinde, Schilddrüse, usw.) und bewirkt dort die Produktion und Freisetzung eines dritten Hormons. Dieses dritte Hormon wird ebenfalls über den Blutstrom im gesamten Organismus verteilt: In den Zellen, die über die entsprechenden Hormonrezeptoren verfügen, löst es die eigentliche Hormonwirkung aus (□ Tab. 12.1). Durch Hormonrezeptoren im Hypothalamus wird die Hormonkonzentration im Blut gemessen und entsprechend dieser Konzentration die Ausschüttung des Releasing-Hormons (Liberin) gesteuert, dieser Mechanismus nennt sich Rückkopplung (Regelkreis, ○ Abb. 12.1).

Dieses grundsätzliche Regulationssystem hat die in □ Tab. 12.2 aufgeführten Ausnahmen.

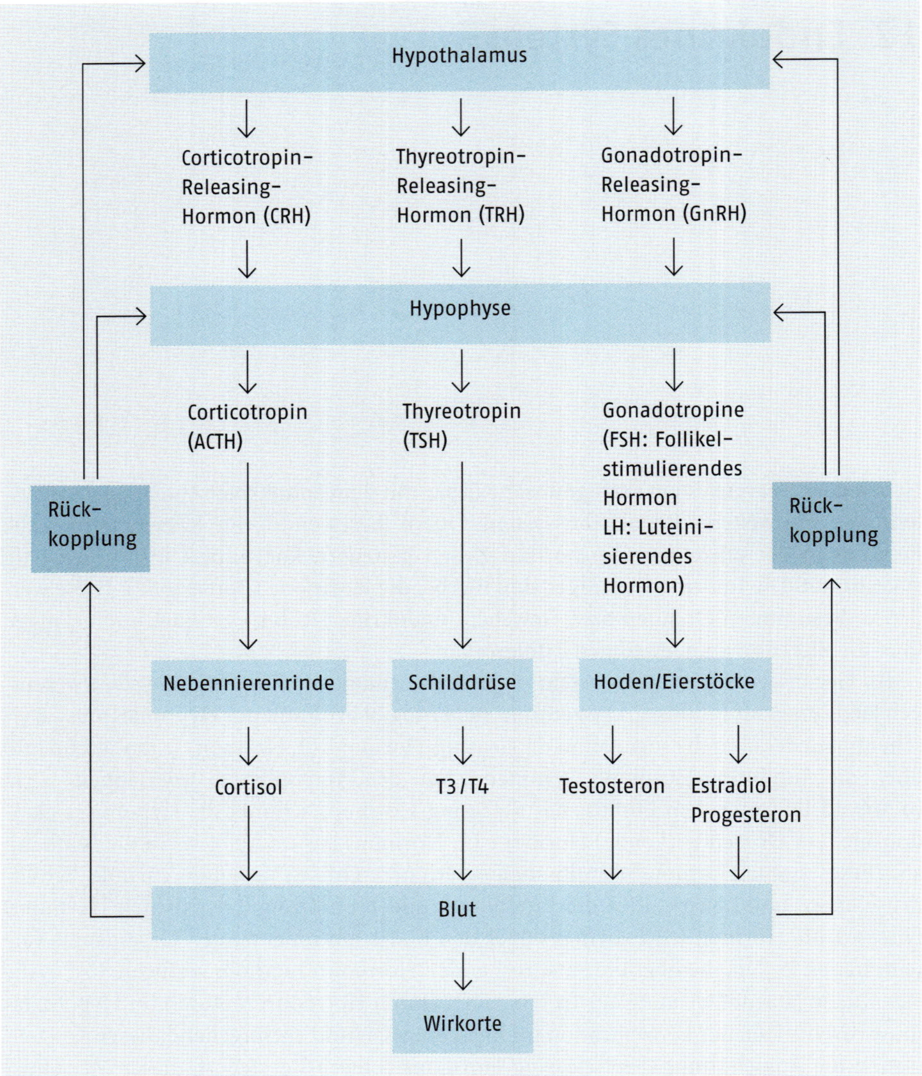

Abb. 12.1 Hypothalamus-Hypophysen-System und die hormonelle Steuerung

Tab. 12.1 Hormone und deren Hauptwirkung

Bezeichnung	Synonym	Hauptwirkungen
Hypophyse		
Adiuretin (ADH)	Vasopressin	Wasserretention
Oxytocin	–	Uteruskontraktion, Milchauspressung
Somatropin (STH)	Wachstumshormon	Knochenwachstum, Proteinsynthese, Lipolyse, Hemmung der Glucoseaufnahme

Tab. 12.1 Hormone und deren Hauptwirkung (Forts.)

Bezeichnung	Synonym	Hauptwirkungen
Hypophyse		
Melanozyten-stimulierendes Hormon	Melanotropin	Hautpigmentierung
Prolactin	Lactotropes Hormon	Brustwachstum, Milchproduktion
Schilddrüsen stimulierendes Hormon	TSH	Anregung der Schilddrüse zur Produktion von T3/T4
Adrenocorticotropes Hormon	ACTH	Anregung der Nebennierenrinde (NNR) zur Produktion von Cortisol und Mineralocorticoiden
Schilddrüse		
Thyroxin (T4) + Trriiodthyronin (T3)	Tetraiodthyronin, Liothyronin	Stoffwechselsteigerung, Wachstumsförderung
Calcitonin	Thyreocalcitonin	Senkung des Calciumspiegels, Erhöhung des Phosphatspiegels
Nebenschilddrüse		
Parathyrin	Parathormon	Erhöhung des Calciumspiegels
Pankreas		
Insulin	–	Glucoseaufnahme und -oxidation, Glycogenaufbau, Senkung des Blutglucosespiegels
Glucagon	–	Glycogenolyse, Gluconeogenese
Nebennierenrinde		
Glucocorticoide	–	Gluconeogenese, Proteolyse (Cortisol), Lipolyse, Entzündungshemmung
Mineralocorticoide	–	Regulation von Blutdruck, Elektrolyt-und Wasserhaushalt (Aldosteron)
Androgene (Testosteron)	–	Wachstum der männlichen Sexualorgane, Proteinsynthese
Nebennierenmark		
Adrenalin	Epinephrin	Förderung der Herzaktion, Glycogenolyse, Stimulation des ZNS
Noradrenalin	Norepinephrin	Blutdrucksteigerung

Tab. 12.1 Hormone und deren Hauptwirkung (Forts.)

Bezeichnung	Synonym	Hauptwirkungen
Ovar/Plazenta		
Estrogene (Estradiol)	–	Wachstum der weiblichen Sexualorgane, Proliferation der Uterusschleimhaut
Gestagene (Progesteron)	–	Umwandlung der Uterusschleimhaut (Sekretionsphase)
Niere		
Erythropoetin	–	Erythrozytenbildung
Herz		
Atrialer natriuretischer Faktor	Atriopeptin	Verstärkte Diurese, Natriurese

Tab. 12.2 Ausnahmen der Hormonregulation

Hormon	Regulation durch
Aldosteron	Renin über Angiotensin I/Angiotensin II (RAA-System) sowie erhöhte Freisetzung/Bildung von Aldosteron durch ACTH, eine Hypovolämie, Hyponatriämie oder Hyperkaliämie
Catecholamine (z. B. Adrenalin, Dopamin)	Nervensystem
Erythropoetin	Sauerstoffmangel
Parathormon und Calcitonin	Konzentration des ionisierten Calciums

12.1 Nebennierenrindenhormone

Die Nebennieren sitzen den Nieren an den oberen Enden locker auf. Sie bestehen aus zwei funktionellen Einheiten: Nebennierenrinde und Nebennierenmark.

12.1.1 Aufbau der Nebennierenrinde

Die Nebennierenrinde (NNR) lässt sich histologisch in drei ineinander übergehende Schichten unterteilen:

- **Zona glomerulosa**, in der vor allem den Mineralstoffwechsel beeinflussende Mineralocorticoide (z. B. Aldosteron) gebildet werden. Aldosteron führt durch die Beeinflussung des Elektrolythaushalts zu einem Blutdruckanstieg. Als Arzneimittel werden Mineralocorticoide in Kombination mit Glucocorticoiden (Fludrocortison: D Astonin®, CH Florinef®) bei Nebenniereninsuffizienz eingesetzt.
- **Zona fasciculata**, in der die den Kohlenhydrat-, Fett- und Eiweißstoffwechsel beeinflussenden Glucocorticoide (z. B. Cortisol) gebildet werden.
- **Zona reticularis**, in der in geringen Mengen Androgene gebildet werden.

12.1.2 Glucocorticoide

In der Zona fasciculata werden verschiedene Glucocorticoide gebildet. Das physiologisch wichtigste ist das Cortisol (Hydrocortison). Es wird nicht in konstanter Menge ausgeschieden, sondern unterliegt **tageszeitlichen Schwankungen**, wobei der maximale Plasmaspiegel morgens um 6 Uhr und der minimale Plasmaspiegel gegen Mitternacht erreicht werden. Zudem können Stress-Situationen einen erheblichen Anstieg der Cortisol-Bildung auslösen.

Die **Wirkungen der Glucocorticoide** entsprechen weitgehend denjenigen des Cortisols:

- Erhöhung des Blutzuckerspiegels (über Lipolyse, Proteinolyse) und der Glycogenbildung in der Leber,
- Blockierung entzündlicher Prozesse (antiphlogistische Wirkung),
- Hemmung der körpereigenen Abwehrmechanismen gegen Infektionserreger und Verminderung der Antikörperbildung (immunsuppressive Wirkung),
- antiallergische Wirkung,
- leichte mineralcorticoide Wirkung (Beeinflussung des Wasser- und Elektrolythaushalts).

Arzneimitteltherapie

Therapeutische werden Glucocorticoide angewandt wegen ihrer

- antientzündlichen Wirkung,
- antiallergischen Wirkung,
- immunsuppressiven Wirkung.

Obwohl Glucocorticoide nur eine **symptomatische** Wirkung aufweisen (Ausnahme ist die Substitutionstherapie bei Nebenniereninsuffizienz), können sehr gute Behandlungserfolge erzielt werden.

Die **Indikationen** der Glucocorticoide sind außerordentlich vielfältig. Sie werden unter anderem eingesetzt bei:

- entzündlich-rheumatischen Erkrankungen,
- allergischen Reaktionen (allergische Rhinitis, Insektenstiche, Urtikaria, anaphylaktischer Schock),
- Hauterkrankungen (Ekzeme, Psoriasis),
- Lungenerkrankungen (Asthma bronchiale),
- gastrointestinalen Erkrankungen (Morbus Crohn),
- zur Immunsuppression,
- malignen Tumoren (Leukämie),
- schweren Schockzuständen,
- Transplantationen,
- akuter und chronischer Nebennierenrindeninsuffizienz (Substitutionstherapie).

Aufgrund der vielfältigen Wirkungen der Glucocorticoide sind diese nur bei strenger Indikationsstellung und unter Beachtung der Kontraindikationen und der unerwünschten Wirkungen einzusetzen. Die erforderliche Dosis ist individuell zu ermitteln und von Zeit zu Zeit zu überprüfen.

Tab. 12.3 Glucocorticoide

INN	Handelsname D	Handelsname CH	Relative Wirkstärke
UAW: Infektanfälligkeit, Ulcera im Magen-Darm-Trakt, verzögerte Wundheilung, Atrophie von Muskulatur, Haut- und Fettgewebe, Knochengewebeabbau (Osteoporose); Beeinflussung des ZNS: Schlafstörungen, Antriebshemmung; aufgrund der mineralcorticoiden Wirkung: Ödeme, Hypertonie, Cushing-Syndrom (unter anderem gekennzeichnet durch Stammfettsucht, Vollmondgesicht, Steroiddiabetes, Hypertonie, Pergamenthaut)			
Hydrocortison (Cortisol)	Hydrocortison Generika	Hydrocortone®, Solu-Cortef® (Injektion)	1
Deflazacort	Calcort®	Calcort®	2–3
Prednison	Decortin®	Prednison Streuli®	4
Prednisolon	Decortin® H	Spiricort®, Prednisolon Streuli®	4
Methylprednisolon	Urbason®	Medrol®, Fortecortin®	5
Fluocortolon	Ultralan-oral®	Keine Zulassung	5
Triamcinolon	Volon®, Delphicort® (Injektion)	Kenacort®, Triamcort Depot® (Injektion)	5–6
Dexamethason	Fortecortin®	Fortecortin®	30
Betamethason	Celestamine® Celestan® (Injektion)	Betnesol®, Diprophos® (Injektion)	30

Wenn möglich sollte dem Patienten die **Tagesdosis** täglich frühmorgens und auf einmal, analog dem physiologischen Tagesrhythmus der Glucocorticoidausschüttung, verabreichet werden.

Eine andere Therapiemöglichkeit ist die Gabe möglichst im 48-Stunden-Rhythmus durchzuführen, d. h. die für zwei Tage erforderliche Dosis jeden zweiten Morgen auf einmal zu nehmen. Diese sogenannte **alternierende** Therapie hat sich z. B. bei Kindern oder verschiedenen Haut- und Nervenkrankheiten bewährt.

Bei einer **Langzeittherapie** mit Glucocorticoiden sollte die Dosierung möglichst ≤7,5 mg/Tag Prednison-Äquivalent betragen, um ein **Cushing-Syndrom** (UAW Tab. 12.3) zu vermeiden. Wegen der Gefahr einer Nebennierenrindenatrophie (-Abbau) und Entzugssymptomen, darf eine Langzeittherapie mit Glucocorticoiden nicht plötzlich abgesetzt werden, sondern muss langsam (ausschleichend) beendet werden. Kurze Glucocorticoid-Behandlungen oder hochdosierte Einmalgaben rufen in den meisten Fällen keine gefährlichen Wirkungen hervor. Trotzdem sollten Glucocorticoide bei schweren Infektionen, Osteoporose, Psychosen sowie während der Schwangerschaft nur in Notfällen oder bei der reinen Substitutionstherapie angewandt werden.

Präparate, UAW und **relative Wirkstärke** in Tab. 12.3.

□ **Tab. 12.4** Typen von Langerhans Inselzellen

Zelltyp (Häufigkeit)	Produzierte Hormone und ihre Funktion
B-Zellen (ca. 60–80 %)	Insulin: steigert den Einstrom von Glucose in die Zelle, den Glucoseabbau, den Aufbau von Glycogen (Speicherform der Glucose) in der Zelle und die Umwandlung von Glucose zu Fett; hemmt die Umwandlung von Fetten bzw. Eiweißen in Glucose
A-Zellen (ca. 15–20 %)	Glucagon: Gegenspieler des Insulin, steigert den Glycogenabbau und die Neubildung von Glucose
D-Zellen (ca. 5–15 %)	Somatostatin: hemmt die Sekretion der Pankreasenzyme und reguliert die Ausschüttung von Somatotropin (Wachstumshormon)
PP-Zellen (< 2 %)	Pankreatisches Polypeptid: hemmt die Gallenblasenkontraktion sowie die Hormonabsonderung

12.2 Pankreashormone

Das Pankreas (Bauchspeicheldrüse) besteht funktionell aus zwei Teilen, dem exokrinen und dem endokrinen Pankreasgewebe.

- Im **exokrinen Pankreasgewebe** werden täglich ca. 1,5 Liter Pankreassaft gebildet. Dieser enthält zahlreiche Enzyme (z. B. α-Amylase, Trypsin, Lipase), die zur Spaltung von Fetten, Eiweißen und Kohlehydraten dienen.
- Das **endokrine Prankreasgewebe** besteht aus kleinen Zellverbänden, sogenannten Langerhans-Inselzellen. In diesen wird Glucagon, Insulin und Somatostatin gebildet. Es gibt vier Typen von Langerhans-Inselzellen (□ Tab. 12.4).

Diabetes mellitus ist eine Krankheit, die auf einer chronischen Störung des Glucosestoffwechsels, mit Erhöhung des Blutzuckerspiegels, beruht.

Zu unterscheiden sind der Diabetes mellitus Typ-1 und Typ-2. Bei einem **Diabetes mellitus Typ-1** zerstört das eigene Immunsystem (Autoimmunkrankheit) die B-Zellen des Pankreas. Es liegt ein sogenannter absoluter Insulinmangel vor. Bei einer Verminderung der Insulinproduktion sowie bei Insulinresistenz, z. B. durch Übergewicht spricht man von einem **Diabetes mellitus Typ-2** mit einem relativen Insulinmangel.

Mögliche **Spätfolgen** und Komplikationen eines Diabetes:

- Mikroangiopathie = Veränderungen kleiner Gefäße, bis zum Verschluss kleinster Arterien (Netzhautveränderungen, Nierenschädigung),
- Makroangiopathie = Veränderungen größerer Gefäße (Schlaganfall, koronare Herzkrankheit, periphere arterielle Verschlusskrankheit, diabetischer Fuß),
- Neuropathie = Schädigung der Nervenfasern (sensomotorische/autonome Neuropathie, diabetischer Fuß).

Um einen Diabetes mellitus zu behandeln gibt es neben der Diät eine Reihe von Arzneimitteln (Insulin, orale Antidiabetika) als Therapiemöglichkeiten.

12.2.1 Insulin

Zur Diabetesbehandlung werden sogenannte Humaninsuline und Insulinanaloga eingesetzt. Als **Humaninsulin** bezeichnet man Insulin, das in seiner chemischen Struktur mit dem menschlichen Insulin identisch ist. Hergestellt wird es entweder gentechnologisch oder durch chemische Molekülveränderung tierischer Insuline. Ein **Insulinanalogon** ist ein Insulinmolekül, das eine veränderte Aminosäuresequenz gegenüber Humaninsulin aufweist um z. B. eine schnellere Wirksamkeit hervorzurufen. Auch die Insulinanaloga werden gentechnologisch hergestellt.

Insulin wird durch Verdauungssäfte (Magensaft, Darmsaft) zerstört und kann deshalb nur unter Umgehung des Magen-Darm-Trakts (parenteral) appliziert werden.

Insulinarten

Je nach Stärke der Anfangswirkung, der Zeit bis zum Wirkmaximum und der Wirkdauer unterscheidet man folgende Insulinarten:

- **Kurzwirksame Insuline:** Der Wirkeintritt von kurzwirksamen Insulinen erfolgt nach 15–30 Minuten, das Wirkmaximum ist nach 1–3 Stunden erreicht, die Wirkdauer beträgt 5–8 Stunden.
- **Schnellwirkende Insuline:** Zu den schnellwirkenden Insulinen gehören die Insulin-Analoga Lispro-Insulin und Aspart-Insulin. Diese Insuline werden erheblich schneller aus dem Unterhautgewebe resorbiert als kurzwirksame Insuline. Sie entfalten ihre volle Wirkung etwa doppelt so schnell und werden unmittelbar vor den Mahlzeiten appliziert – der sonst übliche Spritz-Ess-Abstand entfällt.
- **Verzögerungsinsuline** (Basalinsuline, Depotinsuline): Die Verzögerungsinsuline werden langsamer resorbiert, woraus sich eine verlängerte Wirkdauer ergibt. Der Wirkeintritt erfolgt nach 1–2 Stunden. Diese Verzögerung wird durch Bindung des Insulins an einen basischen Eiweißkörper (Protamin) erreicht. Dies sind sogenannte NPH-Insulie (neutrales Protamin Hagedorn).
- **Mischinsuline** (Kombinationsinsuline): Misch- bzw. Kombinationsinsuline enthalten Gemische von kurzwirksamen oder schnellwirkenden Insulinen und Verzögerungsinsulinen.

Bei der Therapie mit Insulin müssen einige **Interaktionen** beachtet werden. Schilddrüsenhormone, Corticoide, Diuretika und Chlorpromazin vermindern die blutzuckersenkende Wirkung von Insulin. Bei gleichzeitiger Gabe von Betablockern kann es zu verlängerten hypoglykämischen Reaktionen, teilweise ohne Warnsymptome wie Zittern und Schweißausbruch kommen.

Präparate und **UAW** in ◻ Tab. 12.5.

> **Praxistipp**
>
> Insuline werden nach (internationalen) Einheiten (E) dosiert. Verordnungen in internationalen Einheiten (IE) sollten wegen der Verwechslungsgefahr mit der Zahl 1 nur in Einheiten (E) erfolgen ▸ Kap. 3.

Tab. 12.5 Insuline

INN	Handelsname D	Handelsname CH
UAW: Hypoglykämie, als Folge einer Überdosierung Schweißausbruch, Heißhunger, Herzklopfen, Kopfschmerzen und Bewusstlosigkeit (hypoglykämischer Schock), allergische Reaktionen, Lipodystrophien an den Injektionsstellen		
Kurzwirksame Insuline		
Humaninsulin	Insuman Rapid®, Actrapid®, Berlinsulin® H Normal	Insuman Rapid®, Actrapid®
Schnellwirkende Insuline (Insulinanaloga)		
Insulin aspart	NovoRapid®	NovoRapid®
Insulin glulisin	Apidra®	Apidra®
Insulin lispro	Humalog®	Humalog®
Verzögerungsinsuline (Basalinsuline)		
Humaninsulin (Insulin-Isophan)	Insuman® Basal, Berlinsulin® H Basal	Insuman® Basal, Insulatard® HM, Huminsulin® Basal
Insulin degludec	Keine Zulassung	Tresiba®
Insulin detemir	Levemir®	Levemir®
Insulin glargin	Lantus®	Lantus®
Mischinsuline (Kombinationsinsuline)		
Humaninsulin	Insuman® Comb 15, 25, 50; Berlinsulin® H	Insuman® Comb 25, Insulin Mixtard® 30
Insulinanaloga plus langwirksames Insulin	Humalog® Mix 25, 50; NovoMix® 30	Humalog® Mix 25, 50; NovoMix® 30

Formen der Insulintherapie

Man unterscheidet hauptsächlich fünf Arten der Insulintherapie:

- **Konventionelle Insulintherapie:** Ca. 30 Minuten vor dem Frühstück und dem Abendessen wird eine festgelegte Menge eines Kombinationsinsulins gespritzt. Der Patient muss den Spritz-Ess-Abstand, die Mahlzeiten und die errechnete Kohlenhydratmenge stets streng einhalten. Zwischenmahlzeiten sind zudem erforderlich.
- **Intensivierte Insulintherapie** (Basis-Bolus): Ein- bis zweimal am Tag wird ein Verzögerungsinsulin gespritzt, das ca. 50 % des Gesamtbedarfs deckt. Zu jeder Mahlzeit wird zusätzlich ein rasch wirksames Insulinpräparat gespritzt. Dies entspricht eher dem physiologischen Bedarf, als die konventionelle Insulintherapie. Um eine erfolgreiche Therapie zu gewährleisten, muss der Patient mehrmals am Tag selbständig seinen Blutzucker messen und die entsprechende Dosierung des Insulins spritzen.

- **Insulinpumpen-Therapie:** Hier wird mittels einer tragbaren Infusionspumpe kontinuierlich Insulin abgegeben. Zudem kann bei jeder Mahlzeit die Zufuhr erhöht werden. Wegen der hohen Kosten kommt dies nur in Sonderfällen in Betracht.
- **Supplementäre Insulintherapie:** Diese Therapieform findet nur bei Typ-2 Diabetikern Anwendung. Hier kommt ein orales Antidiabetikum zum Einsatz und zusätzlich zu den Mahlzeiten ein schnell wirksames Insulinpräparat.
- **Basal unterstützte orale Therapie** (bed-time-insulin): Bei Typ-2 Diabetikern wird zu dem oralen Antidiabetikum ein Basalinsulin in den Abendstunden verabreicht, um den Grundbedarf an Insulin zu decken. Es ist eine häufig angewandte Methode beim Versagen der oralen Antidiabetika und stellt eine Übergangslösung zur reinen Insulintherapie des Typ-2 Diabetikers dar.

12.2.2 Orale Antidiabetika

Falls beim **Typ-2-Diabetiker** eine konsequente Diät, verbunden mit einer Gewichtsreduktion und körperlicher Aktivität zur Therapie nicht ausreicht, werden orale Antidiabetika eingesetzt. Diese können eine **Verbesserung der Insulinresistenz** oder eine **Stimulierung der Insulinsekretion** bewirken.

Arten der oralen Antidiabetika

Je nach **Wirkmechanismus** werden folgende orale Antidiabetika unterschieden:

Insulinotrope orale Antidiabetika

Sie erhöhen die Insulinfreisetzung aus den B-Zellen der Bauchspeicheldrüse. Sie sind nur wirksam, wenn die körpereigene Insulinproduktion wenigstens teilweise noch erhalten ist. Bei übergewichtigen Typ-2-Diabetikern sollten im Anfangsstadium insulinotrope Antidiabetika tendenziell nicht eingesetzt werden, da in diesen Fällen neben Übergewicht bereits eine Hyperinsulinämie vorliegt, die durch solche Arzneimittel weiter verstärkt würde. Jedoch sind sie als Monotherapie beim schlanken Typ-2-Diabetiker geeignet.

- **Sulfonylharnstoffe** erhöhen die Ausschüttung von Insulin durch die Blockade von Kaliumkanälen.
- **Glinide** haben einen ähnlichen Wirkmechanismus wie die Sulfonylharnstoffe. Sie unterscheiden sich aber in ihrer chemischen Struktur und vor allem in ihren pharmakokinetischen Eigenschaften. Glinide wirken schnell und kurz, sodass sie kurz vor den Hauptmahlzeiten eingenommen werden können und so vor allem den Blutzuckerspiegel nach dem Essen senken.
- **DPP-4-Hemmer (Gliptine)** werden auch Inkretin-Verstärker genannt. Inkretine sind für mehr als die Hälfte der gesamten Insulinausschüttung nach dem Essen verantwortlich. Die Inkretine werden jedoch sehr schnell durch das Enzym Dipeptidyl-Peptidase-4 (DPP-4) abgebaut. DPP-4-Hemmer verhindern somit diesen schnellen Abbau und bewirken eine erhöhte Insulinsekretion. Zudem hemmen sie die Glucagon-Bildung (Gegenspieler von Insulin) und verzögern die Magenentleerung.
- **Inkretin-Mimetika** ahmen die Wirkung der Inkretine nach und werden nicht durch das Enzym DDP-4 abgebaut. Die Wirkung ist somit mit den DPP-4-Hemmern identisch.

Nicht insulinotrope orale Antidiabetika

Sie verzögern oder hemmen die Glucoseneubildung und/oder steigern die Glucoseaufnahme in den Zellen. Sie rufen keine erhöhte Insulinmenge im Blut hervor und erleichtern oft das Abnehmen. Sie eignen sich deshalb besonders bei übergewichtigen Typ-2-Diabetikern als Erstmedikation.

- **Biguanide** hemmen die Glucosebildung in der Leber (Glycogenolyse und Gluconeogenese) und stimulieren die periphere Glucoseaufnahme.
- **Glitazone** (Insulin-Sensitizer) steigern die Aufnahme von Glucose in die Zellen und verringern die Glucoseneubildung in der Leber.
- **Alpha-Glucosidase-Hemmer** hemmen das kohlenhydratspaltende Enzym Glucosidase im Dünndarm. Dadurch wird die Absorption von Glucose ins Blut verzögert und verringert.
- **SGLT2-Hemmer (Gliflozine)** hemmen selektiv und reversibel den Natrium/Glucose-Cotransporter in der Niere. So wird die renale Glucose-Rückresorption reduziert, was zur vermehrten Ausscheidung von Glucose im Urin führt.

Präparate, UAW und **Besonderheiten** in ◻ Tab. 12.6.

◻ **Tab. 12.6** Orale Antidiabetika

INN	Handelsname D	Handelsname CH	Besonderheiten
Sulfonylharnstoffe			
UAW: Hypoglykämie (v. a. bei langwirksamen Substanzen), Alkoholunverträglichkeit, Gewichtszunahme			
Glibornurid	Keine Zulassung	Glutril®	HWZ: 8 Stunden
Gliclazid	Diamicron Uno	Diamicron®	HWZ: 10 Stunden
Glibenclamid	Euglucon®	Daonil®, Glibenorm®	HWZ: 8–12 Stunden
Glimepirid	Amaryl®	Amaryl®	HWZ: 4,5 Stunden
Gliquidon	Glurenorm®	Keine Zulassung	HWZ: 3 Stunden
Glinide			
UAW: Hypoglykämie			
Repaglinid	NovoNorm®	NovoNorm®	–
Nateglinid	Starlix®	Starlix®	–
DPP-4-Hemmer (Gliptine)			
UAW: Schwindel, Kopfschmerz			
Alogliptin	Vipida®	Vipida®	Keine Hypoglykämien, weniger Gewichtszunahme

Tab. 12.6 Orale Antidiabetika (Forts.)

INN	Handelsname D	Handelsname CH	Besonderheiten
DPP-4-Hemmer (Gliptine)			
Saxagliptin	Onglyza®	Onglyza®	Keine Hypoglykämien, weniger Gewichtszunahme
Sitagliptin	Januvia®, Xelevia®	Januvia®, Xelevia®	
Vildagliptin	Außer Vertrieb	Galvus®	
Inkretin-Mimetikum			
UAW: Hypoglykämie in Kombination mit Metformin/Sufonylharn-stoffen			
Albiglutid	Eperzan®	Eperzan®	–
Exenatide	Byetta®	Byetta®	–
Liraglutide	Victoza®	Victoza®	–
Biguanide			
UAW: Laktakazidose (v. a. bei Niereninsuffizienz, kann lebensbedrohlich sein!), Diarrhoe			
Metformin	Glucophage®, Mediabet®, Siofor®	Glucophage®	Leichte Appetithemmung, daher gut für adipöse Diabetiker
Glitazone			
UAW: Gewichtszunahme , leichte Anämie			
Pioglitazon	Actos®	Actos®	Bestehende Herzinsuffizienz kann sich verschlechtern
Alpha-Glucosidase-Hemmer			
UAW: Blähungen, Völlegefühl			
Acarbose	Glucobay®	Glucobay®	Keine Monotherapie möglich da eher schwache Wirkung
Miglitol	Diastabol®	Diastabol®	
SGLT2-Hemmer (Gliflozine)			
UAW: Scheidenpilz, Harnwegsinfektion, erhöhte Urinausscheidung			
Canagliflozin	Keine Zulassung	Invokana®	Gefahr der Hypoglykämie in Kombination mit Sulfonylharnstoffen und Insulin
Dapagliflozin	Forxiga®	Forxiga®	
Empagliflozin	Jardiance®	Jardiance®	

Tab. 12.6 Orale Antidiabetika (Forts.)

INN	Handelsname D	Handelsname CH	Besonderheiten
Kombination			
UAW der einzelnen Arzneistoffe siehe oben			
Chlorpropamid + Metformin	Keine Zulassung	Diabiformin®	–
Metformin + Glibenclamid	Metgliben®	Glucovance®	–
Pioglitazon + Glimepirid	Tandemact®	Tandemact®	–
Pioglitazon + Metformin	Competact®	Competact®	–
Sitagliptin + Metformin	Janumet®, Velmetia®	Janumet®, Velmetia®	–
Vildagliptin + Metformin	Keine Zulassung	Galvumet®	–

12.3 Schilddrüsenhormone

Die Schilddrüse setzt die Hormone Levothyroxin (L-Thyroxin = T4) und Liothyronin (Triiodthyronin = T3) frei. Zu deren Bildung benötigt der Körper Iod. T3, welches für die Wirkung im Körper hauptverantwortlich ist, führt zur **Beschleunigung von Stoffwechselprozessen** in den Zellen. Der Energieumsatz im Gesamtorganismus wird gesteigert und der Sauerstoffverbrauch erhöht. Zusätzlich besitzt T3 eine anregende Wirkung auf die Proteinbildung.

Schilddrüsenhormone sind für den wachsenden Organismus von großer Bedeutung. Sie sind mitverantwortlich für das Längenwachstum sowie für die Entwicklung der Organe, vorwiegend der Knochen und des Gehirns.

Störungen der Schilddrüsenfunktion können auf einer **Unterfunktion** (Hypothyreose) oder auf einer **Überfunktion** (Hyperthyreose) beruhen.

Zentraleuropa ist ein **Iodmangelgebiet**. Deswegen ist eine Iodsubstitution (z. B. durch Iodzusatz zum Kochsalz) sinnvoll, wodurch eine Iodmangelstruma seltener geworden ist.

12.3.1 Therapie der Hypothyreose

Eine Schilddrüsenunterfunktion zeigt sich klinisch durch eine Verlangsamung sämtlicher körperlicher, geistiger und psychischer Funktionen. Durch **verlangsamte Stoffwechselvorgänge** leiden die Patienten häufig unter einer Kälteintoleranz, vermehrter Müdigkeit, Obstipation, psychomotorischer Verlangsamung, Gewichtszunahme trotz wenig Appetit und trockener schuppiger Haut. Im Kindesalter stehen Störungen des Wachstums und der Entwicklung im Vordergrund.

Tab. 12.7 Schilddrüsenhormone

INN	Handelsname D	Handelsname CH	Besonderheiten
UAW: Überdosierung kann zu Zeichen einer Hyperthyreose führen (▶ Kap. 12.3.2)			
Levothyroxin	Euthyrox®, Thevier®, L-Thyroxin®	Euthyrox®, Eltroxin-LF®, Tirosint®	■ Schilddrüsenhormone sollten morgens ca. 30 Minuten vor dem Frühstück eingenommen werden. ■ Zudem sollte darauf geachtet werden, dass der Patient immer das gleiche Präparat vom gleichen Hersteller bekommt, da die Verfügbarkeit von T4/T3 bei gleicher Dosierung zwischen verschiedenen Präparaten schwanken kann.
Liothyronin	Thybon®	Keine Zulassung	
Levothyroxin + Liothyronin	Novothyral®, Prothyrid®	Novothyral®	
Levothyroxin + Iodid	Jodthyrox®	Keine Zulassung	

Eine Hypothyreose wird durch tägliche Einnahme der fehlenden Schilddrüsenhormone behandelt.

Reine levothyroxinhaltige (T4) Präparate besitzen einen späten Wirkeintritt, dafür eine lange Halbwertszeit von etwa einer Woche. Dadurch besteht die **Gefahr einer Überdosierung** durch Kumulation. Präparate die ausschließlich Liothyronin (T3) enthalten wirken schneller und haben eine Halbwertszeit von etwa einem Tag. Um die Gefahr einer Kumulation zu verringern gibt es Arzneimittel die sowohl Levothyroxin wie auch Liothyronin enthalten.

Präparate, UAW und **Besonderheiten** in Tab. 12.7.

12.3.2 Therapie der Hyperthyreose

Eine Schilddrüsenüberfunktion bewirkt eine **Beschleunigung** der Stoffwechselvorgänge und eine Erhöhung des Grundumsatzes. Es kommt zu motorischer Unruhe, Tremor, leicht erhöhter Körpertemperatur, Schweißausbrüchen, Abmagerung trotz genügender Nahrungszufuhr, Tachykardie (erhöhte Herzfrequenz), Diarrhö (Durchfall) usw.

Man unterscheidet eine **primäre Hyperthyreose**, die durch eine Störung der Schilddrüse selbst zu einer erhöhten Sekretion von Schilddrüsenhormonen (z. B. Morbus Basedow) führt, von einer **sekundären Hyperthyreose**, die eine überschießende Anregung durch z. B. hormonbildende Tumore auslöst.

Die **Therapie** der primären Überfunktion wird mit sogenannten **Thyreostatika** durchgeführt, welche die Hormonbildung bzw. die Hormonfreisetzung in der Schilddrüse hemmen. Bei der sekundären Form wird die Ursache (u. a. Tumor) durch z. B. Bestrahlung oder Operation bekämpft.

Aufgrund des **Wirkmechanismus** werden verschiedene Gruppen von Thyreostatika unterschieden:

- **Iodid-Ionen** hemmen in höherer Dosierung die Freisetzung von Schilddrüsenhormonen (nur kurzfristige Anwendung vor Operationen der Iodmangelstruma; z. B. als Kaliumiodid-Tropfen).
- **Perchlorat-Ionen** und **Mercaptoimidazole** (werden am häufigsten angewendet) verringern die Aufnahme von Iodid in die Schilddrüse.

Tab. 12.8 Thyreostatika

INN	Handelsname D	Handelsname CH	UAW	Besonderheiten
Perchlorat-Ionen				
Natriumperchlorat	Irenat®	Keine Zulassung	Allergien, gastrointestinale Beschwerden, selten Agranulozytose	Nicht in der Dauertherapie eingesetzt
Mercaptoimidazole				
Carbimazol	Carbimazol Generika	Neo-Mercazole®	Allergien, gastrointestinale Beschwerden, selten Agranulozytose	Eine iodarme Diät sollte eingehalten werden
Thiamazol	Favistan®, Thyrozol®	Keine Zulassung		
Thiouracile				
Propylthiouracil	Propycil®	Propycil®	Exantheme, gastrointestinale Beschwerden, Knochenmarkschädigung, selten Agranulozytose	–

- **Thiouracile** blockieren den Einbau von Iod in die Vorstufe der Schilddrüsenhormone.
- **Radio-Iod** (Iod 131) reichert sich in der Schilddrüse an und zerstört Schilddrüsengewebe durch seine radioaktive Strahlung.

Präparate, UAW und **Besonderheiten** in Tab. 12.8.

12.4 Weibliche Sexualhormone

Die weiblichen Sexualhormone werden in den Eierstöcken (Ovarien) unter dem Einfluss der Gonadotropine gebildet. **Gonadotropine** sind Hormone, die die Reifung und Hormonausschüttung der Geschlechtsorgane regulieren. Dazu gehören das follikelstimulierende Hormon (FSH) und das luteinisierende Hormon (LH).

Im Bindegewebe der Eierstöcke liegen die sogenannten Follikel, die aus einer Eizelle und dem Follikelepithel bestehen. Abhängig vom Entwicklungsstand werden primäre, sekundäre, tertiäre und reife Follikel unterschieden. Jedes Ovar enthält bei der Geburt etwa 500.000 Primärfollikel. Davon gelangen im Leben einer Frau jedoch nur etwa 200–300 während des menstruellen Zyklus zur Reife.

Im menstruellen Zyklus werden folgende Stadien der Veränderung der Uterusschleimhaut (im Mittel innerhalb von 28 Tagen) durchlaufen (Abb. 12.2):

- **Desquamations-Reparationsphase (1.–4. Tag)**: Der 1. Tag des neuen menstruellen Zyklus ist der Tag an dem die Regelblutung einsetzt. Es erfolgt die Desquamation (Abstoßung) von Schleimhautfetzen, die mit Blut vermischt sind. Am Ende dieser Phase findet die Regeneration und Reparatur der Schleimhaut statt.

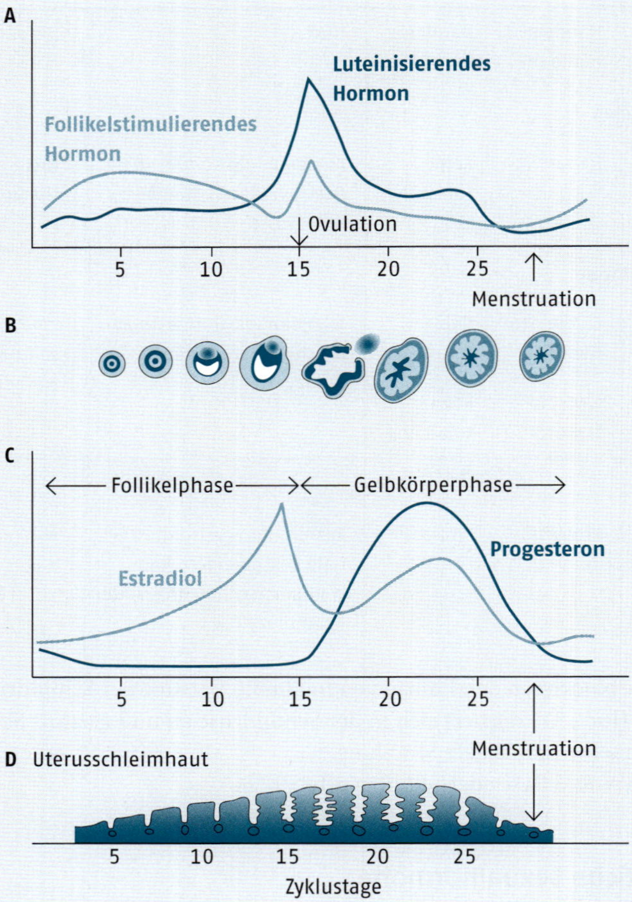

Abb. 12.2 Stadien des menstruellen Zyklus. Zyklische Veränderungen der Gonadotropinkonzentration (A) und davon abhängige Wirkungen auf den Funktionszustand der Follikel (B), auf die Konzentration der Keimdrüsenhormone (C) sowie auf das Wachstum der Uterusschleimhaut (D). Mutschler 2013

- **Proliferationsphase (5.–14. Tag)**: Das im Hypothalamus gebildete Gonadotropin-Releasing-Hormon löst die Ausschüttung des **follikelstimulierenden Hormons (FSH)** sowie des **luteinisierenden Hormons (LH)** aus der Hypophyse aus. Durch den Einfluss des FSH wird das Follikelwachstum im Ovar angeregt. Gleichzeitig wird das Follikelepithel durch das LH aus der Hypophyse zur Estrogenbildung und -ausschüttung angeregt. Unter dem Einfluss des Estrogens erfolgt der Wiederaufbau (Proliferation) der Uterusschleimhaut.
- **In der Zyklusmitte (im Mittel Tag 14)** steigt der LH-Spiegel stark an, wodurch ein reifer Follikel platzt (Eisprung, Ovulation). Die ausgestoßene Eizelle wird in die Bauchhöhle ausgeschwemmt und vom Eileiter (Tubus) aufgenommen. In diesem wandert die Eizelle in die Gebärmutter (Uterus).

- **Sekretionsphase (15.–28. Tag)**: Nach der Ovulation wird im Ovar der Rest des geplatzten Follikels unter dem Einfluss von LH zum sogenannten Gelbkörper (Corpus luteum) umgebildet, der die Progesteronbildung aufnimmt. Mit dem Eisprung und der Zunahme an Progesteron steigt die morgendliche Körpertemperatur um etwa 0,5 °C. Dieser Temperaturanstieg kann zur Bestimmung der fruchtbaren Tage genutzt werden.

Die gewachsene Uterusschleimhaut (Endometrium) kann nun ein befruchtetes Ei aufnehmen. Bleibt das Ei unbefruchtet, so stirbt es schnell wieder ab und das Corpus luteum stellt die Progesteronbildung ein. Durch das Absinken des Progesteronspiegels wird die nächste Regelblutung ausgelöst.

12.4.1 Estrogene

Das wichtigste Estrogen ist das **Estradiol**. Es hat bei der Frau folgende Wirkungen:

- Förderung des Wachstums der weiblichen Sexualorgane,
- Ausprägung der sekundären weiblichen Geschlechtsmerkmale (Brüste, Behaarung, Fettverteilung usw.),
- Aufbau der Uterusschleimhaut (Proliferation),
- Verringerung der Viskosität des Zervikalschleims, wodurch den Spermien der Weg zum Ei erleichtert wird,
- Hemmung der Ausschüttung von follikelstimulierendem Hormon (FSH) aus der Hypophyse.

Indikationen der Estrogene:

- bei klimakterischen (Wechseljahr bedingte) Beschwerden durch Estrogenmangel,
- bei Uterushypoplasie (Unterentwicklung der Gebärmutter)/Vaginalatrophie,
- bei Ovarialinsuffizienz (Amenorrhö, postoperativ),
- zur Empfängnisverhütung in Kombination mit Gestagenen,
- beim Mann: Prostatakarzinom.

Grundsätzlich ist zu beachten, dass das Estrogen bei intaktem Uterus immer mit einem Gestagen kombiniert werden muss, da unter alleiniger Estrogensubstitution die Gefahr der Bildung eines Endometriumkarzinoms steigt.

Kontraindikationen: Estrogene sind kontraindiziert bei schweren Leberfunktionsstörungen, Thromboembolien, idiopathischem Schwangerschaftsikterus oder schwerem Schwangerschaftspruritus in der Anamnese, koronarer Herzkrankheit, hormonabhängigen Uterus- und Mammatumoren und bei Endometriose.

Interaktionen: Durch Barbiturate, Carbamazepin oder Rifampicin wird die Estrogenwirkung herabgesetzt. Bei der gleichzeitigen Gabe von Estrogenen und Antidiabetika ist die Glucosetoleranz vermindert.

Präparate UAW und **Besonderheiten** in ◘ Tab. 12.9.

12.4.2 Gestagene

Im Corpus luteum wird das Gestagen **Progesteron** gebildet. Während der Schwangerschaft wird es in großen Mengen auch durch die Plazenta gebildet.

Tab. 12.9 Estrogene

INN	Handelsname D	Handelsname CH	Besonderheiten
UAW: Kopfschmerzen, Übelkeit, Spannungsgefühl in den Brüsten, Ödembildung (durch die Natriumrückresorption), Gewichtszunahme, evtl. Hypertonie; erhöhtes Risiko einer Thromboembolie, kardiovaskulärer Ereignisse (z. B. Myokardinfarkt) sowie eines Endometrium- und Mammakarzinoms; bei länger dauernder Estrogentherapie besteht die Gefahr einer Ovaratrophie; bei Männern: Gynäkomastie und Hodenatrophie			
Estradiol	Dermestril®	Estradot®, Climara®, Systen®	Applikation: transdermal, Wirkdauer: 3–4 Tage (–7 Tage)
	Sisare Gel®, Gynokadin Gel®	Oestrogel®, Divigel®	Applikation: transdermal, Wirkdauer: 24 Stunden
	Linoladiol N®	Keine Zulassung	Applikation: lokal, Wirkdauer: –
	Estrifam®	Estrofem® N, Femoston® mono	Applikation: p. o., Wirkdauer: 24 Stunden
	Estring®	Estring®	Applikation: lokal, Wirkdauer: 3 Monate
	Vagifem®	Vagifem® Vaginaltabletten	Applikation: lokal, Wirkdauer: 24 Stunden
Estradiolvalerat	Progynova®, Merimono®	Progynova®	Applikation: p. o., Wirkdauer: kurz
		In Gynodian® Depot	Applikation: intramuskulär, Wirkdauer: 4 Wochen
Estriol	Ovestin®, Oekolp®	Ovestin®	Applikation: p. o., lokal, Wirkdauer: kurz
Natürliche konjugierte Estrogene	Presomen®	Keine Zulassung	Applikation: p. o., Wirkdauer: kurz
Tibolon	Liviella®	Livial®	Applikation: p. o., Wirkdauer: kurz

Progesteron zeigt folgende **Wirkungen**:
- Vorbereitung der Uterusschleimhaut (sekretorische Umwandlung) auf die Einnistung eines befruchteten Eis,
- Erhöhung der Ruhetemperatur der Frau,
- Erhöhung der Viskosität des Zervikalschleims,
- Förderung des Wachstums der Uterusmuskulatur und der Brustdrüse,
- Hemmung der Ausschüttung des luteinisierenden Hormons (LH) aus der Hypophyse (Ovulationshemmung),
- Erhaltung der Schwangerschaft.

Tab. 12.10 Gestagene

INN	Handelsname D	Handelsname CH	Besonderheiten
UAW: Bei zyklusgerechter Anwendung von physiologischen Dosen sind unerwünschte Wirkungen selten. Bei längerer Anwendung können neben der Ovulationshemmung psychische und körperliche Störungen auftreten, wie Libidoverlust, Kopfschmerzen, Übelkeit, Spannungsschmerzen in den Brüsten, Gewichtszunahme.			
Chlormadinon	In Belara®	In Belara®	Antiandrogene Wirkung
Desogestrel	Cerazette®	Cerazette®	–
Dienogest	In Valette®	Visanne®	Reine Gestagenwirkung
Drospirenon	In Yasmin®	In Yasmin®	Antiandrogene sowie antimineralcorticoide Wirkung
Dydrogesteron	Duphaston®	Duphaston®	Reine Gestagenwirkung
Etonogestrel	Implanon NXT®	Implanon NXT®	Aktiver Metabolit von Desogestrel
Gestoden	In Minulet®, in Femovan®	In Minulet®, in Gynera®, in Milvane®	Androgene Wirkung
Levonorgestrel	Microlut®	Mirena®, Norlevo®	Androgene Wirkung
Levonorgestrel (hoch dosiert)	Unofem®	Norlevo®	–
Megestrol	Megestat®	Keine Zulassung	Antiandrogene Wirkung
Medrogeston	In Presomen®	Keine Zulassung	–
Medroxyprogesteron	Depo-Clinovir®	Farlutal®, Depo-Provera®, Prodafem®	–
Nomegestrol	In Zoely®	In Zoely®	Moderate antiandrogene Wirkung
Norelgestromin	In Evra®	In Evra®	Minimale androgene Wirkung
Norethisteron	Noristerat®	Primolut®	Androgene Wirkung
Norgestimat	Amicette®	Keine Zulassung	Minimale androgene Wirkung
Progesteron	Utrogest®, Crinone® 8 %, Progestogel®	Progestogel®, Utrogestan®, Prolutex®, Crinone® 8 %®	–

Gestagene sind **indiziert**:
- bei Uterushypoplasie (Unterentwicklung der Gebärmutter),
- bei Dysmenorrhö (schmerzhafte Regelblutung) und prämenstruellen Beschwerden,
- bei Endometriose,
- bei fortgeschrittenem Uterus-und Mammakarzinom,
- zur Empfängnisverhütung (alleine oder zusammen mit Estrogenen,
- zur Hormonsubstitution nach der Menopause in Kombination mit Estrogenen,
- als Notfall-Empfängnisverhütung nach ungeschütztem Geschlechtsverkehr in hoher Dosierung („Pille danach", Notfallkontrazeptivum),
- beim Mann: Prostatakarzinom.

Kontraindikationen: Schwere Leberschäden, thromboembolische Erkrankungen sowie Schwangerschaft.

Präparate, UAW und **Besonderheiten** in ◻ Tab. 12.10.

MERKE Progesteron-Derivate besitzen teilweise auch Affinität zu Mineralcorticoid- und Androgen-Rezeptoren, was das Wirkprofil und somit die Arzneistoffauswahl beeinflussen: Bei einer antiandrogenen Wirkung wird durch Blockade des Androgenrezeptors die Wirkung der männlichen Sexualhormone geschwächt. Bei einer androgenen Wirkung hingegen wird durch Stimulation des Androgenrezeptors eine den männlichen Sexualhormonen entsprechende Wirkung erzielt.

12.4.3 Hormonale Kontrazeption

Orale Kontrazeptiva

Die meisten oralen Kontrazeptiva wirken als Ovulationshemmer. Durch die tägliche Einnahme von Estrogenen und Gestagenen wird über die Hypophyse die Ausschüttung der Gonadotropine (FSH, LH) gebremst. Eireifung und Eisprung sind somit nicht möglich.

Typen oraler Kontrazeptiva:
- **Reine Gestagenpillen** (Minipillen) wurden entwickelt um die estrogenbedingten unerwünschten Wirkungen zu umgehen. Diese Arzneimittel haben sich nicht durchgesetzt, da sie eine geringe kontrazeptive Sicherheit aufweisen und häufig zu unregelmäßigen oder ausbleibenden Regelblutungen führen. Zudem sind die Einnahmevorschriften strikter, sodass bei Levonorgestrel maximal 15 Stunden und bei Desogestrel maximal 36 Stunden zwischen den Einnahmen liegen dürfen.
- Klassische **Kombinationspräparate** (Einphasenpille) bestehen aus einem fixen Estrogen/Gestagengemisch für 21 oder 22 Tage. Dabei haben sich in den letzten Jahren vor allem die Mikropillen durchgesetzt, die einen Estrogenanteil von weniger als 50 µg aufweisen.
- **Sequenzpräparate** enthalten bis zum 7. oder 11. Zyklustag nur ein Estrogen, das anschließend mit einem Gestagen kombiniert wird.
- **Stufenpräparate** (Zwei- und Dreistufenpräparate) sollen den Zyklus noch besser imitieren, indem der Anteil des Gestagens in zwei oder drei Stufen (Phasen) gesteigert wird. Der Anteil des Estrogens bleibt entweder gleich oder wird vom 7. bis 12. Zyklustag leicht angehoben.

Präparate in ◻ Tab. 12.11.

Tab. 12.11 Orale Kontrazeptiva

Estrogen	Gestagen	Handelsname D	Handelsname CH
Einphasenpräparate			
Ethinylestradiol	Gestoden	Minulet®, Femovan®	Minulet®, Minesse®
Ethinylestradiol	Norethisteron	Eve® 20	Keine Zulassung
Ethinylestradiol	Levonorgestrel	Miranova®, Leios®, Minisiston®	Miranova®, Microgynon® 30
Ethinylestradiol	Desogestrel	Lovelle®, Desmin® 20, Marvelon®	Marvelon®, Mercilon®, Desoren®
Ethinylestradiol	Drospirenon	Yasminelle®, Yasmin®, Petibelle®	Yasminelle®, Yasmin®
Ethinylestradiol	Chlormadinon	Belara®	Belara®
Ethinylestradiol	Norgestimat	Amicette®	Keine Zulassung
Ethinylestradiol	Cyproteronacetat	Diane® 35	Diane® 35
Estradiol	Nomegestrol	In Zoely®	In Zoely®
Minipillen			
–	Desogestrel	Cerazette®	Cerazette®
–	Levonorgestrel	Microlut®, 28 Mini®	Keine Zulassung
Zweistufenpräparate			
Ethinylestradiol	Chlormadinon	Neo-Eunomin®	Keine Zulassung
Ethinylestradiol	Desogestrel	Keine Zulassung	Gracial®
Estradiolvalerat	Cyproteronacetat	Keine Zulassung	Climen®
Dreistufenpräparate			
Ethinylestradiol	Gestoden	Keine Zulassung	Milvane®
Ethinylestradiol	Levonorgestrel	Triquilar®	Keine Zulassung
Ethinylestradiol	Norethisteron	TriNovum®, Synphasec®	TriNovum®

Praxistipp

Minipillen haben eine geringe kontrazeptive Sicherheit und führen häufig zu unregelmäßigen oder ausbleibenden Regelblutungen. Zudem sind striktere Einnahmevorschriften zu beachten.

◻ **Tab. 12.12** Beispiele für alternative Applikationsformen zur Kontrazeption

INN	Handelsname D	Handelsname CH	Applikationsform	Besonderheiten
Ethinylestradiol und Etonogestrel	NuvaRing®	NuvaRing®	Vaginalring	Am 1. Zyklustag in die Vagina einführen und dort für 21 Tage belassen
Ethinylestradiol und Norelgestromin	Evra®	Evra®	Transdermales System	Nach 7 Tagen Pflasterwechsel und nach 21 Tagen Applikationspause von 7 Tagen
Etonogestrel	Implanon NXT®	Implanon NXT®	Subcutanes Implantat	Subcutanes Implantat, Freisetzung des Wirkstoffs über 3 Jahre
Levonorgestrel	Mirena®	Mirena®	Intrauterinsysteme	Intrauterinspirale, gibt über längere Zeit kleine Gestagenmengen ab
Medroxyprogesteron	Depo-Clinovir®	Depo-Provera®	Dreimonatsspritze	i. m. Applikation alle 3 Monate

◻ **Tab. 12.13** Notfallkontrazeptiva

INN	Handelsname D	Handelsname CH	Besonderheiten
UAW: häufig Kopfschmerzen, Übelkeit, Erbrechen, Bauch- und Unterleibsschmerzen (bei Erbrechen innerhalb 3 Stunden nach der Einnahme, ist die volle Wirkung nicht gewährleistet)			
Levonorgestrel (hoch dosiert)	Pidana®, Unofem®	Norlevo®	Einnahme bis zu 72 Stunden nach dem ungeschütztem Geschlechtsverkehr möglich
Ulipristalacetat	ellaOne®	ellaOne®	Einnahme bis zu 120 Stunden nach dem ungeschütztem Geschlechtsverkehr möglich

Alternative Applikationsformen zur Kontrazeption

Neben den oralen Kontrazeptiva können die in ◻ Tab. 12.12 genannten alternativen Applikationsformen zur hormonalen Kontrazeption angewendet werden.

Notfallkontrazeptiva

In Deutschland gab es lange Diskussionen über die Abgabe der Notfallkontrazeptiva ohne eine ärztliche Verschreibung in der Apotheke. In der Schweiz dagegen ist dies schon lange möglich. Mittlerweile sind, in beiden Ländern, zwei Arzneistoffe ohne Verschreibung auf Rezept nach ausführlicher Beratung erhältlich.

Levonorgestrel: Hochdosiert verhindert es den Anstieg des **LH** und führt somit zur Hemmung oder Verzögerung des Eisprungs.

Ulipristalacetat: Dies ist ein selektiver Progesteron-Rezeptor-Modulator mit sowohl antagonistischer als auch partiell agonistischer Wirkung am **Progesteronrezeptor**. Gleichzeitig wird der Progesteronrezeptor blockiert und Progesteron kann keine Wechselwirkung mit dem Rezeptor eingehen. Der Hauptwirkmechanismus ist die Hemmung oder Verzögerung des Eisprungs.

Präparate UAW und **Besonderheiten** in ◻ Tab. 12.13.

12.5 Männliche Sexualhormone

Die **männlichen Sexualhormone** (Androgene), werden in den Leydig-Zwischenzellen des Hodens (Testes) und in geringeren Mengen in der Nebennierenrinde gebildet. Das wichtigste physiologische Sexualhormon ist das **Testosteron**, das in einigen Erfolgsorganen in 5α-Dihydrotestosteron (besitzt eine noch höhere Affinität zum Androgenrezeptor) umgewandelt wird.

Es hat folgende **Wirkungen:**
- Förderung der Entwicklung der sekundären männlichen Geschlechtsmerkmale (androgene Wirkung),
- Förderung der Bildung von Substanzen, die für die Vitalität der Spermien erforderlich sind,
- Erhöhung des Geschlechtstriebes (Libido),
- Beeinflussung des psychischen Verhaltens des Mannes,
- Förderung der Spermienproduktion,
- Steigerung der Eiweißbildung (anabole Wirkung).

Androgene sind **indiziert** bei:
- Androgenmangel,
- Impotenz,
- nicht psychisch bedingten Ejakulationsstörungen,
- bei der Frau: Mamma- und Genitalkarzinome.

Kontraindikationen: Androgene sind kontraindiziert bei Prostatakarzinom sowie während der Schwangerschaft.

Präparate und **UAW** in ◻ Tab. 12.14.

◻ **Tab. 12.14** Männliche Sexualhormone

INN	Handelsname D	Handelsname CH	UAW	Besonderheiten
Testosteron	Andriol® Testocaps, Testoviron® Depot, Testogel®	Andriol® Testocaps, Testoviron® Depot, Testogel®	Mögliche Atrophie der Keimdrüsen beider Geschlechter; bei Frauen: Vermännlichungserscheinungen	Anwendung: p. o., i. m., transdermal; (bevorzugt ist die transdermale Applikation)

Tab. 12.15 Phosphodiesterase-Hemmer

INN	Handelsname D	Handelsname CH	UAW
Sildenafil	Viagra®	Viagra®	Kopfschmerzen, Wärmegefühl und Erröten (Flush), Hypotonie und Herzrhythmusstörungen (diskutiert wird ein möglicher Zusammenhang mit dem plötzlichen Herztod)
Tadalafil	Cialis®	Cialis®	
Vardenafil	Levitra®	Levitra®	

12.5.1 Erektile Dysfunktion

Phosphodiesterase-Hemmer

Die Hemmung der Phosphodiesterase bewirkt eine Gefäßerweiterung und einen gesteigerten Blutfluss im Penis, was zu einer Erektion führt.

Interaktionen treten bei der Kombination mit **Nitraten** (siehe Kontraindikationen) auf. Weitere treten bei Kombination mit Arzneistoffen auf, die im EKG eine Verlängerung des QT-Intervalls bewirken (Gefahr lebensbedrohlicher Rhythmusstörungen) wie z. B. Antiarrhythmika, Neuroleptika und Antidepressiva. Imidazole, Makrolide, Proteasehemmer oder Grapefruitsaft erhöhen die Konzentration der Phosphodiesterase-Hemmer aufgrund einer Enzyminhibition.

Kontraindikationen: Einnahme von Nitraten (Gefahr von Blutdruckabfall), schwere Herz-Kreislauf-Erkrankungen (koronare Herzkrankheit, Herzinsuffizienz).

Präparate und **UAW** in Tab. 12.15.

12.6 Gewebshormone

Gewebshormone sind Hormone die meist nahe am Wirkort gebildet werden. Man unterscheidet eine **parakrine** (das Hormon geht direkt auf die Nachbarzelle über) und eine **endokrine** (das Hormon wird in die Blutbahn abgegeben) Wirkung der Gewebshormone.

12.6.1 Antihistaminika

Antihistaminika sind Arzneimittel, die Histamin von seinem Wirkort verdrängen und dadurch die Histaminwirkung aufheben. Histamin ist ein Gewebshormon, das nicht in Hormondrüsen, sondern in spezialisierten Zellen (Mastzellen) gebildet wird und an bestimmten Geweben seine Wirkung auslöst. Histamin kommt im menschlichen Organismus vor allem in Lunge, Haut und Magen-Darm-Trakt vor.

Eine **Freisetzung von Histamin** aus den Mastzellen erfolgt:

- bei allergischen Reaktionen,
- bei einer Zellzerstörung (z. B. Verletzungen),
- durch chemische Substanzen (z. B. Opioide, Muskelrelaxanzien).

Für Histamin existieren vier unterschiedliche **Rezeptortypen** H_1-H_4, wobei nur H_1- und H_2-Rezeptoren klinische Bedeutung besitzen.

Die Erregung der **H_1-Rezeptoren** bewirkt eine Kontraktion der Bronchial-, Darm- und Uterusmuskulatur, eine Erschlaffung der Gefäßmuskulatur und eine Erhöhung der

Tab. 12.16 H_1-Antihistaminika

INN	Handelsname D	Handelsname CH	Besonderheiten
UAW: dämpfende Wirkung auf das Zentralnervensystem (Ausnahme: neuere H_1-Antihistaminika ohne sedierenden Effekt), vermindertes Reaktionsvermögen, verminderte Fahrtüchtigkeit, Störungen des Magen-Darm-Trakts, Koordinationsstörungen, Mundtrockenheit			
Azelastin	Vividrin® akut (Augentropfen, Nasenspray)	Allergodil® (Augentropfen, Nasenspray)	Sie dürfen nicht mit Alkohol eingenommen werden.
Bamipin	Soventol® Gel	Keine Zulassung	
Cetirizin	Zyrtec®, Reactine®	Zyrtec®	
Clemastin	Tavegil®	Tavegyl®	
Desloratadin*	Aerius®	Aerius®	
Dimetinden	Fenistil®	Fenistil®	
Ebastin	Ebastel®	Ebastel®	
Fexofenadin*	Telfast®	Telfast®	
Ketotifen	Zaditen®	Zaditen®	
Levocetirizin	Xusal®	Xyzal®	
Levocabastin	Livocab® (Augentropfen, Nasenspray)	Livostin® (Augentropfen, Nasenspray)	
Loratadin*	Lisino®	Claritine®	
Mizolastin*	Zolim®	Mizollen®	

* geringe sedierende Wirkung

Permeabilität der Kapillargefäße, sodass Plasma ins Gewebe austreten kann (Quaddelbildung, Ödeme). Die Erregung der **H_2-Rezeptoren** bewirkt eine Erweiterung der Lungengefäße, eine Erhöhung der Herzfrequenz sowie eine Steigerung der Drüsensekretion vorwiegend der Magenschleimhaut.

Histamin und Arzneistoffe mit histaminartiger Wirkung besitzen keine therapeutische Bedeutung. Dagegen finden Arzneistoffe, die Histamin von den Rezeptoren verdrängen und so die Wirkung aufheben, breite Anwendung. Je nachdem welcher Rezeptortyp betroffen ist, unterscheidet man bei den Arzneistoffen zwischen H_1- und H_2-Antihistaminika.

H_1-Antihistaminika

H_1-Antihistaminika verdrängen Histamin vom H_1-Rezeptor und wirken so antiallergisch. Die Histaminfreisetzung sowie die Histaminwirkung am H_2-Rezeptor (▸ Kap. 16.3.2) bleiben unbeeinflusst. Außer der Antihistaminwirkung besitzen die meisten H_1-Antihistaminika, insbesondere die älteren Substanzen, zusätzlich eine spasmolytische, eine lokalanästhetische sowie eine sedierende Wirkung.

H_1-Antihistaminika sind bei allen Krankheiten indiziert, die auf einer Histaminfreisetzung beruhen, wie z. B. Heuschnupfen, Insektenstiche, Sonnenbrand, Urtikaria und Arzneimittelallergien. Bei allergisch bedingtem Asthma bronchiale ist die alleinige Gabe von Antihistaminika ungenügend wirksam (▸ Kap. 15.1). Einige Substanzen mit ausgeprägter zentralsedierender Wirkung werden zusätzlich als Antiemetika (▸ Kap. 11.6) und rezeptfreie Beruhigungs- und Schlafmittel eingesetzt.

Präparate, UAW und **Besonderheiten** in ◻ Tab. 12.16

12.7 Osteoporose

Osteoporose ist eine Erkrankung der Knochen, welche mit einer **verminderten Knochenmasse und -festigkeit** und typischen **Knochenbrüchen** (Schenkelhals, Radius, Wirbelkörper) einhergeht. Osteoporose in Kombination mit banalen Stürzen ist bei postmenopausalen (nach der letzten Regelblutung) Frauen und älteren Männern die häufigste Ursache von Knochenbrüchen. Bei postmenopausalen Frauen bewirkt der gesunkene **Estrogenspiegel** Knochenabbau.

12.7.1 Osteoporose-Prophylaxe

Das Osteoporoserisiko hängt einerseits von der maximal gebildeten Knochenmasse, welche in der Jugend aufgebaut wird, und andererseits von der Knochenabbaurate während des Lebens ab. Der Knochenstoffwechsel hängt eng mit der **Calciumversorgung** zusammen. Der Calciumbedarf variiert mit dem Lebensalter und ist z. B. während Schwangerschaft und Stillzeit erhöht. Der tägliche Calciumbedarf wird vor allem über calciumhaltige Lebensmittel wie Milchprodukte, Kohlsorten (z. B. Broccoli) gedeckt. Reicht die Calciumzufuhr durch Nahrungsmittel nicht aus, werden Calciumpräparate (ca. 500 bis 1000 mg pro Tag) eingesetzt. Durch die zusätzliche Gabe von **Vitamin D** wird die Calciumaufnahme im Darm gefördert. Vitamin D hat außerdem einen positiven Effekt auf die Kräftigung der Muskulatur und führt somit auch zu einer Verminderung des Sturzrisikos. Daher sollte die Calciumeinnahme zusammen mit Vitamin D erfolgen (Kombinationspräparate). In letzter Zeit wurde der Vitamin-D-Supplementation sogar die höhere Bedeutung zugemessen.

Eine weitere Maßnahme zur Prävention der Osteoporose ist die **regelmäßige körperliche Betätigung**, wenn möglich im Freien, damit auf natürlichem Weg durch den Einfluss des **Sonnenlichts** vermehrt Vitamin D in der Haut produziert werden kann.

12.7.2 Osteoporose-Therapie

Wie bei der Prophylaxe ist auch bei der Behandlung auf eine ausreichende Calcium- und Vitamin-D_3-Versorgung zu achten. Neben dieser Basistherapie können folgende Arzneimittel eingesetzt werden:

- Bisphosphonate,
- Denosumab,
- Calcitonin,
- Teriparatid,
- selektive Estrogen-Rezeptor-Modulatoren,
- Strontiumranelat.

Präparate, UAW und **Besonderheiten** in ◻ Tab. 12.17.

Bisphosphonate

Bisphosphonate verhindern die Calciumfreisetzung aus den Knochen indem sie die Funktion der Osteoklasten (die Knochensubstanz abbauende Zellen) hemmen. Bei oraler Gabe werden sie sehr schlecht (unter 5 %) absorbiert. Zur Verbesserung der Absorption und Reduktion von Reizungen der Speiseröhre und des Magens müssen die Bisphoshonate nach dem Aufstehen mit einem Glas Leitungswasser (200 ml) 30–60 Minuten (abhängig vom Präparat) vor dem Frühstück eingenommen werden. In der Zeit bis zum Frühstück darf der Patient sich nicht hinlegen. Die Hälfte des resorbierten oder i. v. infundierten Wirkstoffs wird über mehrere Monate im Knochen gespeichert. Durch die lang anhaltende Wirkung sind tägliche sowie intermittierende Gaben mit einem längeren dosisfreien Intervall möglich. Die Adhärenz ist bei einer Einnahme 1× pro Woche oder 1× pro Monat deutlich verbessert.
Interaktionen: Bisphosphonate dürfen nicht gleichzeitig mit Calcium eingenommen werden, weil dadurch die Absorption der Bisphosphonate verringert werden kann.

Selektive Estrogen-Rezeptor-Modulatoren

Selektive Estrogen-Rezeptor-Modulatoren (SERM) binden an den Estrogenrezeptor und lösen dort die gewünschten Wirkungen auf den Knochen- und Lipidstoffwechsel aus. Weitere Estrogen-Wirkungen, z. B. auf die Gebärmutter, haben sie nicht. Sie werden zur Behandlung und Prävention der postmenopausalen Osteoporose bei Frauen mit erhöhtem Frakturrisiko eingesetzt.

Calcitonin

Calcitonin ist ein Peptidhormon, das in der Schilddrüse gebildet wird. Es hemmt den Knochenabbau, indem es die Freisetzung von Calcium- und Phosphationen aus den Knochen hemmt und gleichzeitig deren Einbau in die Knochen fördert. Zudem hat Calcitonin eine analgetische Wirkung. Indiziert ist Calcitonin daher auch bei osteoporosebedingten Knochenbrüchen zur Schmerzbekämpfung sowie bei Knochenmetastasen, Morbus Sudeck (Algodystrophie) und Hypercalcämie.
Achtung: Ein zu starker Abfall der Calciumionen-Konzentration im Blut muss vermieden werden! Eine tägliche Calciumzufuhr von 1000–1500 mg muss bei/während der Therapie mit Calcitonin gewährleistet sein.

Denosumab

Denosumab ist ein humaner monoklonaler IgG-Antikörper. Er bindet an einen Liganden der für die Entwicklung und Funktion der Osteoklasten von großer Bedeutung ist. Dadurch wird die Knochenresorption verringert und die Knochenmasse erhöht.

Strontiumranelat

Strontiumranelat fördert die Mineralisation des Knochens und den Knochenaufbau. In der Schweiz wird es nicht angewendet. In Deutschland ist die Anwendung auf die Behandlung der schweren Osteoporose mit hohem Frakturrisiko und auf Patienten, für die eine Therapie mit den anderen zur Verfügung stehenden Arzneistoffen nicht möglich ist, beschränkt.

Parathormon

Das Parathormon stimuliert die Knochenbildung durch direkte Wirkung auf die knochenbildenden Zellen und indirekt durch Beeinflussung des Calciumstoffwechsels. Bei dem eingesetzten Präparat Teriparatid handelt es sich um ein gentechnologisch hergestelltes Parathormon-Fragment.

Praxistipp

- Die Calciumeinnahme sollte immer zusammen mit Vitamin D erfolgen (Kombinationspräparate). In letzter Zeit wurde der Vitamin-D-Supplementation sogar die höhere Bedeutung zugemessen.
- Bisphoshonate müssen nach dem Aufstehen mit einem Glas Leitungswasser (200 ml) 30–60 Minuten (abhängig vom Präparat) vor dem Frühstück eingenommen werden.
- Der Patient darf sich nach der Einnahme der Bisphosphonate bis zum Frühstück nicht hinlegen.

Tab. 12.17 Arzneimittel bei Osteoporose

INN	Handelsname D	Handelsname CH	UAW	Besonderheiten
Bisphosphonate mit Zulassung zur Osteoporosetherapie				
Alendronat	Fosamax®	Fosamax®	Gastrointestinale Beschwerden wie Bauchschmerzen, Dyspepsie, ösophagale Ulzerationen (aufgrund ihrer reizenden Wirkung der ösopharyngealen Schleimhaut – daher dürfen sie nicht liegend eingenommen werden)	p. o. Applikation 1× täglich oder 1× pro Woche die gesamte Dosis, als Dauertherapie
Etidronat	Didronel®, Diphos®	Keine Zulassung		Alle 3 Monate täglich p. o. über 2 Wochen, dazwischen Einnahmepause
Ibandronat	Bondronat®, Bonviva®	Bondronat®, Bonviva®		p. o. 1× pro Monat, i. v. alle 3 Monate (besonders lange Wirkdauer)
Risedronat	Actonel®	Actonel®		p. o. 1× täglich oder 1× pro Woche die gesamte Dosis, als Dauertherapie
Zoledronat	Zometa®, Aclasta®	Zometa®, Aclasta®		i. v. als langsame Infusion 1 × pro Jahr (besonders lange Wirkdauer)

Tab. 12.17 Arzneimittel bei Osteoporose (Forts.)

INN	Handelsname D	Handelsname CH	UAW	Besonderheiten
Selektive Estrogen-Rezeptor-Modulatoren				
Bazedoxifen	Conbriza®	Conbriza®	Hitzewallungen, gastroinestinale Beschwerden und Muskelkrämpfe	p. o. Applikation
Raloxifen	Evista®	Evista®	Hitzewallungen und Thrombosegefahr	p. o. Applikation
Sonstige				
Calcitonin	Karil®	Miacalcic®	Nausea, Flush, gastrointestinale Beschwerden; Irritation der Nasenschleimhaut	Parenteral (s. c., i. m., i. v.) oder als Nasenspray
Denosumab	Prolia®	Prolia®	Infektionen der Harn- und Atemwege, Obstipation, Gliederschmerzen	Subcutane Injektion alle 6 Monate (sehr gute Adhärenz)
Strontiumranelat	Protelos®	keine Zulassung	Gastrointestinale Beschwerden zu Beginn der Behandlung	p. o. Applikation
Teriparatid	Forsteo®	Forsteo®	Hypercalcämie, Schwindel, Kopf- und Gliederschmerzen	Injektion 1× täglich Anwendungsdauer auf 18 Monate beschränkt

Überprüfen Sie Ihr Wissen!

Fragen

1. Welche Hormonarten werden in der Nebennierenrinde produziert?
2. Welche Wirkungen besitzen die Glucocorticoide?
3. Welche Kontraindikationen besitzen die Glucocorticoide?
4. Welche Gefahr besteht bei einer Langzeittherapie mit Glucocorticoiden und wie kann man ihr begegnen?
5. Welche Hormone werden im Pankreas gebildet?
6. Was versteht man unter Humaninsulin?
7. Welche Gefahr besteht bei jeder Insulintherapie?
8. Wie sind die ersten Zeichen einer Hypoglykämie?
9. Wie kann auf eine Hypoglykämie reagiert werden?
10. Mit welchen anderen Arzneimitteln kann es bei der Behandlung mit Insulin zu Wechselwirkungen kommen?
11. Wie unterscheiden sich die verschiedenen im Handel befindlichen Insuline?
12. Wie werden die Insuline dosiert?
13. Mit welchen Wirkungsprinzipien kann eine Hyperthyreose behandelt werden?
14. Wann sind Estrogene indiziert?
15. Wann sind Gestagene indiziert?
16. Welche Typen von oralen Kontrazeptiva gibt es?
17. Welche Interaktionen mit Estrogen können auftreten?
18. Welches ist das wichtigste physiologische männliche Sexualhormon?
19. Wann sind Androgene indiziert?
20. Welche unerwünschten Wirkungen sind bei der Therapie mit Androgenen zu erwarten?
21. Welche Indikationen haben die H_1-Antihistaminika?
22. Welche unerwünschte Wirkung der H_1-Antihistaminika muss im Alltag berücksichtigt werden?
23. Welche Möglichkeiten zur Osteoporose-Prophylaxe gibt es?
24. Welche therapeutischen Möglichkeiten bei Osteoporose gibt es und welche Arzneistoffgruppen können eingesetzt werden?

13 Herz-Kreislauf-System

Das Herz-Kreislauf-System lässt sich funktionell in drei Bereiche aufteilen:
- Herz,
- Gefäße,
- Blut (▸Kap. 14).

Diese drei Bereiche werden über nervliche, hormonelle oder lokale Reize beeinflusst und gesteuert.

13.1 Herz

Das Herz ist ein **Pumporgan**, das durch rhythmische Kontraktionen mit anschließender Erschlaffung das Blut durch das Gefäßsystem pumpt. Die Kontraktionsphase wird als **Systole**, die Erschlaffungsphase als **Diastole** bezeichnet. Über die obere und untere Hohlvene erreicht das sauerstoffarme Blut die rechte Herzhälfte. Hier beginnt der **kleine Kreislauf (Lungenkreislauf)**, in dem das Blut über die Lungenarterie in die Lunge gepumpt wird. In den Lungenkapillaren nimmt das Hämoglobin im Blut Sauerstoff von der eingeatmeten Luft auf und gibt gleichzeitig im Gewebe aufgenommenes Kohlendioxid wieder ab. Das nun sauerstoffreiche Blut gelangt anschließend durch die Lungenvenen (Pulmonalvenen) in die linke Herzhälfte, um von dort aus über die Hauptschlagader (Aorta) den Weg durch den **großen Kreislauf** anzutreten.

Die Frequenz und das ausgestoßene Blutvolumen werden durch den Sauerstoffbedarf des Organismus gesteuert. Unter Ruhebedingungen beträgt die **Herzfrequenz** 60–100 Schläge/Minute und das ausgestoßene Blutvolumen (Schlagvolumen) ca. 70 ml. Steigt der Sauerstoffbedarf, z. B. durch körperliche Arbeit, so kann das Herz entweder durch Zunahme des Schlagvolumens oder durch Steigerung der Herzfrequenz reagieren. Eine Erhöhung des **Schlagvolumens** wird hauptsächlich durch den Einfluss des Sympathikus erreicht. Die Sympathikusaktivierung führt zu einer verstärkten Kontraktionskraft der Herzmuskelfasern. Die Schlagfrequenz wird ebenfalls durch das vegetative Nervensystem (▸Kap. 11.10), vorwiegend durch den Parasympathikus beeinflusst. Nimmt der parasympathische Reiz ab, so wird die Herzfrequenz erhöht.

13.1.1 Herzinsuffizienz

Wenn das Herz nicht mehr in der Lage ist, die erforderliche **Pumpleistung** für die Versorgung des Körpers zu erbringen, liegt eine Herzinsuffizienz vor. Entsprechend der betroffenen Herzseite wird zwischen rechts-, links- und beidseitiger (biventrikulärer oder auch globaler) Insuffizienz unterschieden:

- Eine **Rechtsherzinsuffizienz** führt zu Stauungen im Bereich des großen Kreislaufs (Beinödeme, Halsvenenstauung, Stauungen in verschiedenen Organen, insbesondere der Leber). Im Liegen werden durch die bessere Durchblutung der Nieren sowie den verminderten hydrostatischen Druck (Schwerkraft) die **Beinödeme** ausgeschwemmt. Häufig kommt es folglich zu Nykturie (vermehrtes nächtliches Wasserlassen).
- Eine **Linksherzinsuffizienz** führt zu Stauungen im Lungenkreislauf (Lungenödem mit Stauungsbronchitis, Reizhusten, Asthma cardiale).

Es wird zudem zwischen einer akuten und chronischen Herzinsuffizienz unterschieden:

- Die häufigste Ursache einer **akuten Herzinsuffizienz** ist ein größerer Funktionsausfall von Herzmuskelfasern nach einem Herzinfarkt. Weitere Gründe können ein plötzlicher Druckanstieg im Lungenkreislauf, z. B. aufgrund einer Lungenembolie sowie akuten Herzrhythmusstörungen sein.
- Eine **chronische Herzinsuffizienz** entwickelt sich meist über einen längeren Zeitraum durch eine koronare Herzkrankheit, Hypertonie, Herzklappenfehler oder Herzrhythmusstörungen.

Schweregrade nach NYHA

Die Herzinsuffizienz wird entsprechend der **New York Heart Association** (NYHA) in vier Schweregrade eingeteilt:

- **NYHA I** (asymptomatisch): Es besteht noch keine eingeschränkte körperliche Leistungsfähigkeit.
- **NYHA II** (leicht): Die körperliche Leistungsfähigkeit ist bei stärkerer Belastung eingeschränkt.
- **NYHA III** (mittelschwer): Die körperliche Leistungsfähigkeit ist bei normaler/leichter Belastung eingeschränkt.
- **NYHA IV** (schwer): Eine körperliche Belastung ist nicht mehr möglich, bereits in Ruhe treten Beschwerden auf.

Therapie der Herzinsuffizienz

Bei der Behandlung der **chronischen Herzinsuffizienz** werden Arzneimittel eingesetzt, die die Herzarbeit optimieren, sodass die zur Verfügung stehende Pumpfunktion effektiver genutzt wird. Dazu gehören folgende Arzneistoffgruppen:

- ACE-Hemmer und AT_1-Blocker (Angiotensin-II-Antagonisten), die in das **R**enin-**A**ngiotensin-**A**ldosteron-System (**RAA**-System) eingreifen (○ Abb. 13.1).
- Diuretika, die die Kochsalz- und Flüssigkeitsausscheidung fördern.
- Betablocker und Ivabradin, welche die Herzfrequenz erniedrigen und somit den Sauerstoffbedarf senken.

Laut der aktuellen Studienlage verbessern Diuretika nur die Symptomatik, wohingegen Arzneistoffe, die in das RAA-System eingreifen oder die Herzfrequenz erniedrigen, zusätzlich eine Senkung der Sterblichkeit bewirken.

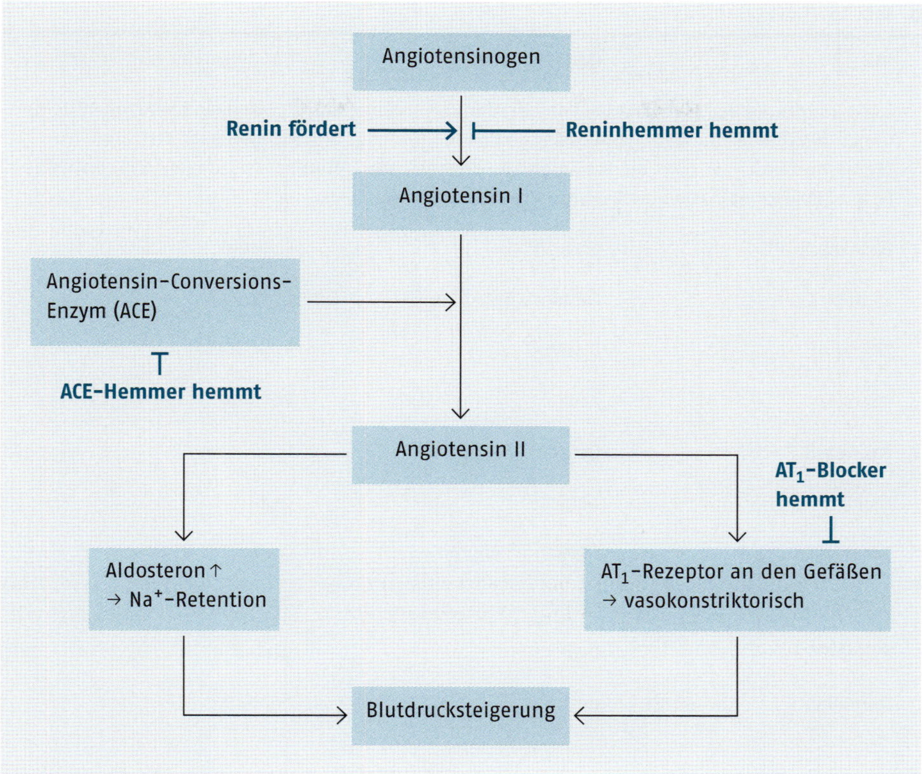

Abb. 13.1 Renin-Angiotensin-Aldosteron-System

Die Wahl der geeigneten Arzneimittelgruppe kann den **Behandlungsmöglichkeiten** in Tab. 13.5 entnommen werden. Neben der Behandlung der **chronischen Herzinsuffizienz** mit Arzneimitteln sollten auch nicht medikamentöse Maßnahmen erfolgen:

- Reduktion von Übergewicht,
- Salzrestriktion (verminderte Kochsalzzufuhr),
- Normalisierung der Cholesterinwerte,
- Vermeidung von Alkohol- und Nikotinkonsum,
- regelmäßige körperliche Aktivität.

Abhängig vom systolischen Blutdruck beruht die Therapie der **akuten Herzinsuffizienz** auf der Gabe von Sauerstoff, Diuretika, Vasodilatatoren und positiv inotropen Arzneistoffen (Beta-Sympathomimetika ▸Kap. 11.11.1).

ACE-Hemmer

ACE-Hemmer sind die Basis in der Therapie der Herzinsuffizienz. Bei einer leichten Herzinsuffizienz ist die Monotherapie mit einem ACE-Hemmer oft ausreichend. Der **Wirkmechanismus** der ACE-Hemmer beruht auf der Hemmung des Angiotensin-Conversions-Enzyms, das die Umwandlung von Angiotensin I in Angiotensin II im Renin-Angiotensin-Aldosteron-System bewirkt (Abb. 13.1). Angiotensin II ist der stärkste **Vasokonstriktor**, der bisher im Organismus gefunden wurde. Durch Hemmung der Bil-

Tab. 13.1 ACE-Hemmer

INN	Handelsname D	Handelsname CH
UAW: Blutdruckabfall (verstärkt bei Kombination mit anderen blutdrucksenkenden Arzneimitteln, daher Therapiebeginn niedrigen Dosen und Überwachung für 2–6 Stunden nach Erstgabe), **trockener Husten** (ca. 5–10 % der Patienten), Angioödem, Nierenfunktionsstörungen, Hyperkaliämie (v. a. bei der Kombination mit kaliumsparenden Diuretika)		
Benazepril	Cibacen®	Cibacen®
Captopril	Captopril Generika	Captosol®
Cilazapril	Dynorm®	Inhibace®
Enalapril	Xanef®	Reniten®
Fosinopril	Dynacil®, Fosinorm®	In Fosicomp®
Lisinopril	Lisibeta®	Zestril®
Perindopril	Coversum® Arginin	Coversum® N
Quinapril	Accupro®	Accupro®
Ramipril	Delix®	Triatec®
Trandolapril	Udrik®	Gopten®

dung von Angiotensin II wird im Organismus eine Gefäßerweiterung erzielt. Durch diese Gefäßerweiterung wird der periphere Widerstand und damit die **Nachlast** gesenkt. Außerdem verringern ACE-Hemmer den venösen Rückstrom und führen somit auch zur Senkung der **Vorlast**. Dadurch wird die notwendige Herzarbeit reduziert. Zudem wirken sie gegen die Sympathikusaktivierung, die bei einer Herzinsuffizienz auftritt. Ihre Wirksamkeit lässt im Gegensatz zu anderen Arzneimittelgruppen (z. B. Nitrate) auch bei einer Langzeittherapie nicht nach. Weitere **Indikationen** der ACE-Hemmer sind sie die essenzielle Hypertonie, bei der die Angiotensin-II-Konzentration häufig erhöht ist.

Zu beachten gilt, dass bei der Kombination von oralen Antidiabetika und Insulin mit einem ACE-Hemmer durch **Interaktion** das Risiko einer Unterzuckerung (Hypoglykämie) steigt. Die blutdrucksenkende Wirkung der ACE-Hemmer kann zudem durch NSAR (▸ Kap. 11.1.2) vermindert werden (gilt nicht bei niedrig dosierter Acetylsalicylsäure). Bei Kombination mit kaliumsparenden Diuretika, kann der Kaliumspiegel steigen. Wichtige **Kontraindikationen** sind schwere Nierenfunktionsstörungen sowie Schwangerschaft und Stillzeit. Als **Besonderheit** ist anzumerken, dass einige ACE-Hemmer Prodrugs sind, welche zu wirksamen Metaboliten umgewandelt werden müssen bevor sie eine Wirkung entfalten.

Präparate und **UAW** in ◘ Tab. 13.1.

Angiotensin-II-Antagonisten (AT_1-Blocker)

Alternativ zu ACE-Hemmern können bei deren Unverträglichkeit auch Angiotensin-II-Antagonisten (AT_1-Blocker) eingesetzt werden. Angiotensin-II-Antagonisten hemmen die Wirkung von Angiotensin II am Angiotensin-Rezeptorsubtyp 1 (AT_1-Rezeptor) durch

Tab. 13.2 Angiotensin-II-Antagonisten (AT_1-Blocker)

INN	Handelsname D	Handelsname CH	UAW
Azilsartan	Edarbi®	Edarbi®	▪ Hypotension, Hyperkaliämie (Serum-Kaliumspiegel regelmäßig kontrollieren), Nierenfunktionsstörungen, Ödeme ▪ Reizhusten und Angioödem treten deutlich seltener auf als bei ACE-Hemmern
Candesartan	Atacand®, Blopress®	Atacand®, Blopress®	
Eprosartan	Teveten Mono®	Teveten®	
Irbesartan	Aprovel®, Karvea®	Aprovel®	
Losartan	Lorzaar®	Cosaar®	
Olmesartan	Olmetec®, Votum®	Olmetec®, Votum®	
Telmisartan	Micardis®	Kinzal®	
Valsartan	Diovan®, Provas®	Diovan®	

Blockade des Rezeptors (Abb. 13.1). In der Wirkung sind sie mit den ACE-Hemmern vergleichbar, jedoch weisen sie weniger unerwünschte Wirkungen auf. Bei Kombination mit kaliumsparenden Diuretika, kann es zur **Interaktion** kommen, indem der Kaliumspiegel steigt. Wichtige **Kontraindikationen** sind schwere Leber und Nierenfunktionsstörungen, sowie Schwangerschaft und Stillzeit. Als **Besonderheit** sind einige Arzneistoffe Prodrugs, welche zu wirksamen Metaboliten umgewandelt werden müssen bevor sie eine Wirkung entfalten.

Präparate und **UAW** in Tab. 13.2.

Diuretika

Zur Behandlung der **akuten Herzinsuffizienz** eignen sich **Schleifendiuretika** besonders gut. Sie führen zu einer Vorlastsenkung des Herzens durch die ausschwemmende Wirkung und zur Vasodilatation (Gefäßerweiterung) der Venen, wodurch der venöse Rückstrom gesenkt wird. Ein **Vorteil** gegenüber den Thiaziden ist der schnellere Wirkeintritt.

Es eignen sich **alle Diuretika-Gruppen** zur Behandlung der **chronischen Herzinsuffizienz**. Durch die Druckabnahme im Herzen und im kleinen Kreislauf sowie die Abnahme des peripheren Widerstands erfolgt eine Besserung der Stauungssymtomatik. Diuretika können gut mit ACE-Hemmern kombiniert werden.

Aldosteronantagonisten, werden bei Patienten mit chronischer Herzinsuffizienz im Stadium NYHA II empfohlen, wenn trotz einer Behandlung mit einem ACE-Hemmer oder AT_1-Blocker und einem Betablocker die Symptome anhalten. Sie haben sich als deutlich wirksamer erwiesen, als die bis vor kurzem noch bevorzugten Schleifendiuretika. Eingesetzt werden Spironolacton und Eplerenon.

Präparate, UAW und **Besonderheiten** in ▸ Kap. 17.1.1.

Betablocker

Ein wichtiger Baustein der Therapie in allen Stadien der **chronischen Herzinsuffizienz** sind Betablocker (▸ Kap. 11.11.2), die bei der Herzinsuffizienz unbedingt einschleichend dosiert werden müssen, da sie zunächst eine negativ inotrope (die Kontraktionskraft des Herzmuskels senkende) Wirkung aufweisen. Die Wirkungsweise bei der Herzinsuffizienz

Tab. 13.3 Ivabradin

INN	Handelsname D	Handelsname CH	UAW
Ivabradin	Procoralan®	Procoralan®	Vorhofflimmern, Kopfschmerzen, Schwindel, lichtbedingte visuelle Symptome, verschwommenes Sehen, Bradykardie

ist nicht ganz geklärt. Angenommen wird, dass Betablocker eine Dämpfung des gesteigerten Sympathikotonus bewirken (Senkung der Frequenz) und so langfristig zu einer **Ökonomisierung der Herzarbeit** führen.

Präparate, UAW und **Besonderheiten** in ▸ Kap. 11.11.2.

If-Kanalinhibitor

Ivabradin ist neben der Behandlung der koronaren Herzkrankheit neu zur Behandlung der chronischen Herzinsuffizienz zugelassen. Als **Wirkmechanismus** liegt Ivabradin die Inhibition des If-Kanals (funny Ionenkanals) zugrunde, der für die Herzfrequenzregulation von Bedeutung ist. Durch die Blockade kommt es zur Senkung der Herzfrequenz. Ivabradin ist bei Patienten **indiziert**, die keinen Betablocker vertragen oder wenn die Herzfrequenz mit einem Betablocker alleine nicht ausreichend gesenkt werden kann.

Durch **Interaktion** mit Arzneistoffen, die den Kaliumspiegel senken, steigt das Risiko für eine Arrhythmie. Die Kombination mit mäßig starken oder **schwachen CYP3A4-Inhibitoren** oder **Induktoren** (▸ Kap. 7.3.3), kann die Wirkung von Ivabradin verstärken oder abschwächen.

Einige wichtige **Kontraindikationen** müssen vor Einsatz von Ivabradin beachtet werden, da es nicht bei Herzrhythmusstörungen wie z. B. Vorhofflimmern oder während einer Behandlung mit Calciumantagonisten und **starken CYP3A4-Inhibitoren** eingesetzt werden darf. Während der Schwangerschaft und Stillzeit ist Ivabradin kontraindiziert.

Die Kombination mit Arzneistoffen, die eine Auswirkung auf die Herzfrequenz oder Erregungsleitung haben, erfordert **Vorsichtsmaßnahmen** wie eine Überwachung der Herzfrequenz und regelmäßige EKG-Kontrollen.

Präparate und **UAW** in ◘ Tab. 13.3.

Calciumsensitizer

Einen neuartigen Wirkmechanismus weist das vor kurzem auf dem Markt eingeführte Levosimendan (D und CH Simdax®) auf, das bei akuter schwerer Herzinsuffizienz eingesetzt wird. Levosimendan erhöht die Sensitivität der Herzmuskelzellen gegenüber Calcium, was zu einer Steigerung der Kontraktionskraft der Herzmuskelzelle führt. Gleichzeitig bewirkt es eine Vasodilatation an der glatten Gefäßmuskulatur, die zu einer Senkung von Vor-und Nachlast beiträgt.

Herzglykoside

Die Herzglykoside wurden lange wegen der Verbesserung der Kontraktionskraft der Herzmuskelfasern eingesetzt. Aufgrund der **Herzfrequenz senkenden Wirkung** haben sie heute nur noch einen therapeutischen Stellenwert in der Behandlung der Herzinsuffizienz bei gleichzeitigem tachykardem Vorhofflimmern (◘ Tab. 13.5).

Präparate, UAW und **Besonderheiten** in ◘ Tab. 13.4.

Tab. 13.4 Herzglykoside

INN	Handelsname D	Handelsname CH	Besonderheiten
UAW: Herzrhythmusstörungen, gastrointestinale Beschwerden			
Digitoxin	Digimerck®	Keine Zulassung	Herzglykoside weisen eine geringe therapeutische Breite auf. Es kann schnell zu einer Unter- oder Überdosierung kommen, regelmäßige Blutspiegelbestimmungen sind erforderlich.
Digoxin	Lenoxin®	Digoxin Sandoz®	

Tab. 13.5 Behandlungsmöglichkeiten der chronischen Herzinsuffizienz

Arzneimittel	NYHA I	NYHA II	NYHA III	NYHA IV
ACE-Hemmer	Indiziert	Indiziert	Indiziert	Indiziert
Aldosteronantagonist	–	Bei einer Ejektionsfraktion** < 35 % unter Standardtherapie		
AT_1-Blocker	Bei Unverträglichkeit von ACE-Hemmern			
Betablocker	Nach Myokardinfarkt, bei Hypertonie	Indiziert*	Indiziert*	Indiziert*
Herzglykoside	Bei tachykardem Vorhofflimmern			
Ivabradin	–	Herzfrequenz ≥ 75 Schläge/Min, alternativ zu Betablockern oder in Kombination*		Anwendung nur mit Vorsicht, da begrenzte Datenlage
Schleifendiuretikum	–	Bei Ödemen zusätzlich zu Aldosteronantagonisten	Zusätzlich zu Aldosteron-Antagonisten bei anhaltenden Problemen	
Thiazid-diuretikum	Bei Hypertonie	Bei geringen Ödemen	Ergänzen bei ungenügender Wirkung des Schleifendiuretikums	

* nur bei stabilen Patienten, langsam einschleichend unter engmaschiger Kontrolle

** Ejektionsfraktion = Schlagvolumen im Verhältnis zum Gesamtblutvolumen der Herzkammer in %

MERKE

- Betablocker werden bei der Behandlung der Herzinsuffizienz einschleichend dosiert.
- Herzglykoside weisen eine geringe therapeutische Breite auf.

13.1.2 Herzrhythmusstörungen

Eine Herzrhythmusstörung (Arrhythmie) kann durch eine Störung der **Erregungsbildung** (im Sinusknoten, Vorhof oder in der Kammer) und/oder der **Erregungsleitung** (vom Vorhof in die Kammer) ausgelöst werden.

Dabei wird unterschieden zwischen einer:

- **tachykarden** Herzrhythmusstörung mit einer zu **schnellen Herzfrequenz** mit über 100 Schlägen pro Minute,
- **bradykarden** Herzrhythmusstörung mit einer zu **langsamen Herzfrequenz** mit unter 60 Schlägen pro Minute,
- **normokarden** Herzrhythmusstörung, mit einer Herzfrequenz zwischen 60–100 Schlägen pro Minute.

Antiarrhythmika

Das Ziel der Antiarrhythmika ist es, je nach Art der Rhythmusstörung, die Herzfrequenz und/oder die Erregungsleitung vom Vorhof zur Kammer zu beeinflussen. Dies geschieht durch Unterdrückung der nicht vom Sinusknoten ausgehenden Erregungsbildung (negativ bathmotrope Wirkung) und durch Erhöhung oder Erniedrigung der Überleitungsgeschwindigkeit.

Bei Bradykardie, symptomatischem partiellem oder totalem AV-Block werden Beta-Sympathomimetika (▸Kap. 11.11.1) oder Atropin (▸Kap. 11.12.2) eingesetzt. Allenfalls muss ein Herzschrittmacher eingesetzt werden.

Zur Verringerung der Reizleitungsgeschwindigkeit und somit zur Therapie von Vorhofflattern, Vorhofflimmern, Tachykardie sowie Extrasystolen (Herzkontraktion außerhalb des normalen Herzrhythmus) eignen sich Antiarrhythmika. Diese werden anhand des Wirkmechanismus in Klassen eingeteilt (◘ Tab. 13.6). Der richtige Einsatz von Antiarrhythmika bedingt eine genaue Diagnose sowie eine gute Therapieüberwachung.

Präparate, UAW und **Besonderheiten** in ◘ Tab. 13.6.

13.1.3 Koronare Herzkrankheit (KHK)

Die Blutversorgung des Herzens erfolgt durch zwei Koronararterien. Hauptursache der koronaren Herzkrankheit (KHK) sind **arteriosklerotische Veränderungen** in den Koronararterien, die zu einer Einengung der Strombahn bis hin zum vollständigen Verschluss und somit zur Minderdurchblutung des Herzmuskels führen. Die KHK kann asymptomatisch oder symptomatisch (Angina pectoris, Herzinfarkt) verlaufen.

Folgende **Risikofaktoren** spielen bei der KHK eine wichtige Rolle:

- Rauchen,
- Hypertonie,
- erhöhte Blutfette,
- Diabetes mellitus,
- Positive Familienanamnese.

Auch ungenügende körperliche Aktivität, Übergewicht, hektische Lebensführung und anhaltende psychische Belastung können eine koronare Herzkrankheit begünstigen.

Tab. 13.6 Antiarrhythmika

INN	Handelsname D	Handelsname CH	Besonderheiten
UAW: Alle Antiarrhythmika können selbst wieder eine Rhythmusstörung auslösen! Blutdrucksenkung, gastrointestinale Beschwerden, Mundtrockenheit, Blasenentleerungs- und Sehstörungen, ■ bei Flecainid und Amiodaron: Beeinträchtigung des Reaktionsvermögens, ■ bei Amiodaron erhöhte Lichtempfindlichkeit, daher ist auf einen Sonnenschutz mit hohem Lichtschutzfaktor zu achten, ■ bei Dronedaron: selten schwere Leberschädigung, vermehrt kardiovaskuläre Ereignisse			
Antiarrhythmika der Klasse IA: Chinidin-Typ			
Ajmalin	Gilurytmal®	Keine Zulassung	Nur zur Akutbehandlung
Chinidin	in Cordichin®	Keine Zulassung	
Prajmalin	Neo-Gilurytmal®	Keine Zulassung	
Antiarrhythmika der Klasse IB: Lidocain-Typ			
Lidocain	Xylocain®	Rapidocaine®	Nur zur Akutbehandlung
Antiarrhythmika der Klasse IC			
Flecainid	Tambocor®	Tambocor®	Einsatz in der Dauertherapie möglich
Propafenon	Rytmonorm®	Rytmonorm®	
Antiarrhythmika der Klasse II: Betablocker (▶ Kap. 11.11.2)			
Bisoprolol	Concor®	Concor®	Einsatz in der Dauertherapie möglich
Carvedilol	Dilatrend®, Querto®	Dilatrend®	
Metoprolol	Lopresor®, Beloc-Zok®	Lopresor®, Beloc-Zok®	
Nebivolol	Nebilet®	Nebilet®	
Antiarrhythmika der Klasse III			
Amiodaron	Cordarex®	Cordarone®	Einsatz in der Dauertherapie möglich, Dronedaron weist eine kürzere Halbwertszeit als Amiodaron auf und ist daher besser steuerbar, aufgrund der UAW aber Arzneimittel 2. Wahl
Dronedaron	Multaq®	Multaq®	
Ibutilid	keine Zulassung	Corvert®	Nur zur Akutbehandlung

■ Tab. 13.6 Antiarrhythmika (Forts.)

INN	Handelsname D	Handelsname CH	Besonderheiten
Antiarrhythmika der Klasse IV: Calciumantagonisten des Verapamil und Diltiazemtyp			
Gallopamil	Procorum®	Keine Zulassung	Einsatz in der Dauertherapie möglich (▸Kap. 13.2.1)
Verapamil	Isoptin®	Isoptin®	
Diltiazem	Dilzem®	Dilzem®	
Sonstige Antiarrythmika			
Digitoxin	Digimerck®	Keine Zulassung	Herzglykoside sind nur noch bei Herzinsuffizienz mit gleichzeitigem tachykardem Vorhofflimmern bedeutsam geringe therapeutische Breite (▸Kap. 13.1.1)
Digoxin	Lenoxin®	Digoxin Sandoz®	
Vernakalant	Brinavess®	Brinavess®	Nur zur Akutbehandlung

Angina pectoris

Bei der Angina pectoris liegt ein Missverhältnis von Sauerstoffangebot und Sauerstoffbedarf vor. Der Herzmuskel reagiert außerordentlich empfindlich auf eine mangelhafte Sauerstoffversorgung. Der Patient verspürt im Anfall (mangelhafte Sauerstoffversorgung) einen charakteristischen anstrengungsabhängigen Druck hinter dem Brustbein mit Schwere- und Engegefühl. Es treten Schmerzen auf, welche in die linke Schulter, in den linken Oberarm oder in den Hals ausstrahlen können.

Ziele der Behandlung der Angina pectoris:

- rasche Kupierung (Krankheitsverlauf möglichst schnell aufhalten oder unterdrücken) des Angina pectoris-Anfalls,
- Prophylaxe oder Reduzierung der Anfallshäufigkeit,
- Verbesserung der Prognose, insbesondere Verringerung der Herzinfarktgefahr.

Das Missverhältnis zwischen Sauerstoffangebot und Sauerstoffbedarf kann durch folgende **antianginöse Therapie** aufgehoben oder zumindest verbessert werden:

- Senkung des myokardialen Sauerstoffverbrauchs,
- Erhöhung des Sauerstoffangebots,
- Beseitigung von Koronarspasmen.

Zur antianginösen Behandlung stehen Calciumantagonisten, Betablocker und Nitrate zur Verfügung. In ■ Tab. 13.7 werden die Wirkungen der verwendeten **Wirkstoffklassen** verglichen.

Präparate, UAW und **Besonderheiten:** Calciumantagonisten in ▸Kap. 13.2.1 und Betablocker in ▸Kap. 11.11.2.

Tab. 13.7 Wirkungen von Calciumantagonisten – Betablocker – Nitrate im Verlgeich

Parameter	Calciumantagonisten	Betablocker	Nitrate
Bronchien	–	Verengt	–
Herzfrequenz	–	Vermindert	–
Kontraktionskraft	Vermindert	Vermindert	–
Koronargefäße	Erweitert	Verengt	Erweitert
Periphere Gefäße	Erweitert	Verengt	Erweitert

Tab. 13.8 Nitrate

INN	Handelsname D	Handelsname CH	Besonderheiten
UAW: Kopfschmerzen (Nitratkopfschmerz), Blutdruckabfall, Schwindel, Übelkeit, Schwächegefühl, Gesichtsrötung (Flush) und Wärmegefühl			
Zur Behandlung des akuten Anfalls			
Glyceroltrinitrat	Nitrolingual®, Corangin® Nitrospray	Nitrolingual®, Nitroglycerin®	▪ Wirkeintritt: nach 1–5 Minuten, ▪ Wirkdauer: 10–30 Minute, ▪ Anwendung: sublingual, ▪ Spray zur Anwendung in der Mundhöhle (nicht inhalieren!), ▪ Zerbeißkapsel: nach Wirkeintritt wieder ausspucken, ▪ nitratfreies Intervall beachten
	Perlinganit®, Trinitrosan®	Perlinganit®, Nitroglycerin®	▪ Anwendung: i. v.
Isosorbiddinitrat	Isoket®	Isoket®	▪ Wirkeintritt: nach 2–5 Minuten, ▪ Wirkdauer: 120–180 Minuten
Zur Prophylaxe und Langzeittherapie			
Glyceroltrinitrat	Deponit®, Nitroderm® TTS	Deponit®, Nitroderm® TTS	▪ Anwendung: perkutan, ▪ nitratfreies Intervall beachten
Isosorbidmononitrat	Corangin®, Coleb®, Ismo®	Keine Zulassung	▪ Nitratfreies Intervall beachten

Tab. 13.8 Nitrate (Forts.)

INN	Handelsname D	Handelsname CH	Besonderheiten
Zur Prophylaxe und Langzeittherapie			
Isosorbid-dinitrat	Isoket® ret	Isoket® ret, Sorbidilat® SR	■ Nitratfreies Intervall beachten
Pentaery-thrityl-Tet-ranitrat	Pentalong®	Keine Zulassung	

Nitrate

Nitrate bewirken durch direkten Angriff an der Gefäßmuskulatur eine **Gefäßerweiterung** (auch an den Koronarien), sodass es zu einer Blutdrucksenkung und Entlastung des Herzens kommt. Die so erreichte Verminderung des Sauerstoffverbrauchs des Herzmuskels, kann einen Angina pectoris-Anfall aufheben oder verhindern. Nitrate werden rein symptomatisch eingesetzt. Sie tragen nicht zur Mortalitätssenkung bei.

Einsatz im akuten Anfall:

- Wirkung tritt schnell ein, hält aber nur wenige Minuten an,
- Verabreichung als Zerbeißkapseln, Mundspray oder sublingual: bei diesen Applikationsarten erfolgt die Absorption über die Mundschleimhaut,
- zur Verhinderung eines Anfalls kann kurz vor körperlicher Anstrengung eine Kapsel oder ein Sprühstoß angewendet werden.

Einsatz zur Prophylaxe und Langzeittherapie:

- In der Langzeittherapie werden Nitrate (peroral als Retardform oder perkutan als Pflaster) aufgrund ihrer rein symptomatischen Wirkung nur noch als Mittel 2. Wahl eingesetzt, falls die Symptome anders nicht zu kontrollieren sind.

Bei hoher Dosierung oder Dauerapplikation kann sich schon innerhalb von 24 Stunden eine deutliche Abschwächung der Nitratwirkung einstellen. So schnell wie sich diese **Nitrattoleranz** einstellt, so schnell verschwindet sie wieder. Ein **nitratfreies Intervall** von 6–8 Stunden pro Tag bringt den vollen Effekt zurück.

Präparate, UAW und **Besonderheiten** in Tab. 13.8.

Praxistipp

- Nitratfreies Intervall von 6–8 Stunden beim Einsatz von Nitraten einhalten, um eine Nitrattoleranz zu vermeiden.
- Nitrate: der Wirkstoff wird über die Mundschleimhaut absorbiert, daher das Spray nicht inhalieren und die Zerbeißkapsel nach Wirkeintritt wieder ausspucken.

Weitere Arzneistoffe zur Therapie der Angina pectoris

- **Molsidomin** (D und CH Corvaton®) hat nitratähnliche Wirkungen. Wegen des relativ langsamen Wirkeintritts (ca. 20 Minuten nach Applikation) eignet es sich nur zur Anfallsprophylaxe von Angina pectoris.
- **Nicorandil** (D Doranic®, CH Dancor®) hat zwei unterschiedliche Wirkungsmechanismen, die zu einer Gefäßerweiterung führen. Es eignet sich nur zur Anfallsprophylaxe von Angina pectoris.
- **Ivabradin** in ▸ Kap. 13.1.1.
- **Betablocker** (Beta-Sympatholytika) eignen sich zur Anfallsprophylaxe bei Angina pectoris. Durch die Hemmung der Beta-Rezeptoren schirmen sie das Herz gegen überhöhte sympathisch-adrenerge Impulse ab, verlangsamen die Herzfrequenz und reduzieren in geringem Maße auch die Kontraktilität. Dadurch sinkt der Sauerstoffbedarf des Herzens (▸ Kap. 11.11.2).
- **Ranolazin** (D und CH Ranexa®) ist ein symptomatisch wirkender Arzneistoff mit noch weitgehend unbekanntem Wirkmechanismus. Er kann als Ergänzungstherapie eingesetzt werden, wenn mit anderen Wirkstoffklassen eine ungenügende Symptomlinderung erreicht wird oder Unverträglichkeiten auf andere Arzneistoffgruppen vorliegen.

13

Herzinfarkt

Bei einem Herzinfarkt, kommt es durch einen akuten **Gefäßverschluss** in den Koronararterien zum Untergang von Herzmuskelgewebe (Ischämie).

Ziel der **akuten Behandlung** ist die schnelle und komplette Reperfusion (Wiederherstellung des Blutflusses) des Gefäßes, bevorzugt mittels einer PTCA (perkutane transluminale Koronarangioplastie), bei der das verschlossene Gefäß durch einen Ballonkatheter oder eine Stentimplantation (Einlage eines Röhrchens in das Koronargefäß) erweitert wird. In bestimmten Situationen kann alternativ eine Fibrinolyse (▸ Kap. 14.3.4) durchgeführt werden. Als Erstmaßnahme (evtl. bereits vor der Hospitalisationsphase) werden Opiate (Morphin), Sauerstoff, Nitrate (TTS oder sublingual) und Acetylsalicylsäure empfohlen. Bei besonders ängstlichen Patienten können zusätzlich Tranquilizer (▸ Kap. 11.5.6) gegeben werden.

In der **Langzeittherapie** werden neben der Einstellung der kardiovaskulären Risikofaktoren folgende Wirkstoffklassen hauptsächlich eingesetzt:

- Thrombozytenaggregationshemmer (▸ Kap. 14.3.1),
- Betablocker (▸ Kap. 11.12.2),
- Calciumantagonisten (▸ Kap. 13.2.1),
- ACE-Hemmer oder Angiotensin-II-Antagonisten (▸ Kap. 13.1.1),
- Lipidsenker u. a. zur Plaquestabilisation (▸ Kap. 18.1.1).

13.2 Gefäßsystem und Kreislauf

Die Blutgefäße werden in Arterien und Venen aufgeteilt:

- **Arterien** transportieren Blut vom Herzen in die Peripherie,
- **Venen** transportieren Blut aus der Peripherie zum Herz.

Die Arterien teilen sich vom Herzen in Richtung Peripherie in immer kleinere Gefäße auf und enden in ganz feinen Haargefäßen, den sogenannten **Kapillaren.** In den Kapillaren des **großen Kreislaufs** (**Körperkreislauf**) werden aus dem arteriellen Blut Nährstoffe an das Gewebe abgegeben und Stoffwechselprodukte zum Abtransport aufgenommen. Ebenso wird Sauerstoff gegen Kohlendioxid ausgetauscht. Das nun sauerstoffarme Blut strömt aus der Peripherie durch ganz feine Venen (**Venolen**), die in größere Venen münden, zurück in Richtung Herz. Über die obere und untere Hohlvene erreicht das Blut die rechte Herzhälfte. Hier beginnt der **kleine Kreislauf** (**Lungenkreislauf**), in dem das Blut über die Lungenarterie in die Lunge gepumpt wird. In den Lungenkapillaren nimmt das Hämoglobin im Blut Sauerstoff von der eingeatmeten Luft auf und gibt gleichzeitig das im Gewebe aufgenommene Kohlendioxid wieder ab. Das nun sauerstoffreiche Blut gelangt anschließend durch die Lungenvenen (Pulmonalvenen) in die linke Herzhälfte, um von dort aus über die Hauptschlagader (Aorta) den Weg durch den großen Kreislauf erneut anzutreten. Durch die Pumpleistung des Herzens sowie den Widerstand der peripheren Gefäße kommt es zu einem Aufbau eines Drucksystems, dem Blutdruck.

Der Blutdruck wird unterteilt in:

- **systolischen Blutdruck:** entspricht dem maximalen Druck während der Systole (normal: 120–129 mmHg),
- **diastolischen Blutdruck:** entspricht dem geringsten Druck während der Diastole (normal: 80–84 mmHg).

13.2.1 Therapie der Hypertonie

Jede anhaltende Steigerung des arteriellen Ruheblutdrucks, **systolisch > 140 mmHg** und/oder **diastolisch > 90 mmHg**, wird als Hypertonie bezeichnet. Die Blutdruckregulation ist sehr komplex und kann durch verschiedenste Ursachen gestört sein.

Allgemeine Maßnahmen zur Blutdrucksenkung

Bevor eine Beeinflussung des Bluthochdrucks durch Arzneistoffe erfolgt, sollten folgende **allgemeine Maßnahmen** eingehalten werden:

- Rauchstopp,
- Senkung des Alkoholkonsums auf < 30 g/Tag,
- Einschränkung der Kochsalzzufuhr,
- körperliche Aktivität (mindestens 3× 30 Minuten Ausdauertraining pro Woche),
- Gewichtsreduktion bei Übergewicht,
- sorgfältige Überprüfung der Indikation für eine Therapie mit nichtsteroidalen Antirheumatika, Glucocorticoiden oder Kontrazeptiva.

Arzneimitteltherapie bei Hypertonie

Die Behandlung des Bluthochdrucks mit Arzneimitteln ist eine rein **symptomatische Therapie** und hat keinen Einfluss auf die Ursache. Aufgrund der komplexen Blutdruckregulation gibt es eine Vielzahl an Wirkstoffklassen, die an verschiedenen Angriffsorten in dieses System eingreifen (o Abb. 13.2):

- Betablocker (Beta-Sympatholytika ▸ Kap. 11.11.2),
- Diuretika (▸ Kap. 17.1.1),
- Calciumantagonisten,
- ACE-Hemmer oder Angiotensin-II-Antagonisten (AT_1-Blocker ▸ Kap.13.1.1),

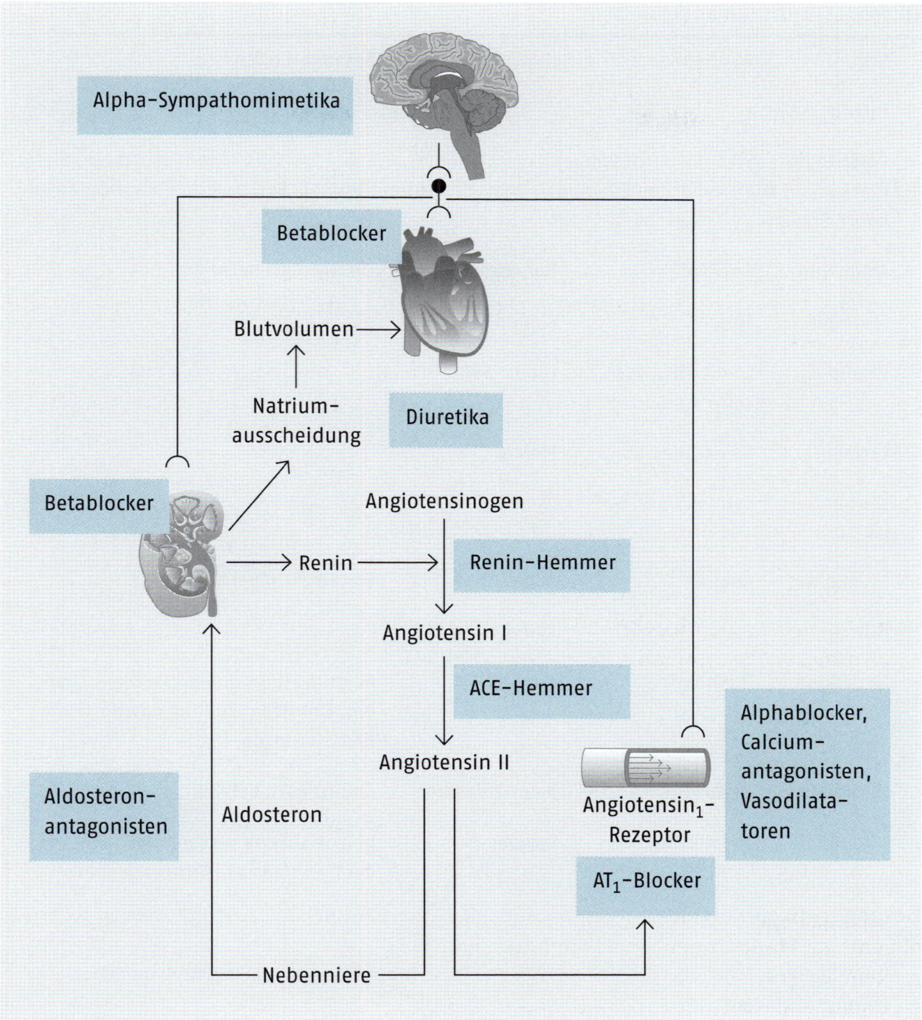

Abb. 13.2 Angriffsorte von blutdrucksenkenden Arzneimitteln

- Renin-Hemmer,
- Alpha-Sympatholytika (Alphablocker) und indirekte Sympatholytika (▸ Kap. 11.11.2),
- zentral angreifenden Alpha-Sympathomimetika (▸ Kap. 11.11.3),
- Vasodilatatoren, die eine Entspannung der glatten Muskulatur bewirken.

Calciumantagonisten

Calciumantagonisten (Calciumkanalblocker) hemmen dosisabhängig am Herzen und an der glatten Muskulatur den Calciumeinstrom ins Zellinnere. Dies führt am Herzen zu einer **Abnahme der Kontraktionskraft** (negativ inotrope Wirkung) und an den arteriellen Blutgefäßen in der Peripherie zu einer **Gefäßerweiterung**. Als Folge davon werden der Sauerstoffverbrauch und der Blutdruck gesenkt, das Herz wird nachhaltig entlastet.

An den Koronarien greifen Calciumantagonisten an den größeren Arterienästen an und können dadurch Koronarspasmen aufheben. Qualitative **Unterschiede** zwischen den

▫ Tab. 13.9 Calciumantagonisten

INN	Handelsname D	Handelsname CH	Besonderheiten
Nifedipin-Typ			
UAW: Reflextachykardie durch Sympathikusaktivierung, v. a. bei kurzwirksamen Präparaten; Blutdruckabfall, Kopfschmerzen, Schwindel, Übelkeit, gastrointestinale Beschwerden, Hautrötung und Knöchelödeme			
Amlodipin	Norvasc®	Norvasc®	Einsatz auch bei KHK
Felodipin	Modip®	Plendil®	–
Isradipin	Lomir® SRO, Vascal®	Lomir® SRO	–
Lacipidin	Keine Zulassung	Motens®	–
Lercanidipin	Carmen®, Corifeo®	Zandip®	–
Nifedipin	Adalat®	Adalat®	Einsatz auch bei KHK
Nilvadipin	Escor®, Nivadil®	Keine Zulassung	–
Nimodipin	Nimotop®	Nimotop®	Aufgrund der besonderen Eigenschaften, Einsatz bei hirnorganischen Funktionsstörungen
Nisoldipin	Baymycard®	Keine Zulassung	Einsatz auch bei KHK
Nitrendipin	Bayotensin®	Baypress®	In D als Lösung zur Notfallbehandlung der hypertensiven Krise verfügbar
Verapamil-Typ			
UAW: Übelkeit, Schwindel, Kopfschmerzen und Flush (Hautrötung mit Hitzegefühl) und **Überleitungsstörungen**			
Gallopamil	Procorum®	Keine Zulassung	**antiarrhythmische Eigenschaft,** Einsatz auch bei KHK
Verapamil	Isoptin®	Isoptin®	
Diltiazem-Typ			
Diltiazem	Dilzem®	Dilzem®	**antiarrhythmische Eigenschaft,** Einsatz auch bei KHK

verschiedenen Calciumantagonisten bestehen vor allem im Vorhandensein oder Fehlen einer zusätzlichen antiarrhythmischen Wirkung. Antiarrhythmische Eigenschaften weisen Calciumantagonisten vom Verapamil- und Diltiazemtyp auf. Sie wirken am Sinusknoten negativ chronotrop (Senkung der Herzfrequenz) und am AV-Knoten negativ dromotrop (die Erregungsleitung herabsetzend). **Indikationen** für Calciumantagonisten sind KHK, arterielle Hypertonie und Arrhythmien. Der Metabolismus erfolgt über das

Tab. 13.10 Renin-Hemmer

INN	Handelsname D	Handelsname CH	UAW	Besonderheiten
Aliskiren	Rasilez®	Rasilez®	Gastrointestinale Beschwerden, Gelenkschmerzen, Schwindel, Hyperkaliämie	Die Einnahme erfolgt 1× täglich mit einer leichten Mahlzeit

CYP3A4-System, weshalb einige **Interaktionen** zu beachten sind. Vorsicht ist geboten bei Arzneistoffen und Nahrungsmitteln, die dieses Enzymsystem inhibieren oder induzieren (▸Kap. 7.3.3). Eine parenterale Calciumgabe vermindert die Wirkung der Calciumantagonisten. Calciumantagonisten des Verapamil-Typs, und in geringem Ausmaß des Diltiazem-Typs, können durch die negative Beeinflussung der Kontraktilität des Herzens bei der Kombination mit Betablockern zu schwerer Hypotonie und Überleitungsstörungen führen.

Präparate, UAW und **Besonderheiten** in Tab. 13.9.

Renin-Hemmer

Aliskiren gehört zur Gruppe der Renin-Hemmer. Durch Bindung an Renin wird die Umwandlung von Angiotensinogen in Angiotensin I gehemmt (Abb. 13.1). Dadurch entsteht weniger vom Vasokonstriktor Angiotensin II und der Blutdruck wird gesenkt.

Aliskiren ist in Kombination mit ACE-Hemmern oder Angiotensin-II-Antagonisten bei Diabetes oder Niereninsuffizienz sowie in der Schwangerschaft **kontraindiziert**.

Präparate, UAW und **Besonderheiten** in Tab. 13.10.

Sonstige Vasodilatatoren

Arzneistoffe, die eine Entspannung der glatten Muskulatur bewirken, verringern den Muskeltonus in den kleinen Arterien und erzeugen dadurch eine Gefäßerweiterung. Zu dieser Gruppe gehören die Arzneistoffe Dihydralazin (D: Nepresol®) und Minoxidil (D: Lonolox®, CH: Loniten®). Sie werden bei **Versagen anderer** blutdrucksenkender Arzneistoffe eingesetzt.

Strategie der Hypertoniebehandlung

Bei Patienten mit leichter Hypertonie und niedrigem kardiovaskulärem Risiko wird die Behandlung zunächst mit einer **Monotherapie** (Einsatz von nur einem Arzneistoff) begonnen. Diese besteht primär aus einer der folgenden Gruppen: Diuretika, ACE-Hemmer, Calciumantagonisten, Angiotensin-II-Antagonisten oder Betablockern. Die einzelnen Gruppen weisen gemäß zahlreichen Studien keine klinisch relevanten Unterschiede auf. Daher richtet sich die Wahl einer bestimmten Arzneimittelgruppe immer nach den Begleiterkrankungen (Tab. 13.11). Bestehen keine Begleiterkrankungen, werden unerwünschte Wirkungen, Kontraindikationen und der Preis zu Entscheidungskritierien bei der Wahl eines geeigneten Antihypertensivums. Wird der angestrebte Zielwert nicht erreicht, so kann die Therapie wie in Abb. 13.3 unter Berücksichtigung der Begleiterkrankungen bis zur **Dreifach-Kombination** schrittweise intensiviert werden. Bei Patienten mit starker Hypertonie und einem hohen kardiovaskulären Risiko wird empfohlen direkt mit einer **Zweifach-Kombination** zu beginnen. Dazu gibt es im Handel auch eine Fülle verschiedener Kombinationspräparate.

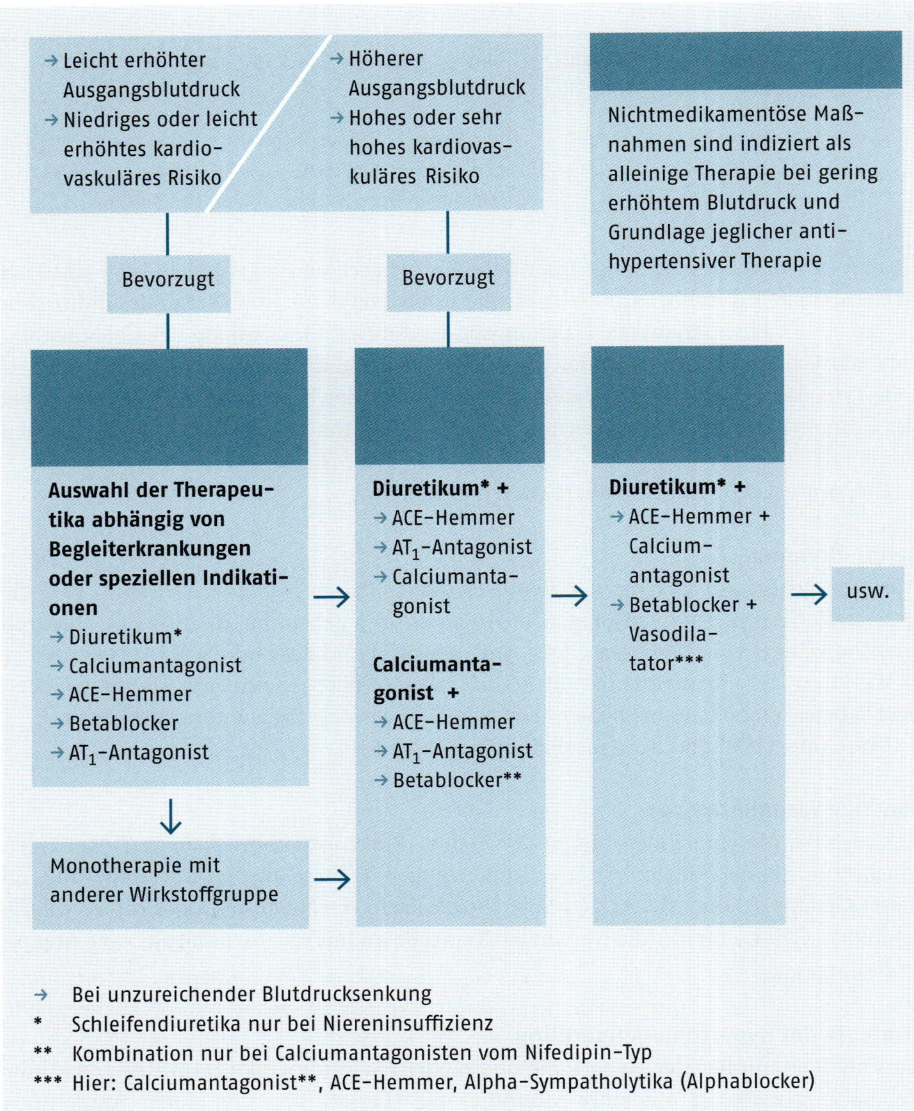

Abb. 13.3 Stufenplan der Hypertoniebehandlung. Nach Leitlinie für das Management der Hypertonie von der Deutschen Gesellschaft für Kardiologie, 2013

Lässt sich der Blutdruck schlecht oder nicht ausreichend einstellen, ist zunächst die Adhärenz (Therapietreue) zu überprüfen und zu klären ob es sich um eine sekundäre Ursache der Hypertonie (renal, renovaskulär, hormonell bedingt) handeln könnte.

Therapie des Bluthochdrucks im Lungenkreislauf

Infolge von Herz- oder Lungenerkrankungen wie z. B. Lungenembolie, Linksherzinsuffizienz oder COPD, kann der pulmonale Blutdruck erhöht sein (pulmonal arterielle Hyper-

Tab. 13.11 Therapie des Bluthochdrucks unter Berücksichtigung von Begleiterkrankungen

Begleiterkrankung	Diuretika	Betablocker	Calciumantagonisten	ACE-Hemmer
Obstruktive Atemwegserkrankungen	±	–	++	+
Fettstoffwechselstörungen	±	±	+	+
Gicht	–	+	+	+
Angina pectoris	±	++	++	+
Herzinsuffizienz	++	+	±	++
Diabetes mellitus	±	–	++	++

++ zu empfehlen, + mögliche Alternative, ± nicht zu empfehlen, – kontraindiziert

tonie). Die **pulmonal arterielle Hypertonie** (PAH) kann zu einem Rechtsherzversagen führen. Folgende Therapiemöglichkeiten können zum Einsatz kommen:

- Hemmung körpereigener gefäßverengender Substanzen mit Bosentan (D und CH Tracleer®) und Ambrisentan (D und CH Volibris®),
- Arzneimittelgruppen mit gefäßerweiternder Wirkung: Phosphodiesterase-5-Hemmer wie Sildenafil (D und CH Revatio®), Prostacyclin-Analoga wie Iloprost (D und CH Ventavis®),
- ein neuartiger dualer Wirkmechanismus mit Auswirkungen auf den Gefäßtonus wurde mit dem Wirkstoff Riociguat (Adempas® D und CH) entwickelt.

13.2.2 Hypotonie

Fällt der systolische Blutdruck bei **Ruhebedingungen < 100 mmHg** und/oder der **diastolische Blutdruck < 60 mmHg**, so wird von einer Hypotonie gesprochen. Nicht jede Hypotonie ist behandlungsbedürftig. Sie wird erst behandelt, wenn **Symptome** wie Orthostase, Schwindel, Synkopen, Sehstörungen, Konzentrationsschwäche, Müdigkeit, verminderte geistige Leistungsfähigkeit und weitere Symptome auftreten. Vor einer medikamentösen Therapie sollte der Patient versuchen, durch körperliches Training und ausreichende Volumenzufuhr (Trinken) die Symptome zu lindern. Mit Arzneistoffen kann ein zu niedriger Blutdruck durch eine Steigerung der Kontraktilität der Gefäße (Alpha-Sympathomimetika ▸Kap. 11.11.1) beeinflusst werden.

13.2.3 Venenerkrankungen

Zu den Venenerkrankungen gehören **Krampfadern** (Varizen), die **Entzündung oberflächlicher Venen** (Thrombophlebitis), die **tiefe Beinvenenthrombose**, (Phlebothrombose, TVT) und die **chronische venöse Insuffizienz** (CVI). Aufgrund einer **Schwäche des Bindegewebes** können Gefäßerkrankungen entstehen, wobei vor allem die oberflächlichen Beinvenen erweitert werden und dadurch als Krampfadern hervortreten. Durch die Erweiterung der Beinvenen können sich die Venenklappen nicht mehr genügend schließen und es resultiert ein venöser Umkehrfluss. Als Folge davon können Ödeme, Thrombophlebitis und Geschwüre (Ulzera) oder Hautverfärbungen auftreten. Die chronisch venöse Insuffizienz kann durch die genannten Veränderungen des oberflächlichen und tiefen Venensystems entstehen. Neben chirurgischen Eingriffen (Varizenentfernung) ist die wichtigste therapeutische Maßnahme bei einer chronischen venösen Insuffizienz eine korrekt durchgeführte Kompressionsbehandlung mit Stütz- bzw. Kompressionsstrümpfen, sowie die körperliche Aktivität.

Mit **Arzneistoffen** wird versucht, die Kapillarpermeabilität zu verringern und dadurch das lokale Ödem abzubauen. Gleichzeitig soll der venöse Rückstrom verbessert werden. Die Wirksamkeit der Ödemprotektiva (z. B. Extrakte aus rotem Weinlaub (D und CH Antistax®) oder Samen der Rosskastanie (D und CH Venostasin®)) ist allerdings umstritten.

MERKE

- Wenn das Herz nicht mehr in der Lage ist, die erforderliche Pumpleistung für die Versorgung des Körpers zu erbringen, liegt eine Herzinsuffizienz vor.
- Antiarrhythmika können selbst wieder Herzrhythmusstörungen auslösen.
- Bei der KHK liegt eine Minderdurchblutung des Herzmuskels vor.
- Jede anhaltende Steigerung des arteriellen Ruheblutdrucks systolisch > 140 mmHg und/oder diastolisch > 90 mmHg wird als Hypertonie bezeichnet.
- Aufgrund einer Schwäche des Bindegewebes können Gefäßerkrankungen entstehen, wobei vor allem die oberflächlichen Beinvenen erweitert werden und dadurch als Krampfadern (Varizen) hervortreten.

Überprüfen Sie Ihr Wissen!

Fragen

1. Welche Arzneistoffgruppen stehen für eine antianginöse Therapie zur Verfügung und welche Wirkmechanismen besitzen sie?
2. Welche unerwünschten Wirkungen treten oft zu Beginn einer Therapie mit Nitraten auf, die eigentlich Zeichen der Wirksamkeit darstellen?
3. Was ist das Ziel der Therapie einer Herzinsuffizienz?
4. Welche Arzneistoffgruppen werden bevorzugt zur Therapie der Herzinsuffizienz eingesetzt?
5. Mit welchen Arzneimittelgruppen lässt sich eine Hypertonie beeinflussen?
6. Wie wird bei der Hypertoniebehandlung vorgegangen?
7. Wie kann ein zu niedriger Blutdruck mit Arzneistoffen beeinflusst werden?

14 Blut

Das Blut besteht zu 40 % aus **Blutzellen** (Erythrozyten, Leukozyten und Thrombozyten) sowie aus einer eiweiß- und elektrolythaltigen Flüssigkeit, dem **Blutplasma**. Die Aufgabe des Blutes besteht hauptsächlich in der Versorgung der Organe bzw. des gesamten Organismus mit Sauerstoff, aber auch mit vielen Substanzen wie Hormonen, Nährstoffen, Mineralien. Zudem dient es der Wärmeregulation sowie der Abwehr gegen Krankheitserreger und Fremdstoffe. Einige dieser Aufgaben können einzelnen Blutbestandteilen zugeordnet werden:

- **Erythrozyten** (rote Blutkörperchen) enthalten Hämoglobin, welches in der Lage ist, Sauerstoff aufzunehmen, zu transportieren und wieder abzugeben.
- **Leukozyten** (weiße Blutkörperchen) dienen der Abwehrreaktion auf körperschädigende Einwirkungen unterschiedlichsten Ursprungs.
- **Thrombozyten** (Blutplättchen) sind für die Blutgerinnung unentbehrlich.
- **Blutplasma** besteht aus ca. 90 % Wasser, 7–8 % Eiweißen sowie Salzen, Kohlenhydraten, Lipiden, usw. Es dient unter anderem als Transportmittel der Blutzellen.

14.1 Anämie

Bei der Anämie (Blutarmut), handelt es sich um einen **Mangel an Hämoglobin** (Hb) **oder Erythrozyten**. Eine Anämie liegt vor, wenn der Hämoglobingehalt beim Mann unter 130 g/l und bei der Frau unter 120 g/l liegt. **Ursachen** für eine Anämie können Störungen des Hämoglobinaufbaus oder der Erythrozytenbildung, eine beschleunigte Zerstörung von Erythrozyten sowie akute oder chronische Blutungen sein.

14.1.1 Therapie der Anämie

Die Therapie der Anämie richtet sich nach der Ursache, wobei nur einzelne **Anämieformen** medikamentös behandelt werden können, wie z. B.:

- **Eisenmangelanämie**: diese Störung des Hämoglobinaufbaus wird durch Zufuhr von Eisen behandelt.
- **Vitamin-B_{12}-Mangelanämie** (perniziöse Anämie): diese Störung der Erythrozytenbildung wird mit der Gabe von Vitamin B_{12} behandelt.
- **Folsäuremangelanämie**: diese Störung der Erythrozytenbildung wird mit der Gabe von Folsäure behandelt.

Tab. 14.1 Antianämika

INN	Handelsname D	Handelsname CH	Besonderheiten
Eisenverbindungen			
UAW: bei **peroraler Gabe:** gastrointestinale Beschwerden u. a. mit Durchfall oder Verstopfung und Krämpfen, Dunkel- bis Schwarzfärbung des Stuhls; bei **parenteraler Gabe:** Gefäßwandschädigungen, Muskel- und Gelenkbeschwerden, gastrointestinale Beschwerden, Schockgefahr bei Überdosierung bzw. Übertherapie (Überschreiten der Bindungskapazität des Transferrins)			
Eisensalze	Ferrum Hausmann®, *Ferinject®, *Venofer®, *Cosmofer®	Ferrum Hausmann®, Maltofer®, *Ferinject®, *Venofer®	■ Empfohlener Einnahmezeitpunkt: mindestens 15 Minuten vor der Mahlzeit, um eine ausreichende Resorption zu gewährleisten, ■ bei Einnahme mit oder nach der Mahlzeit: gastrointestinale Beschwerden werden reduziert jedoch die Resorption vermindert
Vitamin B_{12}			
Vitamin B_{12} (Cyanocobalamin)	Cytobion®	Vitarubin®	Tab. 18.5
Folsäure			
Folsäure	Folsan®, Lafol®	Folvite®, Andreafol®, Acidum folicum	Tab. 18.5
Erythropoetin (Epo)			
UAW: gelegentlich: grippeähnliche Symptome, Blutdruckanstieg; zudem treten Hautveränderungen, Störungen des Zentralnervensystems, Thrombozytose (erhöhte Anzahl Thrombozyten) auf			
Darbepoetin alfa	*Aranesp®	*Aranesp®	Lange Halbwertszeit, daher Gabe ca. 1× pro Woche
Epoetin alfa	*Erypo®	*Eprex®	Kurze Halbwertszeit, daher Gabe ca. 3× pro Woche
Epoetin beta	*NeoRecormon®	*Recormon® PS	
Epoetin theta	*Eporatio®	*EpoTheta Teva®	
Epoetin zeta	*Retacrit®	*Retacrit®	
PEG-Epoetin beta	*Mircera®	*Mircera®	Sehr lange Halbwertszeit, daher monatliche Gabe möglich

* Präparate zur parenteralen Anwendung

- **Erythropoetinmangel** (renale Anämie): diese Störung der Erythrozytenbildung wird mit der Gabe des Hormons Erythropoetin behandelt, das die Blutbildung im Knochenmark reguliert.

Einige wichtige **Interaktionen** müssen bei den eingesetzten Arzneistoffen berücksichtigt werden. Bei der oralen Gabe von **Eisen** ist eine Verminderung der Eisenresorption durch die gleichzeitige Einnahme von magnesium-, calcium- oder aluminiumhaltigen Antazida sowie Colestyramin möglich. Zudem hemmt Eisen die Resorption von Tetrazyklin- und Chinolon-Antibiotika. **Folsäure** kann die antiepileptische Wirkung von Phenytoin vermindern.

Neuentwicklungen der Erythropoetin-Präparate haben den Vorteil, dass sie aufgrund einer längeren Halbwertszeit nicht mehrmals pro Woche, sondern in größeren Abständen (wöchentlich bis monatlich) verabreicht werden können. Weitere Neuentwicklungen ausgehend vom Epoetin alfa sind sogenannte **Biosimilars** (▸ Kap. 10.2), welche die gleiche Wirkung wie das körpereigene Erythropoetin haben. Sie sind mit der Zusatzbezeichnung beta, theta und zeta gekennzeichnet.

Präparate, UAW und **Besonderheiten** zu Antianämika in ◘ Tab. 14.1.

Praxistipp

Bei peroraler Gabe von Eisenpräparaten färbt sich der Stuhl dunkel bis schwarz. Zudem sollte die Einnahme mit Vitamin-C-reichen Nahrungsmitteln (z. B. ein Glas Orangensaft) erfolgen, um die Aufnahmefähigkeit des Eisens zu verbessern.

14.2 Plasmaersatzmittel

Durch starke Blut- oder Flüssigkeitsverluste kann unser Gefäßsystem einen **Volumenmangel** aufweisen. Auftreten kann dies bei:

- Verletzungen,
- Operationen,
- Verbrennungen,
- massiv gesteigerter Wasserabgabe (Diabetes mellitus, Diabetes insipidus, Diarrhö, Erbrechen, Diuretika),
- plötzliches Weitstellen der Kapillargefäße im Schock z. B. allergischer Schock.

Ein akuter Volumenverlust bzw. -mangel bis zu 500 ml kann in der Regel vom Körper problemlos verkraftet werden. Besteht eine aktive Blutung oder eine Exsikkose (Austrocknung) so sollte dem Gefäßsystem von außen Flüssigkeit zugeführt werden. Dabei müssen Blutverluste nicht zwangsläufig mit Bluttransfusionen ausgeglichen werden. Die **Indikation** für eine **Bluttransfusion** sollte nach dem individuellen gesundheitlichen Zustand des Patienten gestellt werden. Unterscheiden sollte man zwischen akuten (stillbaren und unstillbaren) Blutungen oder chronischen Blutverlusten. Bei einer akuten unstillbaren Blutung sollten Bluttransfusionen schnellstmöglich bereitgestellt werden. Bei chronischen Blutverlusten wird meist ein größerer Hämoglobinabfall in Kauf genommen.

Tab. 14.2 Plasmaersatzmittel

Kolloid	Handelsname D	Handelsname CH	UAW	Besonderheiten
Körpereigene Plasmaersatzmittel				
Humanalbumin/ PPL (körpereigen)	Albumin Human ®	Albumin CSL®	Sehr selten: allergische Reaktionen, Fieber	Dokumentation gemäß Heilmittelgesetz in der CH bzw. Transfusionsgesetz in D; Volumeneffekt: 1
Körperfremd Plasmaersatzmittel				
Gelatine	Gelafundin® 4 %	Physiogel®	Selten: allergische Reaktionen	Volumeneffekt: 0.8
HES 130 000 Substitutionsgrad 0,38–0,45	Voluven®, Venofundin®6 %, Venofundin®10 %	Venofundin® 6 %	Allergische Reaktionen, selten schwere anaphylaktische Reaktionen	Volumeneffekt: 1–1.5; je höher konzentriert, umso größer der Volumeneffekt
HES 200 000 Substitutionsgrad 0,43–0,55	HAES-steril® 6 %	Keine Zulassung		Volumeneffekt: 1,2

Alle anderen Fälle eines akuten Volumenmangels stellen **Indikationen** für **Plasmaersatzflüssigkeiten** dar, um das Gefäßsystem aufzufüllen. Somit genügt der Einsatz von blutkörperchenfreien, meist körperfremden, manchmal auch körpereigenen sogenannten kolloidalen Lösungen (Plasmaersatzflüssigkeiten). Eine der wichtigsten **Anforderungen** an die Plasmaersatzflüssigkeiten ist die Fähigkeit, genügend lange im Gefäßsystem zu verweilen und nicht gleich durch die Gefäßwände ins Gewebe zu diffundieren. Aus diesem Grund eignen sich reine Salzlösungen (physiologische Kochsalzlösung oder Ringerlösung) weniger zur Volumensubstitution. Man unterscheidet körpereigene und körperfremde Plasmaersatzmittel.

Der **Volumeneffekt** der Plasmaersatzmittel gibt an, wieviel Flüssigkeit von der infundierten Menge im Gefäßsystem verbleibt. Werte < 1 bedeuten, dass Teile der verabreichten Menge aus dem Gefäßsystem ins Gewebe übergehen. Umgekehrt bedeuten Werte > 1, dass zusätzlich Flüssigkeit aus dem Gewebe ins Gefäßsystem resorbiert wird.

Präparate, UAW und **Besonderheiten** in Tab. 14.2.

14.2.1 Körpereigene Plasmaersatzmittel

Körpereigene Plasmaersatzmittel verbleiben kürzer in den Gefäßen als körperfremde Plasmaersatzmittel. Aus diesem Grund sollten die körpereigenen Plasmaersatzmittel bevorzugt bei Albuminmangel und nicht bei reinem Volumenmangel angewendet werden. Zudem werden sie wegen des hohen Preises und der beschränkt zur Verfügung stehenden Menge von Albumin (diese Lösungen müssen aus Spenderblut aufgearbeitet werden) durch körperfremde Ersatzmittel mehr und mehr verdrängt. Die Vergrößerung des Plasmavolumens wird hauptsächlich durch eine Verschiebung der Gewebeflüssigkeit in die Gefäße erreicht.

Humanalbumin und Plasmaproteinlösungen

Ein körpereigenes, stabiles Plasmaersatzmittel ist eine Lösung von menschlichem **Albumin** (Humanalbumin). Humanalbumin-Lösungen sind antikörperfrei und können daher ohne Blutgruppenbestimmung eingesetzt werden. Alle Humanalbumin-Präparate werden durch Hitze virusinaktiviert, um die Übertragung von Krankheiten wie z. B. Hepatitis zu verhindern. **Plasmaproteinlösungen** (PPL) unterscheiden sich von den reinen Humanalbumin-Lösungen nur wenig. Sie enthalten neben Albumin noch geringe Mengen an Globulinen (Plasmaproteine).

Vorgaben zur **Dokumentation** bei Verabreichung von Blutprodukten wie Humanalbumin sind in der Schweiz im Heilmittelgesetz und in Deutschland im Transfusionsgesetz beschrieben (▸ Kap. 14.3.3).

14.2.2 Körperfremde Plasmaersatzmittel

Gelatine

Die Wasserbindungskapazität und die intravasale Verweildauer sind bei den Gelatinepräparaten gering. Gelatine wird hauptsächlich mit dem Urin ausgeschieden.

Hydroxyethylstärke (HES)

Man unterscheidet Hydroxyethylstärken (HES) aufgrund ihrer verschiedenen Molekulargewichte und Substitutionsgrade (Ausmaß der chemischen Veränderung einer Substanz). Diese Unterschiede beeinflussen die **Verweildauer** im Körper und somit die Wirkdauer. Aufgrund neuester Erkenntnisse werden HES-Produkte bei Volumenverlust nur noch als **Mittel der 2. Wahl** empfohlen, wenn Elektrolytlösungen alleine als nicht ausreichend beurteilt werden. Das Indikationsspektrum wurde wesentlich verkleinert, wodurch ihr Einsatz erst nach ausführlicher Nutzen-Risiko-Abwägung erfolgt. Gleichzeitig wurden die **Kontraindikationen** erweitert, sodass HES u. a. bei Intensivpatienten, Brandverletzungen, Hirnblutung, Lungenödem, Dehydratation, Gerinnungs-, schweren Nieren- und Leberfunktionsstörungen nicht eingesetzt werden darf.

Präparate, UAW und **Besonderheiten** in ◻ Tab. 14.2.

14.3 Die Blutgerinnung beeinflussende Mittel

Um nicht bereits bei kleinen Verletzungen zu verbluten, ist ein funktionierendes **Blutgerinnungssystem** lebensnotwendig.

Man unterscheidet eine primäre und eine sekundäre Blutgerinnung.

- Bei der **primären Blutgerinnung** dichten Thrombozyten (Blutplättchen) das verletzte Gefäß ab, indem sie sich an die Gefäßränder anheften und zu einer homogenen Masse verschmelzen. Ein solcher Verschluss der Gefäßwunde ist provisorisch und bei großen Verletzungen nicht möglich.
- Die **sekundäre Blutgerinnung** erfolgt über Fibrin für einen mechanisch stabilen Verschluss bis die endgültige Narbenbildung (▸ Kap. 22.2.1) erfolgt ist.

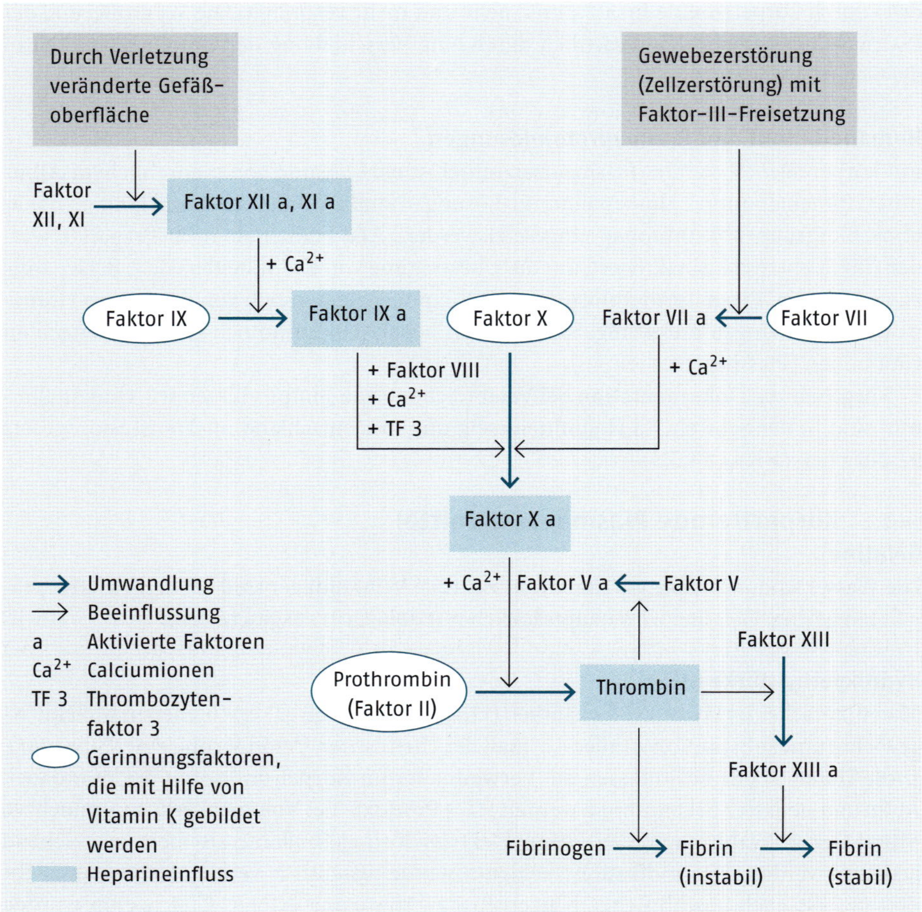

o Abb. 14.1 Ablauf der Blutgerinnung (Blutgerinnungskaskade)

Die **Aktivierung der Blutgerinnung** kann durch eine Verletzung der Gefäßoberfläche (extrinsisch) oder durch eine Gewebeverletzung (intrinsisch) erfolgen. Am Ablauf des eigentlichen Gerinnungsprozesses (Blutgerinnungskaskade) sind verschiedene Gerinnungsfaktoren beteiligt, die mit römischen Zahlen bezeichnet werden (o Abb. 14.1). Gerinnungsfördernde und gerinnungshemmende Faktoren stehen beim gesunden Menschen im Gleichgewicht. Treten jedoch Gerinnungsstörungen (Koagulopathien) auf, kann dies ein erhöhtes Risiko für Blutungen oder Thromboembolien verursachen.

14.3.1 Thrombozytenaggregationshemmer (TAH)

Thromben (Blutgerinnsel) können sich z. B. aufgrund arteriosklerotischer Veränderungen oder Herzrhythmusstörungen (z. B. Vorhofflimmern) bilden, was die Durchblutung behindern kann. Um das Risiko einer Thrombenbildung zu verhindern, können Thrombozytenaggregationshemmer (TAH) oder Antikoagulanzien (▸ Kap. 14.3.2) eingesetzt werden.

Als Arzneistoff wird häufig das Salicylat Acetylsalicylsäure (Cyclooxygenasehemmer) verwendet.

Übersicht der **Wirkmechanismen** der wichtigsten Thrombozytenaggregationshemmer (TAH):

- **Cyclooxygenasehemmer**: Durch Hemmung der Cyclooxygenase-1 (COX 1) wird die Aktivierung der Thrombozytenaggregation gehemmt (▸ Kap. 11.1.2).
- **ADP-Rezeptorhemmer**: Durch Blockierung der Vermittlersubstanz Adenosindiphosphat (ADP) werden die Thrombozyten nicht zur Vernetzung aktiviert und bilden somit keinen Thrombus.
- **Glykoprotein-Rezeptorantagonisten**: Durch Blockierung eines Rezeptors auf der Oberfläche der Thrombozyten wird deren Vernetzung gehemmt.

Thrombozytenaggregationshemmer, welche als Mono- oder Kombinationstherapie Verwendung finden, werden bei folgenden **Indikationen** eingesetzt:

- Prophylaxe von Schlaganfällen,
- koronare Herzkrankheit,
- peripher arterielle Verschlusskrankheit (pAVK),
- Vorhofflimmern bei jüngeren Patienten.

Ticlopidin oder Clopidogrel werden alternativ bei Unverträglichkeit von Acetylsalicylsäure eingesetzt. Die Wirkstoffe Abciximab, Eptifibatid und Tirofiban werden ausschließlich intravenös u. a. bei der perkutanen Koronarintervention (PCI) eingesetzt. Mögliche Kombinationstherapien sind Acetylsalicylsäure mit Clopidogrel, Prasugrel, Ticagrelor oder Dipyridamol.

Bei einigen Arzneistoffen der ADP-Rezeptorhemmer sind wichtige **Interaktionen** zu beachten. Da Clopidogrel und Ticagrelor über CYP-Enzyme metabolisiert werden, sollte **Clopidogrel** nicht mit CYP2C19-Inhibitoren wie u. a. Omeprazol, Carbamazepin, Ciprofloxacin kombiniert werden (▸ Kap. 7.3.3). **Ticagrelor** sollte nicht mit starken Inhibitoren von CYP3A4 wie Clarithromycin oder Ketoconazol zusammen eingesetzt werden. Zudem erhöhen **alle Thrombozytenaggregationshemmer** bei Kombination mit blutgerinnungshemmenden Arzneistoffen wie Heparin oder Faktor-Xa-Hemmern (▸ Kap. 14.3.2) das Blutungsrisiko.

Eine **Besonderheit** weisen Clopidogrel, Prasugrel und Ticlopidin auf. Sie werden als **Prodrug** verabreicht und im Körper enzymatisch in ihre aktive Wirkform umgewandelt. Zudem werden alle Glykoprotein-Rezeptorantagonisten ausschließlich parenteral verabreicht.

Präparate, UAW und **Besonderheiten** in ◘ Tab. 14.3.

14.3.2 Blutgerinnungshemmende Mittel

Die wachsende Gruppe der blutgerinnungshemmenden Mittel, auch **Antikoagulanzien** genannt, enthält Wirkstoffe aus den **Wirkstoffklassen** der Heparine, direkten Thrombinhemmer, Faktor-Xa-Hemmer und Cumarine.

Ihre **Indikationen** sind sehr ähnlich. Somit dienen sie einerseits **zur Prophylaxe** (Ausnahme: Cumarine) von Thrombosen (prä- und postoperativ, bei Immobilisierung), andererseits **therapeutisch** zur Gerinnungshemmung (Antikoagulation) bei Herzinfarkt (Heparine), Vorhofflimmern, Operationen mit extrakorporalem Kreislauf oder Thromboembolien (Lungenembolie, tiefe Venenthrombose).

■ **Tab. 14.3** Thrombozytenaggregationshemmer

INN	Handelsname D	Handelsname CH	UAW	Besonderheiten
Cyclooxygenasehemmer (COX-Hemmer)				
Acetylsalicylsäure	Aspirin protect®, in Aggrenox®	Aspirin cardio®, in Asasantin®	■ Tab. 11.4	■ Tab. 11.4, schneller Wirkeintritt
ADP-Rezeptorhemmer				
Clopidogrel	Plavix®	Plavix®	Blutungen, Leukopenie, gastronintestinale Beschwerden	Prodrug
Prasugrel	Efient®	Efient®		Prodrug
Ticlopidin	Tiklyd®	Keine Zulassung		Prodrug
Ticagrelor	Brilique®	Brilique®		–
Glykoprotein-Rezeptorantagonisten				
Abciximab	ReoPro®	ReoPro®	Allergische Reaktionen, Thrombopenie, Blutungen	Lange Wirkdauer, schneller Wirkeintritt
Eptifibatid	Integrilin®	Integrilin®		Kurze Wirkdauer, schneller Wirkeintritt
Tirofiban	Aggrastat®	Aggrastat®		

Bei **Unverträglichkeit** einer Wirkstoffklasse kann auf eine andere ausgewichen werden. Beispielsweise können bei einer heparininduzierten Thrombopenie (HIT) anstatt Heparin direkte Thrombinhemmer oder Heparinoide (indirekte Faktor-Xa-Hemmer) eingesetzt werden.

Als **Besonderheit** ist zu beachten, dass **intramuskuläre Injektionen** bei Patienten unter Antikoagulanzientherapie nicht durchgeführt werden dürfen, da Blutungen auftreten können (▸ Kap. 4.6.1). Eine eingehende **Patientenaufklärung** über das erhöhte Risiko einer Blutung und mögliche Maßnahmen sollten vor Therapiebeginn mit Antikoagulation erfolgen. Patienten, die dauerhaft Antikoagulantien einnehmen, sollten immer einen **Ausweis** zu ihrer Therapie bei sich haben.

Vorteile der älteren Wirkstoffklassen (Heparine und Cumarine) sind die sehr lange Erfahrung, ein günstiger Preis der Arzneimittel und die Möglichkeit die Wirkung durch ein Antidot kurzfristig aufzuheben. Neuere Wirkstoffklassen (Thrombinhemmer und Faktor-Xa-Hemmer) sind dafür aufgrund ihrer kürzeren Wirkdauer besser steuerbar.

Nachteil von Standard-Heparin und Cumarinen ist die regelmäßige Überwachung der Gerinnungswerte. Zudem können unter Cumarinen vermehrt Hirnblutungen auftreten. Die neuen Wirkstoffklassen werden dafür mit vermehrten gastrointestinalen Blutungen in Zusammenhang gebracht. Zudem sind die neuen Substanzen vergleichsweise teuer und erfordern ebenfalls regelmäßige Kontrollen der Leber- und Nierenwerte.

Praxistipp

- Bei Patienten, die Antikoagulanzien einnehmen, sollte eine intramuskuläre Injektion vermieden werden, da es zu Einblutungen in den Muskel führen kann.
- Wichtig ist die Aufklärung der Patienten über das erhöhte Blutungsrisiko während der Therapie mit Antikoagulanzien.

Heparine und Heparinoide

Heparin ist ein **körpereigenes** Antikoagulans, das in der Lunge, Leber und im Darm nachgewiesen wurde und ein uneinheitliches Molekulargewicht aufweist. Als körpereigenes Antikoagulans verhindert es die Blutgerinnung durch Angriff an verschiedenen Stellen im Gerinnungssystem (Abb. 14.1). Heparinoide sind von Heparinen abgeleitete Substanzen. Heparine werden aufgrund ihrer Molekülmasse unterteilt.

Die parenteral verabreichten Heparine und Heparinoide werden anhand ihrer **Wirkmechanismen** unterschieden:

- **Standard-Heparin** (unfraktioniertes Heparin, UFH): Es hat eine höhere Molekülmasse. Der Komplex aus dem gerinnungshemmenden Protein Antithrombin und Heparin hemmt die Wirkung zahlreicher Gerinnungsfaktoren, überwiegend von Thrombin und Faktor Xa. In hohen Konzentrationen hemmt es auch die Plättchenaggregation.
- **Niedermolekulares Heparin** (NMH): Es hat eine geringere Molekülmasse als UFH. Der bereits erwähnte Komplex aus Antithrombin und Heparin hemmt überwiegend Faktor-Xa. Thrombin sowie die Plättchenaggregation werden weniger beeinflusst.
- **Heparinoide:** Der Wirkmechanismus gleicht dem der niedermolekularen Heparine. Heparinoide binden Antithrombin und hemmen sehr selektiv die Wirkung von Faktor Xa. Thrombin wird nicht beeinflusst. Aufgrund ihrer indirekten und selektiven Hemmung werden diese Arzneistoffe auch indirekte Faktor-Xa-Hemmer genannt (vergleiche direkte Faktor-Xa-Hemmer ▸ Kap. 14.3.2).

Indikationen in ▸ Kap. 14.3.2.

Wichtige **Kontraindikationen** der Heparine müssen beachtet werden, da sie nicht bei Verdacht oder bestehender Blutungsgefahr wie z. B. bei Magen- oder Darmulzera oder Hirnblutung eingesetzt werden dürfen. Zudem dürfen sie nicht bei schweren Leber-, Nieren- oder Pankreaserkrankungen verwendet werden.

Durch **Interaktion** mit Thrombozytenaggregationenshemmern, i. v.-applizierten Penicillinen und Cefalosporinen, kommt es einerseits zu einer **Wirkverstärkung** der Heparine, wodurch ein erhöhtes Blutungsrisiko besteht, andererseits wird eine **Wirkverminderung** von Heparinen durch Kombination mit z. B. Antihistaminika, Herzglykosiden und Tetrazyklinen verursacht.

Als **Antidot** (Gegenmittel) für Heparin und Fondaparinux wird Protaminsulfat (D und CH Protamin®) verabreicht. Niedermolekulare Heparine werden nur teilweise antagonisiert, weil die Wirkung des Faktors Xa nur verzögert aufgehoben wird. Daher bleiben ca. 60 % der antithrombotischen Wirkung bestehen. Ein Überschuss an Protamin sollte vermieden werden, da Protamin selbst einen gerinnungshemmenden Effekt aufweist. Für Danarapoid gibt es kein Antidot.

Tab. 14.4 Heparine

INN	Handelsname D	Handelsname CH	Besonderheiten
Standard-Heparin (unfraktioniertes Heparin, UFH)			
UAW: Blutungen v. a. bei hohen Dosen, Heparin-induzierte Thrombopenie (HIT), Haarausfall			
Heparin-Natrium (Standard-Heparin)	Heparin Natrium Braun®	Liquemin®, Heparin® Fresenius	Kurze Wirkdauer: Verabreichung mehrmals täglich oder als Dauerinfusion
Niedermolekulare Heparine (NMH, fraktionierte Heparine)			
UAW: Blutungen v. a. bei hohen Dosen, Haarausfall			
Certoparin-Natrium	Mono-Embolex®	Sandoparin®	Längere Wirkdauer: Verabreichung 1–2× täglich
Dalteparin Natrium	Fragmin®	Fragmin®	
Enoxaparin-Natrium	Clexane®	Clexane®	
Nadroparin-Calcium	Fraxiparine®	Fraxiparine®, Fraxiforte®	
Tinzaparin-Natrium	Innohep®	Keine Zulassung	
Heparinoide (Indirekte Faktor Xa-Hemmer)			
UAW: Blutungen, Thrombopenie			
Fondaparinux	Arixtra®	Arixtra®	Längere Wirkdauer: Verabreichung 1× täglich
Danaparoid	Orgaran®	Orgaran®	Kurze Wirkdauer: Verabreichung mehrmals täglich oder als Dauerinfusion

Der **Vorteil** aller Heparine gegenüber den Cumarinen liegt im sofortigen **Wirkeintritt** nach der Applikation. Standard-Heparin wird aber, wie die meisten natürlich vorkommenden Substanzen, schnell im Organismus abgebaut, sodass seine **Wirkdauer** kurz ist. Deshalb wird Standard-Heparin mehrmals täglich oder als Dauerinfusion unter engmaschiger Überwachung des gerinnungshemmenden Effekts angewendet. Im Gegensatz dazu haben niedermolekulare Heparine eine längere Halbwertszeit und müssen je nach Indikation und Präparat nur 1–2× täglich verabreicht werden.
Heparin kann auch zur Gerinnungshemmung in Blutproben (Labor) verwendet werden.

Präparate und **Besonderheiten** in ◘ Tab. 14.4.

Direkte Thrombinhemmer

Hirudin ist eine hochpotente, gerinnungshemmende Substanz aus dem Drüsensekret des Blutegels. Der **Wirkmechanismus** beruht auf einer direkten Hemmung von Thrombin in der Blutgerinnungskaskade (○ Abb. 14.1). Als Arzneimittel werden gentechnologisch her-

Tab. 14.5 Direkte Thrombinhemmer

INN	Handelsname D	Handelsname CH	UAW	Anwendung
Argatroban	Argatra®	Argatra®	Blutungen, Nasenbluten, Anämie	Intravenös
Dabigatran	Pradaxa®	Pradaxa®		Peroral

Tab. 14.6 Direkte Faktor-Xa-Hemmer

INN	Handelsname D	Handelsname CH	Besonderheiten
UAW: Blutungen (v. a. gastrointestinale Blutungen), Juckreiz, Schmerzen der Extremitäten			
Apixaban	Eliquis®	Eliquis®	Anwendung: peroral; Interaktionspotential ist zu beachten
Rivaroxaban	Xarelto®	Xarelto®	

gestellte Präparate wie Bivalirudin (D und CH Angiox®), z. B. bei der perkutanen Koronarintervention (PCI) oder neuere synthetisch hergestellte Substanzen eingesetzt.

Indikationen in ▸ Kap. 14.3.2.

Schwere Leber- oder Nierenfunktionsstörungen sind **Kontraindikationen** für Thrombinhemmer.

Für das peroral eingenommene Dabigatran sind **Interaktionen** zu beachten. Eine **Wirkverstärkung** kann durch Kombination mit Inhibitoren des p-Glykoproteins (Transporter, der Arzneistoffe aus der Zelle transportiert) wie Amiodaron oder Clarithromycin erfolgen. Eine **Wirkverminderung** kann durch Kombination mit Induktoren des p-Glykoproteins wie Rifampicin und Johanniskraut verursacht werden.

Ein **Antidot** zur Aufhebung der Wirkung von Dabigatran wurde entwickelt, ist jedoch noch nicht zugelassen. Während der Therapie ist keine routinemäßige **Überwachung** der Gerinnung notwendig. Vor Operationen sollte die Einnahme von Dabigatran pausiert werden, um das Blutungsrisiko zu vermindern.

Präparate, UAW und **Besonderheiten** in ◘ Tab. 14.5.

Direkte Faktor-Xa-Hemmer

Direkte Faktor-Xa-Hemmer verhindern durch direkte und selektive Bindung von Faktor Xa die Bildung von Thrombin aus Prothrombin (○ Abb. 14.1).

Indikationen in ▸ Kap. 14.3.2.

Für Apixaban und Xarelto bestehen **Kontraindikationen** bei schwerer Nierenfunktionsstörung, in der Schwangerschaft sowie während der Stillzeit.

Ebenfalls sind wichtige **Interaktionen** mit CYP3A4-Enzymen zu beachten. Zu einer **Wirkverstärkung** (erhöhtes Blutungsrisiko) kann es bei Kombination mit Carbamazepin, Johanniskraut oder Rifampicin kommen. Eine **Wirkverminderung** wird durch Enzym-Inhibitoren wie Clarithromycin oder Azol-Antimykotika verursacht.

Für Faktor-Xa-Hemmer gibt es kein **Antidot**, sodass ihre Wirkung nicht kurzfristig aufgehoben werden kann. Allerdings ist die Wirkdauer auf gut einen Tag beschränkt. Vor Operationen sollte die Einnahme eines Faktor-Xa-Hemmers deswegen ca. 2 Tage pausiert werden, um das Blutungsrisiko zu reduzieren.

Ein **Vorteil** von Faktor-Xa-Hemmern liegt darin, dass sie peroral eingenommen werden und nicht subcutan gespritzt werden müssen. Zudem bedarf es einer weniger engmaschigen Überwachung.

Präparate, UAW und **Besonderheiten** in ◘ Tab. 14.6.

Cumarine

Die Cumarine hemmen die Wirkung von Vitamin K und dadurch den Aufbau von funktionsfähigem Prothrombin, sowie der verschiedenen Gerinnungsfaktoren (II, VII, IX und X) in der Leber (○ Abb. 14.1). Ihr **Wirkmechanismus** beruht somit, im Gegensatz zu Heparin, auf einer indirekten antikoagulierenden Wirkung. Als Folge dieser indirekten Wirkung besteht bei diesen Präparaten eine Latenz von 1–3 Tagen bis zum **Wirkeintritt**. Die antikoagulierende Wirkung wird erst ersichtlich, wenn die im Blut noch vorhandenen Gerinnungsfaktoren verbraucht sind.

Indikationen in ▸ Kap. 14.3.2.

Kontraindikationen: Blutungsneigung, aktive Blutungen, schwere Leber- oder Niereninsuffizienz, Endokarditis (erhöhte Gefahr für Embolien), Schwangerschaft (Gefahr für Missbildungen).

Die gleichzeitige Gabe von Cumarinen mit anderen Arzneistoffen und Nahrungsmitteln kann aufgrund der geringen therapeutischen Breite und der starken Eiweißbindung der Cumarine zu bedeutenden **Interaktionen** führen. Andere Arzneistoffe können durch Verdrängung der Cumarine aus der Eiweißbindung und/oder Hemmung des Metabolismus von Cumarinen eine **Wirkverstärkung** der Cumarine hervorrufen. Dies kann beispielsweise bei Kombination mit Allopurinol, Amiodaron, Azol-Antimykotika, Sulfonamiden, nichtsteroidalen Antirheumatika und Tetrazyklinen beobachtet werden. Andererseits können Arzneistoffe auch einen beschleunigten Metabolismus der Cumarine bewirken und somit eine **Wirkabschwächung** bzw. verkürzte Wirkdauer bewirken. Dies ist u. a. bei Kombination mit Rifampicin, Diuretika, Estrogene, Herzglykoside, Vitamin-K-haltigen Nahrungsmittel wie Spinat, Broccoli oder Rosenkohl zu beobachten.

Die **Dosierung** der Cumarine erfolgt individuell. Aufgrund der langen Halbwertszeit und des verzögerten Wirkeintritts, ist die Therapie mit Cumarinen schlecht steuerbar, sodass eine regelmäßige Überwachung notwendig ist. Diese **Überwachung** erfolgt durch Bestimmung des sogenannten **Quick-Wertes** (Thromboplastinzeit) oder des **INR-Wertes** (International normalized ratio). Sie geben Auskunft über die Gerinnungsfähigkeit des Blutes.

Als **Antidot** der Cumarine dient Vitamin K (D und CH Konakion® MM) zur Aufhebung ihrer Wirkung.

Präparate, UAW und **Besonderheiten** in ◘ Tab. 14.7.

14.3.3 Blutgerinnungsfördernde Mittel

Eine Störung der Blutstillung (Hämostase) kann verschiedene Ursachen haben:

- Mangel an Gerinnungsfaktoren,
- Veränderung der Thrombozytenzahl,
- Störung der Thrombozytenfunktion,
- vaskuläre Störungen.

Bei folgenden Geringungsstörungen (Koagulopathien) besteht ein erhöhtes Blutungsrisiko durch einen **Mangel von Gerinnungsfaktoren**. Man unterscheidet zwei Formen:

Tab. 14.7 Cumarine

INN	Handelsname D	Handelsname CH	Besonderheiten
UAW: Cumarine können bei unkontrollierter Therapie zu Blutungen führen. Selten können Hautnekrosen auftreten.			
Acenocoumarol	Keine Zulassung	Sintrom®	Präoperativ müssen Cumarine mehrere Tage pausiert werden und vorübergehend durch kürzer wirksame Heparine ersetzt werden (Bridging)
Phenprocoumon	Marcumar®	Marcoumar®	
Warfarin	Coumadin®	Keine Zulassung	

Tab. 14.8 Gerinnungsfördernde Mittel und Gerinngunsfaktoren (Hämostyptika)

INN	Handelsname D	Handelsname CH	Besonderheiten
UAW: Überempfindlichkeitsreaktionen, Anaphylaxie, Fieber, selten Embolien oder Thrombosen			
Vitamin K (Phytomenadion)	Konakion® MM	Konakion® MM	Verzögerter Wirkeintritt innerhalb einiger Stunden
Eptacog alfa (Faktor VII)	*NovoSeven®	*NovoSeven®	Rascher Wirkeintritt, da Mangel an Gerinnungsfaktoren behoben wird; Die Dokumentation bei Verabreichung von Blutprodukten und Gerinnungsfaktoren ist gesetzlich vorgegeben.
Faktor VIII	Haemate®P, Beriate® P, Wilate®	Haemoctin®, Beriate® P, Octanate®	
Octocog alfa (Faktor VIII)	*Kogenate® SF Bio-Set, *Advate®	*Kogenate® SF Bio-Set, *Advate®	
Faktor IX	Berinin® P, Immunine®, Mononine®	Berinin® P, Immunine® STIM plus,	
Faktor XIII	Fibrogammin® P	Fibrogammin®	
Fibrinogen (Faktor I)	Haemocomplettan® P	Haemocomplettan® P	
Kombinationen der Faktoren II, VII, IX, X	Beriplex® P/N, PPSB®	Beriplex® P/N, Prothromplex® NF	

* gentechnisch hergestellt

- **Angeborene Koagulopathien:** Hämophilie A (Faktor-VIII-Mangel) und die seltenere Hämophilie B (Faktor-IX-Mangel),
- **erworbene Koagulopathien:** diesen liegt meist ein Vitamin-K-Mangel, eine Leberparenchymschädigung oder eine verstärkte intravasale Blutgerinnung (Verbrauchskoagulopathie) zugrunde.

Die genannten Koagulopathien oder akute Blutungen sind **Indikationen** für blutgerinnungsfördernde Arzneimittel (Hämostypika) wie Gerinnungsfaktoren oder Vitamin K. Die Therapie richtet sich dabei nach der Ursache der Störung.

Tab. 14.9 Fibrinolytika

INN	Handelsname D	Handelsname CH	Besonderheiten
UAW: Blutungen der inneren Organe und im Gehirn, Hämatome; bei Reteplase und Tenecteplase zudem allergische Reaktion			
Alteplase (rt-PA)	*Actilyse®	*Actilyse®	Eine engmaschige Patientenüberwachung ist erforderlich.
Reteplase (r-PA)	*Rapilysin®	*Rapilysin®	
Tenecteplase (TNK)	*Metalyse®	*Metalyse®	
Urokinase	Urokinase HS®	Urokinase HS®	

* gentechnisch hergestellt

Nach Applikation eines **Blutprodukts** muss in Deutschland gemäß Transfusionsgesetz die patientenbezogene **Dokumentation** der applizierten Charge in der Krankenakte erfolgen. Gemäß Heilmittelgesetz der Schweiz müssen zur Rückverfolgbarkeit die Kennzeichnung des Blutprodukts und Patientendaten dokumentiert werden. Diese gesetzlichen Vorgaben beruhen darauf, dass in der Vergangenheit durch verabreichte Blutprodukte Hepatitis- und HIV-Infektionen verursacht wurden. Seit 1985 werden daher Gerinnungsfaktoren, welche aus Blut gewonnen werden durch Hitze virusinaktiviert. Alternativ stehen auch gentechnisch hergestellte Präparate mit Gerinnungsfaktoren zur Verfügung.

Präparate, UAW und **Besonderheiten** in Tab. 14.8.

14.3.4 Fibrinolytika

Fibringerinnsel (Thromben) werden durch ein körpereigenes System des Blutes langsam aufgelöst (Fibrinolyse). Bei gesunden Menschen sind Gerinnung und Fibrinolyse in einem Gleichgewicht. Ältere Gerinnsel können aber nicht mehr aufgelöst werden, auch Heparin und Antikoagulanzien haben auf alte Thromben keine Wirkung. Mit Substanzen, die eine direkte **fibrinauflösende Wirkung** haben oder solchen, welche die körpereigene Fibrinolyse aktivieren, wird therapeutisch versucht Thromben aufzulösen.

Indikationen für eine Thrombolyse sind u. a. ein akuter Herzinfarkt (bis maximal 12 Stunden nach Ereignis als Therapie 2. Wahl), eine massive Lungenembolie und akute arterielle Verschlüsse der Gefäße von Extremitäten.

Fibrinolytika sind u. a. **kontraindiziert** bei Patienten > 80 oder < 18 Jahre, kurz zurückliegenden Operationen, gastrointestinalen und urogenitalen Blutungen, Ulkus in der Anamnese, Antikoagulation, nicht einstellbarer Hypertonie, Schwangerschaft, Tumoren, Thrombopenien < 100 000 Thrombozyten/µl und schwerer Leberinsuffizienz.

Präparate, UAW und **Besonderheiten** in Tab. 14.9.

14.3.5 Antifibrinolytika

Aprotininsäure (D Trasylol®) ist ein Hemmstoff der Proteinase und wirkt hemmend auf die Fibrinolyse. Es wird eingesetzt, um Blutverluste bei Herzoperationen zu verringern. Alternativ kann auch **Tranexamsäure** (D und CH Cyklokapron®) verwendet werden. Die Verabreichung erfolgt unter Überwachung der Gerinnung.

Praxistipp

- Antikoagulanzien mit langer Wirkdauer müssen vor Operationen pausiert und vorübergehend durch kürzer wirksame Präparate, z. B. Heparin, ersetzt werden (Bridging).
- Patienten mit Antikoagulation sollten einen Ausweis zu ihrer Therapie bei sich haben.
- Bei Patienten mit blutgerinnungshemmender Therapie ist auf Hinweise für Blutungen wie Hämatome, Petechien und Blut im Stuhl zu achten.
- Die Dokumentation bei Verabreichung von Blutprodukten ist gesetzlich vorgegeben.

Überprüfen Sie Ihr Wissen!

Fragen

1. Welche unerwünschte Wirkung tritt bei einer oralen Eisentherapie oft auf?
2. Welche Substanzen werden als körperfremde Plasmaersatzmittel verwendet?
3. Welche Indikationen haben blutgerinnungshemmende Arzneistoffe?
4. Warum kann Heparin im Gegensatz zu den Cumarinen direkt zur Anfangstherapie eingesetzt werden (z. B. bei einer Lungenembolie)?
5. Wie wird die Therapie mit Cumarinen überwacht?
6. Für welche gerinnungshemmenden Arzneistoffe gibt es Antidota (Gegenmittel)?
7. Welche Indikationen besitzen die Fibrinolytika?

15 Respirationstrakt

15.1 Antiasthmatika

Das Asthma bronchiale ist ein heterogenes Krankheitsbild, welches normalerweise mit einer **chronischen Entzündung** der Atemwege einhergeht. Die Patienten leiden an plötzlicher und anfallsweiser Atemnot, pfeifender Ausatmung, Husten (vor allem nachts) und Engegefühl auf der Brust. Typischerweise fällt beim Asthma bronchiale überwiegend das Ausatmen schwer. Die Symptome werden durch eine Obstruktion (Verengung) der Bronchien, Ödeme der Bronchialwand und eine übermäßige Sekretion von Bronchialschleim ausgelöst. Häufige Asthmaformen sind zum Beispiel das allergische oder das nicht-allergische Asthma.

Das **allergische Asthma** kann durch Allergene wie Hausstaubmilben, Tierhaaren oder Pollen ausgelöst werden. Das **nicht-allergische Asthma** wird z. B. durch Infekte, körperliche Anstrengung, kalte Luft oder Stress hervorgerufen. **Mischformen** kommen häufig vor. Aber auch Tabakrauch, Luftverschmutzung und Arzneimittel wie Acetylsalicylsäure oder Betablocker können Triggerfaktoren (Auslöser) für einen Asthmaanfall sein bzw. ein Asthma verschlechtern. Eine genetische Prädisposition besteht bei beiden Formen.

15.1.1 Arzneimitteltherapie nach Stufenplan

Die **Arzneimitteltherapie** ist nur ein Baustein des therapeutischen Konzepts bei Asthma bronchiale. Der Patient sollte eine **Asthmaschulung** (vgl. unten) erhalten. Zudem sollte der Patient Atemtechniken (z. B. Lippenbremse) und atemunterstützende Körperhaltungen kennenlernen, die ihm im Falle eines Anfalls helfen können. Ebenfalls entscheidend für den Therapieerfolg ist das Meiden von Reizen, die Asthmaanfälle auslösen.

Das **Ziel** der Asthmatherapie besteht in einer stabilen und wirksamen **Symptomkontrolle**. Die Arzneimitteltherapie wird dem Schweregrad des Asthma bronchiale angepasst (gemäß Stufenplan ◻ Tab. 15.2).

Folgende Arzneimittelgruppen werden verwendet:

- **Bedarfsmedikation**
  - inhalative kurzwirksame Beta-2-Sympathomimetika,
  - inhalative kurzwirksame Parasympatholytika (inhalative Anticholinergika),
  - Theophyllin (unretardierte Arzneiformen); peroral oder intravenös,
  - inhalative Mastzellstabilisatoren (Hemmstoffe der Histaminfreisetzung).

Tab. 15.1 Kriterien der Asthmakontrolle

Kriterium	Kontrolliertes Asthma	Teilweise kontrolliertes Asthma	Unkontrolliertes Asthma
Beschwerden tagsüber	≤ 2× pro Woche	> 2× pro Woche	Mindestens drei Kriterien des teilweise kontrollierten Asthmas innerhalb einer Woche.
Beschwerden nachts	Nein	Ja	
Einschränkung im Alltag	Nein	Ja	
Bedarfsmedikation	≤ 2× pro Woche	> 2× pro Woche	
PEF oder FEV1	Normal	< 80 % (Sollwert oder persönlicher Bestwert)	
Asthmaanfall	Nein	≥ 1× pro Jahr	1× pro Woche

PEF = Peakflow = maximaler Atemfluss bei der forcierten Ausatmung in Litern pro Minute. FEV_1= forciertes exspiratorisches Volumen = Volumen, welches sich bei forcierter Ausatmung, innerhalb 1 Sekunde ausatmen lässt.

- **Dauermedikation**
  - inhalative oder perorale Glucocorticoide,
  - inhalative langwirksame Beta-2-Sympathomimetika,
  - Leukotrien-Rezeptorantagonisten; peroral,
  - Theophyllin (retardierte Arzneiformen); peroral,
  - Omalizumab (Monoklonaler Antikörper); subcutan.

Hauptziel der Asthmatherapie ist es, den Grad des kontrollierten Asthmas gemäß Stufenplan zu erreichen. Die **Kriterien der Asthmakontrolle** werden in Tab. 15.1 gezeigt. Die Lungenfunktion ist hierbei ein wichtiges Kriterium.

Ist der Grad des kontrollierten Asthmas noch nicht erreicht, versucht man die Therapie gemäß Stufenplan zu intensivieren (Tab. 15.2). Andererseits wird bei länger anhaltendem kontrolliertem Asthma auch wieder gemäß Stufenplan reduziert.

Meist wird mit dem Patienten ein **individuelles therapeutisches Konzept** im Rahmen einer Asthmaschulung erarbeitet, damit er den Schweregrad seines Asthmas beurteilen kann. Voraussetzung dafür sind regelmäßige Peakflow-Messungen (Peakflow = maximaler Atemfluss bei der forcierten Ausatmung in Litern pro Minute), welche ein gutes Maß für den aktuellen Schweregrad des Asthmas darstellen und zur Verlaufskontrolle der Therapie eingesetzt werden. Die Normwerte sind alters-, geschlechts- und größenabhängig. Ausgehend vom persönlich besten Peakflow-Wert wird die Therapie an den aktuellen Peakflow-Wert gemäß Stufenschema angepasst. So kann ein gut geschulter Patient weitgehend selbst über die notwendige Medikation entscheiden. Bei tiefen Peakflow-Werten < 60 % seines „best peakflows" muss er jedoch einen Arzt konsultieren.

Die **Arzneimitteltherapie** wird vorzugsweise **inhalativ** appliziert. Dadurch können systemische unerwünschte Wirkungen weitgehend vermieden werden.
Eine häufige Ursache für ein mangelndes Therapieansprechen ist die **unsachgemäße Anwendung** der inhalierbaren Asthmamittel. Deswegen ist es von großer Bedeutung,

Tab. 15.2 Stufenplan Asthma bronchiale bei Erwachsenen

Stufe 1	Stufe 2	Stufe 3	Stufe 4	Stufe 5
Dauermedikation				
Keine	Glucocorticoid (inhalativ, niedrigdosiert); alternativ: Leukotrien-Rezeptorantagonist	Glucocorticoid (inhalativ, mitteldosiert) **oder** Glucocorticoid (inhalativ, niedrigdosiert) + langwirksames Beta-2-Sympathomimetikum; alternativ: Glucocorticoide (inhalativ, niedrigdosiert) + Leukotrien-Rezeptorantagonist **oder** + Theophyllin)	Glucocorticoid (inhalativ, mittel bis hochdosiert) + langwirksames Beta-2-Sympathomimetikum ggf. + Leukotrien-Rezeptorantagonist und oder Theophyllin	Zusätzlich zu Stufe 4: orales Glucocorticoid; evtl. Omalizumab
Bedarfsmedikation: kurzwirksames Beta-2-Sympathomimetikum				

dass den Patienten die Inhalationstechnik gut erklärt wird und sie darin geschult werden. Zudem ist die Inhalationstechnik der Patienten, speziell bei Verschlechterung des Zustands, zu überprüfen. Die korrekte Anwendung der häufigsten Inhalatoren sowie der Inhalationshilfen ist in ▸ Kap. 4.11 und ◘ Tab. 4.6 beschrieben.

15.1.2 Glucocorticoide

Glucocorticoide sind die zurzeit wichtigsten Arzneimittel in der Langzeitbehandlung des Asthma bronchiale, da sie den ursächlichen Mechanismus – die Entzündung – hemmen. Allerdings wirken Glucocorticoide **nicht bronchospasmolytisch** (Erweitern der Atemwege) und haben deswegen keinen unmittelbaren Effekt auf akute Symptome. Grundsätzlich werden **inhalative Glucocorticoide** verwendet. Bei schwerem Asthma bronchiale (Stufe 5), welches trotz des kombinierten Einsatzes der verschiedenen Therapieoptionen nicht ausreichend kontrolliert werden kann, können sie auch peroral in der niedrigsten wirksamen Dosis über einen längeren Zeitraum verabreicht werden.

Präparate, UAW und **Besonderheiten** der inhalierbaren Glucocorticoide in ◘ Tab. 15.3, orale Glucocorticoide in ▸ Kap. 12.1.

15.1.3 Beta-2-Sympathomimetika

Die Beta-2-Sympathomimetika bewirken eine **Bronchodilatation**, was zu einer Erleichterung der Atmung und Verringerung der Atemnot führt. Grundsätzlich werden die Beta-2-Sympathomimetika inhalativ angewendet. Man unterscheidet langwirksame und kurzwirksame Beta-2-Sympathomimetika. Die **langwirksamen** haben ihre Bedeutung in der **Dauertherapie** (z. B. Formoterol, Salmeterol), die rasch und **kurzwirksamen** sind **Bedarfsmedikamente** bei Atemnot oder einem Asthmaanfall (Salbutamol, Fenoterol).

Tab. 15.3 Inhalierbare Glucocorticoide

INN	Handelsname D	Handelsname CH	Besonderheiten
Glucocorticoide			
UAW: siehe Tab. 12.3			
Beclometason	Sanasthmax®, Ventolair®	Beclo Orion®, Qvar®	Bei inhalativen Glucocorticoiden sollte nach jeder Inhalation der Mund gespült oder etwas gegessen werden, um UAW wie Mundsoor vorzubeugen.
Budesonid	Pulmicort®, Budecort®	Pulmicort®, Miflonide®	
Ciclesonid	Alvesco®	Alvesco®	
Fluticason	Flutide®	Axotide®	
Mometason	Asmanex®	Asmanex®	
Kombination von Glucocorticoiden mit Beta-2-Sympathomimetika			
UAW: siehe Tab. 12.3 und Tab. 11.36			
Budesonid + Formoterol	Symbicort®	Symbicort®, Vannair®	Bei inhalativen Glucocorticoiden sollte nach jeder Inhalation der Mund gespült oder etwas gegessen werden, um UAW wie Mundsoor vorzubeugen.
Beclometason + Formoterol	Foster®	Keine Zulassung	
Fluticason + Salmeterol	Seretide®, Viani®	Seretide®	
Fluticason + Formoterol	Flutiform®	Flutiform®	

Ein **Vorteil** von Formoterol gegenüber anderen langwirksamen Beta-2-Sympathomimetika ist der rasche Wirkeintritt wie bei den rasch und kurzwirksamen Vertretern.

Präparate, UAW und **Besonderheiten** in Tab. 11.36.

15.1.4 Parasympatholytika

Auch die inhalativen Parasympatholytika bewirken eine **Bronchodilatation**. In der Regel sind die Parasympatholytika bei Asthma schwächer wirksam als die Beta-2-Sympathomimetika und deswegen nicht Mittel der 1. Wahl. Ipratropium (D und CH Atrovent®) wird als zusätzliches Anfalls-/Bedarfsmedikament eingesetzt (▸ Kap. 11.12.2 und Tab. 11.43). Kombinationen aus Ipratropium mit kurzwirksamen Beta-2-Sympathomimetika werden sowohl bei Asthma bronchiale (D und CH Berodual®) wie auch bei COPD (D und CH Dospir®) eingesetzt (▸ Kap. 15.2).

15.1.5 Theophyllin

Theophyllin wirkt als **Bronchodilatator** und zusätzlich wird eine entzündungshemmende Eigenschaft vermutet. Aus diesen Gründen kann es in retardierter oraler Form zur Dauertherapie eingesetzt werden. Im akuten Asthmaanfall wird es parenteral verwendet, als

Tab. 15.4 Theophyllin

INN	Handelsname D	Handelsname CH	Besonderheiten
UAW: Unruhe, Krampfanfälle, Erregungszustände, Schlafstörungen, Schwindel, Tremor, gastrointestinale Beschwerden, Herzrhythmusstörungen, Blutdruckabfall; **bei Überdosierung:** zusätzlich gastrointestinale Blutungen, Tachykardie, Koma			
Theophyllin	Euphylong®, Uniphyllin®	Unifyl® Continus, Euphyllin®	Hauptmetabolismus über CYP1A2; Cave: Arzneimittelinteraktionen mit Gefahr der Überdosierung

Tab. 15.5 Leukotrienantagonisten

INN	Handelsname D	Handelsname CH	UAW	Besonderheiten
Montelukast	Singulair®	Singulair®	Atemwegsinfektionen, gastrointestinale Beschwerden, Fieber, Hautausschlag, erhöhte Leberwerte	Zur Asthmatherapie abends vor dem Schlafen einnehmen
Zafirlukast	Keine Zulassung	Accolate®	Infektionen, Kopfschmerzen, gastrointestinale Beschwerden, erhöhte Leberwerte, Myalgie	1 Stunde vor oder 2 Stunden nach dem Essen einnehmen

Bedarfsmedikation in Form von Tropfen (wenn auch nicht als Mittel 1. Wahl). **Nachteilig** sind die häufig auftretenden unerwünschten Wirkungen sowie die **enge therapeutische Breite**. Deshalb sollte der Blutspiegel von Theophyllin regelmäßig kontrolliert werden.

Präparate, UAW und **Besonderheiten** in Tab. 15.4.

15.1.6 Leukotrienantagonisten

Leukotriene sind starke Vermittler für allergische und entzündliche Reaktionen. Über Rezeptoren bewirken sie eine Bronchokonstriktion und lösen Asthmaanfälle aus. Leukotrienantagonisten haben somit einen **entzündungshemmenden** und **bronchodilatierenden** Effekt. Sie gelten als zusätzliche perorale therapeutische Möglichkeit beim Asthma bronchiale ab der Stufe 4.

Präparate, UAW und **Besonderheiten** in Tab. 15.5.

15.1.7 Hemmstoffe der Histaminfreisetzung

Diese inhalativen Präparate bewirken eine Hemmung der Histaminfreisetzung aus den Mastzellen und werden daher **Mastzellstabilisatoren** genannt. Sie werden, aufgrund des geringen Nutzens, beim allergisch bedingten Asthma bronchiale als zusätzliche therapeutische Möglichkeit eher selten eingesetzt (Gewebshormon Histamin ▸ Kap. 12.6.1).

Präparate und **UAW** in Tab. 15.6.

Tab. 15.6 Hemmstoffe der Histaminfreisetzung (Mastzellstabilisatoren)

INN	Handelsname D	Handelsname CH	UAW
Cromoglicinsäure	Intal®	Lomudal®	Schwindel
Ketotifen	Zaditen®	Zaditen®	

Tab. 15.7 Unterschiede zwischen Asthma bronchiale und COPD

Merkmale	Asthma bronchiale	COPD
Alter bei Erstdiagnose	Meist: Kindheit, Jugend	Meist > 60 Jahre
Rauchen	Kein direkter Zusammenhang (Verschlechterung möglich)	Direkter Zusammenhang
Hauptbeschwerden	Anfallsartige Atemnot	Atemnot bei Belastung
Verlauf	Variabel, zeitweise auftretend	Fortschreitend
Allergie	Häufig	Kein Zusammenhang
Obstruktion	Variabel	Fortschreitend
Bronchiale Hyperaktivität	Vorhanden	Möglich
Ansprechen auf Glucocorticoide	Vorhanden	Gelegentlich

15

15.1.8 Omalizumab

Omalizumab ist ein Arzneistoff, der das Schlüsselmolekül der Immunantwort (das Immunglobulin E) spezifisch blockiert. Es kann bei schwerem und schlecht kontrolliertem IgE-vermitteltem Asthma eingesetzt werden, falls die übliche Therapie nicht ausreichend ist. Omalizumab wird nach Körpergewicht dosiert und subcutan injiziert. Als **unerwünschte Wirkungen** können allergische Reaktionen auftreten. Xolair® ist in D und CH für Erwachsene und Kinder ab sechs Jahren zugelassen.

15.2 Arzneimittel bei chronischer Bronchitis und chronisch-obstruktiver Lungenerkrankung

Auslöser für die **chronische Bronchitis** ist primär das Rauchen. Auch virale Infektionen oder Luftverschmutzung können auslösende Faktoren sein.

Die **chronisch obstruktive Lungenerkrankung** (COPD) wird wiederum durch eine chronische Bronchitis oder ein Lungenemphysem (gesteigerter Luftgehalt in der Lunge) ausgelöst. Der Unterschied zur chronischen Bronchitis besteht in der Obstruktion (Verengung) der Atemwege.

Da die Therapien der COPD und des Asthma bronchiale teilweise unterschiedlich sind, ist es wichtig eine Differenzierung vorzunehmen. In ◘ Tab. 15.7 werden die Unterschiede der Merkmale aufgezeigt. Es kann allerdings auch zu einer Überlappung der

Tab. 15.8 Stufenplan COPD

Schweregrad	0: Risikogruppe	1: leicht	2: mittel	3: schwer	4: sehr schwer
Kriterien	Erste Beschwerden	$FEV_1 \geq 80\,\%$ mit/ohne Beschwerden	$50\,\% \leq FEV_1 < 80\,\%$ mit/ohne Beschwerden	$30\,\% \leq FEV_1 < 50\,\%$ mit/ohne Beschwerden	$FEV_1 \leq 30\,\%$ oder $FEV_1 < 50\,\%$ und chronische respiratorische Insuffizienz
	Nikotinstopp	Nikotinstopp, Schutzimpfungen (Pneumokokken, Influenza), bei Bedarf kurzwirkender Bronchodilatator			
			Zusätzliche Dauertherapie mit einem oder mehreren langwirksamen Bronchodilatatoren		
				Zusätzlich inhalative Glucocorticoide (nach positivem Steroidversuch)	
					Zusätzlich Langzeit-Sauerstofftherapie bei Ateminsuffizienz

Erkrankungen kommen, beispielsweise wenn ein Patienten mit Asthma bronchiale nach langjährigem Rauchen zusätzlich eine COPD entwickelt.

Zur **Arzneimitteltherapie** der COPD – die rein **symptomatisch** ist – werden insbesondere Beta-2-Sympathomimetika und das langwirksame Parasympatholytikum Tiotropium (D und CH Spiriva®) eingesetzt. Durch die Bronchienerweiterung können die Symptome gelindert und somit die körperliche Belastbarkeit und die Lebensqualität erhöht werden. Der Stellenwert der inhalativen Glucocorticoide ist bei der COPD deutlich geringer als bei der Asthmatherapie. Bei sehr fortgeschrittener COPD ist eine **Langzeit-Sauerstofftherapie** notwendig.

Beträgt das FEV_1 weniger als 50 % und kommt es häufig zu Exazerbationen kann eine perorale, antientzündliche Therapie mit dem Phosphodiesterase-Hemmer Roflumilast (D und CH Daxas®) angewandt werden.

Eine Übersicht über die **Schweregrade** der COPD und den Stufenplan für die Langzeittherapie zeigt ◻ Tab. 15.8.

Die einzige Maßnahme, welche das Fortschreiten der COPD vermindert, ist der vollständige Verzicht auf das Rauchen.

Wichtig bei den COPD-Patienten ist die jährliche Grippe- sowie eine Pneumokokken-**Impfung**, um eine weitere Belastung der Lungen durch einen Infekt zu verhindern.

Tab. 15.9 Antitussiva

INN	Handelsname D	Handelsname CH
UAW: vorwiegend der Morphinderivate: **Atemdepression, Sedierung, Verstopfung, Übelkeit und Sucht		
Butamirat	Keine Zulassung	NeoCitran® Hustenstiller, Demo Tussol®
Clobutinol	Silomat®	Keine Zulassung
**Codein	Codicaps® mono	Codein Knoll®
**Dextromethorphan	NeoTussan®, Silomat® DMP	Pulmofor®, Bexin®
**Dihydrocodein	Paracodin®	Paracodin®
**Hydrocodon	*Dicodid®	*Hydrocodon Streuli®
Morclofon	Keine Zulassung	Nitux®
**Noscapin	Capval®	Tussanil-N®
Pentoxyverin	Sedotussin®	Keine Zulassung

*Betäubungsmittel

15.3 Antitussiva

Antitussiva sind Arzneimittel, die den Hustenreflex durch Hemmung des Hustenzentrums unterdrücken und dadurch die Häufigkeit und Intensität der Hustenanfälle reduzieren. Sie sollten ausschließlich bei **trockenem Reizhusten** verwendet werden, da sie bei produktivem Husten das Abhusten des Bronchialschleims verhindern, indem sie den Hustenreiz blockieren.

Die größte Bedeutung besitzen Antitussiva, die sich von Morphin ableiten. Im Vergleich zu Morphin besitzen diese Arzneistoffe eine verstärkte antitussive, aber eine abgeschwächte analgetische Wirkung. Bei Hydrocodon ist die suchterzeugende Komponente noch erhalten, bei anderen Substanzen, wie dem häufig eingesetzten Codein, ist sie stark abgeschwächt. Dennoch wird auch mit diesem Arzneistoff oft **Missbrauch** betrieben.

Präparate und **UAW** in ◘ Tab. 15.9.

15.4 Expektoranzien

Expektoranzien erleichtern oder beschleunigen das **Entfernen von Bronchialschleim** aus der Luftröhre und den Bronchien, indem sie den Schleim verflüssigen und dadurch das Abhusten erleichtern.

Neben synthetisch hergestellten Stoffen werden häufig Pflanzenextrakte und ätherische Öle aus Pflanzen wie Anis, Eukalyptus, Thymian und Efeu als Expektoranzien verwendet (◘ Tab. 24.1). Der **therapeutische Stellenwert** von Expektoranzien ist umstritten und kommt meist nur mit einer reichlichen Flüssigkeitszufuhr zustande. In den meisten Fällen ist die

Tab. 15.10 Expektoranzien

INN	Handelsname D	Handelsname CH
UAW: nur geringe unspezifische UAW		
Acetylcystein	Fluimucil®, Bromuc®	Fluimucil®, Solmucol®
Ambroxol	Mucosolvan®	Mucosolvon®
Bromhexin	Bisolvon®	Bisolvon®
Carbocistein	Transbronchin®	Tussantiol®
Erdostein	Keine Zulassung	Mucofor®
Guaifenesin	Wick Hustenlöser®	NeoCitran® Hustenlöser

Flüssigkeitszufuhr allein für den expektorierenden Effekt verantwortlich. Eine Kombination von Expektoranzien mit Antitussiva, wie sie häufig in der Praxis vorkommen, ist wenig sinnvoll, da der durch Expektoranzien gelöste Schleim nicht mehr abgehustet werden kann.

Präparate und **UAW** in Tab. 15.10.

MERKE

- Hauptursache des Asthma bronchiale ist eine chronische Entzündung der Atemwege.
- Die Behandlung des Asthma bronchiale erfolgt nach einem Stufenplan, wobei gilt: „reduziere wenn möglich, intensiviere wenn nötig".
- Mit der Asthmaschulung sollte der Patient zum Manager seiner Krankheit werden.
- Bei Therapieversagen von Inhalativa sollte als erste Maßnahme die Inhalationstechnik kontrolliert werden.
- COPD wird hauptsächlich durch langjähriges Rauchen ausgelöst.
- Bei COPD kann nur eine symptomatische Behandlung erfolgen.
- Antitussiva werden bei trockenem Reizhusten eingesetzt, Expektoranzien bei produktivem Husten.

Überprüfen Sie Ihr Wissen!

Fragen

1. Mit welchen therapeutischen Maßnahmen kann Asthma bronchiale behandelt werden?
2. Was ist wichtig, wenn ein Patient eine Asthmatherapie erhält oder nicht auf die Therapie anspricht?
3. Wann sollten Antitussiva nicht eingesetzt werden?
4. Wie sollten Expektoranzien eingenommen werden?
5. Wie ist der therapeutische Stellenwert der Expektoranzien?

16 Magen-Darm-Trakt

Im Magen-Darm-Trakt (Gastrointestinaltrakt, GIT) werden Nahrungsstoffe, Elektrolyte (gelöste Salze) und Wasser aufgenommen sowie die nicht verwertbaren Nahrungsbestandteile ausgeschieden. Damit die Nahrung durch unseren Körper verwertet werden kann, müssen die Kohlenhydrate, Eiweiße und Fette in resorbierbare Bruchteile – einfache Zucker, Aminosäuren und Fettsäuren – gespalten (verdaut) werden. Die Aufspaltung erfolgt durch Enzyme, die im Speichel, Magen-, Darm-, Pankreas- und Gallensaft enthalten sind.

Die **Kohlenhydratverdauung** erfolgt durch Enzyme aus dem Speichel, dem Pankreassaft sowie dem Darmepithel.

Die **Eiweißverdauung** beginnt im Magen, nachdem aus der enzymatisch inaktiven Vorstufe Pepsinogen durch den Einfluss der Magensäure enzymatisch aktives Pepsin gebildet wurde. Weitere eiweißverdauende Enzyme, wie z. B. Trypsin, werden im Pankreas gebildet. Auch sie werden als inaktive Vorstufen in den Darm abgegeben und dort zu aktiven Enzymen umgewandelt. Durch die Bildung von inaktiven Enzymvorstufen sowohl im Pankreas wie auch in der Magenschleimhaut sind diese Organe vor einer Selbstverdauung geschützt.

Fette müssen vor der Verdauung durch Verdauungssäfte emulgiert werden, um im Darm resorbiert werden zu können. Für das Emulgieren sind vorwiegend die Gallensäuren verantwortlich. Der eigentliche Fettabbau erfolgt durch Enzyme z. B. die Lipase aus dem Pankreas und der Galle.

Die **Resorption** der meisten durch enzymatischen Abbau erhaltenen Nahrungsbestandteile sowie Wasser, Elektrolyte, Spurenelemente und Vitamine erfolgt im Dünndarm.

Störungen und Erkrankungen des Magen-Darm-Trakts beruhen oft auf einer mangelnden oder übermäßigen Magensaftsekretion, auf Resorptionsstörungen oder Störungen der Magen- und Darmmotilität. Hingegen schaden bei gesunden Menschen Magensäure sowie Verdauungsenzyme nicht der Magenschleimhaut oder der Verdauung. Häufige Symptome in diesem Zusammenhang sind krampfartige Schmerzen, welche symptomatisch oder mit **Spasmolytika** behandelt werden können (▸ Kap. 11.12.2 und ▸ Kap. 11.12.3).

Tab. 16.1 Verdauungsenzyme

INN	Handelsname D	Handelsname CH	UAW	Besonderheiten
Verschiedene Verdauungsenzyme	Kreon®, Cotazym®	Creon®, Panzytrat®, in Spasmo-Canulase®	Keine bekannt	Einnahme während der Mahlzeit, unzerkaut mit Flüssigkeit (keine Milch)

16.1 Verdauungsenzyme

Durch mangelnde Säureproduktion der Magenschleimhaut können Völlegefühl und Appetitlosigkeit eintreten. Verdauungsstörungen können auch die Folge einer mangelnden Enzymproduktion sein, insbesondere durch eine Pankreasinsuffizienz z. B. bei zystischer Fibrose oder aufgrund von Tumorerkrankungen. Diese Verdauungsstörungen gehen u. a. mit Gewichtsverlust, Diarrhö und großvolumigen Fettstühlen einher und sind daher **Indikationen** von Enzympräparaten.
Präparate, UAW und **Besonderheiten** in ▫ Tab. 16.1.

Zudem kann die **Säureproduktion** durch Coffein und alkoholische Auszüge von Bitterstoffen aus Enzian, Wermut und weiteren Pflanzen stimuliert werden (▸ Kap. 24.1), was gewisse Verdauungsstörungen lindern kann.

16.2 Antazida

Antazida sind Arzneistoffe, die **überschüssige Magensäure** innerhalb kurzer Zeit neutralisieren oder binden. Ursachen für eine übermäßige Säureproduktion (Hyperazidität) sind u. a. Stress, emotionale Belastung, Alkohol, Kaffee, Rauchen, Arzneimittel, Fehlernährung oder die bakterielle Besiedelung des Magens mit Helicobacter pylori. **Indikationen** für Antazida sind Erkrankungen, die aufgrund einer Hyperazidität entstehen wie z. B. Gastritis, Magen-Darm-Ulzera oder Reflux-Ösophagitis. Antazida sind bei den erwähnten Krankheiten jedoch nicht Mittel der 1. Wahl und werden nur bei sporadischen, leichteren Refluxbeschwerden eingesetzt. Somit finden sie häufig Anwendung in der **Selbstmedikation**, sollten jedoch dann nur kurzfristig bis zur Klärung der Ursache eingenommen werden.

Als Antazida sind folgende alkalisch reagierende Arzneistoffe geeignet:
- Magnesiumcarbonat oder -hydroxid,
- Calciumcarbonat,
- Aluminiumhydroxid oder -oxid,
- Magnesium-Aluminium-Silikate.

Durch **Interaktion** kann die Resorption und folglich die Wirksamkeit anderer Arzneimittel wie Chinolon- und Tetrazyklinantibiotika sowie von Eisenpräparaten wesentlich reduziert werden. Die Einnahme dieser Präparate sollte daher um 2–4 Stunden versetzt erfolgen.

Präparate, UAW und **Besonderheiten** häufiger Antazida in ▫ Tab. 16.2.

Tab. 16.2 Antazida

INN	Handelsname D	Handelsname CH	Besonderheiten
UAW: Aluminium, Calciumcarbonat oder Hydrotalcid wirken obstipierend; Magnesium wirkt laxierend; Calciumcarbonat: starke Magensäuresekretion (Rebound-Effekt) durch Bildung von Kohlendioxid im Magen-Darm-Trakt; Silikat: Bildung silikathaltiger Nierensteine bei langer Anwendung; bei **Langzeitanwendung:** erhöhte Blutspiegel von Magnesium, Calcium, Aluminium, v.a bei Einnahme hoher Dosen			
Alginsäure + Calciumcarbonat + Natriumhydrogencarbonat	Gaviscon®	Gaviscon®	Einnahmezeitpunkt: 1–3 Stunden nach der Mahlzeit, vor dem Schlafengehen oder bei Bedarf; Bei Einnahme vor oder zu Mahlzeiten können Völlegefühl, Blähungen, Verdauungsstörungen oder Übelkeit auftreten. Die wiederholte Einnahme niedriger Dosen führt zu besseren Resultaten als eine einmalige hohe Dosis, da ihre Wirkdauer nur kurz anhält.
Aluminiumhydroxid	Aludrox®	Keine Zulassung	
Aluminiumoxid + Calciumcarbonat	Solugastril®	Keine Zulassung	
Hydrotalcit (= Magnesium-Aluminium-Komplex)	Talcid®	Rennie® Gel Hydrotalcit	
Magaldrat (= Magnesium-Aluminium-Komplex	Riopan®	Riopan®	
Magnesium-Aluminium-Silikat	Gelusil Lac®	Keine Zulassung	
Magnesiumcarbonat + Calciumcarbonat	Rennie®	Rennie®	
Magnesiumhydroxid	in Tepilta®	Magnesia San Pellegrino®	
Magnesiumhydroxid + Aluminiumoxid	Maaloxan®	Alucol®	
Magnesiumtrisilikat + Calciumcarbonat	Keine Zulassung	Zeller Magen®	

16.3 Ulkus- und Refluxbehandlung

Bei Erkrankungen, an deren Entstehung die Magensäure beteiligt ist, unterscheidet man:

- **Refluxösophagitis**: Entzündung der Speiseröhre durch Rückfluss von Magensäure. Bei dieser Erkrankung ist oft der untere Schließmuskel der Speiseröhre erschlafft, was vorwiegend in liegender Position einen Rückfluss des sauren Mageninhalts in die Speiseröhre ermöglicht.
- **Gastritis**: Eine akute oder chronische Entzündung der Magenschleimhaut.

Tab. 16.3 Protonenpumpenhemmer (PPI)

INN	Handelsname D	Handelsname CH	Besonderheiten
UAW: gastrointestinale Beschwerden, Schwindel, Müdigkeit, Kopfschmerzen, Hautveränderungen, Anstieg der Leberenzyme			
Dexlansoprazol	Dexilant®	Dexilant®	Einnahmezeitpunkt: am besten nüchtern 30–60 Minuten vor dem Essen und unzerkaut mit einem Glas Wasser um die Wirksamkeit zu gewährleisten. Tabletten bzw. Mikropellets in Kapseln dürfen, aufgrund des magensaftresistenten Überzugs, nicht zerkaut bzw. zerkleinert werden. Bei Sondengabe oder Schluckbeschwerden dürfen ausgewählte Produkte vor Verabreichung in Wasser aufgeschwemmt werden.
Esomeprazol	Nexium®	Nexium®	
Lansoprazol	Agopton®	Agopton®	
Omeprazol	Antra®	Antra mups®	
Pantoprazol	Pantozol®, Rifun®	Pantozol®, Zurcal®	
Rabeprazol	Pariet®	Pariet®	

- **Ulcus ventriculi**: Magengeschwür mit Beschädigung der Magenschleimhaut.
- **Ulcus duodeni**: Zwölffingerdarmgeschwür mit Beschädigung der Schleimhaut des Zwölffingerdarms.

Beim Gesunden schaden die Magensäure sowie Verdauungsenzyme der Magenschleimhaut nicht. Es gibt jedoch verschiedene Faktoren, welche die Entstehung eines Ulkus oder einer Refluxösophagitis begünstigen können. Vor einer Arzneimitteltherapie sind somit schädigende Faktoren wie Rauchen, übermäßiger Kaffeegenuss, Einnahme stark alkoholischer Getränke, unregelmäßige Nahrungsaufnahme und – sofern möglich – die Einnahme von nichtsteroidalen Antirheumatika (NSAR) zu reduzieren bzw. einzustellen.

Zur **Behandlung** einer Gastritis sowie Reflux- oder Ulkuserkrankung eignen sich Protonenpumpenhemmer, H_2-Antihistaminika, Antazida, Zytoprotektiva und in speziellen Fällen Antibiotika (z. B. bei Besiedelung mit dem Bakterium Helicobacter pylori ▸Kap. 16.3.4).

16.3.1 Protonenpumpenhemmer

Protonenpumpenhemmer (PPI) sind **Mittel der 1. Wahl** in der **Ulkustherapie** und werden als **Prophylaxe** bei Patienten mit Risikofaktor für Ulkuserkrankungen z. B. bei einer Therapie mit NSAR empfohlen. Sie bewirken die stärkste und längste Unterdrückung der Säureproduktion, was einen Anstieg des pH-Wertes im Magen nach sich zieht. Die starke Wirkung beruht auf der Hemmung des Enzyms, welches für die Magensäureproduktion verantwortlich ist. Die Magensäureproduktion kann erst wieder stattfinden, wenn der Körper neue Enzyme hergestellt hat, was ungefähr 2–3 Tage dauert. Durch Protonenpumpenhemmer kommt es zu einer schnellen Abheilung des Ulkus, aber bei längerer Anwendung auch zu anhaltender Hypergastrinämie, Vitamin-B_{12}-Mangel und/oder einer bakteriellen Besiedlung des Magens.

Präparate, UAW und **Besonderheiten** in Tab. 16.3.

Tab. 16.4 H_2-Antihistaminika

INN	Handelsname D	Handelsname CH	Besonderheiten
UAW: Durchfälle, Muskelschmerz, Kopfschmerzen, Schwindel, Hautausschläge, reversibler Anstieg der Serumtransaminasen			
Cimetidin	Cimetidin Generika	Keine Zulassung	Interaktionen wegen starker Hemmung von CYP-Enzymen
Famotidin	Famotidin Generika	Keine Zulassung	Keine Interaktionen mit CYP-Enzymen
Ranitidin	Zantic®, Sostril®	Zantic®	Interaktionen wegen geringer Hemmung mit CYP-Enzymen

Praxistipp

- Einnahme nüchtern 30–60 Minuten vor den Mahlzeiten.
- Unzerkaut und nicht zerkleinert einnehmen, um die Wirksamkeit zu gewährleisten.

16.3.2 H_2-Antihistaminika

H_2-Antihistaminika blockieren die H_2-Rezeptoren des Histamins und unterdrücken dadurch die Magensäurebildung und -sekretion. Die Wirkstärke wie auch die Wirkdauer (etwa 12 Stunden) sind im Vergleich zu den Protonenpumpenhemmern geringer, weshalb sie meist als Mittel 2. Wahl eingesetzt werden. Cimetidin hemmt stark, Ranitidin hingegen gering einzelne Cytochrom-P-450-Enzyme (CYP-Enzyme, ▸ Kap. 5.5), wodurch es zu **Interaktionen** kommen kann (▸ Kap. 7.3.3). Die Ausscheidung von Diazepam, Metoprolol, Lidocain und Propanolol kann wegen solcher Interaktionen verlangsamt sein.

Präparate, UAW und **Besonderheiten** in Tab. 16.4.

16.3.3 Zytoprotektiva

Zytoprotektiva sind Substanzen, die durch Verminderung der aggressiven und Förderung der schützenden Faktoren wirken. Sucralfat bildet eine Schutzschicht auf der geschädigten Schleimhaut. Misoprostol ist ein synthetisches Prostaglandin, das in niedrigen Dosen die Schutzschleimbildung im Magen fördert und in höheren Dosen die Säureproduktion hemmt. Für Misoprostol ist eine Schwangerschaft als wichtige **Kontraindikation** zu beachten, da die Substanz Wehen auslösen kann.

Präparate, UAW und **Besonderheiten** in Tab. 16.5.

16.3.4 Helicobacter pylori

Das Bakterium **Helicobacter pylori** (H. pylori) kann im sauren Milieu des Magens überleben, da es sich mit einer Ammoniak-Wolke umgibt und sich in und unter der Schleimhautbarriere einnistet. H. pylori wird oft mit einer Gastritis beziehungsweise Ulkuskrankheit in Verbindung gebracht. Allerdings entwickelt sich nicht bei jedem, der das Bakterium in sich trägt, eine Gastritis oder Ulkuskrankheit.

■ **Tab. 16.5** Zytoprotektiva

INN	Handelsname D	Handelsname CH	UAW	Besonderheiten
Misoprostol	In Arthrotec®	Cytotec®, in Arthrotec®	Kopfschmerzen, Schwindel, Durchfall	Einnahme mit einer Mahlzeit
Sucralfat	Ulcogant®	Ulcogant®	Obstipation	Bei Einnahme weiterer Arzneimittel Einnahmeabstand von 2 Stunden einhalten.

■ **Tab. 16.6** Magen- und darmmotilitätsfördernde Präparate (Prokinetika)

INN	Handelsname D	Handelsname CH	Besonderheiten
UAW: Schwindel, depressive Verstimmungen, extrapyramidale Störungen, Menstruationsstörungen; UAW bei Metoclopramid ausgeprägter als bei Domperidon, da es ins Zentralnervensystem eindringen kann			
Domperidon	Motilium®	Motilium®	Einnahme vor Mahlzeiten
Metoclopramid	Gastrosil®, Paspertin®	Paspertin®, Primperan®	Einnahme vor Mahlzeiten; stärkere UAW als Domperidon

Zur **Eradikation**, d. h. zur vollständigen Vernichtung dieses Bakteriums, kommen u. a. Antibiotika zum Einsatz. Dadurch kommt es zu einer schnelleren Abheilung des Ulkus und Ulkus-Rezidive können vermieden werden. Zur **Eradikationstherapie** durchgesetzt hat sich als 1. Wahl die Kombination aus zwei Antibiotika (■ Tab. 19.3), meist Clarithromycin plus Amoxicillin oder Metronidazol und einem Protonenpumpenhemmer (■ Tab. 16.3). Die **Therapiedauer** beträgt 1–2 Wochen.

16.4 Magen- und darmmotilitätsfördernde Mittel

Zur Förderung der Magen- und Darmmotilität (Magenentleerung, Dünndarmpassage) werden Stoffe (Prokinetika) eingesetzt, die über unterschiedliche Mechanismen die Freisetzung von Acetylcholin erhöhen. Dadurch wird das Bewegungsvermögen des Magens und des Darms gesteigert. **Indikationen** dieser Präparate sind aus diesem Grund Übelkeit, Erbrechen und eine reduzierte Magen- und Darmmotilität z. B. bei Reizmagen, Sodbrennen oder nach Operationen. Für Metoclopramid gibt es wichtige **Kontraindikationen** wie Phäochromozytom, prolactinabhängige Karzinome und die Anwendung bei Kindern sowie Säuglingen.

Präparate, UAW und **Besonderheiten** in ■ Tab. 16.6.

Praxistipp
Die Einnahme von Prokinetika vor Mahlzeiten ist wichtig für eine gute Wirksamkeit.

16.5 Laxanzien

Laxanzien (Abführmittel) beschleunigen die Stuhlentleerung. Eine verzögerte Stuhlentleerung von trockenem und hartem Stuhl wird Verstopfung (Obstipation) genannt. Diese kann entweder durch mangelnde Flüssigkeitszufuhr, eine verzögerte Darmpassage oder einen gestörten Entleerungsreflex entstehen.

Eine verzögerte Darmpassage kann folgende Ursachen haben:
- ungenügende Füllung des Darms bei ballaststoffarmer Ernährung,
- Darmwandveränderungen,
- endokrine Störungen,
- funktionelle und organische Störungen des Nervensystems,
- medikamentöse Therapie z. B. mit Psychopharmaka, Antazida und Opioid-Analgetika.

Bei der **chronischen Obstipation** sollte der erste Schritt eine Änderung der Lebens- und Ernährungsgewohnheiten sein. Dazu gehört eine Umstellung auf ballaststoffreiche Ernährung (z. B. Obst, Gemüse und Vollkornprodukte), vermehrte Flüssigkeitsaufnahme und vermehrte körperliche Betätigung.

16.5.1 Therapie mit Laxanzien

Eine **kurzfristige Anwendung** von Laxanzien kann bei folgenden **Indikationen** erforderlich sein:
- vor medizinischen Untersuchungen (z. B. Koloskopie, Röntgenuntersuchung) oder operativen Eingriffen,
- bei schmerzhafter Stuhlentleerung (Analfissuren),
- bei versehentlicher Einnahme von toxischen Stoffen,
- bei arzneimittelbedingter Obstipation.

Die **länger dauernde Anwendung** von Laxanzien ist unter anderem bei neurologischen Störungen (z. B. Paraplegie) angezeigt. Während einer Opioid-Therapie ist ein prophylaktischer Einsatz von Laxantien häufig durchgehend erforderlich (▸Kap. 11.1.1). Es konnte bisher nicht belegt werden, dass durch länger dauernde Anwendung von Laxanzien ein Gewöhnungseffekt oder vermehrt Obstipation auftreten. Daher wird der längerfristige Einsatz von Laxanzien **unter ärztlicher Betreuung** derzeit als sicher beurteilt, vor allem wenn regelmäßige Stuhlentleerungen mit physiologischer Stuhlkonsistenz erfolgen.

In der **Selbstmedikation** sollten Laxanzien nur vorübergehend zum Einsatz kommen bis eine ärztliche Abklärung erfolgt ist. Grund dafür ist der erhöhte Wasser- und Elektrolytverlust durch häufigere Darmentleerungen bei chronischer Anwendung von Laxanzien (vor allem bei Einsatz höherer Dosierungen). Einerseits können dadurch vermehrt **Interaktionen** z. B. mit Herzglykosiden oder Diuretika auftreten, andererseits können Arzneimittel durch die schnellere Darmpassage unvollständig resorbiert werden, wodurch eine geringere Wirksamkeit verursacht wird. **Unerwünschte Wirkungen** sind bei kurzfristiger und bestimmungsgemäßer Anwendung von Laxanzien selten zu erwarten. Bei längerfristigem Einsatz können Wasser- und Elektrolytverluste auftreten. **Kontraindikationen** sind ein Darmverschluss und akut entzündliche Erkrankungen des Magen-Darm-Trakts. Natriumphosphat darf zudem nicht bei Niereninsuffizienz eingesetzt werden.

16.5.2 Wirkprinzipien von Laxanzien

Aufgrund ihrer Wirkprinzipien können **häufig eingesetzte Laxanzien** unterschieden werden in:

Quellstoffe

Bei der Aufnahme von Wasser kommt es zu einer Quellung des Arzneistoffs und dadurch zu einer Volumenzunahme im Darm, wodurch ein Reiz auf die Darmmuskulatur ausgelöst wird. Dadurch kommt es durch Steigerung der Darmperistaltik zur Stuhlentleerung. Quellstoffe zählen zu den **milden Abführmitteln**. Die Einnahme dieser Laxanzien hat mit genügend Wasser zu erfolgen, damit eine Verkleisterung des Darminhaltes und die damit verbundene Gefahr eines Darmverschlusses (Ileus) vermieden werden.

Osmotisch wirkende Laxanzien

Osmotisch wirkende Laxanzien erhöhen die Ionenkonzentration im Darminneren. Als Folge wird vermehrt Wasser im Darm zurückbehalten (osmotische Wirksamkeit), sodass das Darmvolumen zunimmt. Die dadurch gesteigerte Darmperistaltik führt zur Stuhlentleerung. Zu diesen Arzneistoffen zählen schwer resorbierbare **Zucker, Polyethylenglykole** und **Salze**. Abhängig von der gleichzeitig eingenommenen Wassermenge tritt die laxierende Wirkung schneller oder langsamer ein. Allgemein darf die getrunkene Wassermenge nicht zu gering ausfallen, da sonst das im Gewebe befindliche Wasser ins Darminnere abgegeben wird und so die Gefahr einer Dehydratation besteht.

Antiresorptiv und hydragog wirkende Laxanzien

Die **antiresorptive** Wirkung dieser Laxanzien beruht auf der Beeinflussung der Wasserresorption und -sekretion durch Hemmung der Natrium- und Wasserresorption aus dem Darminneren ins Gewebe. Zugleich bewirkt ihre **hydragoge** Eigenschaft den Elektrolyt- und Wassereinstrom aus dem Gewebe in den Darm.

Gleitmittel

Gleitmittel wirken nicht durch Volumenvermehrung, sondern durch Verringerung des mechanischen Widerstandes bei der Peristaltik. Aufgrund von unerwünschten Wirkungen und mittlerweile besseren Alternativen, kommen sie vor allem bei speziellen Indikationen zum Einsatz und sind zur Langzeittherapie weniger geeignet.

Stimulanzien des Defäkationsreflexes

Zur Auslösung (Stimulation) des Defäkationsreflexes werden Suppositorien, Rektallösungen oder Mikroklysmen, vorwiegend bei sehr schwachen Patienten, Säuglingen und Kleinkindern, verwendet. Der Wirkeintritt erfolgt rasch, meist innerhalb von 30 Minuten. **Präparate, UAW** und **Besonderheiten** der häufig eingesetzten Laxanzien in ◘ Tab. 16.7.

Tab. 16.7 Häufig eingesetzte Laxanzien

INN/Arzneistoff	Handelsname D	Handelsname CH	Besonderheiten
UAW: Bei bestimmungsgemäßer Anwendung sind selten UAW zu erwarten; Antrachinone: Harn- und Stuhlverfärbung wegen Resorption der Antrachinone; Paraffinöl: Hypovitaminosen fettlöslicher Vitamine bei längerfristiger Anwendung			
Quellstoffe			
Flohsamen (Samenschalen)	Metamucil®, Mucofalk®	Metamucil®, Agiolax mite®	Peroral: Wirkeintritt nach 12–24 Stunden
Osmotisch wirkende Laxanzien			
Glycerol	Glycilax®	Bulboid®, Practomil®	Rektal: rascher Wirkeintritt
Lactitol	Importal®	Importal®	Peroral: Wirkeintritt innerhalb von Stunden
Lactulose	Bifiteral®	Duphalac®	Peroral: Wirkeintritt nach 1–2 Tagen
Macrogol 3350	Movicol®	Movicol®, Transipeg®	Peroral: Wirkeintritt nach 1–3 Tagen
Natriumphosphat	Freka-Clyss®	Freka-Clyss®, Colophos®	Peroral: Wirkeintritt nach 12–24 Stunden; rektal: rascher Wirkeintritt
Antiresorptiv und hydragog wirkende Laxanzien			
Anthrachinone	In Agiolax®, X-Prep®	In Agiolax®, X-Prep®	Peroral: Wirkeintritt nach ca. 8–12 Stunden
Bisacodyl	Dulcolax®	Dulcolax®-Bisacodyl	Peroral: Wirkeintritt nach 6–12 Stunden; rektal: rascher Wirkeintritt
Natriumpicosulfat	Laxoberal®	Laxoberon®, Dulcolax® picosulfat	Peroral: Wirkeintritt nach 6–12 Stunden
Gleitmittel			
Paraffin, dickflüssig	Obstinol® N	Paragol® N	Peroral: Wirkung nach 6–12 Stunden; zunehmend weniger verwendet

Laxanzien mit **neueren Wirkprinzipien** für spezielle Indikationen:

Chloridkanalaktivierende Laxanzien

Der Arzneistoff Lubiproston (D: keine Zulassung, CH: Amitiza®) aktiviert im Darm Chloridkanäle, die für die Sekretion von chloridhaltiger Darmflüssigkeit verantwortlich sind. Daraus folgt eine verstärkte Sekretion von Darmflüssigkeit, was die Darmmotilität erhöht und die Defäkation erleichtert. **Indikationen** von diesem Wirkstoff sind opioidinduzierte Obstipation und chronisch-idiopathische Obstipation. **Unerwünschte Wirkungen** wie Kopfschmerzen, gastrointestinale Beschwerden, Benommenheit, Dyspnoe und Mundtrockenheit treten auf. Nach oraler Einnahme erfolgt der Wirkeintritt nach 1–2 Tagen.

Selektiver Opioid-Rezeptorantagonist

Die Bindung von Opioiden am μ-Rezeptor im Darm verursacht eine Obstipation. Methylnaltrexonbromid (D und CH Relistor®) ist ein selektiver Antagonist dieser Opioidbindung am μ-Rezeptor, wodurch die Obstipation behoben wird. Die **Indikation** ist daher die opioidinduzierte Obstipation, insofern die Wirkung herkömmlicher Laxanzien nicht ausreichend war. Als **unerwünschte Wirkungen** treten vor allem gastrointestinale Beschwerden, Schwindel und übermäßige Schweißproduktion auf. Die **Anwendung** erfolgt in der Regel einmalig subcutan.

Selektiver Serotonin-Rezeptoragonist

Der Wirkmechanismus von Prucaloprid (D und CH Resolor®) beruht vermutlich auf der Bindung an den Serotoninrezeptor 5-HT_4, welcher die Magen-Darm-Motilität beeinflusst. Als Agonist bewirkt Prucaloprid eine Steigerung der Magen-Darm-Motilität, was eine raschere Magenentleerung auslöst. Verwendet wird dieser neue Wirkstoff bei **chronisch-idiopathischer Obstipation**. **Unerwünschte Wirkungen** wie Kopfschmerzen, gastrointestinale Beschwerden, Schwindel, Müdigkeit und häufigere Blasenentleerungen können auftreten. Die **Anwendung** erfolgt peroral.

Peptid-Rezeptoragonist

Der Arzneistoff Linaclotid (D: Keine Zulassung, CH: Constella®) bindet an einen Peptidrezeptor im Darm, der die Sekretion im Magen-Darm-Trakt beeinflusst. Als Agonist bewirkt Linaclotid eine verstärkte Sekretion von Flüssigkeit im Darm, wodurch die Magen-Darm-Motilität gesteigert wird. Neben einer beschleunigten Darmentleerung wird auch eine schmerzlindernde Wirkung erreicht. **Indikation** des neuen Wirkstoffs ist das **Reizdarmsyndrom mit Obstipation**. Als **unerwünschte Wirkungen** treten vor allem Schwindel und gastrointestinale Beschwerden auf. Die perorale Einnahme sollte 30 Minuten vor einer Mahlzeit erfolgen.

■ **MERKE** Die längerfristige Anwendung von Laxanzien sollte unter ärztlicher Betreuung erfolgen.

16.6 Antidiarrhoika

Antidiarrhoika sind Arzneimittel gegen Durchfallerkrankungen (Diarrhö). Unter einer Diarrhö versteht man eine gehäufte Entleerung mit wässrigen oder breiigen Stühlen (mehr als 3× täglich).

Tab. 16.8 Antidiarrhoika

INN	Handelsname D	Handelsname CH	Besonderheiten
UAW: Es sind keine wesentlichen UAW zu erwarten; Kohle: Dunkelfärbug des Stuhls; Loperamid: Mundtrockenheit, Kopfschmerzen, Schwindel, Brechreiz			
Adsorbierende Mittel			
Kohle	Kohle-Hevert®	Norit®	Bei Vergiftungen als adsorbierendes Mittel eingesetzt
Quellstoffe			
Pektin	Diarrhoesan®	In Geli Stop®	Pflanzliches Arzneimittel
Gerbstoffe (siehe auch Arzneipflanzen Tab. 24.1)			
Tanninalbuminat	Tannalbin®	Keine Zulassung	Pflanzliches Arzneimittel
Hefepilze (lyophilisiert)			
Saccharomyces boulardii	Perenterol®, Perocur®	Perenterol®	Einnahme nicht mit heißen oder eisgekühlten Getränken
Milchsäureproduzierende Mikroorganismen			
Enterococcus faecalis	Keine Zulassung	Bioflorin®	Einnahme nicht mit heißen Getränken
Lactobacillus acidophilus	Acidophilus-Jura®	Lactoferment®	
Motilitätshemmende Mittel			
Loperamid	Imodium®	Imodium®	Bei akuter Diarrhö Einnahme in Abhänigigkeit von der Stuhlkonsistenz
Enkephalinase Inhibitor			
Racecadortil	Vaprino®	Vaprino®	Bei akuter Diarrhö, keine motilitätshemmende Wirkung
Orale Rehydratations-Lösungen			
Glucose-Elektrolyt-Lösung	Elotrans®, Oralpädon®	Elotrans®	Vorsicht bei Diabetikern: hoher Glucosegehalt

Durchfallerkrankungen werden aufgrund ihrer **Ursache** unterschieden:

- **osmotische Diarrhö:** ungenügende Resorption osmotisch wirkender Stoffe aus dem Darminneren ins Gewebe,
- **sekretorische Diarrhö:** verstärkte Sekretion von Elektrolyten und Wasser aus dem Gewebe ins Darminnere (eine Sekretionserhöhung wird häufig durch Darminfektionen hervorgerufen),

- **erhöhte Darmmotilität,**
- **Arzneimittel-Einnahme** (z. B. Antibiotika, Magnesium, Zytostatika).

Während Erkrankungen des Dünndarms oder des oberen Dickdarms die Entleerung großer Stuhlmengen mit hohem Wassergehalt bewirken, führen Erkrankungen des unteren Dickdarms zu sehr häufigen Entleerungen kleiner Stuhlmengen.

Die **Therapie** der Diarrhö muss sich nach ihrer Ursache richten, wobei eine akute Reisediarrhö meist keiner medikamentösen Therapie bedarf. Die wichtigste therapeutische Maßnahme bei jeder Diarrhö, vor allem bei Säuglingen und Kleinkindern, besteht aus dem Ersatz der großen **Flüssigkeits- und Elektrolytverluste**. In den meisten Fällen genügt dabei die Gabe von zuckerhaltigen Getränken (Fruchtsäfte, gezuckerten Tee), welchen etwas Kochsalz zugegeben wurde. Alternativ sind Pulver für Trinklösungen im Handel. Zur Unterstützung können adsorbierende Stoffe, Quellstoffe, Gerbstoffe, milchsäureproduzierende Bakterien oder lyophilisierte Hefepilze gegeben werden. Bei der Störung der Darmmotilität können spasmolytisch wirkende, motilitätshemmende Arzneimittel eingesetzt werden.Eine **Opiumtinktur** (Betäubungsmittel) darf als Antidiarrhoikum nur bei schwersten Durchfallerkrankungen (u. a. im Rahmen von Krebserkrankungen) gegeben werden. **Antibiotika** (▸ Kap. 19.3) dürfen nur bei infektionsbedingtem Durchfall verwendet werden.

Medizinische Kohle wird als adsorbierendes Mittel bei Vergiftungen und auch bei Diarrhö eingesetzt.

Wichtige **Kontraindikationen** der motilitätshemmenden Mittel sind Darmverschluss, Durchfall mit Fieber oder blutigem Stuhl sowie akute Schübe der Colitis ulcerosa.

Präparate, UAW und **Besonderheiten** in ◻ Tab. 16.8. Gerbstoffhaltige Arzneipflanzen, die in Form von Tee angewendet werden, finden sich in ◻ Tab. 24.1.

Praxistipp

Bei andauerndem Durchfall oder Erbrechen sollten Elektrolyt- und Flüssigkeitsverluste ersetzt werden.

16.7 Chronisch entzündliche Darmerkrankungen

Zu den chronisch entzündlichen Darmerkrankungen werden **Morbus Crohn** und **Colitis ulcerosa** gezählt. Die meist schubförmig verlaufenden Erkrankungen gehen mit krampfartigen Bauchschmerzen, chronischem Durchfall und im Verlauf mit Gewichtsverlust einher. Bei der Colitis ulcerosa ist der Stuhl meist blutig. Zudem betrifft die Colitis ulcerosa meist nur das Colon und kann als Komplikation zu einem Colonkarzinom führen. Im Unterschied zur Colitis ulcerosa kann beim Morbus Crohn der gesamte Gastrointestinaltrakt betroffen sein und es kommt typischerweise zu Fistel-, Abszess- und Stenosebildungen.

Zur **Therapie** werden folgende Wirkstoffklassen eingesetzt:

- Glucocorticoide: systemisch (▸ Kap. 12.1.1) oder lokal (▸ Kap. 22.3),
- Aminosalicylate: systemisch oder lokal,
- Immunmodulatoren (TNF-α-Hemmer wie Infliximab, Adalimumab, Certolizumabpegol (◻ Tab. 20.5) und Immunsuppressiva wie Azathioprin, Methotrexat (◻ Tab. 20.6), Zytostatika wie 6-Mercaptopurin (◻ Tab. 21.1)).

Tab. 16.9 Aminosalicylate

INN	Handelsname D	Handelsname CH	Anwendung
UAW: Blutbildveränderungen, Transaminasenanstieg, Exantheme, Pankreatitis Auftreten von UAW dosisabhängig und bei Mesalazin weniger als bei Sulfasalazin			
Mesalazin	Pentasa®, Salofalk®, Claversal®	Pentasa®, Salofalk®, Asacol®	Rektal: Anwendung nach dem Stuhlgang, bevorzugt abends; peroral
Sulfasalazin	Salazopyrin®, Colo-Pleon®	Salazopyrin®	

Aminosalicylate: Aminosalicylate haben eine entzündungshemmende, immunsuppressive und antibakterielle Wirkung und werden vor allem bei akuten Schüben als Mittel der 1. Wahl eingesetzt. Sie können rektal als Klysmen, Suppositorien oder Schäume angewendet sowie oral als magensaftresistente Tabletten oder Kapseln eingenommen werden. Sie wirken vorwiegend lokal, da nur ein kleiner Teil resorbiert wird. Der Wirkeintritt erfolgt nach ungefähr 2–4 Wochen. Wichtige **Kontraindikationen** sind schwere Leber- und Nierenfunktionseinschränkung und Ulzera.
Präparate, UAW und **Anwendung** in Tab. 16.9.

16.8 Hepatitis

Eine Hepatitis (Leberentzündung) kann durch verschiedene Ursachen ausgelöst werden. Dazu zählen u. a. Viren, autoimmune Prozesse und toxische Substanzen (wie Alkohol, Arzneimittel). Die häufigsten Hepatitiden werden unterschieden in:

- **Hepatitis A**: Infektion durch das Hepatitis-A-Virus (HBA), welches hauptsächlich durch kontaminierte Lebensmittel und Trinkwasser übertragen wird. Meist zeigt die Hepatitis A einen (heilbaren) akuten Verlauf. Eine **Schutzimpfung** als Prophylaxe ist möglich.
- **Hepatitis B**: Infektion durch das Hepatitis-B-Virus (HBV), welches parenteral (z. B. durch Bluttransfusionen) oder durch Austausch von Körperflüssigkeiten übertragen wird. Der Verlauf ist akut oder chronisch. Eine **Schutzimpfung** als Prophylaxe ist möglich und wird gefährdeten Personen (z. B. Angestellten im Gesundheitswesen) empfohlen. Ohne Impfschutz kann, nach Kontakt mit Infizierten, eine **Postexpositionsprophylaxe** (PEP) mit Hepatitis-B-Immunglobulin und eine Hepatitis-B-Impfung notwendig sein(z. B. nach Stichverletzungen mit gebrauchten Kanülen).
- **Hepatitis C**: Infektion durch das Hepatitis-C-Virus (HCV), welches hauptsächlich parenteral (z. B. durch Bluttransfusionen) oder durch Austausch von Körperflüssigkeiten übertragen wird und überwiegend chronisch verläuft.

Wichtig für die **Therapie** ist das Weglassen von lebertoxischen Substanzen (insbesondere der Verzicht auf Alkohol). Die Therapie der **chronischen Hepatitis B** erfolgt meist mit α-Interferon allein, wenn keine Kontraindikation besteht. Eine weitere Therapieoption ist die orale Behandlung mit sogenannten Nucleosid- oder Nucleotidanaloga (NRTI) (vergleiche Wirkstoffklassen der HIV-Therapie ▸ Kap. 19.6.1), die antiviral wirksam sind. Bei manchen Kontraindikationen gegen α-Interferon können diese eingesetzt werden. **Arzneistoffe**, die eingesetzt werden sind Adefovir dipivoxil (D und CH Hepsera®), Entecavir (D und CH Baraclude®), Lamivudin (D und CH Zeffix®), Telbivudin (D und CH Sebivo®) und Tenofovir disoproxil (D und CH Viread®).

Die **chronische Hepatitis C** wird hingegen standardmäßig mit einer Kombination aus α-Interferon und Ribavirin behandelt. Bei bestehender Kontraindikation oder abhängig vom Krankheitsverlauf kann die Hinzunahme einer weiteren antiviralen Wirkstoffklasse wie den sogenannten Protease-Inhibitoren oder Polymerase-Inhibitoren (vergleiche Wirkstoffklassen der HIV-Therapie ▸ Kap. 19.6.1), erforderlich sein. **Arzneistoffe**, die eingesetzt werden sind Boceprevir (D und CH Victrelis®), Simeprevir (D und CH Olysio®), Telaprevir (D und CH Incivo®), Dasabuvir (D und CH Exviera®), Sofosbuvir (D und CH Sovaldi®) und Daclatasvir (D Daklinza®).

Bei der Hepatitis C ist die **Therapiestrategie** stark im Wandel, weswegen in Zukunft neue Therapiestrategien zu erwarten sind. Einige Neuentwicklungen wurden bereits zugelassen, welche meist besser verträglich sind als ältere Arzneistoffe und auch ohne Kombination mit Interferon eingesetzt werden können. Zudem weisen sie sehr gezielte Wirkmechanismen auf z. B. auf einzelne virale Proteine.

Die Therapie mit antiviralen Arzneistoffen zur Behandlung von Hepatitis B und C ist oft mit starken **unerwünschten Wirkungen** wie Juckreiz, hämatologischen Blutbildveränderungen, Erschöpfung, Kopfschmerzen und gastrointestinale Beschwerden verbunden.

Antivirale Arzneistoffe werden in der Leber viel über CYP-Enzyme metabolisiert, was zu zahlreichen **Interaktionen** führen kann (▸ Kap. 7.3.3).

Kombinationstherapien werden abhängig vom Stadium der Lebererkrankung, Interaktionspotential der Arzneimittel, Auftreten unerwünschter Wirkungen, Resistenzspektrums des Hepatitis-Virus gegen Arzneistoffe und abhängig vom Patientenwunsch zusammengestellt (meist 2–3 Arzneistoffe). Einige Arzneistoffe sind nur in Kombinationspräparaten verfügbar.

Präparate und **UAW** der **Interferone** in ◘ Tab. 20.3.

Überprüfen Sie Ihr Wissen!

Fragen

1. Wie kann die Säureproduktion im Magen stimuliert werden?
2. Welche als Antazida verwendeten Substanzen wirken stopfend und welche abführend?
3. Sind häufige kleine Einzeldosen von Antazida oder eine einmalige hohe Dosis wirksamer?
4. Welche Substanzgruppen werden zur Ulkusbehandlung eingesetzt und wie wirken sie?
5. Was kann eine zu starke Hemmung der Säureproduktion bzw. ein zu starker Anstieg des pH-Werts im Magen bewirken?
6. Welche schädlichen Faktoren sollten neben bzw. vor der Ulkusbehandlung ausgeschaltet werden?
7. Wie kommt die magen- und darmmotilitätsfördernde Wirkung von z. B. Metoclopramid zustande?
8. Welche Wirkprinzipien haben die am häufigsten eingesetzten Laxanzien?
9. Welches sind die Indikationen zur kurzfristigen bzw. zur längerfristigen Anwendung von Laxanzien?
10. Welche verschiedenen Hepatitis-Infektionen gibt es und wie unterscheiden sie sich in Verlauf und Prophylaxe?

17 Nieren, Wasser-/Elektrolythaushalt und Prostata

17.1 Nieren

Eine Niere besteht aus etwa 1 Millionen **Nephronen** (Baueinheiten), die sich wiederum aus **Nierenkörperchen** (Glomerulum) und Tubulusapparat zusammensetzen (o Abb. 17.1). Im Glomerulum finden die Filtration des Blutes und die Bildung des Primärharns statt. Der Primärharn durchläuft anschließend den Tubulusapparat und wird dort durch Absorptions-und Sekretionsprozesse in den Endharn (Urin) umgewandelt, der über die Nieren ausgeschieden wird.

Die Nieren erfüllen für den Organismus folgende wichtige **Funktionen**:
- die Aufrechterhaltung des Wasser-und Elektrolythaushalts,
- die Regulation des Säure-Basen-Haushalts,
- die Ausscheidung von Stoffwechselprodukten,
- die Blutdruckregulation,
- die Produktion des Hormons Erythropoetin.

17.1.1 Diuretika

Diuretika sind Arzneimittel, die eine **Erhöhung der Harnausscheidung** über die Nieren bewirken. Sie werden hauptsächlich zur Ödemausschwemmung (z. B. bei Herzinsuffizienz) und in der Hypertoniebehandlung eingesetzt. Eine erhöhte Wasserausscheidung wird vor allem durch eine vermehrte Ausscheidung körpereigener Salze (saluretische Wirkung), besonders Natriumchlorid (NaCl), erreicht. So bedeutet jede diuretische Therapie einen Eingriff in den Wasser- und Elektrolythaushalt des Körpers.

Diuretika lassen sich aufgrund ihres Wirkortes (o Abb. 17.1) in verschiedene **Gruppen** einteilen:
- Thiazide und Thiazid-analoge Verbindungen,
- Schleifendiuretika,
- kaliumsparende Diuretika.

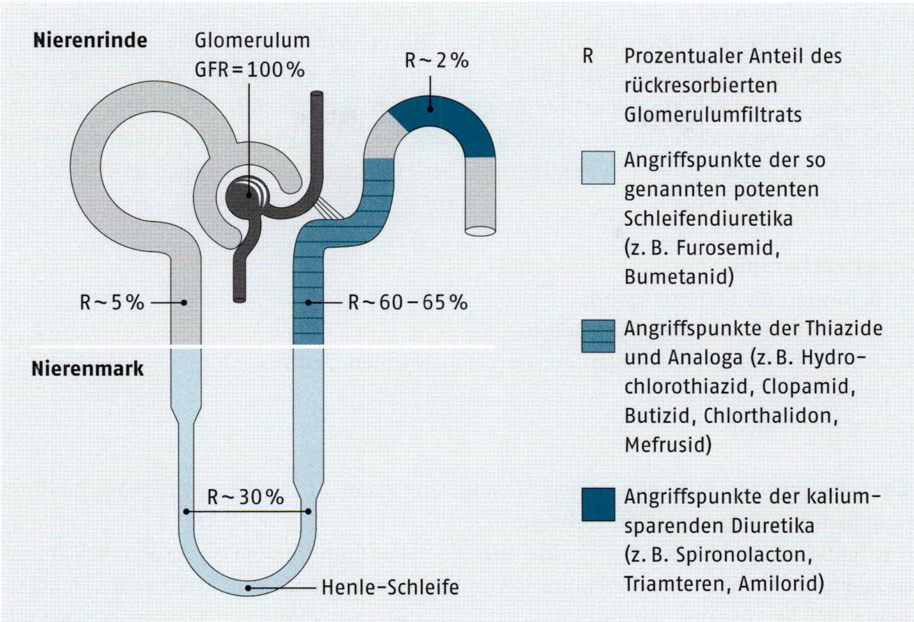

Abb. 17.1 Angriffspunkte verschiedener Diuretika am Nephron. Nach Werning 2007

Thiazide

Thiazide und Thiazid-analoge Verbindungen fördern die Natrium-, Kalium- und Chloridausscheidung (saluretische Wirkung) im Bereich des **frühdistalen Tubulus**. Als Folge der Salzausschwemmung nimmt der Harnfluss zu.

Bei der Dauertherapie reagiert der Körper mit einer Gegenregulation und die saluretische Wirkung kann nachlassen (Escape Phänomen). Die blutdrucksenkende Wirkung wird dadurch aber nicht vermindert.

17

Schleifendiuretika

Schleifendiuretika fördern ebenfalls die Natrium-, Kalium- und Chloridausscheidung, jedoch im Bereich der **Henle-Schleife**. Zudem ist die Ausscheidung von Calciumionen bei Schleifendiuretika im Vergleich zu den Thiaziden erhöht. Charakteristisch für die Schleifendiuretika ist die rasch einsetzende und vor allem **intensive Wirkung**, die allerdings auch nur wenige Stunden anhält. Im Gegensatz zu den Thiaziden nimmt die Wirkung der Schleifendiuretika in gleichem Maße zu wie die Dosis gesteigert wird.

Kaliumsparende Diuretika

Kaliumsparende Diuretika unterscheiden sich von den anderen Diuretikagruppen im Wirkort (**spätdistaler Tubulus**) und auch dadurch, dass sie Natriumionen ausschwemmen, aber gleichzeitig die Kaliumausscheidung verringern.

Sie werden unterteilt in:

- **Aldosteronantagonisten** (verminderte Wirkung des Mineralcorticoids Aldosteron, ▸ Kap. 12),
- **cyclische Amidin-Derivate**.

Da die Natriumausscheidung vergleichsweise gering und dadurch die diuretische Wirkung schwächer ist, haben kaliumsparende Diuretika (außer Aldosteronatagonisten) eine geringe therapeutische Bedeutung. Aufgrund ihrer kaliumsparenden Eigenschaft, werden sie als **Kombinationspartner** anderer Diuretika eingesetzt, die zu einer vermehrten Kaliumausscheidung führen (Thiazide, Schleifendiuretika). Aldosteronantagonisten haben in den letzten Jahren in der Therapie der Herzinsuffizienz deutlich an Bedeutung gewonnen (▸ Kap. 13.1.1).

Diuretikatherapie

Indikationen für Diuretika sind:

- akute Ödeme (Lungen-, Hirnödem),
- chronische Ödeme (kardialen, renalen, hepatogenen Ursprungs),
- Hypertonie,
- Herzinsuffizienz.

Diuretika sind im Falle einer Niereninsuffizienz nicht in der Lage, die Ausscheidung harnpflichtiger Substanzen zu verbessern.

Interaktionen: Ein durch Thiazide oder Schleifendiuretika hervorgerufener Kaliummangel führt zu einer Wirkverstärkung von **Herzglykosiden**. Da Diuretika und Herzglykoside gleichzeitig zur Behandlung der Herzinsuffizienz eingesetzt werden können, ist eine regelmäßige Kontrolle des Serum-Kaliumspiegels zu empfehlen. Kaliumreiche Kost (Bananen, Aprikosen, Bohnen, Spinat) oder Kaliumpräparate können einen Mangel ausgleichen, aber beim Einsatz kaliumsparender Diuretika den Kaliumspiegel zusätzlich erhöhen. Außerdem sind Interaktionen mit **Nicht-Opioidanalgetika** (Wirkverminderung aller Diuretika und Hyperkaliämie bei Kombination mit kaliumsparenden Diuretika) und **Aminoglykosid-Antibiotika** (Erhöhung der Nephrotoxizität) beobachtet worden. Thiazid- oder Schleifendiuretika in Kombination mit **Glucocorticoiden** und **Laxanzien** erhöhen die Gefahr einer Hypokaliämie.

Besondere **Vorsichtsmaßnahmen**: Alle Diuretika können bei Patienten mit Disposition zu Gicht einen akuten Gichtschub auslösen, einen latenten Diabetes manifest werden lassen und den Fettstoffwechsel beeinflussen. Das Auslösen eines Gichtschubes beruht auf der Hemmung der Harnsäureausscheidung, die Manifestation eines latenten Diabetes auf einer Senkung der Glucosetoleranz durch Diuretika.

Präparate, UAW und **Besonderheiten** in ◘ Tab. 17.1.

Praxistipp

- Die Einnahme von Diuretika erfolgt vorzugsweise morgens um nächtliches Wasserlassen zu vermeiden.
- Durch kaliumreiche Kost wie Bananen, Aprikosen, Bohnen und Spinat, Kaliumpräparate oder kaliumsparende Diuretika ist der Ausgleich eines Kaliummangels möglich.
- Laxanzien und Glucocorticoide können die Kaliumausscheidung erhöhen.

Tab. 17.1 Diuretika

INN	Handelsname D	Handelsname CH	Besonderheiten
Schleifendiuretika			
UAW: Störungen des Wasser- und Elektrolythaushalts: Verlust von Magnesium und Kalium (Symptome einer Hypokaliämie: Schwäche, Schläfrigkeit, gastrointestinale Beschwerden). Niereninsuffizienz, verstärkte Thromboseneigung (bei zu starker Ödemausschwemmung vorwiegend mit Schleifendiuretika, kann die Blutviskosität erhöht werden) und orthostatischer Schwindel (infolge Hypotonie) mit einer erhöhten Sturzneigung v. a. im Alter.			
Furosemid	Fusid®, Lasix®	Lasix®	**Kurz wirkende** Diuretika (< 6 Stunden); Einnahme morgens
Piretanid	Arelix®	In Trialix®	
Furosemid	Lasix long®	Lasix long®	**Mittellang wirkende** Diuretika (< 24 Studen); Einnahme bevorzugt morgens
Torasemid	Torem®, Unat®	Torem®	
Thiazide			
UAW: siehe UAW Schleifendiuretika			
Butizid	Keine Zulassung	in Aldozone®	**Mittellang wirkende** Diuretika (< 24 Stunden); Einnahme bevorzugt morgens
Hydrochlorothiazid	Esidrix®	Esidrex®	
Xipamid	Aquaphor®	Keine Zulassung	
Chlortalidon	Hygroton®	In Atedurex®	**Lang wirkende** Diuretika (> 24 Stunden)
Indapamid	Natrilix®	Fludex® SR	
Metolazon	Keine Zulassung	Metolazon Galepharm®	**Lang wirkende** Diuretika (> 24 Stunden); Thiazid-Analogon
Kaliumsparende Diuretika			
UAW: Störungen des Wasser- und Elektrolythaushalts: erhöhter Kalium-Blutspiegel (Risiko von Herzrhythmusstörungen), Niereninsuffizienz. Spironolacton bindet auch an Sexualhormonrezeptoren und verursacht unerwünschte hormonale Wirkungen z. B. antiandrogene Wirkungen (▶ Kap. 12.5).			
Amilorid	In Amiloretik®	In Moduretic®	Cyclisches Amidin-Derivat; Einnahme bevorzugt morgens
Eplerenon	Inspra®	Inspra®	Aldosteronantagonist; Einnahme bevorzugt morgens
Kaliumcanrenoat	Aldactone® Amp	Soldacton®	Aldosteronantagonist; i. v. Anwendung

17

Tab. 17.1 Diuretika (Forts.)

INN	Handelsname D	Handelsname CH	Besonderheiten
Kaliumsparende Diuretika			
UAW: Störungen des Wasser- und Elektrolythaushalts: erhöhter Kalium-Blutspiegel (Risiko von Herzrhythmusstörungen), Niereninsuffizienz. Spironolacton bindet auch an Sexualhormonrezeptoren und verursacht unerwünschte hormonale Wirkungen z. B. antiandrogene Wirkungen (▸Kap. 12.5).			
Spironolacton	Aldactone®, Osyrol®	Aldactone®	Aldosteronantagonist; Einnahme bevorzugt morgens
Triamteren	In Dytide H®, in Neotri®	Keine Zulassung	Cyclisches Amidin-Derivat; Einnahme bevorzugt morgens

17.2 Wasser- und Elektrolythaushalt

Der Wasser- und Elektrolythaushalt wird zentral im Hypothalamus, einem Abschnitt des Zwischenhirns gesteuert. Im Hypothalamus werden veränderte Elektrolytkonzentrationen registriert und anschließend durch gesteigerte oder verringerte **Hormonfreisetzung** die Wasserausscheidung über die Nieren gesteuert. Gleichzeitig wird das **Durstgefühl** beeinflusst.

Das **Gleichgewicht** des Wasser- und Elektrolythaushalts kann durch verschiedene Ursachen gestört sein. Wasser- und Elektrolytdefizite können bei Durchfall, Erbrechen, Verbrennungen, Blutverlust, Therapie mit anderen Arzneimitteln und chronischen Nierenerkrankungen entstehen. Um das extrazelluläre (insbesondere intravasale) und intrazelluläre Volumen aufrechtzuerhalten, können Elektrolytlösungen und in bestimmten Fällen, z. B. bei größeren und akuten Blutverlusten, sogenannte Plasmaersatzmittel (▸Kap. 14.2) gegeben werden.

17.2.1 Therapie mit Infusionslösungen

Mit Infusionslösungen können folgende **Funktionen** erfüllt werden:

- **Basis- und Erhaltungstherapie**: Erhaltung des normalen täglichen Wasser- und Elektrolytbedarfs mit Basislösungen, wenn eine perorale Zufuhr nicht möglich oder ungenügend ist.
- **Ersatztherapie**: Ersatz pathologisch bedingter Verluste. Für die Ersatztherapie von kleineren Volumina werden Infusionslösungen ausgewählt, denen einzelne Elektrolyte zugesetzt werden. Bei Flüssigkeitsverlusten werden vor allem Halbelektrolytlösungen eingesetzt.
- **Korrekturtherapie**: Korrektur von vorbestehenden Abweichungen. Bei der Korrekturtherapie werden durch gezielte Gabe von bestimmten Bestandteilen Störungen des Wasser-, Elektrolyt- und Säure-Basen-Haushalts korrigiert. **Elektrolytkonzentrate** können z. B. zum Ausgleich eines Elektrolytmangels in individueller Dosierung **verdünnt** in Infusionslösungen appliziert werden. Bei Verschiebungen des pH-Werts können pH-Wert erhöhende (z. B. Salzsäure) oder senkende (Natriumbicarbonat) Korrekturlösungen eingesetzt werden.

- **Trägerlösungen**: Als Trägerlösungen für Arzneimittel werden isotone Lösungen wie Elektrolytlösungen (Natriumchlorid 0,9 %), Grundlösungen (Glucose 5 %) und Vollelektrolytlösungen (Ringerlösung oder Ringerlactat) verwendet (◘ Tab. 17.2). Diesen werden die jeweiligen Arzneimittel zugesetzt, die nicht unverdünnt appliziert werden dürfen und/oder um sie regelmäßig über eine längere Zeit dem Körper zuzuführen.

Beim Zuspritzen oder Zumischen von Arzneimitteln müssen einige **Vorsichtsmaßnahmen** beachtet werden:

- Beim Zumischen ist streng aseptisches Arbeiten Voraussetzung.
- Jede Zumischung sollte möglichst unmittelbar vor der Verabreichung erfolgen.
- Die Dosierung des zugespritzten Arzneimittels, die Art und das Volumen der Trägerlösung sowie die Infusionsgeschwindigkeit müssen aufeinander abgestimmt sein.
- Das zugespritzte Arzneimittel ist nach Art und Menge mit Angabe der Zumisch- und Laufzeit auf der Infusionsflasche zu beschriften.
- Infusionen, denen Arzneimittel zugegeben sind, müssen öfter als sonst auf Merkmale wie Farbveränderung, Trübung oder Ausflockung überprüft werden.
- Arzneimitteltrockensubstanzen, die in einem Speziallösungsmittel aufgelöst werden, sollten Infusionslösungen nur dann zugemischt werden, wenn die Verträglichkeit und Haltbarkeit von Arzneimittel und Infusionslösung gesichert ist.
- Das gleichzeitige Zuspritzen von verschiedenen Arzneimitteln kann zu Unverträglichkeitsreaktionen (Inkompatibilitäten) in der Lösung führen (▸ Kap. 7.1). Auskünfte dazu erteilt die Krankenhausapotheke oder die versorgende Apotheke.

17.2.2 Einteilung der Infusionslösungen

Bei den Infusionslösungen wird zwischen Vollelektrolyt-, Halbelektrolytlösungen und Elektrolytkonzentraten unterschieden.

Präparate und **Besonderheiten** in ◘ Tab. 17.2.

> **Praxistipp**
> - Elektrolytkonzentrate dürfen nur verdünnt intravenös verabreicht werden.
> - Beim Zuspritzen oder Zumischen von Arzneimitteln in Infusionslösungen müssen die genannten Vorsichtsmaßnahmen beachtet werden.

Tab. 17.2 Infusionslösungen

INN	Handelsname D	Handelsname CH	Besonderheiten
Isotone Elektrolytlösungen			
Physiologische Kochsalzlösung	NaCl 0,9 %	NaCl 0,9 %	Osmotischer Druck der Lösung entspricht dem des Plasmas
Basislösungen			
Elektrolyte und Kohlenhydrate	Sterofundin® BG5, Normofundin G5®	Aequifusine®	
Grundlösungen			
Kohlenhydrate	Glucose 5 % bis 50 %	Glucose 5 % bis 50 %	Elektrolytfreie Kohlenhydrat-lösungen
Vollelektrolytlösungen			
Elektrolyte	Ringerlactat®, Ringerlösung, Jonosteril®, Sterofundin®	Ringerlactat®, Ringerlösung, Ringeracetat®, Ringerfundin®	Enthalten die wichtigsten Elektrolyte in der gleichen oder ähnlichen Konzentration wie das Blutplasma
Elektrolyte mit Glucose	Tutofusin® G5	Ringerlactat-Glucose®	
Halbelektrolytlösungen			
Elektrolyte ohne Glucose	Normofundin® OP	NaCl 0,45 %	Enthalten den halben Elektrolytgehalt der Blutplasmakonzentration; Durch Zusatz von Kohlenhydraten können sie isoton gemacht werden.
Elektrolyte mit Glucose	Jonosteril® HD 5, NaCl 0,45 + Glucose®	Ringer-Lactat Bichsel mit Glucose	
Elektrolytkonzentrate			
Kalium	Kaliumchlorid 7,45 %	Kaliumchlorid 7,45 %/14,9 %, Kaliumphosphat 1 molar	Elektrolytkonzentrate dürfen nur verdünnt verabreicht werden. Sie können einer isotonen Infusionslösung wie NaCl 0,9 % oder Ringerlactat zugefügt werden.
Magnesium	Magnesiocard® i. v., MG® 10 %	Magnesiocard®, Magnesiumchlorid 0,5 molar, Magnesiumsulfat 10 %/20 %/50 %	

Tab. 17.2 Infusionslösungen (Forts.)

INN	Handelsname D	Handelsname CH	Besonderheiten
Elektrolytkonzentrate			
Natrium	Natriumchlorid 1 Molar, Natriumchlorid 5,85 %	Natriumchlorid 10 %/11,7 %/20 %/23,4 %	Elektrolytkonzentrate dürfen nur verdünnt verabreicht werden. Sie können einer isotonen Infusionslösung wie NaCl 0,9 % oder Ringerlactat zugefügt werden.
Natriumhydrogencarbonat (Natriumbicarbonat)	Natriumhydrogencarbonat 1,4 %/4 %/8,4 %	Natriumbicarbonat 1,4 %/4 %/8,4 %	
Phosphat	Keine Zulassung	Glycophos®	
Salzsäure	Salzsäure 7,25 %	Keine Zulassung	

17.3 Prostatamittel

Prostatamittel sind Arzneimittel zur Therapie der **benignen Prostatahyperplasie (BPH)**. Dies ist eine gutartige Vergrößerung von Drüsengewebe in der Prostata und kommt bei Männern hauptsächlich ab dem 50. Lebensjahr vor. Die **Symptome** sind zunächst Miktionsstörungen (Beschwerden bei der Blasenentleerung), später kann es durch Harnrückstau zur Überlaufblase und zu Nierenfunktionseinschränkungen kommen.

Bei der **Therapie** werden hauptsächlich eingesetzt:

- **Alphablocker** wie Tamsulosin (D: Alna Ocas®, CH: Pradif®), die zu einer Erschlaffung der glatten Muskulatur des Blasenhalses, der Harnröhre und der Prostata führen (schnelle Linderung der Symptome). Weitere **Präparate** in ▸ Kap. 11.11.2.
- **5α-Reduktasehemmer** wie Finasterid (D und CH Proscar®) und Dutasterid (D und CH Avodart®), welche auf den Testosteron-Stoffwechsel einwirken (Verringerung des Prostatavolumens, bzw. Verhinderung des weiteren Wachstums nach längerer Anwendung).
- Eine Vielzahl **pflanzlicher Mittel** (z. B. Kürbissamen oder Sägepalmen-Extrakt, Tab. 24.1).

Eine Kombinationstherapie mit Alphablockern und 5α-Reduktasehemmern ist möglich.

Überprüfen Sie Ihr Wissen!

Fragen

1. Welcher Wirkmechanismus liegt den verschiedenen Diuretikagruppen zugrunde?
2. Welche Gruppe der Diuretika hat den schnellsten Wirkeintritt?
3. Welche Gruppe der Diuretika hat die intensivste diuretische Wirkung?
4. Wann ist eine Therapie mit Diuretika indiziert?
5. Welche unerwünschte Wirkung der Diuretikatherapie steht im Vordergrund und welche können zusätzlich auftreten?
6. Welche Interaktionen bestehen zwischen Diuretika und anderen Arzneistoffgruppen?
7. Welchen Infusionslösungen werden normalerweise Arzneimittel zugegeben?
8. Welche Vorsichtsmaßnahmen sind bei der Zugabe von Arzneimitteln zu Infusionslösungen zu beachten?

18 Ernährung und Nahrungsbestandteile

Aus Lebensmitteln werden durch Verdauung Nährstoffe mit dem Ziel in den Körper aufgenommen, die notwendige Energie und die notwendigen Bausteine für das Leben bereitzustellen. Die Bausteine können unterteilt werden in:

- Eiweiße (Proteine),
- Kohlenhydrate,
- Fette (Lipide),
- Vitamine,
- Mineralstoffe (u. a. Spurenelemente).

Der Körper wird in der Regel durch eine ausgewogene Ernährung ausreichend mit den einzelnen Bausteinen versorgt.

18.1 Fette (Lipide)

Fette (Lipide) wie Triglyceride und Cholesterin sind wichtige Bestandteile für den Organismus. Triglyceride dienen u. a. als **Energiespeicher** und Cholesterin ist ein **Bestandteil von Zellmembranen.** Erhöhte Lipidwerte im Blut spielen jedoch eine wesentliche Rolle bei der Entstehung von kardiovaskulären Erkrankungen, deren Entstehung noch nicht vollständig geklärt ist. Gefäßablagerungen bei **Arteriosklerose** und vor allem ihre möglichen Folgen (Herzinfarkt, zerebrale und periphere Durchblutungsstörungen) gehören zu den häufigsten und bedeutendsten Erkrankungen unserer Zeit. Da Lipide nicht wasserlöslich sind, sind sie im Blut an Trägerproteine gebunden. Diese Komplexe, sogenannte **Lipoproteine** (bestehend aus Lipid und Trägerprotein), können in wässrigen Flüssigkeiten wie Blut und Lymphe transportiert werden. Lipoproteine werden nach ihrer **Zusammensetzung** unterschieden:

- **HDL** (High-Density-Lipoproteins): Lipoproteine mit der höchsten Dichte, hohem Protein- und relativ niedrigem Cholesteringehalt,
- **LDL** (Low-Density-Lipoproteins): Lipoproteine mit niedriger Dichte, deren Hauptbestandteil Cholesterol ist,
- **VLDL** (Very-Low-Density-Lipoproteins): Lipoproteine mit sehr niedriger Dichte; sie beinhalten vor allem Triglyceride,

- **Chylomikronen**: Lipoproteine mit der niedrigsten Dichte; sie sind nur mikroskopisch sichtbar; ihr Proteinanteil beträgt nur 2 %, der Lipidanteil besteht fast ausschließlich aus Triglyceriden.

Das **Risiko für Arteriosklerose** und somit für kardiovaskuläre Erkrankungen steigt durch eine erhöhte Konzentration an LDL, vor allem wenn zugleich die HDL-Konzentration im Blut erniedrigt ist. Ein hoher HDL-Spiegel ist somit erwünscht und kardioprotektiv.

Die verschiedenen Lipoproteine können unterschiedlich erhöht sein, was eine Einteilung der **Hyperlipidämien** in verschiedene Typen ergibt. **Ursachen** dafür können genetisch bedingte Fettstoffwechselstörungen oder Folgen von Übergewicht, falscher Ernährung, Alkoholabhängigkeit und Stoffwechselerkrankungen (z. B. Diabetes mellitus, Hypothyreose) sein. Im Vordergrund von **therapeutischen Maßnahmen** stehen Diät, Gewichtsreduktion und körperliche Aktivität.

18.1.1 Lipidsenker

Ist mit körperlicher Aktivität und Diät keine ausreichende Normalisierung der Blut-Lipid-Spiegel zu erreichen, kann eine medikamentöse Therapie mit Lipidsenkern angezeigt sein. Gemäß derzeitiger Erkenntnisse wird in einigen Fällen bei kardiovaskulären Erkrankungen eine Statintherapie als **Primär-** oder **Sekundärprophylaxe** empfohlen. Sie werden unabhängig von der Höhe des Blut-Lipid-Spiegels eingesetzt und können u. a. die Sterblichkeit senken. Die wichtigsten **Wirkstoffgruppen** sind Statine (HMG-CoA-Reduktasehemmer), Cholesterin-Aufnahme-Hemmer, Anionenaustauscherharze und Fibrate.

Statine (HMG-CoA-Reduktasehemmer)

Statine hemmen die zelleigene Cholesterolbildung durch Hemmung des Schlüsselenzyms **H**ydroxy**m**ethyl-**g**lutaryl-**CoA**-**R**eduktase (HMG-CoA-Reduktase-Hemmer). Die (dosisabhängige) Senkung des LDL- sowie des Gesamtcholesterins liegt zwischen 25 und 45 %. Bei einer abendlichen Einnahme ist die Senkung ausgeprägter, da die Cholesterinsynthese im Körper überwiegend nachts erfolgt. Statine sind Mittel der 1. Wahl in der Behandlung von Hyperlipidämien. Einige wichtige **Kontraindikationen** müssen vor Einsatz von Statinen beachtet werden, da sie u. a. bei Lebererkrankungen und Myopathie sowie während Schwangerschaft und Stillzeit kontraindiziert sind. Simvastatin, Atorvastatin und Rosuvastatin werden über verschiedene CYP-Enzyme metabolisiert, weshalb **Interaktionen** mit Arzneistoffen auftreten können, die diese Enzyme hemmen oder induzieren (▸ Kap. 7.3.3).

Präparate, UAW und **Besonderheiten** in ▫ Tab. 18.1.

Cholesterinaufnahmehemmer

Ein Cholesterinaufnahmehemmer hemmt direkt die **Cholesterinresorption** im Darm. Dies kann zu einer LDL-Senkung um ca. 19 % und einer HDL-Erhöhung um ca. 3 % führen, was ungefähr dem halben Effekt von Statinen entspricht. Als Monotherapie wird er nur angewendet, wenn Statine nicht vertragen werden. Meist wird ein Cholesterinaufnahmehemmer aber zusammen mit einem Statin eingesetzt, wenn dessen Wirkung allein einen ungenügenden Effekt hat. Als **Kontraindikation** sind aktive Lebererkrankungen besonders zu beachten.

Präparate und **UAW** in ▫ Tab. 18.2.

Tab. 18.1 Statine (HMG-CoA-Reduktasehemmer)

INN	Handelsname D	Handelsname CH	Besonderheiten
UAW: gastrointestinale Beschwerden, Kopfschmerzen, Exantheme, Muskelschmerzen, Anstieg der Leberenzyme			
Atorvastatin	Sortis®	Sortis®	Einnahmezeitpunkt: Atorvastatin, Rosuvastatin und Pitavastatin können, aufgrund ihrer langen Wirkdauer, zu jeder Tageszeit eingenommen werden. Fluvastatin, Lovastatin, Simvastatin und Pravastatin sollten, aufgrund ihrer kurzen Wirkdauer, abends eingenommen werden. Statine unterscheiden sich sehr in ihrem Interaktionspotential.
Fluvastatin	Cranoc®, Locol®	Lescol®	
Lovastatin	Mevinacor®	Keine Zulassung	
Pitavastatin	Livazo®	Livazo®	
Pravastatin	Pravasin protect®, Mevalotin protect®	Selipran®	
Rosuvastatin	Crestor®	Crestor®	
Simvastatin	Zocor®	Zocor®	

Tab. 18.2 Cholesterinaufnahmehemmer

INN	Handelsname D	Handelsname CH	UAW
Ezetimib	Ezetrol®	Ezetrol®	Kopfschmerzen, Bauchschmerzen, Diarrhö, Muskelschmerzen

Tab. 18.3 Anionenaustauscherharze

INN	Handelsname D	Handelsname CH	Besonderheiten
UAW: Obstipation, Völlegefühl, Übelkeit, Steatorrhö (Fettstuhl)			
Colestyramin	Quantalan®	Keine Zulassung	Einnahmezeitpunkt: Nach Einnahme ist ein Zeitabstand von einigen Stunden einzuhalten bevor andere Arzneimittel eingenommen werden.
Colestipol	Keine Zulassung	Colestid®	

Anionenaustauscherharze

Anionenaustauscherharze werden nicht resorbiert und binden im Dünndarm Gallensäuren. Somit wird die **Ausscheidung von Gallensäuren** über den Stuhl gesteigert. Der Körper versucht dieses Defizit auszugleichen, indem er Cholesterin in Gallensäuren umwandelt. Auf diese Weise ist eine Senkung von LDL-Cholesterin um ca. 20–30 % und des Gesamtcholesterin möglich. Eine wichtige **Interaktion** ist die verminderte Resorption von Tetrazyklinen, Cumarinen und Schilddrüsenhormen. Nach Einnahme eines Austauscherharzes ist daher ein Abstand von einigen Stunden vor der Einnahme anderer Arzneimittel einzuhalten.

Präparate, UAW und **Besonderheiten** in Tab. 18.3.

Tab. 18.4 Fibrate

INN	Handelsname D	Handelsname CH	UAW
Bezafibrat	Cedur®	Cedur®	Muskelschwäche, Muskelschmerzen, gastrointestinale Beschwerden, Hautausschlag, Muskelentzündungen v. a. bei Kombination mit anderen Lipidsenkern
Fenofibrat	Lipidil®	Lipanthyl®	
Gemfibrozil	Gevilon®	Gevilon®	
Ciprofibrat	Keine Zulassung	Hyperlipen®	

Fibrate

Fibrate, deren Wirkmechanismus nicht geklärt ist, senken einen erhöhten **Triglyceridspiegel** um ca. 30–50 % und einen erhöhten Cholesterolspiegel um ca. 10 %. Daher haben sie vor allem bei erhöhten Triglyceriden einen therapeutischen Stellenwert. Wichtige **Kontraindikationen** der Fibrate sind Nieren- und Leberfunktionsstörungen, Gallenblasenerkrankungen, Myopathie sowie Schwangerschaft und Stillzeit. Eine relevante **Interaktion** tritt mit Cumarinen auf, deren antikoagulierende Wirkung durch Fibrate verstärkt wird.

Präparate und **UAW** in Tab. 18.4.

Praxistipp

- Fluvastatin, Lovastatin, Simvastatin und Pravastatin sollten aufgrund ihrer kurzen Wirkdauer abends eingenommen werden.
- Nach Einnahme eines Anionenaustauscherharzes soll einige Stunden kein anderes Arzneimittel eingenommen werden, um die Resorption zu gewährleisten.

18.2 Vitamine

Vitamine sind lebensnotwendige, in geringer Dosierung wirksame organische Verbindungen. Durch komplizierte chemische Vorgänge des Stoffwechsels baut der Organismus die Nahrung in die benötigten Bausteine um und verwertet gleichzeitig die dadurch frei werdende Energie. Diese chemischen Vorgänge werden durch Enzyme gesteuert. Einige Vitamine stellen einen funktionellen Bestandteil von Enzymen dar. In diesem Fall werden sie als Coenzyme bezeichnet. Nur bei Anwesenheit des jeweiligen Vitamins kann das Enzym seine steuernde Wirkung erfüllen.

Vitamine werden aufgrund ihrer Löslichkeit in zwei Gruppen unterteilt:
- **fettlösliche Vitamine** (Vitamine A, D, E, K),
- **wasserlösliche Vitamine** (Vitamine B und C).

Vitamine können vom menschlichen Organismus nur in ungenügender Menge oder gar nicht gebildet werden. Deshalb müssen sie dem Organismus mit der Nahrung von außen zugeführt werden. Eine vollwertige, ausgewogene Ernährung enthält ausreichende Men-

Tab. 18.5 Vitamine
* geschätzter Wert

Vitamin	Tagesbedarf (mg)	Mangelkrankheit/ Symptome	Folgen bei Überdosierung	Nahrungsmittel
Fettlösliche Vitamine				
A Retinol	1,5	Xerophthalmie, Hyperkeratose	Übelkeit, Kopf- und Gliederschmerzen, Müdigkeit, Juckreiz, Leberschwellung	Karotten, Spinat, Lebertran, Leber
D_3 Colecalciferol	0,05–0,1	Rachitis, Osteomalazie	Gastrointestinale Beschwerden, Kopf- und Gliederschmerzen, Nierenversagen	Lebertran, Milch, Käse, Butter, Hühnerleber
E α-Tocopherol	10–30*	Anämie, Störung des Nerven- und Muskelstoffwechsels/Gefäßpermeabilität	Erhöhtes Risiko für kardiovaskuläre Erkrankungen	Spargel, Erdnüsse, pflanzliche Öle, Sonnenblumenkerne
K Phytomenadion	0,1*	Blutgerinnungsstörungen	Unbekannt	Kohl, Bohnen, Spinat
Wasserlösliche Vitamine				
B_1 Thiamin	1–2	Beri-Beri, alkoholische Polyneuritis, Wernicke-Korsakow	Keine	Spargel, Hefe, Weizenkeime
B_2 Riboflavin	1,5–2	Keratitis, Dermatitis	Keine	Leber, Kohl, Hefe
B_3 Nicotinamid	12–20	Pellagra	Hautrötung	Leber, Hefe, Nüsse
B_5 Pantothensäure	10*	„Burning feet"-Syndrom	Keine	Leber, Nüsse, Hühnerei
B_6 Pyridoxin	2	Epileptiforme Krämpfe	Keine	Leber, Geflügel, Körnerfrüchte
B_9 Folsäure	0,4	Megaloblastische Anämie, Neuralrohrdefekt	Gastrointestinale Beschwerden, Depression	Spinat, Kohl, Nüsse, Leber, Milch
B_{12} Cyanocobalamin	0,003	Perniziöse Anämie, periphere Polyneuropathie	Keine	Leber, Eier

Tab. 18.5 Vitamine (Forts.)
* geschätzter Wert

Vitamin	Tagesbedarf (mg)	Mangelkrankheit/ Symptome	Folgen bei Überdosierung	Nahrungsmittel
Wasserlösliche Vitamine				
C Ascorbinsäure	50–100	Skorbut	Keine	Zitrusfrüchte, Spinat, Kohl
H Biotin	0,1–0,2	Dermatitis, Haarausfall, brüchige Nägel	Keine	Bananen, Linsen, Rosenkohl, Hefe, Nüsse, Eier, Leber

gen an Vitaminen. Da die benötigten Vitaminmengen sehr klein sind, tritt ein **Vitaminmangel** nur selten auf. Ein geringer Vitaminmangel, beispielsweise nach Krankheiten und im Alter, kann in der Regel durch vitaminreiche Ernährung ausgeglichen werden. Es wird zwischen absolutem Vitaminmangel (Avitaminose) und relativem Vitaminmangel (Hypovitaminose) unterschieden. Avitaminosen und Hypovitaminosen lösen in der Regel charakteristische Krankheitssymptome aus (Tab. 18.5). Ein Vitaminmangel kann zum Beispiel bei einseitiger Ernährung oder bei verminderter Vitaminresorption durch bestimmte Erkrankungen auftreten. Als Folge einer Störung der Fettresorption kann eine Hypovitaminose fettlöslicher Vitamine entstehen. **Überdosierungen** kommen in der Regel nur bei fettlöslichen Vitaminen vor, da diese in der Leber oder im Muskel- und Fettgewebe gespeichert werden können. Ein Überschuss an wasserlöslichen Vitaminen wird über die Niere aus dem Körper ausgeschieden. In der Folge treten **unerwünschte Wirkungen** in der Regel nur bei starken Überdosierungen von Vitaminpräparaten auf. Die Bedeutung der einzelnen Vitamine im menschlichen Organismus ist sehr unterschiedlich.

Indikationen für Vitaminpräparate sind Hypovitaminosen und Avitaminosen. Eine **Übersicht der Vitamine** und ergänzende Informationen sind in Tab. 18.5.

Präparate in Tab. 18.6.

18.2.1 Fettlösliche Vitamine

Vitamin A (Retinol) ist für den **Schutz** der Haut und Schleimhäute vor Bakterien und Viren verantwortlich. Ebenso ist es Bestandteil des Sehpurpurs (Rhodopsin) und daher am **Sehvorgang** beteiligt. Zudem wird Vitamin A für das **Körperwachstum** und die embryonale Entwicklung benötigt. Tagesdosen von mehr als 10.000 internationalen Einheiten (IE) können in der Frühschwangerschaft zu Missbildungen des Kindes führen. Vitamin A ist in Pflanzen als Vorstufe β-Carotin (Betacarotin) enthalten, welches im Körper zu Vitamin A umgewandelt wird.

Vitamin D_3 (Colecalciferol, nicht aktive Form) wird in der Haut unter dem Einfluss der Sonnenstrahlen gebildet und anschließend in Leber und Nieren in die wirksame Form des Vitamin D_3 (Calcitriol) umgewandelt. Vitamin D_3 kann auch direkt mit der Nahrung aufgenommen werden. Eine wichtige Funktion von Vitamin D_3 ist die Regelung des Calcium- und Phosphatstoffwechsels, indem es u. a. die Resorption von Calcium und Phosphat ermöglicht. Es schafft dadurch die Voraussetzungen für den **Knochenaufbau**.

Tab. 18.6 Beispiele für Vitaminpräparate

Vitamin/Zusammensetzung	Handelsnamen D	Handelsnamen CH
Vitaminmonopräparate		
A (Retinol)	Vitamin A Saar®	Burgerstein® Vit A
D3 (Colecalciferol)	Rocaltrol®, Vigantol®	Rocaltrol®
E (α-Tocopherol)	Eusovit®	Ephynal®
K (Phytomenadion)	Konakion® MM	Konakion® MM
B_1 (Thiamin)	Betabion®	Benerva®
B_3 (Nicotinamid)	Nicotinsäureamid Jenapharm®	In Multivitamin- und Vitamin-B-Komplexpräparaten
B_5 (Pantothensäure)	Bepanthen®	Bepanthen®
B_6 (Pyridoxin)	B_6-Vicotrat®	Benadon®
B_9 (Folsäure)	Folsan®	Folvite®
B_{12} (Cyanocobalamin)	B_{12} Ankermann®	Vitarubin®
C (Ascorbinsäure)	Cetebe®, Cebion® Immun	Cetebe®, Redoxon®
Kombinationspräparate		
Vitamin-B-Komplex	Neurobion®	Becozym forte®
Vitaminkombinationen	Multibionta® Nutritition forte N	Burgerstein® Topvital
Vitaminkombinationen mit Mineralstoffen	Centrum®, Eunova®, Supradyn®	Centrum®, Supradyn®, Elevit Pronatal®

Vitamin E (α-Tocopherol) hemmt den Verbindungsvorgang von Sauerstoffteilen (Radikalen) mit anderen körpereigenen Stoffen und wirkt somit als **Antioxidans**.

Vitamin K (Phytomenadion) ist für die Bildung von verschiedenen Blutgerinnungsfaktoren mitverantwortlich und übt damit eine wichtige Funktion in der **Blutgerinnung** aus (▸ Kap. 14.3).

18.2.2 Wasserlösliche Vitamine

Vitamin B_1(Thiamin) ist als Coenzym am Kohlenhydratabbau beteiligt. Zudem ist es für die Erregungsleitung im peripheren **Nervensystem** und den Stoffwechsel verschiedener Neurotransmitter von Bedeutung.

Vitamin B_2 (Riboflavin) ist als Coenzym am Fett-, Eiweiß- und Kohlenhydratabbau beteiligt.

Vitamin B_3 (Nicotinamid) ist ein Baustein von Enzymen, welche die Umwandlung von Eiweiß, Fett und Kohlehydraten steuern.

Vitamin B_5 (Pantothensäure) wird im Körper zu Coenzym A umgewandelt und nimmt eine Schlüsselposition im gesamten Stoffwechsel ein.

Vitamin B_6 (Pyridoxin) ist als Coenzym für den Aminosäurestoffwechsel notwendig.

Folsäure (Vitamin B_9) übernimmt wichtige Funktionen, vor allem bei der Zellneubildung und Zellteilung (Synthese von Nucleinsäuren) sowie bei der Blutbildung. Folsäure wird von Darmbakterien gebildet. Der Tagesbedarf wird nicht vollständig durch den Bakterienstoffwechsel gedeckt, sodass der Organismus auf die Einnahme von Folsäure mit der Nahrung angewiesen ist. Eine ausreichende Versorgung mit Folsäure ist in der Schwangerschaft für die Entwicklung des Embryos wichtig. Durch Darmstörungen und Einnahme von Folsäureantagonisten kann die Resorption gestört werden. Die Funktion der Folsäure hängt eng mit der des Vitamins B_{12} zusammen.

Vitamin B_{12} (Cyanocobalamin) ist am Aufbau der Erythrozyten, Nervenhüllen (Myelinscheiden) und verschiedener Eiweißstoffe beteiligt. Vitamin B_{12} benötigt für die Absorption den von der Magenschleimhaut abgegebenen „Intrinsic Factor". Ein Vitamin-B_{12}-Mangel kann somit auch durch einen Mangel an **„Intrinsic Factor"** hervorgerufen werden.

Vitamin C (Ascorbinsäure) ist ein Radikalfänger und hat somit eine antioxidative Wirkung. Es ist am Aufbau der Nebennierenrinden-Hormone und von Noradrenalin beteiligt. Weiterhin wird es unter anderem zur Kollagenbildung, Kapillarabdichtung, Gerinnungsbeschleunigung, Immunitätssteigerung (durch Wirkung als Antioxidans) und Eisenresorption benötigt.

Biotin (Vitamin H) spielt eine essentielle Rolle im Kohlenhydratabbau, Fett- und Eiweißstoffwechsel. Es wirkt auf die Bildung von Keratin in Haut, Haaren und Fingernägeln. Zudem ist es wichtig für das Wachstum von Bakterien sowie Pilzen und kann von diesen auch selbst gebildet werden.

Eine **Übersicht der Vitamine** und ergänzende Informationen gibt ▫ Tab. 18.5.

Präparate in ▫ Tab. 18.6.

18.3 Spurenelemente

Neben den Vitaminen benötigt der Körper auch bestimmte anorganische Stoffe in ausreichenden kleinen Mengen, um alle Körperfunktionen aufrecht zu erhalten. Diese werden als Spurenelemente bezeichnet, da ihr Anteil weniger als 0,01 % des Körpergewichts ausmacht.

Zu den überlebenswichtigen Spurenelementen gehören:

- **Eisen** als Baustein des Blutfarbstoffs der roten Blutkörperchen,
- **Fluor** für den Aufbau des Zahnschmelzes,
- **Iod**, das für die Biosynthese der Schilddrüsenhormone benötigt wird,
- **Mangan** als Bestandteil eines Enzyms, welches zusammen mit Vitamin K für die Bildung von Gerinnungsfaktoren wichtig ist,
- **Selen, Kupfer, Zink** und **Molybdän** als Zentralatome von Enzymen.

Präparate, Mangelkrankheiten und Symptome einer **Überdosierung** in ▫ Tab. 18.7.

Tab. 18.7 Spurenelemente

Spurenelement	Handelsname D	Handelsname CH	Folgen eines Mangels	Symptome einer Überdosierung
Eisen	Ferrum Hausmann®, *Ferinject®, *Venofer®, *Cosmofer®	Ferrum Hausmann®, Maltofer®, *Ferinject®, *Venofer®	Anämie, Kopfschmerzen, Konzentrationsschwäche, Haarausfall, brüchige Nägel	Gastrointestinale Beschwerden, toxische Hepatitis, Herzinsuffizienz, Bewusstseinsstörung
Fluor	Zymafluor®, Fluoretten®	Zymafluor®	Karies	Weiße Flecken auf dem Zahnschmelz
Iod	Jodetten®	In Tracutil®	Schilddrüsenvergrößerung (Kropf)	Schilddrüsenüberfunktion, selten Kropfbildung und Schilddrüsenunterfunktion
Kupfer	In Tracutil®	In Tracutil®, in Fortevital Tonikum®	Blutbildungsstörungen	Gastrointestinale Beschwerden, Krämpfe, Leberschäden
Mangan	In Tracutil®	In Tracutil®, in Fortevital Tonikum®	Sterilität und Missbildungen	Schäden des Zentralnervensystems, Psychosen bei Vergiftungen
Selen	Selenase®, Cefasel®	Selenase®	Schwächung des Immunsystems, Kardiomyopathie	Haarausfall, brüchige Fingernägel, Neuropathien
Zink	Zinkorotat®	Zink Nutrimed®, Zink Verla®	Wundheilungsstörungen, Haarausfall, Hauterkrankungen, Geschmacksstörungen, verzögerte geistige und körperliche Entwicklung	Metallgeschmack, Kopfschmerzen, Müdigkeit, Übelkeit, Immunsuppression

* Präparate zur parenteralen Anwendung

18.4 Künstliche Ernährung

18.4.1 Enterale Ernährung

Unter künstlicher enteraler Ernährung ist die Zufuhr von Nährstoffen in den Magen-Darm-Trakt mittels **Sonden** zu verstehen. Dabei kann die Nährstofflösung in den **Magen** gelangen, wenn die Sonde gastral gelegt ist. Wird die Sonde hingegen duodenal oder jejunal gelegt, gelangt die Nährstofflösung in den **Dünndarm**. Sondennahrung kann kontinuierlich oder als Bolus appliziert werden. Bei **Applikation** in den Dünndarm muss die Lösung kontinuierlich mit einer Pumpe gegeben werden. Ist eine künstliche Ernährung indiziert, sollte wenn möglich der enterale Weg bevorzugt werden, da er im Vergleich zur parenteralen Ernährung (▸ Kap. 18.4.2) physiologischer und komplikationsärmer ist.

Tab. 18.8 Präparate für die enterale Ernährung

Eigenschaft der Sondennahrung	Handelsname D	Handelsname CH
UAW: häufige Unverträglichkeiten: Reflux, Erbrechen, Diarrhö, Obstipation; Gründe dafür sind oft zu schnelle Zufuhr, zu große Mengen, zu kalte Sondenlösungen, unhygienische Handhabung oder Sondenfehllagen (Reflux, Erbrechen)		
isokalorisch (1 kcal/ml)	Fresubin® Original, Biosorb®, Isosource® Standard, Ensure®	Fresubin® Original, Biosorb®, Isosource® Standard
mit Ballaststoffen	Isosource® Standard Fibre, Fresubin® Original Fibre, Bioplus®	Isosource® Standard Fibre, Fresubin® Original Fibre, Novasource® GI control
mit Oligopeptiden	Survimed® OPD	Survimed® OPD
für Diabetiker	Diben®, Novasource® Diabetes	Novasource® Diabet plus
hochkalorisch (1,5–2 kcal/ml)	Fresubin® HP Energy, Ensure® plus, Fresubin® Energy Fibre	Fresubin® HP Energy, Ensure® plus, Fresubin® Energy Fibre, Ensure® TwoCal, Novasource® GI forte

Die zur Verfügung stehenden **Sondennahrungen** sind durch eine genau definierte **Zusammensetzung** gekennzeichnet (definierte Sondendiäten, Formeldiäten). Der Energiegehalt beträgt meist 1 kcal/ml (isokalorisch) bis 2 kcal/ml (hochkalorisch). Sie sind industriell hergestellt und haben gegenüber den in Diätküchen hergestellten Lösungen den Vorteil, dass sie eine **konstante Zusammensetzung** aufweisen und hygienisch einwandfrei sind. Die Zusammensetzung der definierten Sondendiäten gewährleistet eine vollständige bedarfsdeckende enterale Ernährung. Sie haben eine möglichst geringe Viskosität, um die Gängigkeit durch die dünnen Sonden zu gewährleisten. Alle Sondendiäten enthalten Proteine, Lipide, Kohlenhydrate, Vitamine und Mineralstoffe. An die unterschiedlichen Bedürfnisse der Patienten angepasst (z. B. wegen der Stoffwechsellage bei kritisch kranken Patienten oder wegen Begleiterkrankungen), variiert die prozentuale Zusammensetzung der genannten Bestandteile. In manchen Fällen werden Sondennahrungen mit weiteren wichtigen Nährstoffen versetzt. Mit speziellen Produkten werden Erkrankungen der Leber, Niere, Krankheiten, bei denen eine Malabsorption entsteht, sowie Stoffwechselerkrankungen wie Diabetes berücksichtigt.

Präparate, Eigenschaften und **UAW** in Tab. 18.8.

18.4.2 Parenterale Ernährung

Unter der parenteralen Ernährung wird die **intravenöse Zufuhr** von lebenswichtigen Nährstoffen unter Umgehung des Magen-Darm-Trakts verstanden. Sie ist immer dann indiziert, wenn eine orale oder enterale Zufuhr nicht möglich oder nicht ausreichend ist. Parenteral kann die Ernährung mit sogenannten Monostoff- oder Kombinationslösungen erfolgen.

Bei der Verwendung von **Monostofflösungen** erfolgt die parenterale Ernährung nach dem Bausteinprinzip, wobei Kohlenhydrate, Aminosäuren und Fette getrennt infundiert

Tab. 18.9 Präparate zur parenteralen Ernährung

INN	Handelsnamen D	Handelsname CH
Monostofflösungen		
Vorteil: patientengerechte individuelle Zusammensetzung (in großen Krankenhäusern mit entsprechender Ausrüstung können individuelle Mischlösungen in der Apotheke zusammengestellt werden, sodass alle Bestandteile in einem Infusionsbeutel gemischt werden, All-in-one-Prinzip) **Nachteile:** kurze Haltbarkeit der Lösungen, aufwändige Infusionstechnik, wenn keine Mischlösung angefertigt werden kann (Parallelinfusion, Mehrlumenkatheter)		
Verschiedene Aminosäuren	Aminoplasmal®, Intrafusin®, Aminoven®	Aminoven®
Kohlenhydrate (Glucose)	Glucose 5 %/10 %/20 %/40 %/50 %	Glucose 5 %/10 %/20 %/40 %/50 %
Fettemulsionen	Lipovenös® 10 %/20 %, Lipofundin® MCT 10 %/20 %, Clinoleic®, SMOFlipid®	Lipofundin® MCT/LCT 20 %®, Clinoleic®, SMOFlipid®
Zwei- und Mehrkammersysteme		
Vorteile: einfache Infusionstechnik, relativ lange Haltbarkeit **Nachteil:** eingeschränkte Möglichkeiten einer individuell angepassten Nährstoffzufuhr		
Aminosäuren + Glucose + Elektrolyte (2-Kammerbeutel)	Nutriflex® basal, Nutriflex® plus N, Aminomix® N, Clinimix®, Salviamin®	Nutriflex® basal, Nutriflex® plus, Aminomix® N
Aminosäuren + Glucose + Elektrolyte + Lipide (3-Kammerbeutel)	Nutriflex® lipid, Olimel®, SmofKabiven®	Nutriflex® lipid, Olimel®, SmofKabiven®
Zusätze für parenterale Ernährung		
Nachteil: Präparate dürfen ausschließlich verdünnt angewendet werden		
Spurenelemente	Tracutil®, Peditrace®, Tracitrans®	Addaven®, Tracutil®, Peditrace®
Fettlösliche Vitamine (Mischung)	FrekaVit® fettlöslich	Vitalipid®
Wasserlösliche Vitamine (Mischung)	FrekaVit® wasserlöslich	Soluvit®

werden. Die notwendigen Elektrolyte sind zum Teil in der Kohlenhydrat- oder Aminosäurelösung enthalten oder müssen, wie Vitamine und Spurenelemente, zugesetzt werden. Diese Applikationsform erlaubt eine individuell angepasste Zufuhr von Nährstoffen.

Industriell hergestellte **Kombinationslösungen** enthalten Kohlenhydrate, Aminosäuren und den Basisbedarf an Elektrolyten. Fette können u. U. kurz vor der Infusion zugefügt werden oder laufen parallel. Vitamine und Spurenelemente können ebenfalls zugesetzt werden. Die Kombinationssysteme werden in sogenannten Mehrkammerbeuteln auf dem Markt angeboten.

Um den Basisbedarf an Nährstoffen zu ermitteln, kann der **individuelle tägliche Energiebedarf** (Gesamtkalorien) anhand folgender Angaben berechnet werden:

- Aminosäuren: ca. 1,0–2,0 g/kg Körpergewicht (je nach Stresszustand),
- Kohlenhydrate: im Durchschnitt 3–5 g/kg Körpergewicht,
- Fette: ca. 1–2 g/kg Körpergewicht.

Bei den **Fetten** werden zwei Gruppen von Fettsäuren unterschieden:

- **langkettige Fettsäuren** (LCT) – sind Kalorienlieferanten und wichtig für den Aufbau der Zellmembranstrukturen,
- **mittelkettige Fettsäuren** (MCT) – liefern schnell verfügbare Energie.

Der berechnete Energiebedarf (Gesamtkalorien) wird für die Zusammensetzung der künstlichen Ernährung wie folgt auf die drei Nährstoffgruppen verteilt:

- der Kohlenhydratanteil sollte etwa 50 % betragen,
- der Aminosäureanteil sollte etwa 10–15 % betragen,
- der Fettanteil sollte etwa 35 % betragen,
- die Wasserzufuhr sollte ca. 25–40 ml/kg Körpergewicht pro Tag betragen.

Präparate, Vor- und Nachteile in ◘ Tab. 18.9.

18.5 Adipositas

Adipositas (Fettleibigkeit) ist definiert als ein Übermaß an Fettgewebe. Zur Diagnose wird der **Body-Mass-Index (BMI)** verwendet, der wie folgt definiert und interpretiert wird:

BMI = Körpergewicht (kg) geteilt durch Körperlänge (m) im Quadrat
Als Formel: $BMI = \frac{kg}{m^2}$

- Normalgewicht: BMI von 20–25 kg/m^2,
- Übergewicht: BMI > 25 kg/m^2,
- Adipositas: BMI > 30 kg/m^2.

Adipositas stellt für eine Vielzahl von Krankheiten, wie z. B. Diabetes mellitus, Bluthochdruck und Inkontinenz, einen **Risikofaktor** dar.

In erster Linie wird mittels **Ernährungs-, Bewegungs- und Verhaltenstherapie** versucht die Adipositas zu behandeln, was meist sehr schwierig und ein permanentes Bemühen ist. Eine medikamentöse Therapie kommt erst zum Einsatz, wenn durch Lebensstiländerungen und nichtmedikamentöse Therapieformen keine oder eine unzureichende Gewichtsabnahme erzielt wurde. Eine Therapie mit Arzneimitteln soll dennoch nur in Kombination mit den genannten nichtmedikamentösen Therapien erfolgen.

Zur **medikamentösen Therapie** bei einem BMI > 30 kg/m^2 kann der Arzneistoff Orlistat (D und CH Xenical®) eingesetzt werden. Orlistat bewirkt eine Hemmung der Lipase (fettabbauendes Enzym) im Darm und führt so zu einer verminderten Lipidresorption.

Als **unerwünschte Wirkungen** können Blähungen, fettige und vermehrte Stühle und Stuhlinkontinenz auftreten. Unbekannt ist der langfristige Einfluss auf die Resorption der fettlöslichen Vitamine.

Folgende Arzneimittelgruppen sollten abweichend von ihrer Zulassung auf keinen Fall zur Gewichtsreduktion missbräuchlich eingesetzt werden: Diuretika, Testosteron, Thyroxin, Laxanzien und Wachstums-Hormone.

MERKE

- Die lebenswichtigen Bausteine der Nahrung sind: Eiweiße (Proteine), Kohlenhydrate, Fette (Lipide), Vitamine und Mineralstoffe (u. a. Spurenelemente).
- Vitamine können im Organismus nur ungenügend oder gar nicht gebildet werden und müssen daher über die Nahrung aufgenommen werden.
- Spurenelemente sind bestimmte anorganische Stoffe, die der Organismus nur in sehr kleinen Mengen benötigt, um alle Körperfunktionen aufrecht zu erhalten.
- Hyperlipidämien und Adipositas sind Risikofaktoren für eine Vielzahl von Krankheiten.

Überprüfen Sie Ihr Wissen!

Fragen

1. Welche Lipide haben kardioprotektive Eigenschaften?
2. Welche Wirkstoffklassen der Lipidsenker haben ein erhöhtes Interaktionspotential?
3. Bei welcher Vitamingruppe kann es zu Überdosierungen kommen?
4. Welches Vitamin darf in der Schwangerschaft nicht überdosiert werden?
5. Welches Vitamin fördert den Knochenaufbau?
6. Was sind häufig Gründe für die Unverträglichkeit von Sondennahrungen?

19 Infektionskrankheiten

19.1 Desinfektionsmittel

Ziel einer Desinfektion ist die Hemmung oder Abtötung von Erregern übertragbarer Krankheiten. Unter einer Desinfektion versteht man die Behandlung von Haut und Schleimhäuten sowie von Gegenständen, um die Ausbildung oder Ausbreitung einer Infektionskrankheit zu verhindern. Es werden physikalische Methoden (Hitze, Strahlung) oder chemische Stoffe (Desinfektionsmittel) dafür verwendet.

Desinfektionsmittel können Mikroorganismen auf verschiedene Arten schädigen. Auch sind die einzelnen Arten von Mikroorganismen (z. B. Pilze, Viren, Bakterien, Tuberkelbakterien, Bakteriensporen) unterschiedlich empfindlich gegenüber Desinfektionsmitteln.

Anforderungen an die Eigenschaften von Desinfektionsmitteln:

- Wirksamkeit gegen viele Keimarten (breites Wirk-, geringes Resistenzsspektrum),
- zuverlässige Wirksamkeit innerhalb möglichst kurzer Zeit,
- gute Verträglichkeit auf Haut, Schleimhaut und Wunden,
- geringe Toxizität (z. B. bei eventueller Absorption),
- unempfindlich (nicht inaktivierbar) gegenüber Sekreten und Exkreten wie Blut, Eiter und Wundsekret (kein „Eiweiß- oder Seifenfehler" ◻ Tab. 19.2),
- lange Haltbarkeit,
- biologisch abbaubar,
- keine Geruchsbelästigung.

Alle sich im Handel befindlichen Desinfektionsmittel müssen in der Schweiz vom Bundesamt für Gesundheitswesen (BAG) bzw. in Deutschland vom Robert-Koch-Institut (RKI) geprüft und anerkannt sein.

Die verschiedenen **Wirkmechanismen** von Desinfektionsmitteln beruhen auf:

- Hemmung von Enzymen,
- Zerstörung von Zelleiweißen,
- Veränderung der Durchlässigkeit der Zellmembran,
- Störung von Zellwandfunktionen.

Tab. 19.1 Wichtige Einsatzgebiete für Desinfektionsmittel

Einsatzgebiete	Desinfektionsmittelgruppen
Präoperative Hautdesinfektion	Gefärbte und ungefärbte Alkohole oder iodophor- bzw. chlorhexidinhaltige Alkohole
Schleimhautdesinfektion	Wässrige Iodophore, Chlorhexidinlösung oder Wasserstoffperoxidlösung
Hygienische Händedesinfektion	Alkohole allein oder mit Zusatz von Chlorhexidin oder Iodophoren
Chirurgische Händedesinfektion	Iodophor- oder chlorhexidinhaltige Seifen und/oder alkoholische Iodophor- oder Chlorhexidinlösungen
Flächen- oder Grobdesinfektion	Aldehydlösungen
Instrumentendesinfektion	Aldehydlösungen, sofern keine Eiweißbelastung durch Eiter oder Blut vorliegt, sonst phenolische Desinfektionsmittel

Tab. 19.2 Desinfektionsmittel

Wirksamer Bestandteil	Handelsname D	Handelsname CH	Anwendung
Sauerstoff (Oxidationsmittel, instabil, bakterizid, sporozid, fungizid, viruzid)			
Wasserstoff-peroxid	Skinsept® mucosa	Wasserstoff-peroxid 3 % Regen Lab	Wunddesinfektion (0,3–3 %) und Rachendesinfektion (1.5 %)
Andere Peroxide	AdaptaCide® PAA-C, Perform®, Dismozon® plus	Perform®, Dismozon® plus	Instrumenten- (3–5 %) und Flächendesinfektion (0,4–1,5 %)
Kaliumper-manganat	Kaliumpermanga-nat-Lösung 1 % SR	Keine Zulassung	Wunddesinfektion (0,0005–0,01 %)
Halogene (bakterizid, sporozid, fungizid, viruzid; Wirkungsverlust z. B. durch Blut, Stuhl)			
Chlorverbin-dungen	Chloramin T®	Clorina®	Instrumenten- und Flächendesinfektion (0,5–1,5 %)
Iodverbindun-gen (Polyvi-don-Iod-Komplex)	Braunoderm®, Braunol®, Betaisodona®	Braunoderm®, Braunol®, Betadine®, Betaseptic®	Haut- und Schleimhautdesinfektion (7,5–10 %)
Chlorhexidin (bakteriostatisch, fungistatisch, virustatisch)			
Chlorhexidin-digluconat	Chlorhexamed®, Hibiscrub®	Chlorhexamed®, Hibidil®	Gurgeln, Haut- und Schleimhaut-desinfektion (0,1–0,2 %)

Tab. 19.2 Desinfektionsmittel (Forts.)

Wirksamer Bestandteil	Handelsname D	Handelsname CH	Anwendung
Alkohole (bakterizid, fungizid, viruzid)			
Ethanol, n-Propanol (1-Propanol), Isopropanol (2-Propanol)	Sterillium®, Softa-Man®, Kodan® forte, Desmanol® N	Sterillium®, Kodan® forte, Skinsept®, Softa-Man®	Händedesinfektion (60–80 %) und Wischdesinfektion kleiner Flächen (80 %)
Aldehyde (bakterizid, sporozid, fungizid, viruzid, allergisierend; Wirkungsverlust z. B. durch Blut, Stuhl)			
Formaldehyd	Buraton® 10F, Lysoformin®	Buraton® 10F, Kohrsolin® extra, Lysoformin®	Instrumenten- (0,5–5 %) und Flächendesinfektion
Glutaraldehyd	Korsolex®, Melsept®	Melsept®	Flächendesinfektion
Phenole (bakteriostatisch oder bakterizid, fungizid, teilweise viruzid, gewebeschädigend)			
Biphenylol	Kodan®, Primasept® Med	Kodan®, Helipur®	Instrumenten- und Flächendesinfektion (2–5 %)
Oberflächenaktive Substanzen („Eiweiß- oder Seifenfehler" = diese Desinfektionsmittel werden durch anhaftende Reste von eiweißhaltigem Material oder durch seifenhaltige Reinigungsmittel inaktiviert; fungistatisch, viruzid, teilweise bakterizid)			
Benzalkoniumchlorid, Cetylpyridiniumchlorid	Incidin®, Microbac®	Terralin Protect®	Gurgeln, Haut- und Schleimhautdesinfektion (1–2 %)
Octendindihydrochlorid	Octenisept®	Octeniderm®, Octenisept®	Schleimhaut- und Wunddesinfektion (0,1 %)
Guanide			
Biguanide	Teta-S®, Incidin® perfekt	Incidin® extra	Flächendesinfektion (1–2 %)
Polihexanid	Serasept®, Almyrol®	Lavasept®, Prontosan®	Wunddesinfektion (0,04–0,2 %)

Die **Wirksamkeit** und das **Wirkspektrum** der Desinfektionsmittel hängen von folgenden Faktoren ab, welche unbedingt zu beachten sind:

- Konzentration des Desinfektionsmittels,
- Dauer der Einwirkung (Einwirkzeit),
- Einwirktemperatur.

Besonders bei der Vorbereitung der Haut oder Schleimhäute für einen invasiven Eingriff oder bei der Instrumentendesinfektion muss auf die Einwirkzeit geachtet werden. Bei der Auswahl eines Desinfektionsmittels ist zudem wichtig, dass das Wirkspektrum (z. B. resistente Bakterien, HI-Virus, Norovirus) und Einsatzgebiet des Desinfektionsmittels dem zu desinfizierenden Gegenstand entsprechen (◘ Tab. 19.1).

Präparate und **Anwendung** wichtiger Desinfektionsmittel sind in ◘ Tab. 19.2 aufgeführt. Da es sich in der Regel um Produkte mit mehreren wirksamen Substanzen handelt, sind Doppelnennungen in verschiedenen Substanzklassen möglich.

■ **MERKE** Für eine wirksame Desinfektion ist das Wirkspektrum und die Einwirkzeit des Desinfektionsmittels sowie die verwendete Menge Desinfektionsmittel wichtig.

19.2 Antiinfektiva

Antiinfektiva sind Arzneimittel, die gegen **Infektionskrankheiten** eingesetzt werden. Sie stören gezielt spezifische Stoffwechselvorgänge der Mikroorganismen oder wirken auf bestimmte Strukturen der Mikroorganismen ein, ohne den menschlichen Organismus zu schädigen.

Die große Zahl der verfügbaren Antiinfektiva wird u. a. anhand folgender **Kriterien** beurteilt:

- Wirkbereich,
- Wirkspektrum,
- Wirkmechanismus,
- Wirktyp,
- Wirkaktivität,
- Resistenzen,
- Toxizität bzw. unerwünschte Wirkungen.

19.2.1 Wirkbereich

Der Wirkbereich der Antiinfektiva erstreckt sich auf Erreger wie:

- Bakterien (▸ Kap. 19.3, ▸ Kap. 19.4),
- Pilze (▸ Kap. 19.5),
- Viren (▸ Kap. 19.6),
- Protozoen (▸ Kap. 19.3.8, ▸ Kap. 19.3.9).

Gegen bakterielle Erkrankungen steht eine breite Palette von Arzneistoffen zur Verfügung. Gegen Infektionen durch Pilze oder Protozoen dagegen gibt es nur relativ wenige Arzneistoffe. Eine Behandlung von viralen Erkrankungen ist zurzeit nur in begrenztem Maße möglich. Antibakteriell wirkende Arzneistoffe haben keine Wirksamkeit gegen Pilze oder Viren und umgekehrt zeigen Arzneistoffe mit einer Wirkung gegen Pilze oder Viren keine Wirkung gegen Bakterien.

19.2.2 Wirkspektrum

Das Wirkspektrum gibt an, gegen welche Arten von Erregern eine bestimmte Substanz wirkt. Substanzen, die gegen eine Vielzahl von Erregerarten wirken, werden **Breitspekt-**

◘ **Tab. 19.3** Wirktypen der Antiinfektiva

Bakterizide Wirkung	Bakteriostatische Wirkung
▪ Aminoglykoside (hohe Dosierung), ▪ Betalactam-Antibiotika, ▪ Glykopeptide, ▪ Lipopeptide, ▪ Nitroimidazole, ▪ Makrolide (hohe Dosierung), ▪ Nitrofurane	▪ Chinolone, ▪ Makrolide (niedrige Dosierung), ▪ Clindamycin, ▪ Folsäureantagonisten, ▪ Tetrazykline, ▪ Oxazolidinone

rum- oder **Breitband-Therapeutika** genannt. Die Wirkspektren der einzelnen Substanzen dürfen jedoch nicht als Indikationsverzeichnisse gewertet werden. Von größerer Aussagekraft ist, gegen welche Erregerarten eine Substanz unwirksam ist.

19.2.3 Wirkmechanismus

Um einen Erreger zu schädigen, liegen den Antiinfektiva **vier Wirkmechanismen** zugrunde:

- Hemmung des Zellwandaufbaus,
- Schädigung der Zytoplasmamembran,
- Hemmung von Stoffwechselreaktionen,
- Hemmung der Vermehrung der Erbsubstanz.

19.2.4 Wirktyp

Bei antibakteriellen Substanzen können zwei Wirktypen unterschieden werden, für die Beispiele in ◘ Tab. 19.3 aufgeführt sind:

- Unter **Bakteriostase** versteht man eine Hemmung der Keimvermehrung. Für die endgültige Vernichtung der Bakterien ist die körpereigene Abwehr des Menschen verantwortlich.
- Unter **Bakterizidie** wird eine irreversible Schädigung der Bakterien (Keimtötung) verstanden. Der Vorteil der bakterizid wirkenden Substanzen liegt im raschen Wirkeintritt, welcher bei schweren Infektionen notwendig ist. Durch die Abtötung der Erreger und den dadurch hervorgerufenen Zellzerfall können jedoch Toxine frei werden, die das klinische Krankheitsbild negativ beeinflussen können.

Die meisten antibakteriell wirkenden Arzneistoffe können aber nur die in Vermehrung befindlichen Bakterien zerstören. Deshalb muss betont werden, dass, in der Regel unabhängig vom Wirktyp einer Substanz, eine Infektbeseitigung nicht ohne Hilfe der körpereigenen Abwehr möglich ist.

19.2.5 Wirkaktivität

Die Wirkaktivität gibt an, welche Konzentration am Ort der Infektion erreicht werden muss, um den Erreger zu hemmen (**minimale Hemmkonzentration = MHK**) oder abzutöten (**minimale bakterizide Konzentration = MBK**). Aufgrund der unterschiedlichen Empfindlichkeit der einzelnen Mikroorganismen, variiert die Wirkaktivität eines Arzneistoffs abhängig von der Art eines Erregers.

19.2.6 Resistenzen

Ein Erreger gilt als resistent oder unempfindlich, wenn die zur Hemmung (MHK) oder Abtötung (MBK) notwendige Konzentration des Arzneistoffs größer ist als die am Infektionsort erreichbare Konzentration. Eine Resistenz kann natürlich oder erworben sein:

- Unter einer **natürlichen Resistenz** versteht man eine vorbestehende Unempfindlichkeit aller Erreger einer Art gegenüber eines Arzneistoffs.
- Bei der **erworbenen Resistenz** haben einzelne Erreger einer normalerweise empfindlichen Art eine Unempfindlichkeit erlangt. Die Eigenschaft der Resistenz kann durch verschiedene Mechanismen erworben werden wie z. B. durch genetische Veränderung eines Bakteriums (durch Mutation, Übertragung von Plasmiden usw.). Durch anschließende Selektion, z. B. durch eine Antibiotikatherapie, werden die empfindlichen Erreger abgetötet, die resistenten bleiben jedoch unbeeinflusst und können sich ungehindert vermehren und ausbreiten.

19.3 Antibiotika

Arzneistoffe gegen **bakterielle Infektionen** werden vereinfacht Antibiotika genannt. Die deutlich zunehmende Resistenzentwicklung und zugleich wenigen Neuentwicklungen von Antibiotika in den letzten Jahren, erfordern einen kontrollierten und angemessenen Antibiotikaeinsatz in allen Bereichen der Medizin.

Vor jeder Antibiotikatherapie sollten aus diesem Grund folgende wichtige Punkte berücksichtigt werden:

- Strenge **Indikationsstellung** (z. B. Fieber allein ist keine Indikation für Antibiotika, da es sich häufig um einen viralen Infekt handelt).
- Im Krankenhaus sollte vor Beginn der Antibiotikatherapie eine **Blutentnahme** erfolgen, um die **mikrobiologische Diagnostik** mit Empfindlichkeitsprüfung durchzuführen.
- **Erregerspezifische** Antibiotika (Auswahl gemäß Ergebnis der mikrobiologischen Diagnostik) sollten dem ungezielten Einsatz von Breitbandantibiotika vorgezogen werden.
- Die Antibiotika müssen in genügender **Konzentration** an den Ort der Infektion gelangen können (Liquor, Harn, Gewebe, Galle, etc.).
- Die **Dosis** muss ausreichend hoch und die **Behandlungsdauer** ausreichend lang sein.
- Die **lokale Anwendung** von Antibiotika sollte vermieden und durch Desinfektion ersetzt werden.
- Wenn eine **orale Verabreichung** möglich ist, sollte sie gegenüber der parenteralen Gabe bevorzugt werden (Krankenhausaufenthalt verkürzen, infusionsbedingte unerwünschte Wirkungen vermeiden).

19.3.1 Anwendungsrichtlinien

Die korrekte Anwendung ist für eine wirksame Antibiotikatherapie wichtig. Daher müssen die Einnahmehinweise der Packungsbeilage unbedingt beachtet werden. Vor Operationen werden häufig prophylaktisch Antibiotika gegeben, um z. B. Wundinfektionen zu vermeiden. Zur Anwendung kommen möglichst wenig toxische Substanzen mit breitem

Wirkspektrum. Die Verabreichung erfolgt 30–60 Minuten vor dem Schnitt, um im Operationsgebiet eine hohe Konzentration an Antibiotika zu erreichen.

Spricht eine Antibiotikatherapie innerhalb von 3–4 Tagen nicht an, müssen folgende Punkte überdacht werden:

- Ist der vermutete oder nachgewiesene Erreger wirklich für das infektiöse Geschehen verantwortlich?
- War die Substanzwahl richtig?
- Erreicht die Substanz den Infektionsort?
- Besteht eine Abszessbildung?
- Hat der Patient eine Abwehrschwäche?
- Können Fremdkörper (Implantate, Katheter, usw.) für das Therapieversagen verantwortlich sein?

19.3.2 Betalactam-Antibiotika

Zu den Betalactam-Antibiotika zählen:

- Penicilline,
- Cefalosporine,
- Carbapeneme,
- Aztreonam.

Die Arzneistoffe der Betalactam-Antibiotika weisen eine ähnliche chemische Grundstruktur auf. Ihr **Wirkmechanismus** beruht auf der Hemmung des Zellwandaufbaus der Bakterien. Dadurch erfolgt bei der Zellteilung die Auflösung der Bakterien (Bakteriolyse). **Gemeinsamkeiten** dieser Arzneistoffgruppe sind die große therapeutische Breite sowie die natürliche Resistenz einiger Bakterienarten gegenüber Betalactam-Antibiotika. Diese Resistenz wird durch Enzyme der Bakterien (Betalactamasen) verursacht, welche Betalaktam-Antibiotika inaktivieren.

Penicilline

Das **Wirkspektrum** der bakterizid wirkenden Penicilline umfasst vor allem die grampositiven Erreger. Die Weiterentwicklung der Penicilline hat zu Substanzen geführt, die neben der grampositiven auch eine gramnegative Wirksamkeit aufweisen.

Einige Bakterienarten und -stämme können ein penicillinzerstörendes Enzym, die **Penicillinase** (eine Betalactamase), bilden. Diese Bakterien sind gegenüber Penicillinen resistent. Um die Penicillinresistenz zu umgehen, wurden Penicilline entwickelt, die gegen Penicillinase unempfindlich (penicilllinasestabil) sind. Zudem wurden Arzneistoffe entwickelt, die dieses Enzym hemmen (Penicillinasehemmer). Durch gemeinsame Applikation eines Penicillins mit einem Penicillinasehemmer können Penicilline auch gegen enzymproduzierende Bakterien eingesetzt werden. Penicilline können anhand ihrer Eigenschaften bezüglich Anwendung, natürlicher Resistenz und Wirkspektrum in Penicillin G, Oral-Penicilline (Penicillin V), penicillinasestabile Penicilline und Breitspektrum-Penicilline eingeteilt werden.

Kontraindikationen: Penicillin-Allergie

Präparate, UAW und **Besonderheiten** in ◻ Tab. 19.4.

Tab. 19.4 Penicilline

INN	Handelsname D	Handelsname CH	Anwendung/Besonderheiten
UAW: sehr häufig Diarrhö, unterschiedlich häufig und schwer Penicillin-Allergie (längst nicht alle als Penicillinallergie bezeichneten (Haut-)Reaktionen sind eine wirkliche Penicillinallergie). Eine strenge Indikationsstellung sowie Allergieanamnese ist vor jeder Penicillingabe unerlässlich. Bei sehr hoher Dosierung (über 20 Millionen Einheiten) können neurologische Störungen auftreten.			
Penicillin zur parenteralen Gabe (Penicillin G)			
Benzylpenicillin-Na (Penicillin G)	Infectocillin®	Penicillin Grünenthal®	Anwendung: parenteral
Oral-Penicilline (Penicillin V)			
Phenoxymethylpenicillin (Penicillin V)	Isocillin®, Infectocillin®	Ospen®	Einnahme 60 Minuten vor der Mahlzeit
Penicillinasestabile Penicilline			
Flucloxacillin	Staphylex®	Floxapen®	Einnahme 30 Minuten vor der Mahlzeit
Breitspektrum-Penicilline			
Amoxicillin	In Augmentan®, Amoxicillin Generika	Clamoxyl®, in Augmentin®	Einnahme zu Beginn der Mahlzeit
Ampicillin	Ampicillin Generika	Keine Zulassung	Einnahme 60 Minuten vor der Mahlzeit
Mezlocillin	Mezlocillin Carino®	Keine Zulassung	Anwendung: parenteral
Piperacillin	Piperacillin Generika, in Tazobac®	In Tazobac®	Anwendung: parenteral
Penicillinasehemmer (Betalactamase-Hemmer)			
Clavulansäure	In Augmentan®	In Augmentin®	Einnahme zu Beginn der Mahlzeit
Sulbactam	Combactam®, in Unacid®	Keine Zulassung	Anwendung: parenteral
Tazobactam	In Tazobac®	In Tazobac®	Anwendung: parenteral

Cefalosporine

Die Cefalosporine können wie die Penicilline durch bestimmte Enzyme der Bakterien, den **Cefalosporinasen** (eine Betalactamase) inaktiviert werden. Bakterienarten und -stämme, die solche Enzyme bilden können, sind resistent gegenüber Cefalosporinen.

Tab. 19.5 Cefalosporine

INN	Handelsname D	Handelsname CH	Anwendung/Besonderheiten
UAW: Allergische Reaktionen (1–4 %), meist Exantheme, selten schwere allergische Reaktionen. Bei einer Penicillinallergie tritt in ca. 5 % der Fälle eine Kreuzallergie gegen Cefalosporine auf. Allgemein gelten Cefalosporine wie Penicilline als relativ gering toxisch. Bei älteren Cefalosporinen: Nierenschädigungen, welche bei den neueren Präparaten wesentlich seltener sind. Zu beachten ist dies bei hoher Dosierung, Kombination mit nephrotoxischen Arzneistoffen sowie bei vorliegender Niereninsuffizienz.			
1. Generation: Cefalosporine ohne erhöhte Betalactamase-Stabilität			
Cefazolin	Cefazolin Generika	Kefzol®	Parenteral
2. Generation: Cefalosporine mit erhöhter Betalactamase-Stabilität			
Cefaclor	Panoral®	Ceclor®	Peroral
Cefamandol	keine Zulassung	Mandokef®	Parenteral
Cefuroxim	Zinacef®	Zinacef®	Parenteral
Cefuroximaxetil	Zinnat®, Elobact®	Zinat®	Peroral
3./4. Generation: Cefalosporine mit erhöhter Betalactamase-Stabilität und erweitertem Wirkspektrum			
Cefepim	Maxipime®	Cefepim®	Parenteral
Cefotaxim	Claforan®	Keine Zulassung	Parenteral
Cefpodoximproxetil	Orelox®, Podomexef®	Podomexef®	Peroral
Cefixim	Cephoral®	Cephoral®	Peroral
Ceftazidim	Fortum®	Fortam®	Parenteral
Ceftibuten	Keimax®	Cedax®	Peroral
Ceftriaxon	Rocephin®	Rocephin®	Parenteral
5. Generation: Cefalosporine mit zusätzlicher Wirksamkeit gegen MRSA (Methicillin-resistenter Staphylococcus aureus)			
Ceftarolinfosamil	Zinforo®	Zinforo®	Parenteral; Prodrugs
Ceftobiprol	Zevtera®	Zevtera®	

Anhand ihrer Stabilität gegenüber Betalactamasen und ihrem Wirkspektrum werden Cefalosporine in verschiedene Generationen eingeteilt.

Präparate, UAW, Anwendung/Besonderheiten in Tab. 19.5.

Carbapeneme

Carbapeneme haben ein sehr **breites Wirkspektrum,** das die meisten grampositiven und gramnegativen Bakterien, inklusive einiger Problemkeime umfasst. Da auch bei den Carbapenemen eine Resistenzbildung beobachtet wird, gelten sie als ausgesprochene **Reserveantibiotika** speziell bei multiresistenten Erregern. Gegen MRSA (**M**ethicillin-**r**esistenter **S**taphylococcus **a**ureus) sind sie allerdings unwirksam.

Präparate, UAW und **Anwendung** in ◘ Tab. 19.6.

Aztreonam

Aztreonam ist ein bakterizid wirkendes Antibiotikum mit einer ausgeprägten Betalactamase-Stabilität ausschließlich für gramnegative, auch multiresistente Keime.

Präparate, UAW und **Anwendung** in ◘ Tab. 19.7.

19.3.3 Aminoglykoside

Aminoglykoside sind **Reserveantibiotika** mit einem sehr breiten Wirkspektrum (Ausnahme: Streptomycin). Anaerobe Bakterien werden durch sie nicht erfasst. Der Einsatz ist lebensbedrohlichen Infektionen mit Problemkeimen vorbehalten.

Interaktionen: Oto- oder nephrotoxische Arzneistoffe (z. B. Schleifendiuretika, Cisplatin) können die Gefahr einer Schädigung des Hörvermögens oder der Nieren verstärken.

Aufgrund der ausgeprägten Oto- und Nephrotoxizität dieser Antibiotika, sind eine **strenge Indikationsstellung** und eine **Therapieüberwachung** anhand einer periodischen Bestimmung der Kreatinin- und Aminoglykosid-Serumspiegel notwendig.

Aminoglykosid-Antibiotika zur systemischen **Anwendung** müssen parenteral appliziert werden. Bei den meisten Indikationen (Endokarditis ausgenommen) hat sich die 1× tägliche Applikation der Tagesdosis durchgesetzt. Die Toxizität ist dadurch geringer und die Anwendung in Bezug auf Interaktionen einfacher. Die Toxizität dieser Substanzen ist bei jeder Therapieentscheidung zu berücksichtigen.

Präparate, UAW und **Anwendung** in ◘ Tab. 19.8.

19.3.4 Tetrazykline

Tetrazykline sind **Breitspektrum-Antibiotika**, die auch intrazelluläre Keime, z. B. Chlamydien und Mykoplasmen, hemmen. Alle Substanzen dieser Gruppe wirken bakteriostatisch und weisen das gleiche Wirkspektrum und eine komplette Kreuzresistenz innerhalb ihrer Arzneistoffgruppe auf. Tetrazykline können sowohl oral wie auch parenteral appliziert werden. Ein **Nachteil** ist die häufige Tetrazyklinresistenz der Darmbakterien, die von Bakterium zu Bakterium übertragen werden kann. Darmbakterien sind für viele Infektionen, wie Harnwegs- und Wundinfektionen, verantwortlich.

Doxycyclin ist Mittel der Wahl zur Behandlung der Borreliose. Die chemische Struktur von **Tigecyclin** ist von den Tetrazyklinen abgeleitet. Es zeichnet sich durch ein besonders breites Wirkspektrum aus und ist u. a. auch gegen **MRSA** (**M**ethicillin-**r**esistenter **S**taphylococcus **a**ureus) wirksam.

Interaktionen: Tetrazykline dürfen nicht gemeinsam mit Milchprodukten, calcium-, magnesium- oder eisenhaltigen Arzneimitteln eingenommen werden, da diese sich mit dem Tetrazyklin zu einem unlöslichen Komplex verbinden können, der nicht resorbiert werden kann (▸ Kap. 7.3.1).

19

Tab. 19.6 Carbapeneme

INN	Handelsname D	Handelsname CH	UAW	Anwendung
Ertapenem	Invanz®	Invanz®	Gastrointestinale Beschwerden, Phlebitis (Venenentzündung) und Schmerzen an der Injektionsstelle	Parenteral
Imipenem + Cilastatin	Zienam®	Tienam®		
Meropenem	Meronem®	Meronem®		

Tab. 19.7 Aztreonam

INN	Handelsname D	Handelsname CH	UAW	Anwendung
Aztreonam	Cayston®	Cayston®, Azactam®	Hautreaktionen, Anämie, Ikterus (Gelbsucht), Thrombozytopenie, gastrointestinale Beschwerden	Parenteral oder zur Inhalation mit einem Vernebler für Patienten mit zystischer Fibrose

Tab. 19.8 Aminoglykoside

INN	Handelsname D	Handelsname CH	Anwendung
UAW: bei systemischer Anwendung irreversible Oto- und Nephrotoxizität, bei lokaler Anwendung Überempfindlichkeitsreaktionen; Gehörschäden können sich auch erst nach einer Aminoglykosid-Therapie entwickeln.			
Amikacin	Amikacin Fresenius®	Amikin®	Parenteral
Gentamicin	Refobacin®	Garamycin®	Lokal (z. B. als Augentropfen) und parenteral
Kanamycin	Kanamycin Pos®	Keine Zulassung	Lokal am Auge
Neomycin	in Isopto Max®	in Maxitrol®, in Cicatrex®	Aufgrund der starken Toxizität, ausschließlich lokale Anwendung
Paromomycin	Humatin®	Humatin®	Lokal zur Darmdekontamination
Streptomycin	Strepto-Fatol®	Keine Zulassung	Parenteral
Tobramycin	Gernebcin®	Obracin®	Parenteral oder zur Inhalation mit einem Vernebler

Tab. 19.9 Tetrazykline

INN	Handelsname D	Handelsname CH	Besonderheiten
UAW: Fotodermatosen, bei oraler Gabe gelegentlich gastrointestinale Beschwerden (Schädigung der Darmflora), bei hoher Dosis und parenteraler Applikation Leberschäden; Während der Zahnentwicklung können irreversible Zahnverfärbungen sowie eine Schädigung des Zahnschmelzes durch Ablagerungen auftreten. Bei Kindern können Ablagerungen in den Wachstumszonen zu reversiblem verzögertem Knochenwachstum führen.			
Doxycyclin	Doxycyclin Generika	Vibravenös®, Vibramycin®	▪ Einnahme: 60 min vor der Mahlzeit; ▪ um gastrointestinale Beschwerden zu reduzieren Einnahme zur Mahlzeit möglich (Interaktionen beachten); ▪ Einnahme in aufrechter Position, da sonst Gefahr von Reizungen der Speiseröhre besteht
Lymecyclin	Keine Zulassung	Tetralysal®	
Minocyclin	Minocyclin Generika	Minac®	
Tetrazykline	Tefilin®	Keine Zulassung	
Tigecyclin	Tygacil®	Tygacil®	Anwendung: parenteral

Als **Kontraindikationen** gelten Tetrazyklin-Allergie, Schwangerschaft und schwere Leberinsuffizienz. Bei Kindern unter acht Jahren sollte wegen der unerwünschten Wirkungen der Einsatz vermieden werden.

Präparate, UAW und **Besonderheiten** in Tab. 19.9.

19.3.5 Makrolide

Die Makrolide wirken vorwiegend auf Bakterien, die Infektionen des Respirationstrakts auslösen. Zusätzlich weisen sie eine Wirksamkeit gegen Chlamydien und Mykoplasmen auf.

Da Makrolide bekannte CYP3A4-Hemmer sind, kann es zu **Interaktionen** mit Arzneistoffen kommen, die über CYP3A4 metabolisiert werden (▸ Kap. 7.3.3). Daher sind sie z. B. **kontraindiziert** bei Patienten, die Statine (▸ Kap. 18.1.1) einnehmen (der Arzneistoffspiegel der Statine kann stark ansteigen und damit auch die unerwünschten Wirkungen). Außerdem ist bei der gleichzeitigen Einnahme mit Arzneistoffen, die ebenfalls einen Einfluss auf die elektrische Herzaktion haben (Verlängerung des QT-Intervalls im EKG), Vorsicht geboten. Arzneistoffgruppen wie Antiemetika, Antimykotika, Neuroleptika, Antidepressiva und Antiarrhythmika enthalten Arzneistoffe mit diesem Effekt. Vor allem die längerfristige Einnahme sollte daher unter regelmäßiger Kontrolle durch ein EKG erfolgen, da bei einem verlängerten QT-Intervall u. a. Arrhythmien und Synkopen auftreten können.

Präparate, UAW und **Besonderheiten** in Tab. 19.10.

19.3.6 Clindamycin

Clindamycin besitzt ein schmales, den Makroliden ähnliches Wirkspektrum, hat jedoch nur teilweise eine Aktivität gegen Chlamydien und Mykoplasmen. Es ist sehr gut wirksam gegen klinisch relevante Anaerobier und penicillinresistente Staphylokokken. Zudem zeichnet es sich durch gute Diffusionseigenschaften vorwiegend in Knochen aus.

Präparate, UAW und **Besonderheiten** in Tab. 19.11.

Tab. 19.10 Makrolid-Antibiotika

INN	Handelsname D	Handelsname CH	Besonderheiten
UAW: bis jetzt keine ernsthaften unerwünschten Wirkungen beobachtet; gelegentlich treten gastrointestinale Beschwerden auf			
Azithromycin	Zithromax®	Zithromax®	Hauptsächlich bakteriostatische, teilweise bakterizide Wirkung
Clarithromycin	Klacid®	Klacid®, Klaciped®	
Erythromycin	Erythrocin®, Infectomycin®	Erythrocin®	bakteriostatische Wirkung; Einnahme 60 Minuten vor dem Essen
Roxithromycin	Roxithromycin Generika	Keine Zulassung	Hauptsächlich bakteriostatische, teilweise bakterizide Wirkung
Spiramycin	Rovamycine®, Selectomycin®	Rovamycine®	
Telithromycin	Ketek®	Keine Zulassung	

Tab. 19.11 Clindamycin

INN	Handelsname D	Handelsname CH	Besonderheiten
UAW: gastrointestinale Beschwerden bis hin zu pseudomembranöser Kolitis, die zum Absetzen von Clindamycin zwingt; selten treten Leberfunktionsstörungen und allergische Reaktionen auf			
Clindamycin	Sobelin®	Dalacin®	Einnahme mit ausreichend Flüssigkeit und nicht im Liegen (Reizungen der Speiseröhre)

19.3.7 Chinolone (Gyrasehemmer)

Chinolone haben ein breites Wirkspektrum mit erhöhter Aktivität gegen Staphylokokken und gegen gramnegative Bakterien. Norfloxacin wird hauptsächlich bei Harnwegsinfektionen angewendet, die anderen Chinolone sind indiziert bei systemischen Infektionen, auch bei Problemkeimen.

Chinolone dürfen wegen **Interaktionen** nicht gemeinsam mit Arzneistoffen angewendet werden, die ebenfalls einen Einfluss auf die elektrische Herzaktion haben (▸ Kap. 19.3.5). Außerdem ist die gleichzeitige Einnahme mit Milchprodukten und calcium-, magnesium- oder eisenhaltigen Arzneimitteln zu vermeiden. Diese verbinden sich mit dem Chinolon zu einem unlöslichen Produkt, welches nicht absorbiert werden kann (▸ Kap. 7.3.1).

Kontraindikationen: Chinolone sollen nicht während der Schwangerschaft und, wegen der Gefahr irreversibler Schäden des Gelenkknorpels, nicht bei Kindern und Jugendlichen vor dem Abschluss der Wachstumsphase verabreicht werden.

Präparate, UAW und **Anwendung** in ◘ Tab. 19.12.

Tab. 19.12 Chinolone

INN	Handelsname D	Handelsname CH	Anwendung
UAW: gastrointestinale Beschwerden, zentralnervöse Störungen wie Kopfschmerzen, Schwindel, Verwirrtheit, Tachykardie			
Ciprofloxacin	Ciprobay®	Ciproxin®	Peroral, parenteral
Levofloxacin	Tavanic®	Tavanic®	Peroral, parenteral
Moxifloxacin	Avalox®	Avalox®	Peroral, parenteral
Norfloxacin	Barazan®	Norsol®	Peroral
Ofloxacin	Tarivid®, Floxal®	Tarivid®, Floxal®	Peroral, parenteral, lokal am Auge

19.3.8 Folsäureantagonisten

Folsäureantagonisten gehören zu den ersten antimikrobiellen Arzneistoffen (Sulfonamide), die gefunden und klinisch eingesetzt wurden. Es sind **zwei Gruppen** von Folsäureantagonisten bekannt: Sulfonamide (Sulfamethoxazol und Sulfadiazin) und Diaminobenzylpyrimidine (Trimethoprim und Pyrimethamin). Beide greifen in den Folsäurestoffwechsel der Bakterien ein, jedoch an unterschiedlichen Angriffspunkten. Das **Wirkspektrum** umfasst grampositive und gramnegative Bakterien. Sulfonamide und Pyrimethamin sind auch gegen einige Protozoen wirksam (z. B. Toxoplasma gondii).
Folsäureantagonisten werden vorwiegend als **fixe Kombination** der beiden Gruppen eingesetzt. Dadurch ergeben sich folgende **Vorteile:**

- Verstärkung der Wirksamkeit durch Blockade des Folsäurestoffwechsels an zwei verschiedenen Stellen,
- Verzögerung der Resistenzentwicklung,
- Erweiterung des Wirkungspektrums.

Die bekannteste Kombination (Sulfamethoxazol mit Trimethoprim) wird unter dem Namen **Cotrimoxazol** geführt.

Kontraindikationen sind schwere Leber- und Nierenparenchymschäden, Sulfonamid-Überempfindlichkeit, bekannte Allergieneigung und Schwangerschaft (ausgenommen Pyrimethamin und Sulfadiazin bei Toxoplasmose nach strenger Nutzen-und Risikobewertung). Auch bei Früh- und Neugeborenen sollten Sulfonamide und Trimethoprim in den ersten sechs Lebenswochen nicht angewendet werden.

Präparate, UAW und **Anwendung** in Tab. 19.13.

19.3.9 Nitroimidazole

Nitroimidazole haben eine bakterizide Wirkung gegen anaerobe Bakterien, weshalb sie oft mit anderen Antibiotika kombiniert werden. Gegen aerobe oder fakultativ anaerobe Bakterien sind sie wirkungslos. Neben der antibakteriellen Wirkung sind sie bereits in niedriger Konzentration wirksam gegen Protozoen (tierische Einzeller wie Trichomonaden, Amöben). Oral wird **Metronidazol** als Antibiotikum der 1. Wahl zur Therapie der pseudomembranösen Kolitis verwendet.

Interaktion: Die gleichzeitige Einnahme von Metronidazol und Alkohol kann zu einer Alkoholintoleranz (Antabus-Effekt) führen (▸ Kap. 7.3.3).

Tab. 19.13 Folsäureantagonisten

INN	Handelsname D	Handelsname CH	UAW	Anwendung
Cotrimoxazol (Sulfamethoxazol + Trimethoprim)	Eusaprim®, Cotrim®, Kepinol®	Bactrim®	Gastrointestinale Beschwerden, Allergien (aufgrund des Sulfonamidteils)	Parenteral, peroral mit oder nach der Mahlzeit mit genügend Flüssigkeit
Sulfadiazin	Sulfadiazin-Heyl®	Keine Zulassung		Peroral
Pyrimethamin	Daraprim®	Daraprim®	Bei längerer Anwendung: Übelkeit, Ausschläge und Blutbildveränderungen	Peroral, nach dem Essen mit ausreichend Flüssigkeit
Trimethoprim	Infectotrimet®	Keine Zulassung		Peroral

Tab. 19.14 Nitroimidazole

INN	Handelsname D	Handelsname CH	Besonderheiten
UAW: gastrointestinale Störungen, Metallgeschmack, Schwindel und allergische Hautreaktionen			
Metronidazol	Clont®	Flagyl®	Anwendung: peroral oder vaginal; Einnahme: mit oder nach der Mahlzeit
Ornidazol	Keine Zulassung	Tiberal®	Anwendung: peroral oder parenteral

Als **Besonderheit** ist anzumerken, dass aufgrund einer möglichen kanzerogenen und mutagenen Wirkung die Therapie mit nitroimidazolhaltigen Arzneimitteln in der Regel 10 Tage nicht übersteigen und möglichst selten wiederholt werden sollte.

Kontraindikation: Während des ersten Trimenons der Schwangerschaft.

Präparate, UAW und **Besonderheiten** in Tab. 19.14.

19.3.10 Nitrofurane

Nitrofurane sind bakterizid wirkende Substanzen gegen grampositive und gramnegative Bakterien. Ausreichende Wirkstoffkonzentrationen werden praktisch nur im Bereich der Harnwege erzielt.

Präparate und **UAW** in Tab. 19.15.

19.3.11 Glykopeptide

Das **Wirkspektrum** der Glykopeptide umfasst aerobe und anaerobe grampositive Bakterien, auf die sie bakterizid wirken. Glykopeptide werden bei oraler Gabe aus dem Magen-Darm-Trakt nicht resorbiert. Daher werden sie u. a. oral angewendet bei schweren Darminfektionen durch Clostridium difficile (Mittel 2. Wahl) oder Staphylokokken.

Kontraindikationen wie akutes Nierenversagen, Schwerhörigkeit und Schwangerschaft sind vor Anwendung zu beachten.

Besondere **Vorsichtsmaßnahmen** sollten bei Patienten mit eingeschränkter Nierenfunktion oder bei Kombination mit anderen oto- oder nephrotoxischen Arzneimittelen

Tab. 19.15 Nitrofurane

INN	Handelsname D	Handelsname CH	UAW
Nitrofurantoin	Furadantin® retard, Nifurantin®	Uvamin® retard, Furadantin® retard	Kopfschmerzen, Schwindel, gastrointestinale Beschwerden, periphere Neuropathie; schwere UAW: Lungenödem, Cholestase und Hepatitis

Tab. 19.16 Glykopeptide

INN	Handelsname D	Handelsname CH	Anwendung
UAW: Oto- und Nephrotoxizität, insbesondere bei längerer Anwendung und eingeschränkter Nierenfunktion			
Vancomycin	Vancomycin Generika	Vancocin®	Parenteral oder peroral
Teicoplanin	Targocid®	Targocid®	Parenteral
Telavancin	Vibativ®	Keine Zulassung	Parenteral

Tab. 19.17 Oxazolidinone

INN	Handelsname D	Handelsname CH	Anwendung
UAW: Blutbildstörungen durch Myelosuppression (Hemmung des Knochenmarks), Kopfschmerzen, Juckreiz, gastrointestinale Beschwerden			
Linezolid	Zyvoxid®	Zyvoxid®	Peroral oder parenteral
Tedizolid	Sivextro®	Keine Zulassung	Peroral

(z. B. Aminoglykosiden) beachtet werden. Das toxische Risiko ist sorgfältig abzuwägen und eine Kontrolle von Nieren- und Hörfunktion angebracht.

Präparate, UAW und **Anwendung** in Tab. 19.16.

19.3.12 Oxazolidinone

Oxazolidinone werden bei schweren Infektionen mit grampositiven Keimen, speziell MRSA (**M**ethicillin-**r**esistenter **S**taphylococcus **a**ureus), vancomycin**r**esistenten **E**nterokokken (VRE) oder penicillinresistenten Pneumokokken eingesetzt.

Präparate, UAW und **Anwendung** in Tab. 19.17.

19.3.13 Antibiotika anderer Klassen

- Das Lipopeptid **Daptomycin** (D und CH Cubicin®) wirkt gegen grampositive Keime, einschließlich MRSA (**M**ethicillin-**r**esistenter **S**taphylococcus **a**ureus).
- **Fidaxomycin** (D und CH Dificlir®) ist ein Antibiotikum mit engem Wirkspektrum aus der Klasse der Makrozykline. Es wirkt bakterizid gegen Clostridium difficile. Überempfindlichkeitsreaktionen mit Angioödem können als unerwünschte Wirkung auftreten.

- **Fosfomycin** (D und CH Monuril®) wirkt bakterizid und besitzt eine gute Gewebepenetration (auch in Knochen). Bei akuten unkomplizierten Harnwegsinfektionen ist es das Arzneimittel der Wahl (Einmalgabe, 2–3 Stunden vor oder nach der Mahlzeit am besten abends nach der Blasenentleerung). Als Reserveantibiotikum wird es z. B. bei Entzündungen des Knochenmarks eingesetzt.

MERKE

- Eine strenge Indikationsstellung sowie eine Allergie- und Unverträglichkeitsanamnese ist vor jeder Antibiotikagabe unerlässlich.
- Die gleichzeitige Einnahme von Metronidazol und Alkohol kann zu einer Alkoholintoleranz (Antabus-Effekt) führen.
- Tetrazykline, Folsäureantagonisten und Chinolone sind bei Kindern und Schwangeren kontraindiziert.
- Bei Antibiotika sind oft Einnahmezeitpunkte (siehe Packungsbeilage) zu beachten.

19.4 Tuberkulosemittel

Tuberkulosemittel (Tuberkulostatika) sind Substanzen, die spezifisch gegen Mycobacterium tuberculosis, den Erreger der Tuberkulose, wirken. Wegen der relativ schnellen Resistenzentwicklung, wird die Therapie standardmäßig mit einer Kombination verschiedener Tuberkulosemittel begonnen. Diese **Initialtherapie**, die meist mit den vier Arzneistoffen Isoniazid, Ethambutol, Rifampicin und Pyrazinamid durchgeführt wird, erfolgt über 2–3 Monate. Auf die Initialphase folgt eine 4–7-monatige **Stabilisierungsphase** mit einer Zweierkombination, in der Regel Isoniazid und Rifampicin (Grundschema, welches aufgrund individueller Situation, z. B. Resistenz, geändert werden kann). In der Stabilisierungsphase kann an Stelle der kontinuierlichen Therapie die Behandlung mit einer 2× wöchentlichen Wirkstoffgabe durchgeführt werden.

In den letzten Jahren nehmen die multiresistenten Mykobakterien stark zu, sodass die Arzneimittelauswahl an die individuelle Resistenzsituation angepasst werden muss. Zudem gibt es **neue Therapieoptionen** für die multiresistente pulmonalen Tuberkulose: Mit Delamanid und Bedaquilin gibt es zwei neue Arzneistoffe. Auf diesen Neuentwicklungen ruhen große Hoffnungen bezüglich der Behandlung der multiresistenten pulmonalen Tuberkulose. Beide Arzneistoffe werden in Kombination mit mindestens drei weiteren Arzneistoffen eingenommen.

Kontraindikationen: Isoniazid ist kontraindiziert bei Psychosen, Epilepsie und akuter Hepatitis. Pyrazinamid sollte nicht angewendet werden bei Niereninsuffizienz und akuten Lebererkrankungen, Ethambutol nicht bei Sehstörungen und Sehnervschädigungen und Rifampicin nicht bei Cholestase oder Leberschäden (daher v. a. nicht in Kombination mit den HIV-Arzneimitteln Saquinavir und Ritonavir).

Interaktionen: Rifampicin ist einer der stärksten **CYP3A4 Induktoren** (▸ Kap. 7.3.3), was zu einer verminderten Wirkung zahlreicher anderer Wirkstoffe führen kann, die über dieses Enzym abgebaut werden, u. a. HIV-Therapeutika.

Präparate, UAW und **Besonderheiten** in ◘ Tab. 19.18.

Tab.19.18 Tuberkulosemittel (Tuberkulostatika)

INN	Handelsname D	Handelsname CH	UAW	Anwendung
Orale Erstlinien-Tuberkulostatika				
Ethambutol	Myambutol®	Myambutol®	Gastrointestinale Beschwerden, allergische Reaktionen, gelegentlich reversible ophthalmologische Störungen	Einnahme 30 Minuten vor der Mahlzeit
Isoniazid	Tebesium S®, Isozid®	Isoniazid Labatec®	Störungen des Nervensystems wie Schwindel und Kopfschmerzen; gastrointestinale Beschwerden	Einnahme 30 Minuten vor oder 2 Stunden nach der Mahlzeit
Pyrazinamid	Pyrafat®	Pyrazinamid Labatec®	Häufig: gastrointestinale Beschwerden, zudem Leberschädigung, Harnsäureerhöhung, Fotosensibilisierung	Einnahme nach einer Mahlzeit
Rifabutin	Mycobutin®	Mycobutin®	Leukopenie, Hautrötung gastrointestinale Beschwerden und Muskelschmerzen	Einnahme unabhängig von den Mahlzeiten
Rifampicin	Eremfat®	Rimactan®	Gastrointestinale Beschwerden, Leberfunktionsstörung, Allergische Reaktionen	Einnahme 30 Minuten vor der Mahlzeit

19.5 Antimykotika

Antimykotika sind Arzneimittel zur Behandlung von **Pilzinfektionen** (Mykosen). Abhängig von ihrer Konzentration und der zu behandelnden Pilzerkrankung hemmen (fungistatisch) oder töten (fungizid) sie die Erreger (Tab. 19.19). Von den Substanzen wird ein Teil nur lokal angewendet, andere sind bei systemischen Pilzinfektionen indiziert. Wie bei anderen Antiinfektiva gibt es auch bei Antimykotika **Resistenzen**, die vorbestehend (natürliche Resistenz) sind oder sich im Laufe einer Therapie entwickeln können (erworbene Resistenz). Resistenzen treten bei Pilzen wesentlich seltener auf als bei Bakterien.

Die **Wirkmechanismen** der Antimykotika beruhen auf folgenden Angriffspunkten:

- Störung der Zellmembranfunktion,
- Hemmung des Zellmembranaufbaus,
- Hemmung der Vermehrung der Erbsubstanz.

Tab. 19.19 Antimykotika

INN	Handelsname D	Handelsname CH	Anwendung/Besonderheiten
Azol-Antimykotika zur lokalen Anwendung			
UAW: Aufgrund der geringen systemischen Absorption, treten nur wenige und unspezifische unerwünschte Wirkungen auf.			
Bifonazol	Mycospor®, Canesten® extra	Keine Zulassung	▪ Anwendung: lokal auf der Haut oder vaginal, ▪ Arzneiformen: Creme, Lösung, Spray, Vaginaltabletten, ▪ Breites Wirkspektrum, ▪ Fungistatisch wirksam
Clotrimazol	Canesten®, Kade Fungin®, Imazol®	Canesten®, Imazol®	
Econazol	Gyno-Pevaryl®, Epi-Pevaryl®	Gyno-Pevaryl®, Pevaryl®	
Fenticonazol	Lomexin®, Fenizolan®	Mykodermil®, Gyno-Mykodermil®	
Isoconazol	In Travocort®	Travogen®, Gyno-Travogen®	
Ketoconazol	Nizoral®, Terzolin®	Nizoral®, Terzolin®	
Miconazol	Daktar®, Micotar®	Daktarin®	
Oxiconazol	Myfungar®	Oceral®	
Sertaconazol	Zalain®	Zalain®	
Azol-Antimykotika zur systemischen Anwendung			
UAW: gastrointestinale Beschwerden, Leber-, Gallenerkrankungen, erhöhte Leberenzymwerte, selten sind schwere Lebererkrankungen wie Hepatits, Leberversagen; zusätzlich bei Voriconazol: vorübergehende Sehstörungen			
Fluconazol	Diflucan®, Fungata®	Diflucan®	▪ Anwendung: parenteral oder peroral, ▪ viele Interaktionen durch Hemmung von CYP-Enzymen, ▪ breites Wirkspektrum, ▪ fungistatisch wirksam
Itraconazol	Sempera®, Siros®	Sporanox®	
Posaconazol	Noxafil®	Noxafil®	
Voriconazol	Vfend®	Vfend®	
Polyen-Antimykotika			
UAW: bei systemischer Gabe: Nephro-, Neurotoxizitität, Venenentzündung, allergische Reaktionen, Leberschäden, Fieber und Schüttelfrost			
Amphotericin B	AmBisome®, Ampho Moronal®	AmBisome®, Ampho Moronal®	Anwendung: Parenteral, lokal, peroral

Tab. 19.19 Antimykotika (Forts.)

INN	Handelsname D	Handelsname CH	Anwendung/Besonderheiten
Polyen-Antimykotika			
Natamycin	InfektoMyk®, Pimafucin®	Keine Zulassung	Anwendung: lokal im Mundraum
Nystatin	Biofanal®, Candio-Hermal®	Mycostatin®, Multilind®	Anwendung: lokal im Mundraum
Echinocandine			
UAW: Fieber, erhöhte Leberenzymwerte, Schüttelfrost, Hautreaktionen, Hypokaliämie, Dyspnoe, Anämie			
Anidulafungin	Ecalta®	Ecalta®	Anwendung: parenteral; fungizid wirksam; besser verträglich als Polyen-Antimykotika
Caspofungin	Cancidas®	Cancidas®	
Micafungin	Mycamine®	Mycamine®	
Weitere gebräuchliche Antimykotika			
UAW: Bei systemischer Gabe: gastrointestinale Beschwerden, allergische Reaktionen und Hautreaktionen; zusätzlich bei Flucytosin: Leuko- und Thrombopenie; zusätzlich bei Terbinafin: Geschmacksstörungen			
Amorolfin	Loceryl®	Loceryl®	Anwendung: lokal auf Nägeln
Ciclopirox	Batrafen®, Ciclopoli®	Ciclopoli®, Ciclocutan®	Anwendung: lokal auf Nägeln
Flucytosin	Ancotil®	Ancotil®	Anwendung: parenteral
Naftifin	Exoderil®	Keine Zulassung	Anwendung: lokal auf der Haut
Terbinafin	Lamisil®	Lamisil®	Anwendung: lokal, peroral
Tolnaftat	Tonoftal®	In Undex®	Anwendung: lokal auf der Haut

Die **Antimykotika-Klassen** werden anhand ihrer Molekülstruktur wie folgt unterschieden:

- Azole (zur lokalen oder systemischen Anwendung),
- Polyene,
- Echinocandine.

Wichtige **Interaktionen** sind vor allem bei den systemisch verabreichten Azolen relevant, deren Absorption bei Kombination mit H_2-Antihistaminika oder Protonenpumpenhemmern reduziert wird. Dies beruht auf der Änderung des pH-Wertes im Magen. Zudem hemmen Azole in der Leber das Enzym CYP3A4 (▸Kap. 5.5), wodurch andere Arzneistoffe wie z. B. Ciclosporin, Clarithromycin oder Simvastatin langsamer metabolisiert werden.

Für die systemische Gabe von Azolen bestehen einige **Kontraindikationen**. Sie dürfen wegen ihrer lebertoxischen Eigenschaft nicht bei Patienten mit Lebererkrankungen eingesetzt werden. Aufgrund ihrer teratogenen Wirkung sind sie in der Schwangerschaft kontraindiziert. Einige weitere Antimykotika wie Amphotericin B und Terbinafin dürfen bei schwerer Nieren- und Leberinsuffizienz nicht eingesetzt werden.

Präparate, UAW, Anwendung und **Besonderheiten** in ◘ Tab. 19.19.

19.6 Antivirale Arzneimittel

Eine Therapie von viralen Infektionen ist sehr schwierig, da Viren keinen eigenen Stoffwechsel aufweisen. Sie benötigen für ihre Vermehrung bestimmte Stoffwechselvorgänge ihrer **Wirtszelle**. Deshalb muss ein therapeutisch einsetzbarer Wirkstoff in der Lage sein, gezielt die **Virusvermehrung** zu hemmen, ohne die normale Zellfunktion der Wirtszelle zu stören. Eine Möglichkeit ist der Einbau falscher Bausteine (Nucleosid-Analoga) in die virale Erbsubstanz (die Nucleinsäuren RNA oder DNA).

Zur Vermehrung benötigt das Virus bestimmte Enzyme, z. B. RNA-Polymerasen, DNA-Polymerasen, Nucleasen, Proteasen. Diese viralen Enzyme zeigen Eigenschaften, die Unterschiede zu denen der Wirtszellen aufweisen. Daher sind sie ein wichtiges Ziel für antivirale Arzneistoffe (Virostatika). Gegen **Grippeviren** sind die sogenannten Neuraminidase-Hemmer wirksam. Das Enzym Neuraminidase ist für die Freisetzung der Grippeviren aus der infizierten Zelle wichtig. Die Behandlung mit Neuraminidase-Hemmern sollte daher innerhalb von 48 Stunden nach Krankheitsbeginn begonnen werden.

Präparate, UAW und **Wirkspektrum/Besonderheiten** in ◘ Tab. 19.20, Erklärungen und Präparate zur Behandlung der **Virushepatitis** (▸ Kap. 16.8).

19.6.1 HIV-Infektion

Das HI-Virus (**H**uman **I**mmunodeficiency **V**irus) ist ein **Retrovirus**, das seine Erbinformation in Form von RNA enthält. Die Virale RNA gelangt in die Wirtszelle und wird in DNA umgeschrieben. Diese wird in die Erbinformation der menschlichen Wirtszelle eingebaut und verbleibt dort lebenslänglich. Die befallenen Zellen synthetisieren nun virale RNA und funktionsfähige virale Proteine. Schließlich werden Viruspartikel gebildet, die über die Blutbahn weitere Zellen erreichen und befallen können. Die hauptsächliche **Zerstörung von Immunzellen** führt zu der Schwächung des Immunsystems mit dem Endstadium AIDS (**A**cquired **I**mmuno **D**eficiency **S**yndrome). Es ist bisher nicht möglich, bei einer Infektion mit HIV das Virus vollständig zu eliminieren. Die sogenannte **h**ochaktive **a**nti**r**etrovirale **T**herapie (**HAART**, Kombinationstherapie von mindestens drei antiretroviralen Wirkstoffen), kann jedoch teilweise und zeitlich begrenzt die HIV-Infektion unter Kontrolle halten und damit das Fortschreiten des Immundefekts verzögern. So ist es möglich, dass Patienten mit einer HIV-Infektion eine annähernd normale Lebenserwartung haben. Problematisch sind die schnellen **Resistenzentwicklungen**, weshalb es entscheidend ist, dass der Patient die Arzneimittel regelmäßig und nach strengem Schema einnimmt (Adhärenz). Therapiepausen erhöhen das Risiko einer Resistenzentwicklung und sind daher unbedingt zu vermeiden. Im Handel sind mittlerweile zahlreiche **Kombinationspräparate**, die zur Steigerung der Adhärenz bevorzugt eingesetzt werden.

Tab. 19.20 Antivirale Arzneimittel (Virustatika)

INN	Handelsname D	Handelsname CH	UAW	Wirkspektrum/ Besonderheiten
Aciclovir	Zovirax®	Zovirax®	Exantheme, neurologische Störungen	Herpes simplex, Herpes zoster Anwendung: lokal oder systemisch
Brivudin	Zostex®	Brivex®	Übelkeit , Kopfschmerzen, Schlaflosigkeit	Herpes zoster
Famciclovir	Famvir®	Famvir®	Rötung der Haut, Angioödem, Kopfschmerzen	Herpes genitalis, Herpes zoster
Foscarnet	Foscavir®	Foscavir®	Granulozytopenie, Anämie	Zytomegalie- und Herpes-simplex-Virus
Ganciclovir	Cymeven®	Cymeven®	Neutropenie, Thrombozytopenie	Zytomegalie-Virus
Oseltamivir	Tamiflu®	Tamiflu®	Übelkeit, Erbrechen, anaphylaktische Reaktionen	Grippeviren (Influenza)
Penciclovir	Fenistil® Pencivir	Fenivir®	Allergische Dermatitis, Reaktionen an der Applikationsstelle	Herpes simplex, Anwendung: lokal
Valaciclovir	Valtrex®	Valtrex®	Exantheme, neurologische Störungen	Herpes zoster, Prodrug von Aciclovir
Valganciclovir	Valcyte®	Valcyte®	Neutropenie, Thrombozytopenie	Zytomegalie-Virus, Prodrug von Ganciclovir
Zanamivir	Relenza®	Relenza®	Hautausschlag, allergische Reaktionen	Grippeviren (Influenza)

Antivirale Arzneimittel bei HIV-Infektion

Arzneimittel zur Behandlung einer HI-Virus-Infektion werden aufgrund ihres **Wirkmechanismus** unterteilt in:

- **Reverse-Transkriptase-Hemmer**: Sie hemmen das Enzym Reverse Transkriptase, das bei der Umschreibung von der viralen RNA in DNA hilft.

19

- **Protease-Hemmer**: Die HIV-Protease, die funktionelle Virusproteine aus Vorläuferproteinen abspaltet, wird gehemmt.
- **Fusions-Hemmer**: Die Fusion von Virushülle und Wirtszelle wird blockiert, die virale RNA kann nicht in die Wirtszelle eindringen.
- **Integrase-Hemmer**: Das Enzym Integrase wird gehemmt, welches beim Einbau der viralen DNA in die Erbinformation der Wirtszelle hilft.

Alle Arzneimittel zur Therapie einer HI-Virus-Infektion haben erhebliche **unerwünschte Wirkungen**, die oft zum Therapieabbruch führen. Aus diesem Grund bedarf es einer guten Aufklärung des Patienten, um die korrekte Einnahme und **Adhärenz** zu sichern. Im Allgemeinen treten unerwünschte Wirkungen vor allem zu Therapiebeginn auf. Bei der Auswahl der Kombinationstherapie werden Kriterien wie unerwünschte Wirkungen, individuelle Verträglichkeit und bestehende Resistenzen berücksichtigt.

Präparate und **UAW** in ◻ Tab. 19.21.

Postexpositionsprophylaxe

Falls man sich einem HIV-Expositionsrisiko ausgesetzt hat (z. B. durch Nadelstichverletzung, ungeschützten Geschlechtsverkehr mit einem HIV-positiven Partner) besteht die Möglichkeit einer Postexpositionsprophylaxe (PEP). Diese erfolgt mit einer Kombinationstherapie, welche belastende unerwünschte Wirkungen aufweisen kann. Das Risiko einer Übertragung kann so deutlich gesenkt werden. Entscheidend ist, dass die Einnahme so früh wie möglich nach der Exposition erfolgt, da die Wirksamkeit der PEP nachlässt je länger man wartet. Einen Effekt hat die PEP, wenn innerhalb von 48 bis spätestens 72 Stunden damit begonnen wird.

◻ **Tab. 19.21** Antivirale Arzneimittel bei HIV-Infektion

INN	Handelsname D	Handelsname CH	UAW
Reverse-Transkriptase-Hemmer: Nucleosidanaloga (NRTI)			
Abacavir	Ziagen®	Ziagen®	Überempfindlichkeitsreaktionen, Fieber, Ekzeme
Didanosin	Videx®	Videx®Ec	Pankreatitis, Neuropathie, Transaminasenanstieg
Emtricitabin	Emtriva®	Emtriva®	Neutropenie, Anämie
Lamivudin	Epivir®	3TC®	Neuropathien
Stavudin	Zerit®	Zerit®	Periphere Polyneuropathie, Myalgie
Tenofovir	Viread®	Viread®	Lactatazidose, motorische Schwäche, Lipodystrophien
Zidovudin	Retrovir®	Retrovir AZT®	Knochenmarkschädigung mit Neutropenie, Anämie

Tab. 19.21 Antivirale Arzneimittel bei HIV-Infektion (Forts.)

INN	Handelsname D	Handelsname CH	UAW
Reverse-Transkriptase-Hemmer: Nicht-Nucleosidanaloga (NNRTI)			
Efavirenz	Sustiva®	Stocrin®	Exantheme
Etravirin	Intelence®	Intelence®	Exantheme, Nausea, selten: Stevens-Johnson-Syndrom
Nevirapin	Viramune®	Viramune®	Exantheme, Hepatitis
Rilpivirin	Edurant®	Edurant®	Erhöhtes Gesamtcholesterin und LDL
Protease Hemmer			
Atazanavir	Reyataz®	Reyataz®	Hyperbilirubinämie, Ikterus
Fosamprenavir	Telzir®	Telzir®	Hypertriglyceridämie, Diarrhö
Indinavir	Crixivan®	Crixivan®	Nephrolithiasis, Hyperbilirubinämie
Lopinavir	In Kaletra®	In Kaletra®	Durchfall, Übelkeit
Nelfinavir	Viracept®	Keine Zulassung	Hypertriglyceridämie
Ritonavir	Norvir®, in Kaletra®	Norvir®, in Kaletra®	Hypertriglyceridämie
Saquinavir	Invirase®	Invirase®	Neutropenie
Tipranavir	Aptivus®	Aptivus®	Transaminasenanstieg, Exantheme
Fusions Hemmer			
Enfuvirtide	Fuzeon®	Fuzeon®	Lokale Reaktion an der Injektionsstelle (Schmerz), Infektionen (Pneumonien)
Integrase Hemmer			
Dolutegravir	Tivicay®	Tivicay®	Kopfschmerzen, Schlafstörungen, gastrointestinale Beschwerden
Elvitegravir	In Stribild®	In Stribild®	Kopfschmerzen, Schwindel, gastrointestinale Beschwerden
Raltegravir	Isentress®	Isentress®	Schwindel, Bauchschmerzen, Erbrechen

MERKE

- Zunehmende Resistenzentwicklungen erfordern einen kontrollierten und angemessenen Einsatz von Antibiotika.
- Für eine wirksame Therapie muss die Dosis der Antibiotika ausreichend hoch und die Behandlungsdauer ausreichend lang sein.
- Bei Tuberkulose wird meist mit den vier Arzneistoffen Isoniazid, Ethambutol, Rifampicin und Pyrazinamid über mehrere Monate therapiert.
- Die hoch aktive antiretrovirale Therapie (HAART, Therapie mit mindestens drei antiretroviralen Arzneistoffen) kann teilweise und zeitlich begrenzt die HIV-Infektion unter Kontrolle halten.
- Der Erfolg einer Therapie mit Antibiotika, Antimykotika und antiviralen Arzneistoffen hängt auch stark davon ab, ob der Patient die Arzneimittel regelmäßig und nach strengem Schema einnimmt (Adhärenz).

Überprüfen Sie Ihr Wissen!

Fragen

1. Von welchen Faktoren ist die Wirksamkeit von Desinfektionsmitteln abhängig?
2. Welche Angriffspunkte liegen den Wirkmechanismen der Antiinfektiva zugrunde?
3. Gegen welche Gruppen von Mikroorganismen wirken Antibiotika?
4. Was versteht man unter einem Breitband-/Breitspektrum-Antibiotikum?
5. Was versteht man unter einer bakteriostatischen und fungistatischen Wirkung?
6. Innerhalb welcher Zeit nach der Antibiotikagabe sollte eine klinische Besserung eintreten?
7. Was für Gründe können vorliegen, wenn eine antibiotische Therapie nicht anspricht?
8. Wie können sich Bakterien gegen Penicilline schützen und welche Maßnahme kann gegen diesen Schutz getroffen werden?
9. Welche unerwünschten Wirkungen weisen die Aminoglykoside auf und welche Laborkontrollen sind bei einer Therapie durchzuführen?
10. Durch welche Eigenschaften zeichnet sich Clindamycin aus?
11. Warum werden die Tuberkulostatika immer kombiniert?
12. Warum ist man mit einer Amphotericin-Therapie sehr zurückhaltend?
13. Warum gestaltet sich eine antivirale Therapie schwieriger als eine antibakterielle?

20 Immunsystem

20.1 Immunisierung

Das Immunsystem dient der Abwehr schädlicher Einflüsse, insbesondere von Mikroorganismen. Die Abwehr kann spezifisch oder unspezifisch erfolgen.

Die **unspezifische Abwehr** bezeichnet die angeborene zelluläre und humorale Immunantwort des Köpers auf köperfremde Stoffe oder Zellen (z. B. Viren). Auf dem **zellulären** Weg erfolgt die Abwehr durch Fresszellen (Makrophagen, Granulozyten) oder natürliche Killerzellen. Über den **humoralen** Weg (über die Blutbahn) erfolgt die Abwehr über Komplementfaktoren oder Lysozyme. Komplementfaktoren sind notwendig zur Lokalisierung und Markierung von Erregern, zur Aktivierung entzündlicher Zellen und sie haben auch eine direkte zerstörende Wirkung auf Bakterien.

Die **spezifische Abwehr** bezeichnet die erworbene zelluläre und humorale Immunantwort des Körpers, die sich gezielt gegen spezifische Antigene (köperfremde Substanzen) richtet. Sie erfolgt auf **humoralem** Weg durch Antikörper (Abwehrstoffe) und B-Lymphozyten und auf **zellulärem** Weg über T-Lymphozyten.

Wenn der Körper einen Erreger als körperfremde Substanz erkennt, wird dieser von Makrophagen phagozytiert (gefressen) und ein Antigen (Teilstück des Erregers) wird an der Oberfläche präsentiert. Das Antigen kann nun von den Lymphozyten erkannt werden. Der zytotoxische T-Lymphozyt kann den Erreger direkt unschädlich machen (zelluläre Abwehr), der B-Lymphozyt wird zur Produktion von spezifischen Antikörpern (humorale Abwehr) angeregt. Durch eine anschließende Antigen-Antikörper-Reaktion kann der menschliche Organismus den Erreger binden und somit unschädlich machen.

Im Verlauf einer Infektion bilden B-Lymphozyten sogenannte **Gedächtniszellen**, welche im Fall einer erneuten Infektion eines Erregers mit dem gleichen Antigen schneller Antikörper produzieren können.

Durch diese Gedächtniszellen baut der Mensch im Laufe seines Lebens eine spezifische Abwehr (Immunität) gegen verschiedene Krankheiten auf. Eine solche spezifische Abwehr wird auch bei einer Impfung ausgelöst. Dies kann durch geringe Zufuhr von wenig schädlichen oder unschädlichen Antigenen – **aktive Immunisierung** (▸ Kap. 20.1.1) oder Zufuhr von Antikörpern – **passive Immunisierung** (▸ Kap. 20.1.2) erfolgen.

Impfstoffe zur aktiven und passiven Immunisierung sind meist **wärmeempfindlich**. Die Lagerungstemperatur ist der Packungsbeilage zu entnehmen, welche von der Herstellung bis zur Verabreichung einzuhalten ist (Kühlkettenpflicht ▸Kap. 2.1).

20.1.1 Aktive Immunisierung

Bei der aktiven Immunisierung wird ein Antigen verabreicht, welches im menschlichen Organismus die **Bildung von spezifischen Antikörpern** auslöst. Zum Aufbau einer Grundimmunisierung benötigt es oft mehrere Impfungen im Abstand von einigen Wochen. Nach mehreren Jahren wird meist eine **Auffrischimpfung** notwendig. Bei der Auffrischimpfung genügt in der Regel eine einmalige Impfung.

Die verwendeten Impfstoffe können unterschiedliche Arten von Antigenen enthalten:

- **Lebend-Impfstoffe** enthalten vermehrungsfähige Erreger, die aber so abgeschwächt wurden, dass sie nicht mehr krankheitsauslösend sind.
- **Tot-Impfstoffe** enthalten den abgetöteten Erreger oder antigenhaltige Bestandteile des Erregers.
- **Toxoid-Impfstoffe** sind ebenfalls Totimpfstoffe und enthalten den entgifteten Giftstoff (Toxin) eines Erregers.

Praxistipp
Immunsupprimierte Patienten und Schwangere dürfen keinen Lebend-Impfstoff erhalten.

Impfstoffe zur aktiven Immunisierung werden prophylaktisch zum Schutz vor Infektionskrankheiten eingesetzt. Man unterscheidet dabei zwischen Routineimpfungen und Indikationsimpfungen.

Die **Routineimpfungen** werden staatlich empfohlen und bieten einen guten Schutz gegen gefährliche und weit verbreitete Infektionskrankheiten (z. B. Impfungen gegen Kinderkrankheiten).

Indikationsimpfungen werden nur unter besonderen Bedingungen oder für bestimmte Situationen durchgeführt (z. B. Reise). Eine besondere Form der Indikationsimpfung ist die Impfung zur Krebsprävention. Die HPV-Impfstoffe schützen gegen bestimmte Typen sexuell übertragbarer humaner Papillomaviren (HPV).

Präparate, UAW und **Besonderheiten** in ◘ Tab. 20.1.

Tab. 20.1 Impfstoffe zur aktiven Immunisierung

Impfstoffart	Handelsname D	Handelsname CH	Besonderheiten	Lebend-Impfstoff	Tot-Impfstoff
UAW: Lebend-Impfstoffe können zu einer nicht wahrnehmbaren oder stark abgeschwächten Infektion führen. Bei Tot-Impfstoffen ist die Impfreaktion vom Antigengehalt abhängig und kann mehr oder weniger starke lokale (Rötung, Schwellung, Schmerz) und allgemeine Reaktionen (Fieber) auslösen. Toxoid-Impfstoffe verursachen in der Regel keine Impfreaktionen.					
Einzelimpfstoffe					
Cholera	Dukoral®	Dukoral®	Schluckimpfung		+
Diphtherie	Diphtherie-Adsorbat-Impfstoff®	Keine Zulassung	Toxoidimpfstoff		+
FSME	Encepur®, FSME-Immun®	Encepur®, FSME-Immun®	Frühsommermeningoenzephalitis (durch Zecken übertragen)		+
Gelbfieber	Stamaril®	Stamaril®		+	
Grippe	Influsplit®, Mutagrip®, Fluad®, Influvac®, Optaflu®	Fluarix®, Inflexal®, Influvac®, Agrippal®, Optaflu®	Optaflu® ist ohne Hühnereiweiß		+
Haemophilus influenzae	Keine Zulassung	Hiberix®			+
Hepatitis A	Havrix®, Vaqta®	Havrix®			+
Hepatitis B	Engerix-B®, HBVax Pro®	Engerix-B®, HBVax Pro®			+
HPV	Gardasil®, Cervarix®	Gardasil®, Cervarix®	Humane Papilomaviren		+
Masern	Masern-Impfstoff Merieux®	Measles Vaccine®		+	
Meningokokken	Menjugate®, Meningitec®	Menjugate®, Mencevax® ACWY, Menveo®			+
Pneumokokken	Pneumovax® 23, Prevenar®	Pneumovax® 23, Prevenar®			+

Tab. 20.1 Impfstoffe zur aktiven Immunisierung (Forts.)

Impfstoffart	Handelsname D	Handelsname CH	Besonderheiten	Lebend-Impfstoff	Tot-Impfstoff
Einzelimpfstoffe					
Poliomyelitis	IPV Merieux®	Poliorix®	Kinderlähmung		+
Röteln	Röteln-Impfstoff HDC Merieux®	Keine Zulassung	–	+	
Tetanus	Tetanol® Pur, Tetanus-Impfstoff Merieux®	Tetanol® Pur	Wundstarrkrampf, Toxoidimpfstoff		+
Tollwut	Rabipur®, Tollwut-Impfstoff HDC®	Rabipur®, Tollwut-Impfstoff Mérieux®	–		+
Tuberkulose	Keine Zulassung	BCG Vaccine SSI®	–	+	
Typhus	Typhoral® L, Typherix®, Typhim Vi®	Vivotif®	–	+	+
Varizellen	Varivax®, Varilrix®	Varivax®, Varilrix®	Windpocken	+	
Kombinations-Impfstoffe					
Diphtherie-Tetanus	Tdpur®	Td-pur®	–		+
Diphtherie-Pertussis-Tetanus	Boostrix®	Boostrix®	–		+
Diphtherie-Tetanus-Pertussis-Poliomyelitis	Boostrix® Polio, Tetravac®	Boostrix® Polio, Tetravac®	–		+
Diphtherie-Tetanus-Pertussis-Poliomyelitis-Haemophilus influenzae	Infanrix® IPV + Hib, Pentavac®	Infanrix® DTPa-IPV + Hib, Pentavac®	–		+

Tab. 20.1 Impfstoffe zur aktiven Immunisierung (Forts.)

Impfstoffart	Handelsname D	Handelsname CH	Besonderheiten	Lebend-Impfstoff	Tot-Impfstoff
Kombinations-Impfstoffe					
Diphtherie-Tetanus-Pertussis-Polio-Haemophilus influenzae-Hepatitis B	Infanrix® hexa	Infanrix® hexa	–		+
Hepatitis A + B	Twinrix®	Twinrix®	–		+
Hepatitis A-Typhus	Hepatyrix®, Viatim®	Keine Zulassung	–		+
Masern-Mumps-Röteln	MMR-Vax-pro®, Priorix®	MMR-Vax-pro®, Priorix®	–	+	
Masern-Mumps-Röteln-Varizellen	Priorix-Tetra®	Priorix-Tetra®	–	+	

20.1.2 Passive Immunisierung

Bei der passiven Immunisierung werden dem Organismus spezifische Antikörper als Seren zugeführt. Als Seren bezeichnet man Antikörperpräparate aus dem Blut von Menschen (Immunglobuline oder **homologe Seren**) oder von Tieren (**heterologe Seren**). Diese Antikörper sind sofort wirksam, sie werden aber im Körper relativ schnell wieder abgebaut. Bei tierischen Seren geschieht das nach einigen Tagen, bei menschlichen Seren nach einigen Wochen. Eine **Auffrischung** wie bei der aktiven Immunisierung ist nicht möglich.

Eine passive Immunisierung ist nur **indiziert, wenn:**
- Die Infektionskrankheit ein großes Gesundheitsrisiko beinhaltet und andere geeignete Arzneimittel nicht zur Verfügung stehen.
- Eine Infektion bereits frisch ausgebrochen oder wahrscheinlich ist. Wobei eine passive Immunisierung bei ausgebrochener Krankheit nur dann wirksam ist, wenn eine starke Vermehrung der Erreger oder eine starke Toxinproduktion durch die Erreger noch nicht stattgefunden hat.
- Die Inkubationszeit einer Infektionskrankheit für eine eigene Antikörperstimulation (aktive Immunisierung) nicht mehr ausreicht.

Präparate und **UAW** in Tab. 20.2.

Tab. 20.2 Seren zur passiven Immunisierung

Wirkanteil	Handelsname D	Handelsname CH	UAW
Homologe Seren			
Anti-D	Rhophylac®, Rhesonativ®	Rhophylac®	Seren vom Tier (heterologe Seren) führen beim Menschen zur Bildung von Antikörpern gegen das artfremde (tierische) Eiweiß. Dadurch ist die Wirkdauer kürzer als bei menschlichen Seren (homologe Seren). Seren der gleichen Tierart dürfen wegen der Gefahr eines allergischen Schocks nur einmal verabreicht werden.
Cytomegalie	Cytotect®CP Biotest	Cytotect®CP Biotest	
Hepatitis A	Beriglobin®	Keine Zulassung	
Hepatitis B	Hepatect®, Hepatitis-B-Immunglobulin®	Hepatect®, Hepatitis-B-Immunglobulin®	
Prostatakarzinom kastrations-resistent	Provenge®	Keine Zulassung	
Tetanus	Tetagam®	Tetagam® P	
Tollwut	Berirab®, Tollwutglobulin Merieux®	Berirab®	
Varizellen	Varitect® CP, Varicellon®	Varitect® CP	
Heterologe Seren			
Botulismus	Botulismus-Antitoxin®	Keine Zulassung	–

20.2 Das Immunsystem beeinflussende Mittel

20.2.1 Zytokine

Zytokine (Immunmodulatoren) werden in körpereigenen Zellen gebildet und sind **immunologisch wirksame Proteine**, d. h. sie können die Bildung und das Wachstum von Zellen beeinflussen. Im Unterschied zu Hormonen wirken sie aber nicht im ganzen Körper, sondern nur in dem Bereich, in dem sie freigesetzt werden.

Die Zytokine werden in fünf Gruppen eingeteilt:

- Interferone,
- Granulozyten-koloniestimulierende Faktoren (G-CSF),
- Transforming growth factor-ß (TGF-ß): sie wirken unter anderem auf die Proliferation (Wachstum/Vermehrung), die Differenzierung (Spezialisierung), die Apoptose (kontrollierter und gewollter Zelltod durch den Körper) und die Adhäsion (Kontakt) von Zellen,
- Tumornekrose-Faktor (TNF),
- Interleukin (IL).

Tab. 20.3 Interferone

INN	Handelsname D	Handelsaname CH	UAW	Einsatz bei
Interferon α	Roferon®, Pegasys®	Pegintron®, Pegasys®	Grippeähnliche Beschwerden	Leukämie, Kaposi-Sarkom, chronisch aktiver Hepatitis B und Hepatitis C
Interferon β	Avonex®, Betaferon®, Rebif®	Avonex®, Betaferon®, Rebif®	Blutbildstörungen, Verdauungsbeschwerden, grippeähnliche Beschwerden	Multipler Sklerose
Interferon γ	Imukin®	Imukin®	Grippeähnliche Beschwerden	Nur bei septischer Granulomatose

Tab. 20.4 Granulozyten-koloniestimulierende Faktoren (G-CSF)

INN	Handelsname D	Handelsname CH	UAW
Filgrastim	Neupogen®	Neupogen®	Knochen- und Muskelschmerzen
Lenograstim	Granocyte®	Granocyte®	
Pegfilgrastim	Neulasta®	Neulasta®	

Interferone

Entsprechend ihrer Herkunft unterscheidet man:

- α-Interferon,
- β-Interferon,
- γ-Interferon.

Interferone haben eine **antivirale, antitumurale** und **immunstimulierde** Wirkung. Diese Eigenschaften sind bei den verschiedenen Interferonen unterschiedlich stark ausgeprägt.

Präparate, UAW und Beispiele für ihren **Einsatz** in Tab. 20.3.

Granulozyten-koloniestimulierende Faktoren

Granulozyten-koloniestimulierende Faktoren (G-CSF) führen zu einer vermehrten Bildung und Aktivierung der entsprechenden Leukozyten-Arten (weißen Blutkörperchen). Sie verkürzen z. B. eine Leukopenie (zu geringe Zahl weißer Blutkörperchen) im Rahmen einer Zytostatika-Behandlung.

Präparate und **UAW** in Tab. 20.4.

Tab. 20.5 Tumornekrose-Faktor-Alpha-Hemmer

INN	Handelsname D	Handelasname CH	UAW
Adalimumab	Humira®	Humira®	Überempfindlichkeitsreaktionen, Immunsuppression, Tuberkulose sollte vor Therapiebeginn ausgeschlossen werden, da unter der Therapie mit TNF-α-Hemmern Reaktivierungen von Tuberkulose festgestellt wurden.
Certolizumabpegol	Cimzia®	Cimzia®	
Etanercept	Enbrel®	Enbrel®	
Golimumab	Simponi®	Simponi®	
Infliximab	Remicade®	Remicade®	

Tumornekrose-Faktor

Tumornekrose-Faktoren (TNF) beeinflussen das Zellwachstum. Sie dienen als Signalstoff, welcher bei Entzündungsprozessen beteiligt ist.

Therapeutisch werden TNF-α-Hemmer daher zur **Entzündungshemmung/-modulation** bei entzündlichen rheumatologischen Erkrankungen (rheumatoide Arthritis, Psoriasisarthritis, Morbus Bechterew) und bei schweren Verläufen des Morbus Crohn eingesetzt.

Präparate und **UAW** in Tab. 20.5.

Interleukin

Interleukine stimulieren vorwiegend die **Lymphozytenfunktion**. Therapeutisch wird Interleukin 2 (D und CH Proleukin® S) zur Behandlung des metastasierenden Nierenkarzinoms eingesetzt. Die **unerwünschten Wirkungen** betreffen fast jedes Organ und umfassen u. a. Hautveränderungen, gastrointestinale Beschwerden, Depressionen, Lungenembolie, Husten, Kreislaufbeschwerden und Blutbildveränderungen.

20.2.2 Immunsuppressiva

Immunsuppressiva sind Arzneimittel, welche die körpereigene Abwehr (Immunreaktion) unterdrücken. Obwohl eine immunsuppressive Therapie einen schweren Eingriff in einen lebensnotwendigen **Schutzmechanismus** darstellt, gibt es Krankheiten, die einen solchen Eingriff notwendig machen, z. B. Autoimmunkrankheiten und Organtransplantationen. Immunsuppressiva gehören keiner einheitlichen Wirkstoffklasse an. Eingesetzt werden unter anderem Antimetabolite, daneben aber auch Glucocorticoide. Zytostatika in niedriger Dosierung werden selten verwendet. Schwere Infekte und Schwangerschaft sind Kontraindikationen für Immunsuppressiva.

Präparate, UAW und **Besonderheiten** in Tab. 20.6, Glucocorticoide (▸ Kap. 12.1.1).

MERKE

- Bei der aktiven Immunisierung werden körpereigene spezifische Antikörper gebildet.
- Bei der passiven Immunisierung werden körperfremde spezifische Antikörper als Seren (menschlich oder tierisch) zugeführt.

Tab. 20.6 Immunsuppressiva

INN	Handelsname D	Handelsname CH	UAW
Besonderheiten: Das Risiko einer erhöhten Tumor- und Infektionsbereitschaft besteht bei Anwendung aller Immunsuppressiva.			
Azathioprin	Imurek®	Imurek®	Störungen der Blutbildung, Übelkeit
Antilymphozytäre Immunglobuline	ATG-Fresenius®	Thymoglobuline®, ATG-Fresenius®	Allergische Reaktionen
Ciclosporin	Sandimmun®	Sandimmun®	Verstärkte Behaarung, Tremor, Störungen der Nieren- und Leberfunktion und gastrointestinale Beschwerden
Everolimus	Certican®	Certican®	Gastrointestinale Beschwerden, Störung der Blutbildung
Methotrexat	Lantarel® FS (Injektion), Lantarel®	Methotrexat-Teva® (Injektion), Methotrexat Pfizer®	Stomatitis, Nausea, Diarrhö, Gastrointestinalblutungen, gehäufte Infektionen, Leukozyten-/Thrombozytenabfälle oder erhöhte Leberwerte
Muromonab	Orthoclone OKT® 3	Keine Zulassung	Fieber, Schüttelfrost, gastrointestinale Beschwerden
Mycophenolatmofetil	Cellcept®	Cellcept®	Gastrointestinale Beschwerden, Schlaflosigkeit
Natalizumab	Tysabri®	Tysabri®	Gastrointestinale Beschwerden
Prifenidion	Esbriet®	Keine Zulassung	Gastrointestinale Beschwerden, Photosensibilisierung, Müdigkeit
Sirolimus	Rapamune®	Rapamune®	Periphere Ödeme, gastrointestinale Beschwerden
Tacrolimus	Prograf®	Prograf®	Gastrointestinale Beschwerden, Tremor, Schlaflosigkeit, Glukoseintoleranz

Überprüfen Sie Ihr Wissen!

Fragen

1. Was passiert bei einer aktiven Immunisierung im Körper des Geimpften?
2. Hält eine aktive Immunisierung lebenslang an?
3. Welche Arten von Impfstoffen zur aktiven Immunisierung werden verwendet?
4. Welche Impfstoffart sollte nicht an Schwangere und immungeschwächte Patienten verabreicht werden?
5. Was versteht man unter einer passiven Immunisierung?
6. Wie schnell tritt die Wirkung einer passiven Immunisierung ein?
7. Was ist der Nachteil einer passiven gegenüber einer aktiven Immunisierung?
8. Wann ist eine passive Immunisierung indiziert?
9. Welche Gruppen von Zytokinen werden unterschieden?
10. Welche Indikation besitzt α-Interferon?
11. Welche Indikation besitzen die Granulozyten-koloniestimulierenden Faktoren?
12. Welche Indikationen besitzen Immunsuppressiva?
13. Welche Indikation besitzen die TNF-α-Hemmer?

21 Krebserkrankungen

21.1 Maligne Tumoren

Maligne Tumoren (Krebserkrankungen) sind eine der häufigsten Todesursachen und ihre Häufigkeit steigt mit zunehmendem Lebensalter. Man unterscheidet solide von hämatologischen Tumoren.
Tumorzellen entstehen durch **Entartung aus körpereigenen Zellen**. Ursache dieser Entartungen können u. a. ionisierende Strahlen, kanzerogene Substanzen (u. a. Rauchen) oder Viren (u. a. humane Papillomaviren) sein. Ebenfalls kann eine genetische Veranlagung Ursache einer Krebserkrankung sein. Im Tumorgewebe beginnen Zellen autonom und unkontrolliert zu wachsen, sodass sie ihre Differenzierung und Funktionalität verlieren. Der Organismus hat keine Kontrolle über diese entarteten Zellen, wodurch es zu einer ungehinderten, bösartigen (malignen) Wucherung kommt.

Zeichen der Malignität sind:
- **unkontrolliertes Wachstum:** Tumorzellen wachsen unkontrolliert und mit hoher Teilungsrate,
- **infiltrierendes Wachstum:** der Tumor hält sich nicht an Gewebegrenzen, sondern dringt in benachbartes Gewebe (Organe oder Gefäße) ein,
- **destruierendes Wachstum:** das Gewebe verliert seine physiologische Aufgabe und wird zerstört,
- **metastasierendes Wachstum:** Tumorzellen lösen sich vom Primärtumor und gelangen über die Blutbahn oder Lymphe in andere Gewebe, wo Metastasen (Tochtergeschwulst) entstehen.

21.1.1 Solide Tumoren

Solide Tumoren sind Krebserkrankungen, die sich in verschiedenen **Organen** entwickeln können, wie z. B. Brustkrebs (Mammakarzinom), Lungenkrebs (Bronchialkarzinom), Darmkrebs (Kolon- und Rektumkarzinom), Prostatakarzinom und Blasenkarzinom.

21.1.2 Hämatologische Tumoren

Hämatologische Tumoren sind **Tumoren des blutbildenden Systems** und somit der Blut-, Knochenmark- oder lymphatischen Zellen. Da Blut, Knochenmark und Lymphknoten durch das Immunsystem eng miteinander verbunden sind, kann sich die Erkrankung eines dieser Systeme auch auf die anderen ausweiten. Man unterscheidet folgende Gruppen:

- Leukämien (Erkrankungen der blutbildenden Zellen),
- maligne Lymphome (Erkrankungen des lymphatischen Systems),
- myeloproliferative Erkrankungen (Erkrankungen der Zellen des Knochenmarks).

21.2 Tumortherapie

Im Vordergrund der Behandlung einer malignen Tumorerkrankung stehen:

- **operative Entfernung** der wuchernden Zellen (bei soliden Tumoren),
- Zellzerstörung durch **Bestrahlung** (Radiotherapie),
- Chemotherapie mit **Zytostatika**,
- **Immuntherapie**.

Bei der Behandlung von Tumorerkrankungen (operative Entfernung, Bestrahlung, Chemotherapie, Immuntherapie) besteht die Möglichkeit, dass bereits vor der Maßnahme einzelne Zellen abgelöst oder nicht alle Tumorzellen aus dem Organismus entfernt bzw. zerstört werden. Auf diese Weise kann sich ein neues Tochtergeschwulst bilden, das **Metastase** genannt wird. Ebenfalls ist bei diesen Maßnahmen unvermeidlich, dass auch gesunde Zellen entfernt bzw. zerstört werden.

Der Aufbau einer Tumortherapie berücksichtigt unterschiedliche Aspekte bezüglich des Therapieziels sowie der Therapiestrategie:

- **Therapieziel**
  - **Palliative** Therapien beabsichtigen ein langsameres Fortschreiten oder Stabilisieren der Erkrankung sowie eine Linderung der Beschwerden.
  - **Kurative** Therapien haben das Ziel die Krebserkrankung zu heilen.
- **Therapiestrategie**
  - Bei **neoadjuvanten** Therapien wird vor einer Operation eine zytostatische Chemotherapie verabreicht, um schlecht zugängliche oder weit fortgeschrittene Tumoren zu verkleinern und so für eine operative Entfernung zugänglich zu machen.
  - Eine **adjuvante** Therapie erfolgt im Anschluss an eine Operation, damit eventuell vorhandene Resttumorzellen zerstört werden.

21.2.1 Zytostatika und Immuntherapie

Eine Therapiemöglichkeit ist die Chemotherapie, bei der Zytostatika oder das Immunsystem beeinflussende Arzneistoffe verabreicht werden. Diese Arzneistoffe wirken auf die Zellteilung, das Zellwachstum oder den Zellstoffwechsel, sodass folgende **Wirkstoffgruppen** und **Wirkmechanismen** unterschieden werden:

- **Mitosehemmstoffe**: Sie hemmen die Zellteilung.
- **Topoisomerase-Hemmer**: Sie verhindern die DNA-Verdopplung vor der Zellteilung.
- **Alkylierende Zytostatika**: Sie schädigen die DNA der Zellen, indem sie mir ihr reagieren und so unbrauchbar machen.
- **Antimetabolite**: Sie verdrängen natürliche Stoffwechselbausteine der DNA.

- **Zytostatisch wirksame Antibiotika**: Sie schädigen die DNA der Zellen, indem sie mit ihr reagieren und so unbrauchbar machen.
- **Monoklonale Antikörper**: Tumorzellen bilden Oberflächenantigene aus, welche diese Antikörper binden. Als Folge wird die Tumorzelle zerstört und weiteres Tumorwachstum verhindert.
- **Proteinkinase-Inhibitoren**: Sie hemmen spezifische Signalüberträgerstoffe in der Tumorzelle.
- **Immunmodulatoren**: Sie verändern bestimmte Faktoren im Immunsystem, was ein Absterben von Tumorzellen bewirkt.
- Andere Zytostatika.
- **Hormonanaloga** (keine Zytostatika im eigentlichen Sinne).
- **Hormonantagonisten** und **-agonisten** (keine Zytostatika im eigentlichen Sinne).

Zytostatika bewirken vor allem eine Zerstörung oder Schädigung der Tumorzellen. Da es sich bei Tumorzellen um entartete körpereigene Zellen handelt, werden durch eine Chemotherapie auch unveränderte, funktionsfähige Zellen geschädigt oder zerstört. Diese ungewollte Schädigung gesunder Zellen verursacht unerwünschte Wirkungen. **Akute unerwünschte Wirkungen** betreffen vor allem Zellen mit schnellem Wachstum und hoher Teilungsrate (Zellen des Knochenmarks, der Keimdrüsen, Schleimhäute, Haarwurzeln und Blutzellen). Als Folge kommt es zu Leuko- und Thrombopenien und möglicherweise einem Abfall der Erythrozyten. Durch diese Auswirkungen ist die immunsuppressive Wirkung der Zytostatika erklärbar, wodurch die Infektionsgefahr stark erhöht wird. Durch Schädigung der Schleimhäute treten gastrointestinale Beschwerden mit Übelkeit, Erbrechen, Durchfall, Resorptionsstörungen und Mundschleimhautentzündungen auf. Die Schädigung der Haarzellen verursacht Haarausfall (Alopezie), welcher bei manchen Substanzen durch Aufsetzen einer Kältehaube reduziert werden kann. Die genannten unerwünschten Wirkungen können leicht bis schwerwiegend sein und treten bei allen Substanzen auf, mit Ausnahme der Hormone. Als **langfristige unerwünschte Wirkung** geht von einigen Zytostatikum eine eigene **kanzerogene** (krebserregende) Wirkung aus, welche beim Therapieentscheid mitberücksichtigt werden muss. Weitere gruppenspezifische unerwünschte Wirkungen in ◘ Tab. 21.1.

In den letzten Jahren wurden einige Therapieoptionen für die **Immuntherapie** in der Tumorbehandlung entwickelt. Ebenfalls konnten zur Prophylaxe Impfstoffe gegen krebsauslösende Viren (▸ Kap. 20.1) entwickelt werden. Die **Wirkmechanismen** der Immuntherapeutika beruhen auf gezielten Angriffspunkten im Immunsystem. Beispielsweise wird der **Antikörper** Ipilimumab eingesetzt, welcher die körpereigene Immunabwehr aktiviert, um den Tumor zu bekämpfen. Ebenfalls therapeutisch verwendete **Immunmodulatoren** wie Thalidomid, Lenalidomid und Pomalidomid verändern bestimmte Faktoren im Immunsystem und bewirken auf diese Weise z. B. den gezielten Zelltod von Tumorzellen. Die **unerwünschten Wirkungen** einer Immuntherapie ähneln denen der Therapie mit Zytostatika.

Kontraindikationen für Zytostatika, Immuntherapeutika und Immunmodulatoren sind Schwangerschaft und Stillzeit. Weitere Kontraindikationen sind abhängig vom eingesetzten Arzneistoff.

Die Wirksamkeit aller Zytostatika kann bei länger dauernder Anwendung durch **Resistenzentwicklung** abnehmen. Um diese Resistenzentwicklungen der Tumorzellen zu verhindern, eine Wirksteigerung und eine Abnahme der unerwünschten Wirkungen zu erreichen, werden häufig Kombinationen verschiedener Zytostatika eingesetzt. Somit werden die Therapien anhand fester Therapieschemata verabreicht, meist in Abständen von einer bis mehrerer Wochen. In der Bezeichnung der Schemata werden die einzelnen Zytostatika oft mit ihrem Anfangsbuchstaben abgekürzt (z. B. EC für **E**pirubicin und **C**yclophosphamid). Die **Dosisberechnung** der meisten Zytostatika erfolgt anhand des Körpergewichts oder der Körperoberfläche.

Durch **Neuentwicklungen** in den letzten Jahren konnten einige **Fortschritte** erzielt werden. So wirken einige neue Arzneistoffe sehr zielgerichtet, da ihr Angriffspunkt im Organismus auf einzelne Eigenschaften des Tumors und genetische Veränderungen abgestimmt ist. Dadurch erhofft man sich weniger unerwünschte Wirkungen zu verursachen und einen besseren Therapieerfolg zu erzielen. Zudem können einzelne Zytostatika und Immuntherapeutika oral eingenommen werden. Dies verhindert keinesfalls regelmäßige Kontrolluntersuchungen, jedoch wird aus Patientensicht die orale Anwendung angenehmer beurteilt als die parenterale Verabreichung.

Als **Besonderheit** sind von einzelnen monoklonalen Antikörpern bereits **Biosimilars** im Einsatz (▸ Kap. 10.2).

Präparate, UAW und **Besonderheiten** in ◘ Tab. 21.1.

21.2.2 Zytoprotektiva

Um gesunde Körperzellen vor toxischen Wirkungen der Zytostatika zu schützen, können bei einigen Zytostatikatherapien sogenannte Zytoprotektiva eingesetzt werden. Sie können z. B. die hämatologische Toxizität sowie Nieren- und Mundschleimhauttoxizität reduzieren.

Präparate, Einsatzgebiet und **UAW** in ◘ Tab. 21.2.

◘ **Tab. 21.1** Zytostatika und Immuntherapeutika
+ gelegentlich, ++ häufig, +++ sehr häufig

INN	Handelsname D	Handelsname CH	Verabreichung
Mitosehemmstoffe			
UAW: Knochenmark: ++ gastrointestinale Beschwerden: ++ Haarausfall: ++; Neurotoxizität			
Cabazitaxel	Jevtana®	Jevtana®	i. v.
Docetaxel	Taxotere®	Taxotere®	i. v.
Eribulin	Halaven®	Halaven®	i. v.
Estramustinphosphat	Estracyt®	Estracyt®	p. o.
Paclitaxel	Taxol®, Abraxane®	Taxol®, Abraxane®	i. v.
Vinblastin	Vinblastinsulfat Teva®	Velbe®	i. v., p. o.
Vincristin	Cellcristin®	Oncovin®	i. v.

Tab. 21.1 Zytostatika und Immuntherapeutika (Forts.)
+ gelegentlich, ++ häufig, +++ sehr häufig

INN	Handelsname D	Handelsname CH	Verabreichung
Vindesin	Eldisine®	Eldisine®	i.v.
Vinorelbin	Navelbine®	Navelbine®	i.v., p.o
Topoisomerase-Hemmer			
UAW: Knochenmark: +++ gastrointestinale Beschwerden: ++ Haarausfall: ++			
Etoposid	Vepesid®, Etopophos®	Vepesid®, Etopophos®	i.v., p.o.
Irinotecan	Campto®	Campto®	i.v.
Topotecan	Hycamtin®	Hycamtin®	i.v., p.o.
Alkylierende Zytostatika			
UAW: Knochenmark: +++ gastrointestinale Beschwerden: ++ Haarausfall: ++; Zystitis			
Bendamustin	Ribomustin®	Ribomustin®	i.v.
Busulfan	Busilvex®	Busilvex®	i.v., p.o.
Carmustin (BCNU)	Carmubris®	Keine Zulassung	i.v.
Chlorambucil	Leukeran®	Leukeran®	p.o.
Cyclophosphamid	Endoxan®	Endoxan®	i.v., p.o.
Dacarbazin	Detimedac®	Dacin®	i.v.
Ifosfamid	Holoxan®	Holoxan®	i.v.
Alkylierende Zytostatika			
UAW: Knochenmark: +++ gastrointestinale Beschwerden: ++ Haarausfall: ++; Zystitis			
Lomustin (CCNU)	Cecenu®	Keine Zulassung	p.o.
Melphalan	Alkeran®	Alkeran®	p.o.
Procarbazin	Natulan®	Natulan®	p.o.
Temozolomid	Temodal®	Temodal®	i.v., p.o.
Thiotepa	Thiotepa Lederle®	Tepadina®	i.v.
Treosulfan	Ovastat®	Keine Zulassung	i.v., p.o.

Tab. 21.1 Zytostatika und Immuntherapeutika (Forts.)
+ gelegentlich, ++ häufig, +++ sehr häufig

INN	Handelsname D	Handelsname CH	Verabreichung
Platin-Verbindungen			
UAW: Knochenmark: ++ gastrointestinale Beschwerden: + Haarausfall: +; Nierentoxizität, Hörminderung			
Carboplatin	Carboplatin Generika	Paraplatin®	i. v.
Cisplatin	Cisplatin Generika	Cisplatin Generika	i. v.
Oxaliplatin	Eloxatin®	Eloxatin®	i. v.
Antimetabolite			
UAW: Knochenmark: +++ gastrointestinale Beschwerden: ++ Haarausfall: +			
Azacytidin	Vidaza®	Vidaza®	s. c.
Capecitabin	Xeloda®	Xeloda®	p. o.
Cladribin	Leustatin®	Leustatin®	i. v., s. c.
Cytarabin	Alexan®	Cytosar®	i. v., s. c.
Decitabin	Dacogen®	Dacogen®	i. v.
Fludarabin	Fludara®	Fludara®	i. v., p. o.
Fluorouracil (5-FU)	5-FU®	Fluorouracil Generika	i. v., lokal (kutan)
Gemcitabin	Gemzar®	Gemzar®	i. v.
6-Mercaptopurin	Puri Nethol®	Xaluprine®	p. o.
Antimetabolite			
UAW: Knochenmark: +++ gastrointestinale Beschwerden: ++ Haarausfall: +			
Methotrexat	Methotrexat Generika	Methotrexat Generika	p. o.
Nelarabin	Atriance®	Atriance®	i. v.
Pemetrexed	Alimta®	Alimta®	i. v.
Raltitrexed	Keine Zulassung	Tomudex®	i. v.
Thioguanin	Thioguanin-Aspen®	Lanvis®	p. o.

Tab. 21.1 Zytostatika und Immuntherapeutika (Forts.)
+ gelegentlich, ++ häufig, +++ sehr häufig

INN	Handelsname D	Handelsname CH	Verabreichung
Zytostatisch wirksame Antibiotika			
UAW: Knochenmark: +++ gastrointestinale Beschwerden: ++ Haarausfall: +++; Kardiotoxizität			
Bleomycin	Bleomycin Hexal®	Bleomycin Baxter®	i. v.
Daunorubicin	Daunoblastin®	Keine Zulassung	i. v.
Doxorubicin	Adriblastin®, Caelyx®	Adriblastin®, Caelyx®	i. v.
Epirubicin	Farmorubicin®	Farmorubicin®	i. v.
Idarubicin	Zavedos®	Zavedos®	i. v., p. o.
Mitomycin	Mitomycin Generika	Mitem®	i. v.
Mitoxantron	Novantron®	Novantron®	i. v.
Monoklonale Antikörper			
UAW: gastrointestinale Beschwerden: +; Überempfindlichkeitsreaktionen, Fieber, Schüttelfrost			
Alemtuzumab	Mabcampath®	Keine Zulassung	i. v.
Bevacizumab	Avastin®	Avastin®	i. v.
Brentuximabvedotin	Adcetris®	Adcetris®	i. v.
Cetuximab	Erbitux®	Erbitux®	i. v.
Ipilimumab	Yervoy®	Yervoy®	i. v.
Obinutuzumab	Gazyvaro®	Gazyvaro®	i. v.
Monoklonale Antikörper			
UAW: gastrointestinale Beschwerden: +; Überempfindlichkeitsreaktionen, Fieber, Schüttelfrost			
Ofatumumab	Arzerra®	Arzerra®	i. v.
Panitumumab	Vectibix®	Vectibix®	i. v.
Pertuzumab	Perjeta®	Perjeta®	i. v.
Ramucirumab	Cyramza®	Keine Zulassung	i. v.
Rituximab	Mabthera®	Mabthera®	i. v., s. c.
Trastuzumab	Herceptin®, Kadcyla®	Herceptin®, Kadcyla®	i. v., s. c.

Tab. 21.1 Zytostatika und Immuntherapeutika (Forts.)
+ gelegentlich, ++ häufig, +++ sehr häufig

INN	Handelsname D	Handelsname CH	Verabreichung
Proteinkinase-Inhibitoren			
UAW: Knochenmark: ++ gastrointestinale Beschwerden: ++ Haarausfall: +; akneartiger Hautausschlag			
Afatinib	Giotrif®	Giotrif®	p. o.
Cabozantinib	Cometriq®	Keine Zulassung	p. o.
Crizotinib	Xalkori®	Xalkori®	p. o.
Dabrafenib	Tafinlar®	Tafinlar®	p. o.
Dasatinib	Sprycel®	Sprycel®	p. o.
Erlotinib	Tarceva®	Tarceva®	p. o.
Everolimus	Afinitor®	Afinitor®	p. o.
Gefitinib	Iressa®	Iressa®	p. o.
Imatinib	Glivec®	Glivec®	p. o.
Ibrutinib	Imbruvica®	Imbruvica®	p. o.
Lapatinib	Tyverb®	Tyverb®	p. o.
Nilotinib	Tasigna®	Tasigna®	p. o.
Nintedanib	Vargatef®	Keine Zulassung	p. o.
Pazopanib	Votrient®	Votrient®	p. o.
Regorafenib	Stivarga®	Stivarga®	p. o.
Ruxolitinib	Jakavi®	Jakavi®	p. o.
Proteinkinase-Inhibitoren			
UAW: Knochenmark: ++ gastrointestinale Beschwerden: ++ Haarausfall: +; akneartiger Hautausschlag			
Sorafenib	Nexavar®	Nexavar®	p. o.
Sunitinib	Sutent®	Sutent®	p. o.
Temsirolimus	Torisel®	Torisel®	i. v.
Trametinib	Mekinist®	Keine Zulassung	p. o.

Tab. 21.1 Zytostatika und Immuntherapeutika (Forts.)
+ gelegentlich, ++ häufig, +++ sehr häufig

INN	Handelsname D	Handelsname CH	Verabreichung
Vandetanib	Caprelsa®	Caprelsa®	p. o.
Vemurafenib	Zelboraf®	Zelboraf®	p. o.
Immunmodulatoren			
UAW: Knochenmark:+++ gastrointestinale Beschwerden:+++ Haarausfall:++; bei Pomalidomid zusätzlich Pneumonie			
Lenalidomid	Revlimid®	Revlimid®	p. o.
Pomalidomid	Imnovid®	Imnovid®	p. o.
Thalidomid	Thalidomid Celgene®	Keine Zulassung	p. o.
Andere Zytostatika			
UAW: Abhängig vom eingesetzten Arzneistoff treten UAW des Knochenmarks und des Gastrointestinaltrakts sowie Haarausfall unterschiedlich häufig und stark auf.			
Aflibercept	Zaltrap®	Zaltrap®	i. v.
Amsacrin	Amsidyl®	Amsidyl®	i. v.
Anagrelid	Xagrid®	Xagrid®	p. o.
Asparaginase	Oncaspar®	Keine Zulassung	i. v., i. m.
Bortezomib	Velcade®	Velcade®	s. c.
Hydroxycarbamid	Litalir®	Litalir®	p. o.
Idelalisib	Zydelig®	Zydelig®	p. o.
Mifamurtid	Mepact®	Mepact®	i. v.
Tasonermin	Beromun®	Beromun®	i. v.
Trabectedin	Yondelis®	Yondelis®	i. v.
Andere Zytostatika			
UAW: Abhängig vom eingesetzten Arzneistoff treten UAW des Knochenmarks und des Gastrointestinaltrakts sowie Haarausfall unterschiedlich häufig und stark auf.			
Tretinoin	Vesanoid®	Vesanoid®	p. o.
Vismodegib	Erivedge®	Erivedge®	p. o.

Tab. 21.1 Zytostatika und Immuntherapeutika (Forts.)
+ gelegentlich, ++ häufig, +++ sehr häufig

INN	Handelsname D	Handelsname CH	Verabreichung
Gegen hormonabhängige Tumoren (Prostata, Mamma)			
Gonadoliberin-Analoga (GnRH-Analoga)			
UAW: allergische Reaktionen, Hautausschläge, Hitzewallungen, Herzversagen, Libidoverlust; bei Männern zusätzlich: Gynäkomastie; bei Frauen zusätzlich: Vaginalblutungen, Haarausfall: ++			
Goserelin	Zoladex®	Zoladex®	s. c.
Leuprorelin	Trenantone®	Lucrin® Depot	s. c.
Triptorelin	Decapeptyl®	Keine Zulassung	i. m., s. c.
Hormonagonisten			
UAW: gastrointestinale Beschwerden, Libidoverlust; bei Männern zusätzlich: Gynäkomastie			
Medroxyprogesteron	MPA®	Farlutal®	p. o.
Polyestradiolphosphat	Keine Zulassung	Estradurin®	i. m.
Hormonantagonisten			
UAW: Kopfschmerzen, Schwindel, Übelkeit, Libidoverlust; bei Männern zusätzlich: Gynäkomastie; bei Frauen zusätzlich: Vaginalblutungen			
Bicalutamid	Casodex®	Casodex®	p. o.
Cyproteron	Androcur®	Androcur®	p. o.
Degarelix	Firmagon®	Firmagon®	s. c.
Enzalutamid	Xtandi®	Xtandi®	p. o.
Fulvestrant	Faslodex®	Faslodex®	i. m.
Tamoxifen	Nolvadex®	Nolvadex®	p. o.
Toremifen	Fareston®	Keine Zulassung	p. o.
Aromatase-Hemmer			
UAW: gastrointestinale Beschwerden:++ Haarausfall:++			
Anastrozol	Arimidex®	Arimidex®	p. o.
Exemestan	Aromasin®	Aromasin®	p. o.
Letrozol	Femara®	Femara®	p. o.

Tab. 21.1 Zytostatika und Immuntherapeutika (Forts.)
+ gelegentlich, ++ häufig, +++ sehr häufig

INN	Handelsname D	Handelsname CH	Verabreichung
Andere in den Hormonstoffwechsel eingreifende Substanzen			
UAW: Ödeme, Hypertonie			
Abirateron	Zytiga®	Zytiga®	p.o.

Tab. 21.2 Zytoprotektiva

INN	Handelsname D	Handelsname CH	UAW	Einsatz bei
Amifostin	Ethyol®	Keine Zulassung	Übelkeit, Erbrechen, Blutdruckabfall	Cisplatin mit Cyclophosphamid oder Strahlentherapie
Mesna	Uromitexan®	Uromitexan®	allergische Reaktion (nach Stunden bis Tagen)	Cyclophosphamid, Ifosfamid oder Trofosfamid
Folinsäure*	Leucovorin®	Calciumfolinat®	Entzündung der Mundschleimhaut, Durchfall	Methotrexat
Palifermin	Kepivance®	Kepivance®	Geschmacksveränderungen, Anschwellen der Zunge, Hautausschlag	Radiochemotherapie und vor Stammzelltransplantation
Rasburicase	Fasturtec®	Fasturtec®	Fieber, allergische Reaktion	Hohe Tumorlast und Gefahr einer Hyperurikämie

* auch eingesetzt zur Tumorbehandlung in Kombination mit Fluorouracil

21

21.3 Supportive Therapie

Die supportive Therapie beinhaltet **unterstützende Maßnahmen** zur besseren Verträglichkeit der Therapie und um unerwünschte Wirkungen zu reduzieren. Die folgenden Symptome spielen bei diesen Maßnahmen zur **Erhaltung der Lebensqualität** eine wichtige Rolle:

- Unter Zytostatika- oder Strahlentherapie treten oft **Übelkeit** (Nausea) und **Erbrechen** (Emesis) auf. Als Prophylaxe und Bedarfsmedikation werden einzelne Antiemetika oder Kombinationen von **Antiemetika** (▸ Kap. 11.6) eingesetzt.

- Von einigen Zytostatika (z. B. Fluorouracil, Cetuximab) geht ein hohes Risiko für **Durchfall** (Diarrhö) aus. Je länger und je stärker dieser auftritt, umso gefährlicher wird er für die Patienten durch den hohen Verlust von Nährstoffen und Elektrolyten. Neben Verzicht auf bestimmte Nahrungsmittel (u. a. Milchprodukte, scharfe Gewürze und Coffein), werden **Antidiarrhoika** (▸ Kap. 16.6, v. a. Loperamid, in schweren Fällen Opiumtinktur) eingesetzt.
- Eine **Schmerztherapie** (▸ Kap. 11.1.6), abhängig von der Ursache des Schmerzes, ist bei den meisten Patienten notwendig.
- Aufgrund der zytostatischen Wirkung auf Zellen des Knochenmarks, kann eine Neutropenie auftreten. Tritt zusätzlich Fieber auf, spricht man von einer **febrilen Neutropenie**. Es handelt sich dabei meist um eine Infektion, die das von der Therapie geschwächte Immunsystem nicht ausreichend abwehren kann. Somit kann die Infektion für den Patienten lebensbedrohlich werden und muss schnell mit Antibiotika behandelt werden. Um eine Neutropenie zu vermeiden, kann in einigen Fällen eine prophylaktische Gabe von koloniestimulierende Faktoren (G-CSF ▸ Kap. 20.2.1) erforderlich sein.
- Eine Zyostatikatherapie führt oft zu einer **Anämie**, welche, abhängig von der Ursache, behandelt werden sollte (▸ Kap. 14.1). In manchen Fällen ist die Verabreichung von Erythrozytenkonzentraten notwendig.

21.4 Sicherheit

21.4.1 Paravasat

Ein Paravasat ist ein schwerer Zwischenfall bei der **Applikation von Zytostatika**, welche bei unkorrekter Lage der Infusionsnadel oder bei brüchigen Blutgefäßen entstehen kann. Die Infusionsflüssigkeit tritt ins Gewebe aus und führt dort zunächst zu entzündlichen Stellen und Ödemen. Im Verlauf können abhängig vom Zytostatikum Gewebenekrosen und schwere Ulzera auftreten. Daher muss routinemäßig regelmäßig die Lage der Infusionsnadel kontrolliert werden, insbesondere wenn der Patient über **Schwellungen**, **Rötungen** oder **Schmerzen** an der Injektionsstelle klagt.

Allgemeine Maßnahmen bei Verdacht auf ein Paravasat:
- Die Infusion sofort **stoppen**.
- Durch die liegende Infusionsnadel wird versucht die **infundierte Lösung abzusaugen**. Möglichst keinen Druck auf die Paravasat-Stelle ausüben, um weiteres Ausbreiten zu verhindern.
- Die Extremität wird **hoch gelagert** und **ruhig gestellt**.

Abhängig vom eingesetzten Zytostatikum wird spezifisch mit trockener Wärme, Kälte oder mit Gegenmitteln (Antidota) behandelt. Oft gibt es interne Richtlinien mit Empfehlungen zum genauen Vorgehen.

21.4.2 Sicherer Umgang mit Zytostatika

Zytostatikalösungen sollten zentral in der Krankenhausapotheke zubereitet oder von der versorgenden Apotheke applikationsfertig geliefert werden. In diesen Einrichtungen ist die entsprechende technische Ausstattung wie z. B. eine Zytostatika-Werkbank vorhanden.

Folgende **Sicherheitsaspekte** sind beim Umgang mit Zytostatika unbedingt zu beachten:
- Es handelt sich um sehr toxische Substanzen, mit denen entsprechend sorgsam umzugehen ist.
- Schwangere dürfen nicht mit Zytostatika umgehen.
- Es sind Handschuhe und langärmlige Überschürzen anzuziehen.
- Es sollte ausschließlich Einmalmaterial verwendet werden.
- Bei der Vorbereitung der Infusionen ist eine spezielle saugfähige, wasserundurchlässige Arbeitsunterlage zu benutzen.
- Arzneimittelreste, Spritzen, Nadelmaterial, kontaminierte Tupfer und Unterlagen sowie entleerte Ampullen (evtl. mit Rückständen) müssen in geeigneten separaten Behältnissen (Zytostatika-Abfall) entsorgt werden.

Vorgehensweise beim **Entsorgen verschütteter Zytostatikalösungen**. Zum Einsatz kommt das **Spill-Kit** mit erforderlichem Arbeitsmaterial, das immer bereit liegen muss (Vorgehen oft in internen Richtlinien geregelt):
- Nur geschultem Personal darf diese Aufgabe übergeben werden.
- Markieren der kontaminierten Stelle.
- Langärmlige Überschürzen, Handschuhe (doppelt) und Überschuhe anziehen.
- Partikelfiltrierende Atemmaske (FFP 3), Schutzbrille und Kopfhaube aufsetzen.
- Adsorbierendes Granulat aufstreuen oder mit flüssigkeitsaufsaugenden Spezial-Pads (z. B. ChemoSorb Pad) Flüssigkeit aufnehmen.
- Material mit Schaufel und saugfähigen Zellstofftüchern aufnehmen und in Plastikbeutel verschließen.
- Kontaminierte Fläche großflächig mit Einweglappen, Wasser und geeignetem Reinigungsmittel gemäß internen Richtlinien mehrmals reinigen.
- Gesamtes Material inkl. Schutzkleidung als kontaminierten Abfall im Zytostatika-Abfall entsorgen.

Vorgehensweise bei **Kontamination von Haut, Schleimhäuten, Kleidung**:
- Mit kaltem Wasser und ohne Seife die kontaminierte Haut mehrere Minuten abspülen.
- Bei Spritzern ins Auge mindestens zehn Minuten mit Wasser oder isotonischer Kochsalzlösung spülen und einen Augenarzt konsultieren.
- Kontaminierte Kleidung entsorgen oder mit Schutzkleidung die kontaminierte Kleidung mit kaltem Wasser ausspülen und diese anschließend in die Wäscherei geben.

MERKE
- Tumortherapien haben unterschiedliche Therapieziele und Therapiestrategien.
- Supportive Maßnahmen sind wichtig, um die Lebensqualität der Patienten während Tumortherapien zu erhalten.
- Folinsäure wird als Zytoprotektivum oder zur Tumorbehandlung eingesetzt.
- Der sichere Umgang mit Zytostatika muss im Alltag stets gewährleistet sein.

Überprüfen Sie Ihr Wissen!

Fragen

1. Welche grundsätzlichen Möglichkeiten zur Behandlung eines Tumors gibt es?
2. Warum besitzen die Zytostatika in der Regel sehr schwerwiegende unerwünschte Wirkungen?
3. Warum sind Infektionen unter einer Zytostatikatherapie gefürchtet?
4. Warum müssen beim Umgang mit Zytostatika besondere Vorsichtsmaßnahmen eingehalten werden?

22 Haut

22.1 Aufbau der Haut

Die Haut ist mit einer Oberfläche von 1,5–2 Quadratmetern und einer Masse, die einem Sechstel (ca. 10–13 kg) unseres Körpergewichts entspricht, das **größte menschliche Organ**.

Grob unterscheidet man:
- Cutis, bestehend aus
  - Epidermis (Oberhaut),
  - Corium (Lederhaut),
- Subcutis (Unterhaut).

Epidermis: Sie ist die oberste, verhornte Schicht der Haut, die nerven- und gefäßfrei ist. Die Epidermis bildet eine Schutzschicht zur Umwelt. Von den unteren Lagen der Epidermis werden immer neue Zellen gebildet, die im Laufe ihrer Wanderung nach oben an die Hautoberfläche verhornen. So erneuert sich die gesamte Epidermis durchgehend innerhalb von durchschnittlich 27 Tagen. Durch eine verstärkte Verhornung ist die Epidermis in der Lage sich an die Beanspruchung anzupassen. So ist sie an den Fußsohlen etwa 40-mal dicker als im Bereich der Augenlieder.

Corium: Das Corium ernährt die Epidermis. Es enthält Blutgefäße, Nerven, Bindegewebe und Kollagenfasern, die für Reißfestigkeit und Stabilität sorgen. Sein Wasserbindungsvermögen verleiht der Haut ein glattes und straffes Aussehen. Die Hautanhangsgebilde wie Haare, Talg- und Schweißdrüsen sind im Corium verwurzelt.

Subcutis: Die Subkutis enthält ebenfalls Kollagenfasern und Fettzellen. Sie dient dem Körper als Isolationsschicht und Energiespeicher.

22.1.1 Funktionen der Haut

Schutzfunktion: Die Haut bietet Schutz vor
- mechanischen Einwirkungen durch Druck, Stöße oder Reibung
- thermischen Einwirkungen durch Hitze und Kälte. Das subcutane Fettgewebe isoliert. Die Durchblutung und Schweißsekretion regulieren die Temperatur.

Tab. 22.1 Kombinationsmöglichkeiten der Grundlagen

Grundlage	Arzneiform	Eigenschaft
Fest	Puder	Trocknet, kühlt
Fest + fett	Paste	Trocknet, kühlt, deckt ab, haftet
Fest + flüssig	Lotion	Kühlt, haftet
Fett	Öl	Weicht auf, fettet, wärmt
Fett	Salbe	Deckt ab, wärmt, speichert Feuchtigkeit
Fett + flüssig	Creme (Öl in Wasser; O/W)	Fettet kurzfristig, glänzt nicht
Flüssig	Wässrige Lösung	Kühlt, weicht auf, löst
Flüssig	Alkoholische Lösung	Trocknet, kühlt, löst, entfettet
Flüssig + fett	Creme (Wasser in Öl; W/O)	Kühlt, fettet, trocknet

- Infektionen durch Viren, Bakterien und Pilze. Erschwert wird das Eindringen von Mikroorganismen durch den leicht sauren pH-Wert (Säureschutzmantel) der Haut.
- UV- (Ultraviolett) und IR- (Infrarot) Strahlung. Die Haut reflektiert und absorbiert Strahlen aufgrund ihrer Hornschicht.

Sinnesfunktion: Aufgrund der vielen freien Nervenendigungen ist die Haut ein besonders sensibles Organ mit Tast-, Temperatur- und Schmerzsinn.

Absorptionsorgan: Die Haut kann bestimmte Stoffe aufnehmen – eine Eigenschaft, die für das Verabreichen von Arzneimitteln in Form von Salben, Gelen und Pflastern genutzt wird.

22.1.2 Dermatika-Grundlagen

Zur Behandlung von Hauterkrankungen steht eine Vielzahl von Arzneimitteln zur Verfügung. Diese unterscheiden sich nicht nur in ihren Wirkstoffen, sondern auch in ihrer Grundlage (siehe auch Tab. 4.2 und ▸ Kap. 4.7).

Es gibt im Wesentlichen drei Grundlagen:

Feste Grundlagen: Puder/Pulver haben einen kühlenden und austrocknenden Effekt. Dieser entsteht, indem die winzigen Pulverteilchen die Feuchtigkeit der Haut aufnehmen und schnell verdunsten lassen.

Flüssige Grundlagen: Lösungen wirken meist kühlend, abschwellend und lindern Juckreiz. Alkoholische Lösungen können zudem desinfizierend wirken. Da flüssige Grundlagen nicht verkleben und sich leicht verteilen lassen, sind sie bei der Behandlung von stark behaarten Hautarealen von Vorteil.

Fettige Grundlagen: Öle und Fettsalben haben eine rückfettende Wirkung, die bei schuppiger, trockener Haut zur Anwendung kommt. Aber auch stark verhornte Hautstellen werden damit behandelt.

Tab. 22.2 Richtlinien zur Auswahl der Arzneiform

Wunde	Arzneiform
Akut nässend	Feuchter Umschlag, O/W-Emulsionen
Akut, nicht nässend	Lotion, O/W-Cremes, Schüttelmixtur
Subakut (weniger akut)	O/W- oder W/O-Cremes
Chronisch, trocken, schuppend	W/O-Cremes, Fettsalben

Bei einer Kombination der Grundlagen, lassen sich die Eigenschaften und das Wirkspektrum erweitern (Tab. 22.1). Welche Eigenschaften sich dann ergeben, hängt von dem Anteil an fester, flüssiger oder fettiger Grundlage ab.

In Tab. 22.2 sind die allgemeinen Richtlinien zur **Auswahl der Arzneiform** entsprechend der Beschaffenheit der Wunde beschrieben. Zum einen gilt das Prinzip, je akuter eine Wunde ist, umso weniger Fett sollte angewendet werden. Zudem gilt, dass auf feuchten Wunden auch feuchte Arzneiformen angewendet werden sollten.

22.2 Wundbehandlung

22.2.1 Phasen der Wundheilung

Jede Zerstörung des Gewebezusammenhangs an der Körperoberfläche oder -innenfläche wird als Wunde betrachtet. Der Körper ist von sich aus bemüht, die offene Wunde zu schließen und durchläuft dafür verschiedene, sich teilweise überschneidende Phasen der Wundheilung (Tab. 22.3).

22.2.2 Lokale Maßnahmen zur Wundbehandlung

Die Wundbehandlung erfolgt **phasengerecht**, **problemorientiert** und **individuell**. Deshalb sollte man sich vor der Wundbehandlung folgende drei Fragen stellen:

- In welcher Phase befindet sich die Wunde?
- Ist die Wunde infiziert oder nicht?
- Bestehen komplizierende Begleiterkrankungen wie zum Beispiel eine chronisch venöse Insuffizienz, eine arterielle Durchblutungsstörung, Diabetes mellitus etc.?

Wundreinigung

Schmutzige Wunden sollten mit steriler NaCl 0,9 %-Lösung (isotonische Kochsalzlösung) oder Ringerlösung gereinigt werden, um Bakterien, Zelltrümmer und Schmutzpartikel auszuschwemmen. Dadurch wird das Wundbett optimal für den Aufbau neuer Zellen vorbereitet.

Débridement

Als Débridement bezeichnet man die manuelle Entfernung von infizierten, geschädigten oder abgestorbenen Gewebeteile. Da diese Gewebeteile die Wundheilung stark verzögern bzw. negativ beeinflussen, werden sie chirurgisch, eventuell biochirurgisch (Madentherapie) oder mit Enzymen entfernt und anschließend mit einem Wundverband versorgt.

Tab. 22.3 Phasen der Wundheilung

Phase	Zeit	Vorgang
Wundreinigung, Exsudation	1.–72. Stunde	Blut und Wundsekret (Exsudat) füllt die Gewebelücke. Das Blut gerinnt, die Wundränder werden miteinander verklebt, und es bildet sich der Wundschorf.
Entzündung	1.–3. Tag	Entzündungsvermittler/-zellen werden in der Wunde ausgeschüttet. Überschüssiges Gewebe wird abgebaut.
Proliferation, Granulationsphase	3.–10. Tag	Ausgehend von den Wundrändern wachsen neue Gefäße in das Wundgebiet ein. Bindegewebszellen werden zur Teilung angeregt. Es entsteht das gefäßreiche Granulationsgewebe.
Epithelisierung, reparative Vorgänge	Ab dem 7. Tag	Es wird Füllgewebe gebildet, die Wundfläche verkleinert sich und zieht sich zusammen. Die Bildung einer feinen Epithelzellschicht vom Wundrand her schließt den Heilungsprozess ab.

Tab. 22.4 Wundverbände und ihre Indikationen

Beschaffenheit der Wunde	Anforderung an Wundauflage	Therapie/geeigneter Wundverband
Wundreinigung/Exsudation		
Trockene Nekrose (meist schwarz) Nekrosen sind abgestorbene Zellen, die sich auf die Wunde legen und die Wundheilung stören.	Aufweichen der Nekrose, Nasstherapie	Débridement, alternativ: Hydrogele + Verband, Hydrokolloide
Feuchte Nekrose (grau-gelb)	Auflösen des Nekrosebelags, Erhaltung des feuchten Wundmilieus	Débridement, zusätzlich: Alginate, Polyurethanschäume, Hydrokolloide, Hydrogele + Verband
Infizierte Wunde	Aufnahme von Bakterien, Wundsekret und Eiter	Alginate, Aktivkohle-Silber-Auflage, Hydrofaser-Silber
Granulation/Proliferation		
Rosafarbene Oberfläche	Förderung der Gewebsneubildung, Erhaltung des feuchten Wundmilieus, Absorption des Wundsekrets	Alginate, Hydrofaser, Hydrokolloide, Polyurethanschaumauflage
Rotes, festes Granulationsgewebe	Kein Verkleben der Wunde, Austrocknen verhindern	Hydrokolloide, Hydrogele + Verband, Hydropolymere, Polyurethanschaumauflage

Tab. 22.4 Wundverbände und ihre Indikationen (Forts.)

Beschaffenheit der Wunde	Anforderung an Wundauflage	Therapie/geeigneter Wundverband
Epithelisierung		
Rosafarbene Oberfläche	Kein Verkleben der Wunde, Austrocknen verhindern, Schutz vor Stößen	Hydrokolloide, Hydrogele + Verband, Hydropolymere

Wundverband

Der Wundverband ermöglicht eine **keimfreie Abdeckung** der Wunde. Grundsätzlich sollte ein feuchtes Wundmilieu aufrechterhalten werden. Zudem sollte überschüssiges und eventuell keimbesiedeltes Sekret aufgesaugt werden. Durch das feuchte Wundklima kann die Granulationsphase beschleunigt und eine Schorfbildung vermieden werden. Es gibt eine Vielzahl von Wundauflagen, die einerseits die keimfreie Abdeckung und das feuchte Milieu auf der Wunde garantieren, andererseits Blut und Sekret aufnehmen können.

Indikationen für Wundverbände listet Tab. 22.4 auf.
Präparate und **Eigenschaften** in Tab. 22.5.

22.2.3 Dekubitus

Das **Wundliegen** (Dekubitus) und das chronische **Druckgeschwür** (Dekubitalulkus) sind in der pflegerischen und medizinischen Versorgung, speziell bei bettlägerigen Patienten immer noch ein großes Problem.

Folgende **Risikofaktoren** begünstigen die Entstehung von Dekubitus:
- Immobilität, Lähmungen,
- Fieber > 38 °C,
- Exsikkose (Austrocknung),
- Anämie,
- schlechter Allgemeinzustand,
- Diabetes mellitus,
- starke Sedierung (verringert Spontanbewegungen im Schlaf).

Ursache

Die Hauptursache eines Dekubitus ist die **Druckbelastung** durch permanentes Liegen oder Sitzen (in gleicher Position), ohne Entlastungs- oder Ausgleichsbewegung. Dadurch werden versorgende Blutgefäße zusammengepresst, was eine **Mangeldurchblutung** zur Folge hat. An Stellen, an denen der Druck länger anhält, kommt es zu einem Sauerstoffmangel im Gewebe und somit zu einem **Absterben der Zellen** (Nekrose).

Ein Dekubitus wird entsprechend der Ausdehnung in die Tiefe des Gewebes in vier **Schweregrade** eingeteilt:
- Schweregrad I: roter Hautbezirk mit scharfer Abgrenzung, jedoch mit intakter Epidermis,
- Schweregrad II: kleinere und größere Defekte der Epidermis, jedoch kein subcutanes Fettgewebe sichtbar,

Tab. 22.5 Wundauflagen

Wundauflagen	Eigenschaften	Handelsname D	Handelsname CH
Alginat, Hydrofaser	Nehmen Sekret unter Quellung auf, bilden ein Gel und halten feucht.	Algisite®, Kaltostat®	Algisite®, Kaltostat®
Hydrogel	Besteht aus Gel mit hohem Wasseranteil oder gelhaltige Platten zur Wundauflage. Gibt Feuchtigkeit ab.	Geliperm® und Hydrosorb® (Wundauflage), NU-Gel®, Tender Wet® (muss angefeuchtet werden)	Geliperm® und Hydrosorb® (Wundauflage), NU-Gel®, Tender Wet® (muss angefeuchtet werden)
Hydrokolloid	Wasseraufnahme durch Quellung, hohes Aufnahmevermögen, kann relativ lange auf der Wunde verbleiben.	Dünn: Askina® Biofilm, Varihesive® extra dünn; dick: Varihesive® E, Tegaderm®	Dünn: Askina® Biofilm, Varihesive® extra dünn; dick: Varihesive® E, Tegaderm®
Imprägnierte Gaze	Mit Paraffin oder Silikon imprägnierte Gaze. Geeignet bei oberflächlichen Wunden. Gaze mit Wirkstoffen wie Antiseptika oder Antibiotika sollen zurückhaltend eingesetzt werden, da die Allergisierungsrate hoch, die Resistenzbildung der Mikroorganismen häufig und die Wundheilung verzögert ist.	Jelonet®, Mepitel®, Adaptic®, Atrauman®	Jelonet®, Mepitel®, Adaptic®, Atrauman®
Kohle-Präparat	Absorption von Gasen und Flüssigkeit.	Actisorb® (enthält auch Silber), Carbonet®	Actisorb® (enthält auch Silber), Carbonet®
Semipermeable Wundfolie (Polyurethan-Folien)	Durchlässig für Gase, aber dicht gegenüber Flüssigkeiten und Mikroben.	Bioclusive®, Opsite®	Bioclusive®, Opsite®
Schaum	Besteht aus reizlosem Polyurethanschaum mit hohem Aufnahmevermögen und freiem Luftdurchtritt. Die Wunde wird feucht gehalten.	Allevyn® non adhesive, Cutinova®	Allevyn® non adhesive, Cutinova®

- Schweregrad III: Hautdefekt, der Fettgewebe, Sehnen, Muskeln und Bänder umfasst,
- Schweregrad IV: wie Grad III, zusätzlich Osteomyelitis (Knochenmarkentzündung).

Prophylaxe
Ohne Druckeinwirkung kein Dekubitus! Durch kontinuierliches Umlagern (ca. alle 2 Stunden), besondere Liegevorrichtungen, Matratzen und Schutzvorrichtungen (Fersenschoner) kann versucht werden, einen Dekubitus zu verhindern. Zudem kann sich durch Bewegungsförderung, angemessene Hautpflege und Ernährung eine Besserung einstellen.

Therapie
Es ist wichtig zu wissen, dass ein manifester Dekubitus im Allgemeinen eine extrem **langsame Heilungstendenz** (mehrere Monate bis zu einem Jahr) aufweist. Darum besteht bei der Behandlung die Gefahr, dass eine Behandlungsmethode zu schnell als unwirksam eingestuft wird.

Die Prinzipien der Behandlung sind ähnlich wie bei der Wundbehandlung (▸ Kap. 22.2), sie sollten aber über längere Zeit angewendet werden:
- Druckentlastung,
- Entfernung des nekrotischen Gewebes,
- lokale Desinfektion,
- Wundverband gemäß der Wundheilungsphase,
- Risikofaktoren vermindern: Mobilisieren, Verbesserung des Allgemeinzustands.

Ungeeignet sind:
- Salben- und Okklusivverbände: sie verhindern Luftzutritt durch die Bildung luftdichter Kammern, welche einen idealen Nährboden für Bakterien darstellen,
- Puder: Gefahr der Austrocknung des Granulationsgewebes, Krustenbildung,
- gefärbte Lösungen: Wundzustand nicht beurteilbar.

22.3 Glucocorticoidhaltige Dermatika

Auf der Haut wirken Glucocorticoide **lokal** entzündungshemmend, antiallergisch, antipruriginös (juckreizstillend), immunsuppressiv und zum Teil auch antiproliferativ (die Zellteilung hemmend). Daher werden sie hauptsächlich bei oberflächlichen, akut entzündlichen, allergischen Dermatosen, Ekzemen verschiedener Genese, nichtinfektiösen, chronisch entzündlichen Hautkrankheiten, nichtinfizierten Autoimmunkrankheiten der Haut (z. B. Lupus erythematodes), entzündlichen Lichtdermatosen und starken Reaktionen auf Insektenstiche angewendet.

22.3.1 Einteilung nach Wirkstärken
Die glucocorticoidhaltigen Dermatika werden in vier Klassen unterschiedlicher **Wirkstärke** eingeteilt (▫ Tab. 22.6). Im Allgemeinen enthält die Klasse I den schwächsten und die Klasse IV den stärksten Wirkstoff. **Wirkstärke** und **Wirkqualität** hängen wesentlich von der Penetration durch die Haut ab. Die **Penetration** ist abhängig von:
- Fettlöslichkeit der Substanz,
- Art der Grundlage (Salbe > Creme > Lotion > Gel etc.),
- Hautzustand,
- Art der Hauterkrankung.

Tab. 22.6 Glucocorticoide zur lokalen Anwendung

INN	Handelsname D	Handelsname CH
UAW: Hautatrophie, „Steroid-Striae" (Streifen), Akne, Hautinfektionen durch Pilze, Bakterien oder Viren; seltene systemische UAW in Tab. 12.3		
Klasse I: schwach wirksam		
Hydrocortison(acetat)	Ebenol®, Soventol® HC	Alfacorton®
Prednisolonacetat	keine Zulassung	Hexacorton® (Schaum), Premandol®
Klasse II: mittelstark wirksam		
Clobetasonbutyrat	Emovate®	Emovate®
Clocortolon	Kaban®	Keine Zulassung
Desonid	Keine Zulassung	Locapred®
Dexamethason	Tuttozem® N Creme	Keine Zulassung
Flumetason	Cerson®, Locacorten®	Locacorten®
Hydrocortisonbutyrat	Alfason®, Laticort®	Locoid®
Klasse III: stark wirksam		
Betamethasondipropionat	Diprosone®	Diprosone®, Diprolen®
Betamethasonvalerat	Celestan®-V, Betnesol®-V	Betnovate®
Desoximetason	Topisolon®	Keine Zulassung
Diflucortolonvalerat	Nerisona®	In Travocort®
Fluocinolonacetonid	Jellin®	Synalar®
Fluocinonid	Topsym®	Topsym®
Flupredniden	Decoderm®	In Decoderm® bivalent
Fluticason	Flutivate®	Cutivate®
Methylprednisolonaceponat	Advantan®	Advantan®
Mometasonfuroat	Ecural®	Elocom®
Prednicarbat	Dermatop®	Prednitop®
Triamcinolonacetonid	Delphicort®, Volonimat®	Kenacort® A
Klasse IV: sehr stark wirksam		
Clobetasolpropionat	Dermovate®, Karison®	Dermovate®
Halcinonid	Keine Zulassung	In Betacorton®

Bei richtiger Wahl des Glucocorticoids und der Grundlage werden nur kleine Mengen der lokal aufgebrachten Glucocorticoide resorbiert und systemisch aufgenommen.

Präparate, UAW und **Wirkstärke** in ◘ Tab. 22.6.

22.3.2 Therapieschemata

Lokale Glucocorticoide werden anfänglich 1–2× täglich appliziert. Häufigere Applikationen steigern die Wirksamkeit der Behandlung nicht. Zum **Eigenschutz** sind bei der Anwendung von lokalen Glucocorticoiden Handschuhe zu tragen. Das Arzneimittel sollte dünn auf die erkrankte Fläche aufgetragen und leicht einmassiert werden.

Für akute Dermatosen ist meistens eine **Kurztherapie** (maximal 2 Wochen) ausreichend. Bei chronischen Hautkrankheiten, die eine Langzeittherapie erfordern, empfiehlt sich eine **Intervalltherapie**. Dabei folgen auf einige Tage Therapie mit Glucocorticoiden immer größer werdende Intervalle mit reinen Pflegepräparaten. Ein Glucocorticoid sollte grundsätzlich nicht plötzlich abgesetzt werden, da sonst die Gefahr einer Tachyphylaxie (abnehmende Wirkung der Steroide), eines Rebound-Effekts (erneutes und verstärktes Aufflammen der Dermatose) oder verstärkte unerwünschte Wirkung (z. B. Hautatrophie) möglich sind.

Hautpflegemittel: Trockene Haut und Altershaut benötigen eine besondere Pflege. Im Alter verlangsamt sich die Erneuerung der Epidermiszellen auf ca. 36 Tage. Die Anzahl der Talg- und Schweißdrüsen nimmt ab und ihre Sekretion geht zurück. Der Säureschutzmantel wird nur noch vermindert gebildet und die Empfindlichkeit gegenüber Umwelteinflüssen nimmt zu. Die Haut wird trocken. Diese Trockenheit führt zu Spannungsgefühlen und zum Auftreten von Juckreiz (Alterspruritus). Zur **Reinigung** von trockener Haut sollten alkalifreie Seifen verwendet werden, die den Säuremantel nicht vermindern. Die **Pflege** sollte vor allem die Zufuhr von Feuchtigkeit und Fett zum Ziel haben. Dafür sollten je nach Hautzustand O/W- (betont Feuchtigkeitszufuhr) oder W/O- (betont Fettzufuhr)Formulierungen verwendet werden. Dabei ist auf eventuell allergisierende Zusatzstoffe zu verzichten. **Juckreizmildernd** wirken lauwarme Ölbäder, mentholhaltige Hydro-Lotionen und harnstoffhaltige W/O-Emulsionen.

MERKE

- Allgemeine Therapierichtlinie: Feucht auf feucht; je akuter desto weniger Fett.
- Die Wundbehandlung erfolgt phasengerecht, problemorientiert und individuell.
- Ohne Druckeinwirkung kein Dekubitus!

Überprüfen Sie Ihr Wissen!

Fragen

1. Die Wahl der richtigen Grundlage bei der Verwendung von Dermatika ist wichtig. Wie lautet die Grundregel?
2. Welche Phasen der Wundheilung gibt es?
3. Welche Maßnahmen sollten ergriffen werden bei:
   - schmutzigen Wunden?
   - schmierigen Belägen auf der Wunde?
4. Welche Eigenschaften sollte ein Wundverband aufweisen?
5. Welche Maßnahmen sollten zur Dekubitusprophylaxe durchgeführt werden?
6. Was sollte bei einer Dekubitustherapie nicht gemacht werden?
7. Wie sollten Glucocorticoide bei chronischen Hauterkrankungen angewendet werden?
8. Welche unerwünschten Wirkungen können Glucocorticoid-Dermatika auslösen?
9. Was sollte bei der Hautpflege Altershaut berücksichtigt werden?

23 Kontrastmittel

Unter Kontrastmitteln (KM) versteht man **diagnostische Hilfsmittel**, die bei bildgebenden Verfahren (Röntgen, Computertomographie, Magnetresonanztomographie und Ultraschall) die Kontraste der Strukturen verdeutlichen. Somit ist eine bessere Unterscheidung z. B. der verschiedenen sehr eng beieinander liegenden Organe möglich. Zudem sagt das Kontrastmittelverhalten (kontrastmittelaufnehmend oder nicht aufnehmend) etwas über die Struktur aus (z. B. Unterscheidung gesundes von krankem Gewebe) oder es können zum Teil Rückschlüsse auf die Organfunktion gemacht werden. Kontrastmittel sollten gut verträglich, problemlos ausscheidbar sein und keine eigene pharmakodynamische Wirkung haben.

23.1 Röntgen und Computertomographie

Kontraste im Röntgenbild oder Computertomogramm (CT) werden durch unterschiedliche **Strahlenabsorption** der durchstrahlten Strukturen verursacht.

Für eine klare Darstellung folgender Organe sind Kontrastmittel notwendig:

- Magen-Darm-Trakt (Gastrographie),
- Gallenblase (Cholezystographie) und Gallenwege (Cholangiopankreatikographie),
- Nierenbecken (Pyelographie) und ableitende Harnwege (Urographie),
- Gefäße (Angiographie),
- Liquorräume (Myelo-Ventrikulographie),
- Bronchien (Bronchographie),
- Uterus und Eileiter (Hysterosalpingographie).

Kontrastmittel enthalten meist Barium oder Iod:

Bariumhaltige Kontrastmittel: Barium macht als unlösliches Bariumsulfat den Magen-Darm-Trakt sichtbar. Sie dürfen nur bei intaktem Magen-Darm-Trakt eingenommen werden, da bei Austritt in den Bauchraum die Gefahr einer Peritonitis besteht.

Iodhaltige Kontrastmittel: Orale iodhaltige Kontrastmittel werden zur Darstellung von Galle und Magen-Darm-Trakt verwendet. Um Lymphgefäße darzustellen, werden sie intralymphatisch verabreicht. Für manche Organe müssen die Kontrastmittel wasserlöslich sein, damit sie durch parenterale Gabe in die entsprechenden Organe gelangen und über Leber oder Nieren ausgeschieden werden können. Für eine gute Kontrastdarstellung ist ein möglichst hoher Iodgehalt erforderlich. Iodhaltige Kontrastmitteln werden wie folgt unterschieden:

- **Ionische Kontrastmittel**: Die ersten iodhaltigen Kontrastmittel waren die sogenannten ionischen Kontrastmittel, die z. T. heute noch eingesetzt werden. Die Osmolarität dieser Kontrastmittel ist etwa fünf- bis sechsmal höher als die des Blutes. Bei höherer Dosierung können sie schwere unerwünschte Wirkungen verursachen.
- Die neu entwickelten iodhaltigen **nichtionischen Kontrastmittel** sind besser verträglich.

Bei Patientien mit bestehender Niereninsuffizienz sind vor dem Einsatz von iodhaltigen Kontrastmitteln **Vorsichtsmaßnahmen** erforderlich. Um ein akutes Nierenversagen zu verhindern, sollten diese Patienten vor und nach der Gabe von Kontrastmitteln gut hydriert werden (d. h. Infusionsbehandlung mit z. B. 0,45 % oder 0,9 % NaCl).

Beim Einsatz von iodhaltigen wasserlöslichen Kontrastmitteln sind zudem wichtige **Kontraindikationen** zu beachten, wie Niereninsuffizienz (Gefahr eines Nierenversagens), Leberinsuffizienz und schwere Herz-Kreislauf-Störungen. Ebenso sollten Patienten mit einer Hyperthyreose wegen der Gefahr einer Thyreotoxikose (akute, extreme Schilddrüsenüberfunktion) keine iodhaltigen Kontrastmittel erhalten.

Präparate, UAW und **Anwendung** siehe ◻ Tab. 23.1.

23.2 Magnetresonanztomographie

Das physikalische Prinzip der Magnetresonanztomographie (MRI, MRT), auch Kernspintomographie genannt, unterscheidet sich völlig vom röntgenologischen. Bestandteil von Kontrastmitteln für die Kernspintomographie ist das **Gadoliniumion**. Die Verabreichung erfolgt ausschließlich parenteral. Die Präparate sind im Allgemeinen besser verträglich als die Kontrastmittel für Röntgen und Computertomographie (CT), aber auch hier ist auf ein mögliches Nierenversagen durch Kontrastmittelgabe zu achten. Daneben werden paramagnetische **Eisenverbindungen** verwendet, entweder oral zur Markierung des Darms oder parenteral.

Präparate, UAW und **Anwendungsbereich** in ◻ Tab. 23.2.

23.3 Ultraschall

Bei der Ultraschalldiagnostik (Sonographie) wird der Kontrast durch die Verbreitung und **Streuung des Ultraschalls** (für den Menschen nicht hörbare Schallwellen) dargestellt. Durch Injektion eines Kontrastmittels, das feinste Gasbläschen enthält, können die Kontrasteffekte verstärkt werden. **Indikationen** dieser Kontrastmittel sind Dopplersonographie und Echokardiographie, falls ohne Kontrastmittel keine ausreichende diagnostische Aussage gemacht werden kann. Die Verträglichkeit der Kontrastmittel für Ultraschall ist im Allgemeinen gut. Schwere Herzkrankheiten sind jedoch **Kontraindikationen** für die Anwendung von Schwefelhexafluorid.

Präparate, UAW und **Besonderheiten** in ◻ Tab. 23.3.

Tab. 23.1 Kontrastmittel für Röntgen und Computertomographie

INN	Handelsname D	Handelsname CH	Anwendung
Bariumhaltige Kontrastmittel			
UAW: allergische Reaktion			
Bariumsulfat	Micropaque®, Microtrast®	Microbar®, Micropaque®	Peroral oder rektal für den Magen-Darm-Trakt
Iodhaltige ionische Kontrastmittel			
UAW: allergische Reaktion bis zu schwerem Schock, Störungen des Wasser-Elektrolyt-Haushalts, Brechreiz, Hitzegefühl, Blutdruckabfall			
Amidotrizoesäure	Peritrast®	Gastrografin®	Peroral für den Magen-Darm-Trakt; parenteral für Eileiter, Harnwege
Ioxaglinsäure	Hexabrix®	Hexabrix®	Parenteral für Gefäße
Ioxitalaminsäure	Telebrix®, Telebrix® Gastro	Telebrix®, Telebrix® Gastro	Peroral für Abdomen; parenteral für Gefäße, Harnwege
Iodhaltige nichtionische Kontrastmittel			
UAW: allergische Reaktion bis zu schwerem Schock, Sehstörungen			
Iobitridol	Xenetix®	Xenetix®	Parenteral für Ganzkörper
Iodixanol	Visipaque®	Visipaque®	Parenteral für Gefäße, Harnwege
Iohexol	Omnipaque®, Accupaque®	Accupaque®	Parenteral für Gefäße, Harnwege, Eileiter, Uterus, Liquorraum
Iomeprol	Imeron®	Iomeron®	Parenteral für Gefäße, Venen, Harnwege, Eileiter, Uterus, Galle, Pankreas
Iopamidol	Solutrast®	Iopamiro®, Scanlux®	Parenteral für Gefäße, Harnwege, Galle und Pankreas, Eileiter, Uterus
Iopromid	Ultravist®	Ultravist®	Parenteral für Gefäße, Harnwege, Eileiter, Uterus
Iosarcol	Melitrast®	Keine Zulassung	Parenteral für Gefäße, Harnwege
Iotrolan	Isovist®	Keine Zulassung	Parenteral für Wirbelkanal, Gefäße, Körperhöhlen, Eileiter, Galle, Pankreas
Ioversol	Optiray®	Optiray®	Parenteral für Gefäße, Venen

Tab. 23.2 Kontrastmittel für Magnetresonanztomographie

INN	Handelsname D	Handelsname CH	Anwendungsbereich
UAW: vorübergehend: Unwohlsein, Wärme-/Kältegefühl, Schmerzen, allergische Reaktion (v. a. bei eisenhaltigen Kontrastmitteln); Das UAW-Risiko ist geringer als bei Röntgen bzw. CT-Kontrastmitteln (▶Kap. 23.1).			
Eisen II/III	Lumirem®	Keine Zulassung	Verdauungstrakt
Gadobensäure	Multihance®	Multihance®	ZNS, Leber
Gadobutrol	Gadovist®	Gadovist®	ZNS
Gadodiamid	Omniscan®	Omniscan®	ZNS, Kopf, Hals, Skelett
Gadopentetsäure	Magnevist®, Magnegita®	Magnevist®, Magnograf®	ZNS, Ganzkörper
Gadoteridol	ProHance®	ProHance®	ZNS, Körperstamm, Skelett
Gadotersäure	Artirem®, Dotarem®	Artirem®, Dotarem®	Gelenke, ZNS, Ganzkörper
Gadoversetamid	Optimark®	Keine Zulassung	Ganzkörper
Gadoxetsäure	Primovist®	Primovist®	Leber

Tab. 23.3 Kontrastmittel für Ultraschall

INN	Handelsname D	Handelsname CH	Besonderheiten
UAW: Übelkeit, Wärme-/Kältegefühl, Geschmacksveränderungen (bei Galactose-Produkten), allergische Reaktionen (v. a. wenn Humanalbumin enthalten ist) Die Verträglichkeit ist im Allgemeinen gut			
Galactose	Echovist®	Keine Zulassung	
Galactose- Mikropartikel	Levovist®	Keine Zulassung	
Perflutren-Humanalbuminpartikel	Optison®	Keine Zulassung	Enthält Humanalbumin
Schwefelhexafluorid	SonoVue®	SonoVue®	Kontraindiziert bei schweren Herzkrankheiten

MERKE

- Kontrastmittel sind diagnostische Hilfsmittel
- Um ein akutes Nierenversagen zu verhindern, werden Patienten mit Niereninsuffizienz vor und nach der Gabe von Kontrastmitteln hydriert.

Überprüfen Sie Ihr Wissen!

Fragen

1. Warum werden bei bildgebenden Untersuchungen Kontrastmittel eingesetzt?
2. Welche Anforderungen werden an gute Kontrastmittel gestellt?
3. Welche Gefahr besteht bei der Anwendung von allen Kontrastmitteln?

24 Phytotherapie und Komplementärmedizin

24.1 Phytotherapeutika

24.1.1 Ursprung und Indikationen der Phytotherapie

Die Phytotherapie ist die Heilung, Linderung und Vorbeugung von Beschwerden und Krankheiten durch Arzneipflanzen. Phytotherapeutika sind medikamentös verwendete aus Pflanzen gewonnene Zubereitungen wie z. B. Extrakte, Tees und Tinkturen. Die Therapie mit pflanzlichen Arzneimitteln hat ihren Ursprung in der Volksmedizin. Rein empirisch, d. h. durch lange Erfahrung, wurden Indikationen für bestimmte Pflanzen und deren Inhaltsstoffe gefunden. Erst später konnte einzelnen Pflanzeninhaltstoffen eine spezifische Wirkung zugeordnet werden. Heute sind Phytotherapeutika zugelassene Arzneimittel, deren meist **komplexe Substanzgemische** als „Wirkstoff" gelten. Dennoch gibt es noch immer Arzneipflanzen, deren wirksame Inhaltsstoffe unbekannt oder nicht nachgewiesen sind. Diese Tatsache belastet das Ansehen der Phytotherapie in schulmedizinischen Kreisen sehr. Die Bedeutung von **Arzneipflanzen** als Therapeutika wird in der Volksmedizin eher überbewertet; gelegentlich werden den Heilpflanzen sogar Wirkungen zugeschrieben, die von den pflanzlichen Inhaltsstoffen unmöglich erbracht werden können. Umgekehrt werden aus schulmedizinischer Sicht die Wirkungen der Arzneipflanzen eher unterschätzt, weil ein entsprechender Wirknachweis äußerst schwierig oder gar nicht erbracht werden kann. Trotzdem reichen Phytotherapeutika bei leichteren Erkrankungen oft aus. Mögliche **Indikationsgebiete** sind u. a. Störungen des Magen-Darm-Trakts, Erkältungskrankheiten, Schlafstörungen sowie Blasenleiden ◻ Tab. 24.1. Andererseits sollten schwerwiegendere Erkrankungen wie Diabetes mellitus, Herzinsuffizienz, Infektionskrankheiten oder Tumorerkrankungen gar nicht oder nur unterstützend zur Schulmedizin mit Phytotherapeutika behandelt werden. Wegen der möglichen Interaktionen mit anderen Arzneimitteln ▸ Kap. 7, sollte der Einsatz von Phytotherapeutika vor Therapiebeginn unbedingt mit dem Arzt besprochen werden.

Irrtümlicherweise werden im Volksmund die Begriffe „pflanzlich" oder „natürlich" oftmals mit den Begriffen „frei von unerwünschten Wirkungen" oder „ungefährlich" verbunden. Dies trifft auf keinen Fall zu, denn bekanntlich kommen die stärksten Gifte aus der Natur, denken wir nur an das Atropin der Tollkirsche, die Toxine der Eibe oder an die krebserzeugenden Aflatoxine, die von Schimmelpilzen produziert werden.

24.1.2 Herstellung von Pflanzenauszügen

Pflanzliche Arzneimittel werden vorwiegend in Form von **wässrigen oder alkoholischen Pflanzenauszügen** verwendet. Zur Zubereitung werden unterschiedliche Pflanzenteile verwendet. Bevorzugt kommen Teile mit besonders hohem Wirkstoffgehalt wie Blüten (Flores), Früchte (Fructus), Samen (Semen), Blätter (Folia), Kräuter (Herba = Stängel, Blätter und Blüten), Rhizome (Rhizoma = unterirdische Stängel), Wurzeln (Radices) oder Rinden (Cortices) zum Einsatz.

Der **Aufguss** (**Tee**) ist ein sehr häufig verwendeter wässriger Auszug, bei dem die Arzneipflanze mit kochendem Wasser übergossen wird. Für die **Teequalität** sind folgende Faktoren von Bedeutung: Menge der Arzneipflanze und der verwendeten Flüssigkeit, Zerkleinerungsgrad der Arzneipflanze, Extraktionstemperatur und die Extraktionszeit. Mittlerweile werden viel Teefilterbeutel verwendet, bei denen in der Regel aufgrund des stärkeren Zerkleinerungsgrades der Arzneipflanze eine gute Extraktion der Inhaltsstoffe erreicht wird. Um die Dosierung zu vereinfachen, stehen auch **sofortlösliche Extrakte** (Instant-Tees) zur Verfügung. Diese besitzen den Vorteil, dass sie einen konstanten Wirkstoffgehalt aufweisen, genau dosiert und schnell zubereitet werden können.

Alkoholische Auszüge werden viel in pflanzlichen Fertigarzneimitteln in Form von Tropfen, Saft, Kapseln oder Dragees mit einem standardisierten Wirkstoffgehalt verwendet.

24.1.3 Pflanzeninhaltsstoffe

Nur wenigen Pflanzeninhaltsstoffen kommt eine pharmakologische Wirkung zu. Die meisten Inhaltsstoffe, die bei der Extraktion herausgelöst werden, sind Begleitstoffe ohne pharmakodynamische Eigenschaften.

Die wichtigsten wirksamen Pflanzeninhaltsstoffe sind:

- **Ätherische Öle** sind in Wasser schlecht lösliche, leicht flüchtige Stoffgemische, die den Geruch von Pflanzen erzeugen. Die Öle können beruhigend, erregend oder sekretionsfördernd wirken und sind zudem haut- oder schleimhautreizend.
- **Alkaloide** sind oft bittere und stark wirksame Stoffe, die meist auf das Zentralnervensystem einwirken. Deshalb werden – mit Ausnahme von Kaffee und Schwarztee (Coffein) – alkaloidhaltige Pflanzen nicht für Teezubereitungen verwendet.
- **Bitterstoffe** sind intensiv bitter schmeckende Substanzen, welche die Sekretion der Verdauungssäfte fördern und damit eine Appetitanregung bewirken.
- **Gerbstoffe** besitzen die Fähigkeit, Eiweiße auszufällen (denaturieren). Sie wirken gewebeabdichtend (adstringierend), weshalb sie bei Durchfallerkrankungen oder zur Blutstillung eingesetzt werden.
- **Glykoside** bestehen aus einem zuckerartigen und einem nichtzuckerartigen Teil. Unter den Glykosiden gibt es sowohl wirkungslose Substanzen als auch stark wirksame Giftstoffe. Die Gruppe der Anthrachinone wirkt abführend, Flavonoide wirken harntreibend und Herzglykoside beeinflussen die Herzfunktion.
- **Saponine** gehören zu den Glykosiden und besitzen in Wasser stark schäumende, seifenartige Eigenschaften. Sie werden als Husten- und Schleimlöser oder bei Venenbeschwerden eingesetzt.
- **Säuren** kommen vorwiegend in Früchten vor. Sie wirken leicht abführend.
- **Schleim-** und **Quellstoffe** haben die Eigenschaft, mit Wasser stark aufzuquellen und so gallertige Massen und schleimige Lösungen zu bilden. Sie wirken abführend oder lindernd bei Reizhusten.

24.1.4 Indikationen von Arzneipflanzen

Tab. 24.1 Indikationen von Arzneipflanzen

Indikation	Arzneipflanze
Appetitlosigkeit	Wermutkraut, Tausendgüldenkraut, Enzianwurzel, Fieberkleeblätter, Ingwer
Blähungen	Kümmelfrüchte, Fenchelfrüchte, Anisfrüchte, Pfefferminzblätter, Kamillenblüten
Blasenleiden	Bärentraubenblätter, Birkenblätter, Brennnessel, Bruchkraut, Hauhechelwurzel, Kürbiskerne, Liebstöckelwurzel, Löwenzahnkraut
Bluterguss (äußerlich)	Arnikablüten
Blutstillend	Hirtentäschelkraut
Depression	Johanniskraut (als standardisiertes Fertigprodukt)
Durchfall (adstringierend)	Ratanhiawurzel, Heidelbeeren, Brombeerblätter
Entzündungen (äußerlich)	Leinsamen
Fieber	Lindenblüten, Weidenrinde, Stechpalmenblätter
Gallenbeschwerden	Pfefferminzblätter, Katzenpfötchenblüten, Löwenzahnkraut, Schafgarbenkraut
Halsentzündungen	Salbeiblätter, Eibischwurzel, Kamillenblüten, Ratanhiawurzel
Husten (Reizhusten)	Eibischwurzel, Malvenblüten, Malvenblätter, Isländisches Moos
Husten (Erkältungshusten)	Thymiankraut, Süßholzwurzel, Fenchelfrüchte, Anisfrüchte, Spitzwegerichblätter
Magenbeschwerden	Kamillenblüten, Schafgarbenkraut, Pfefferminzblätter, Melissenblätter
Menstruationsbeschwerden	Gänsefingerkraut, Kamillenblüten
Nervosität	Melissenblätter, Waldmeister
Nierenleiden	Siehe Blasenleiden
Prellungen, Verstauchungen	Arnikablüten, Ringelblumenblüten, Johanniskraut
Prostatabeschwerden	Brennnessel, Kürbiskerne, Sägepalmenfrüchte
Schlafstörungen	Baldrianwurzel, Melissenblätter, Pfefferminzblätter, Hopfenzapfen, Johanniskraut
Schnupfen	Eucalyptusblätter, Kamillenblüten
Übelkeit	Ingwer

Tab. 24.1 Indikationen von Arzneipflanzen (Forts.)

Indikation	Arzneipflanze
Verdauungsstörungen	Fenchelfrüchte, Meisterwurzwurzel, Pfefferminzblätter, Schafgarbenkrau, Wermutkraut
Verstopfung	Sennesblätter, Sennesfrüchte, Leinsamen, Faulbaumrinde, Rhabarberwurzel
Wunden (äußerlich)	Kamillenblüten, Arnikablüten, Eichenrinde, Schafgarbenkraut, Ringelblumenblüten

24.2 Ausgewählte Methoden der Komplementärmedizin

Für die Erhaltung oder Wiederherstellung der Gesundheit können sowohl die Schulmedizin als auch Methoden der Komplementärmedizin (alternative Heilmethoden und Naturheilverfahren) nützliche Dienste leisten. Nachfolgend werden die Kernpunkte einiger wichtiger, komplementärer **Therapiemethoden** kurz beschrieben, ohne sie gewichten und werten zu wollen. Wir haben uns auf diejenigen beschränkt, welche Arzneimittel einsetzen.

24.2.1 Homöopathie

Die Homöopathie wurde um 1800 durch den Arzt **Samuel Hahnemann** begründet. Mit dieser Heilmethode soll der Körper angeregt werden, seine „verstimmte Lebenskraft" zu regulieren und ins Gleichgewicht zu bringen. Der Homöopathie liegt das Prinzip „Ähnliches soll durch Ähnliches geheilt werden" (**„Ähnlichkeitsregel"**) zugrunde, d. h. in starker Verdünnung heilt ein Mittel die Krankheitssymptome, die es als Konzentrat hervorrufen würde. Für homöopathische Arzneimittel werden pflanzliche, mineralische oder tierische Stoffe durch Verdünnen „dynamisiert". Durch diese sogenannte **Potenzierung** wird zwar der Anteil des Wirkstoffs immer kleiner, die Heilinformation soll aber verstärkt werden.

24.2.2 Anthroposophische Medizin

Rudolf Steiner entwickelte um 1900 zusammen mit der Ärztin Ita Wegmann eine Heiltheorie, welche den Menschen in folgende vier Wesensglieder einteilt:

- der „physische Leib" (Körper),
- der „Ätherleib" (Lebenskräfte),
- der „Astralleib" (Bewusstsein, Empfindungen),
- das „Ich" (geistige Individualität).

Eine Erkrankung entsteht durch ein Ungleichgewicht im Zusammenspiel dieses viergliedrigen Systems. Das Konzept der Behandlung liegt in einer medikamentösen Behandlung, einer richtigen Ernährung (fleischlos), künstlerischen Therapieverfahren (Musiktherapie), Bewegungstherapie (Eurythmie) und intensiven Gesprächen. Als Heilmittel werden teils homöopathische Einzel- und Komplexmittel mineralischen, pflanzlichen und tierischen Ursprungs sowie in speziellen Verfahren gewonnene Pflanzenmittel angewendet.

24.2.3 Spagyrik

Unter Spagyrik versteht man eine **mittelalterliche Heilkunde** mit philosophischem Denkansatz, deren Heilmittel („Spagyrika") auf Basis tierischer, pflanzlicher oder mineralischer Ausgangsstoffe nach den Regeln der Alchemie hergestellt werden. Danach entsteht Krankheit durch schlechte Säfte und Selbstheilungskräfte werden durch tiefen Glauben und durch Einbezug astrologischer und kosmischer Kräfte geweckt. Wesentlich sind die durch die Herstellungsverfahren entwickelten metaphysischen Kräfte der Spagyrika, nicht ihre Inhaltsstoffe.

24.2.4 Ayurveda

Ayurveda ist ein 3500 Jahre altes Gesundheitskonzept aus **Indien**, das eine gesunde Lebensführung und die ayurvedische Heilbehandlung in den Vordergrund stellt unter Einbezug physischer, emotionaler, mentaler und spiritueller Aspekte. Diese sollen Harmonie, Kraft und Stärke bringen. Das Konzept besteht aus besonderer Ernährung, Entschlackung des Körpers, ca. 5000 Pflanzen und Gewürzen, Mineralien und Metallen. Daneben spielen Meditation, Farb-, Aroma- und Musiktherapie eine wichtige Rolle.

24.2.5 Bachblütentherapie

Für den englischen Arzt **Edward Bach** war Krankheit das Ergebnis von negativen Seelenzuständen. Heilung bedeutet Schwäche in Tugenden umzuwandeln. Zuerst wird ein Fragebogen ausgefüllt, um die psychischen Bedingungen des Patienten zu erkennen. Dann wird mit speziellen Blütenmitteln behandelt, die aus wild wachsenden Pflanzen aufbereitet sind und die geistige Kraft der Pflanzen enthalten.

24.2.6 Biochemie nach Schüßler

Laut **Wilhelm H. Schüßler** (um 1850) beruhen Krankheiten auf einer Störung des Mineralhaushalts. Durch Zuführen von Mineralstoffen kann der Mineralstoffhaushalt wieder ins natürliche Gleichgewicht gebracht werden und krankmachende Reize können abgewehrt werden. Jede Krankheit erfordert den Einsatz eines einzelnen Salzes, das bestimmte Organfunktionen beeinflusst. Als Arzneimittel standen ursprünglich zwölf nach den Regeln der Homöopathie zubereitete anorganische Salze zur Verfügung. Schüßlers Nachfolger fügten weitere zwölf Ergänzungsmittel hinzu.

24.2.7 Nosoden

Nosoden sind homöopathisch potenzierte „Impfungen" zur Anregung des Abwehrsystems. Das Konzept geht auf den Amerikaner **Constantin Hering** zurück (um 1830). Es handelt sich um homöopathische Verdünnungen von „krankem" Material wie z. B. Krankheitserregern, Eiter, Blut, Tiergewebe oder Präparaten aus patienteneigenem Material (Blut, Urin, Stuhl), die in Ampullen abgefüllt und sterilisiert werden. Die Mittel sollen nach dem homöopathischen Ähnlichkeitsprinzip ▸Kap. 24.2.1 ihre Information an den Körper übertragen.

24.2.8 Traditionelle Chinesische Medizin

Die philosophischen Erkenntnisse des **Daoismus** stellen die Grundlage der traditionellen chinesischen Medizin (TCM) dar. In der TCM versteht man den Menschen als energetisches Gefüge, welches im Gleichgewicht zwischen den Polen Yin und Yang stehen sollte. Lebensabläufe und -funktionen sowie biologisches und psychisches Geschehen stehen gemeinsam im Mittelpunkt der Aufmerksamkeit. Energetisches Potenzial (Qi genannt) durchdringt den Körper. Störungen des Qi-Gleichgewichts können zu Krankheiten führen. Um Einfluss auf das Gleichgewicht des Qi zu nehmen, stehen verschiedene therapeutische Methoden, wie Akupunktur, chinesische Phytotherapie, Diätetik, manuelle Therapie sowie QiGong/Taiji zur Verfügung. In der Phytotherapie werden neben klassischen Rezepturen auch patientenindividuelle Rezepte verordnet. Diese bestehen aus mehreren Einzelarzneien, welche überwiegend als Dekokt (Abkochung) oder Tee zubereitet werden.

MERKE

- Phytotherapeutika sind zugelassene Arzneimittel mit Pflanzeninhaltsstoffen. Sie können erwünschte sowie unerwünschte Wirkungen und Interaktionen mit anderen Arzneimitteln bewirken.
- Nicht alle Pflanzeninhaltsstoffe besitzen pharmakologische Wirkungen.
- Pflanzeninhaltsstoffe werden durch wässrige oder alkoholische Auszüge extrahiert.

Überprüfen Sie Ihr Wissen!

Fragen

1. Was versteht man unter Phytotherapeutika und wie werden sie eingesetzt?
2. Sind Phytotherapeutika harmlos und ungefährlich?
3. Welche Pflanzenteile eignen sich besonders zur Herstellung von Tees und Extrakten?
4. Welchen Vorteil hat der Einsatz von Instant-Tees im Vergleich zu Teefilterbeuteln?
5. Welche Gruppen an Pflanzeninhaltstoffen gibt es und welche Wirkungen haben diese?
6. Welche Pflanzeninhaltsstoffe haben meist eine starke bis sehr starke Wirkung?
7. Welches Wirkprinzip steht hinter der Homöopathie?

Fallbeispiele und Lösungsvorschläge

C

25 Fallbeispiele

Die im Folgenden dargestellten Fallbeispiele zeigen mögliche Situationen auf, wie sie im klinischen Alltag auftreten können. Die Fragen sind so gewählt, dass sie ein möglichst breites Spektrum der im Buch besprochenen Indikationsgruppen abdecken und dem Bedürfnis des fallorientierten Unterrichts entgegen kommen. Der Unterricht kann traditionell wie auch interaktiv erfolgen. Durch geeignete Auswahl der Fragen kann der Schweregrad den Lernenden angepasst werden. Die Fallbeispiele sind nicht auf eine Lernkontrolle oder ein Selbststudium ausgerichtet. Durch die Ausrichtung auf den fallorientierten Unterricht werden auch Fragen nach der Therapieauswahl und der Arzneimittelwirkung gestellt, die eine Pflegekraft in ihrem Berufsalltag nicht selbst beantworten muss, jedoch für das Verständnis der Arzneimitteltherapie wichtig sind. Zur Erarbeitung der Lösungen sind Querverweise zu den entsprechenden Kapiteln des Buches angegeben. Einzelne Fragen gehen aufgrund der praxisorientierten Fälle über den Inhalt des Lehrbuches hinaus. Wir empfehlen deshalb zusätzliche Hilfsmittel wie Rote Liste, Arzneimittel-Kompendium der Schweiz, Internet usw. Bei Verwendung des Internets ist die Aussagekraft der gefundenen Informationen kritisch zu hinterfragen. Bei den Präparatenamen sind die deutschen Handelsnamen mit (D) und die schweizerischen mit (CH) gekennzeichnet. Bei Präparaten, die sowohl in Deutschland wie der Schweiz unter dem gleichen Namen im Handel sind, wird auf diese Kennzeichnung verzichtet.

25.1 Patientin mit Diabetes mellitus Typ II

Querverweise: ▸Kap. 2.2, ▸Kap. 4.5.2, ▸Kap. 4.6.1, ▸Kap. 5.6, ▸Kap. 5.7, ▸Kap. 12.2 und ▸Kap. 18.5.

Fallbeschreibung

Im Rahmen einer Hospitalisation wegen einer Operation wird bei einer 45-jährigen Frau als Zufallsbefund ein Diabetes mellitus Typ II diagnostiziert. Auf Nachfrage gibt die Patientin an, in letzter Zeit unter vermehrtem Durst und Verschwommensehen zu leiden. Die Nüchternblutzuckerwerte der Patientin im Tagesprofil betragen durchschnittlich 144–180 mg/dl bzw. 8–10 mmol/l, das HbA_{1C} 8,5 % (Referenzwerte: Nüchternblutzucker: 70–110 mg/dl bzw. 3,9–6,1 mmol/l, HbA_{1C}: < 6,0 %). Folgeschäden können klinisch nicht festgestellt werden. Die Patientin ist 150 cm groß und 80 kg schwer. Sie hat in ihrem Leben „sämtliche Diäten" die es gibt versucht, hat aber jedes Mal umgehend das abgenommene Gewicht wieder zugenommen.

Daneben sind außer gehäuften Blasenentzündungen keine weiteren Krankheiten bekannt. Ihre drei älteren Schwestern sowie ihre Mutter leiden ebenfalls unter einer Zuckerkrankheit.

Der Stationsarzt erklärt der Patientin ihre Krankheit und betont die Wichtigkeit der Lebensstiländerung. Dafür meldet er sie bei der Diabetes-/Ernährungsberaterin an. Wichtig scheint ihm v. a. auch eine Gewichtsreduktion, um die Zuckerwerte in den Griff zu bekommen.

Fragen

1. Der Stationsarzt möchte neben den diätetischen Maßnahmen als Initialtherapie ein orales Antidiabetikum geben.
   a) Unter welchen Stoffklassen von oralen Antidiabetika kann er wählen?
   b) Wie wirken die einzelnen Stoffklassen?
2. In der Folge wurde die Patientin erfolgreich mit einem Biguanid (Glucophage®) und später zusätzlich mit einem Sulfonylharnstofff (Amaryl®) behandelt. In den letzten Monaten stieg der Kreatininwert leicht an. Die Kreatininclearance ergab einen Wert von 50 ml/min (Referenzwert: 98–156 ml/min). Was muss in dieser Situation unbedingt beachtet werden und warum?
3. Angenommen die beiden Arzneimittel müssten per Sonde verabreicht werden:
   a) Dürfen diese Arzneimittel gemörsert werden?
   b) Erklären Sie das korrekte Vorgehen für die Verabreichung von Arzneimitteln durch eine Sonde.
4. Im weiteren Verlauf genügt eine Einstellung des Diabetes mit alleinigen diätetischen Maßnahmen sowie oralen Antidiabetika nicht mehr. Die Patientin hat immer wieder Nüchternglucosewerte bis 270 mg/dl bzw. 15 mmol/l, das HbA_{1C} beträgt nun 9,8 %. Der Arzt will nun Insulin geben.
   a) Welche Möglichkeiten der Insulintherapie gibt es?
   b) Wo spritzen Sie langwirksames, wo kurzwirksames Insulin?
   c) Erklären Sie unserer Patientin die Handhabung einer Insulininjektion.
   d) Welche wichtigen unerwünschten Wirkungen hat das Insulin systemisch und lokal?
   e) Wie häufig und warum sollte die Applikationsstelle gewechselt werden?
   f) Wie kann die Durchblutung an der Applikationsstelle verbessert werden, was geschieht dabei?
   g) Wie lange dürfen angestochene Insulinampullen bei Raumtemperatur gelagert werden?

25.2 Patient mit Hüftoperation

Querverweise: ▸Kap. 4.5.2, ▸Kap. 11.1, ▸Kap. 11.2, ▸Kap. 13.1.3, ▸Kap. 14.3 und ▸Kap. 19.3

Fallbeschreibung

Ein 55-jähriger Landwirt ist seit Jahren in regelmäßiger Kontrolle bei seinem Hausarzt. Vor neun Jahren hatte er einen Herzinfarkt. Seither nimmt er einen Betablocker, einen ACE-Hemmer und ein Statin (HMG-CoA-Reduktasehemmer) ein. In seinem Leben hatte er zweimal eine Lungenembolie gehabt (aufgrund eines genetischen Defektes). Seither ist er mit einem Cumarinpräparat oral antikoaguliert. Seit fünf Jahren leidet er nun unter immer stärkeren rechtsseitigen Hüftschmerzen. Die Schmerzmittel mussten immer mehr ausgebaut werden (aktuell Codein/Paracetamol 4 ×/Tag), wobei wegen der oralen Antikoagulation ein nichtsteroidales Antirheumatikum (NSAR) oder Acetylsalicylsäure nicht in Frage kamen. Trotz dieser Analgetika und intensiver Physiotherapie ist der Landwirt wegen der Hüftschmerzen kaum mehr arbeitsfähig. Klinisch und radiologisch stellt der Hausarzt die Diagnose einer Coxarthrose. Gemeinsam entscheiden sie, den Patienten für eine Totalendoprothesenoperation (TEP) der Hüfte anzumelden.

Fragen

1. In der Anästhesiesprechstunde wurde die orale Antikoagulation abgesetzt, die anderen Arzneimittel wurden beibehalten. Der Patient möchte von Ihnen wissen, warum er die einen Arzneimittel absetzen und die anderen weiter nehmen muss.
2. Die orale Antikoagulation wurde eine Woche vor Operationstermin abgesetzt. Natürlich ist das Weiterführen der Antikoagulation notwendig. Welche Möglichkeit hat der Arzt? Was ist der Vorteil der geänderten Therapie?
3. Weil Fremdmaterial implantiert wird, wird bei einer TEP der Hüfte routinemäßig eine Antibiotikaprophylaxe durchgeführt. Wann ist der optimale Zeitpunkt für die Verabreichung des Antibiotikums?
4. Die Operation, welche in Spinalanästhesie durchgeführt wird, gelingt optimal, der Blutverlust beträgt ca. 500 ml. Nachdem die Regionalanästhesie nachgelassen hat, verspürt der Patient äußerst starke Schmerzen. Stellen Sie einen Stufenplan für eine optimale Analgesie zusammen.
5. Wie beurteilen Sie das Suchtpotenzial von Opioiden in der postoperativen Schmerztherapie?
6. Angenommen, die Operation wäre in Vollnarkose durchgeführt worden und der Patient klagt postoperativ über ausgeprägte Übelkeit und Erbrechen (PONV = postoperative Nausea und Vomitus). Welche Arzneimittel könnten dafür verantwortlich sein?
7. Angenommen, bei den verordneten Arzneimitteln handelt es sich um Kapseln und der Patient kann schlecht schlucken. Dürfen Kapseln geöffnet und der Inhalt ohne Kapselhülle eingenommen werden?
8. Nach der Operation muss die orale Antikoagulation mit dem Cumarinpräparat wieder begonnen werden. Dies geschieht überlappend mit niedermolekularen Heparinen. Wieso ist eine überlappende Therapie notwendig?
9. Welche medikamentöse Maßnahme ist bei einer Blutung unter oraler Antikoagulation oder Entgleisung der oralen Antikoagulation mit Cumarinpräparaten indiziert und wie wirkt dieses Arzneimittel?

25.3 Patient mit koronarer Herzkrankheit (KHK) und Entwicklung einer Herzinsuffizienz

Querverweise: ▸Kap. 4.5.2, ▸Kap. 4.12, ▸Kap. 11.1, ▸Kap. 13.1, ▸Kap. 13.2, ▸Kap. 17.1 und ▸Kap. 18.1.

Fallbeschreibung

Ein 62-jähriger bis dahin gesunder Manager verspürt plötzlich ein starkes linksthorakales Klemmen mit Ausstrahlung in den linken Hals. Die Beschwerden sind begleitet von einem starken Angstgefühl, Schwindel und Schweißausbruch. Der Patient wird per Ambulanz auf die Notfallstation gebracht, wo ein akuter Vorderwandinfarkt festgestellt wird. Nach Einleiten der Notfalltherapie wird eine Koronarangiographie durchgeführt und das verschlossene Herzkranzgefäß, der RIVA (Ramus interventricularis anterior) gestentet. Der Patient wird nach dem Eingriff auf die Intensivstation verlegt. An kardiovaskulären Risikofaktoren findet man eine positive Familienanamnese (Vater hatte einen Herzinfarkt mit 49 Jahren) sowie eine Hypercholesterinämie.

Am Folgetag wird der Patient auf Ihre Abteilung verlegt. Seine Medikation sieht folgendermaßen aus:

- Acetylsalicylsäure (Aspirin® cardio (CH), Aspirin® N (D)) 100 mg 1–0–0 p. o.
- Clopidogrel (Plavix®) 75 mg 1–0–0 p. o.
- Metoprolol (Beloc-Zok®) 25 mg 1–0–0 p. o.
- Lisinopril (Acerbon® (D), Zestril® (CH)) 5 mg 1–0–0 p. o.
- Pravastatin (Pravasin® (D), Selipran® (CH)) 40 mg 0–0–1 p. o.
- Nitroglycerin-Kapseln (in Reserve bei pectanginösen Beschwerden)

Fragen

1. Die Notfalltherapie beinhaltet die Gabe von Morphin, Sauerstoff, Nitraten, Acetylsalicylsäure und Clopidrogel bereits vor dem Eintreffen auf die Notfallstation. Dort werden zusätzlich Heparin und häufig ein Betablocker gegeben. Welches therapeutische Ziel wird mit den einzelnen Maßnahmen angestrebt?
2. Kaum auf Station, erzählt Ihnen der Patient beim Eintrittsgespräch, wie erfolgreich die PTCA (Koronarangiographie mit Ballondilatation und eventueller Einlage eines Stents) verlaufen sei. Er denke, dass der „Schaden" nun behoben sei und er schon bald die Arzneimittel absetzen könne. Erklären Sie, warum er die Arzneimittel nicht absetzen darf und sie lebenslang einnehmen sollte.
3. In den darauf folgenden Jahren nimmt der Patient seine Arzneimittel nur unregelmäßig ein. Er macht noch weitere drei Myokardinfarkte durch. Seine Leistungsfähigkeit ist nun deutlich eingeschränkt, eine Gehstrecke von 100 m kann er wegen Atemnot nur noch mit Mühe zurücklegen. Eines Nachts wird er wegen akuter Atemnot per Ambulanz in die Notfallaufnahme gebracht. Der Notfallarzt stellt Beinödeme, gestaute Halsvenen, eine Tachykardie sowie ein Lungenödem fest und diagnostiziert eine akut dekompensierte, biventrikuläre Herzinsuffizienz bei bekannter koronarer Herzkrankheit.
   a) Welche Arzneimittel und nichtmedikamentösen Maßnahmen kommen zur Therapie der akuten Herzinsuffizienz in Frage?
   b) Welche Arzneimittel können in der Verlaufstherapie eingesetzt werden?
   c) Welche wichtigen unerwünschten Wirkungen haben diese Arzneimittel?
   d) Welche Kontraindikationen sind zu berücksichtigen?

4. Wie müssen Nitroglycerin-Kaukapseln angewendet werden und was geschieht, wenn sie nicht nach Vorschrift angewendet werden?
5. Würde Nitroglycerin als transdermales System (Pflaster) verabreicht, was müsste bei der Anwendung berücksichtigt werden?

25.4 Patient mit Hypertonie und Niereninsuffizienz im Verlauf

Querverweise: ▸Kap. 5.6, ▸Kap. 5.7, ▸Kap. 5.8, ▸Kap. 9, ▸Kap. 13.2.1, ▸Kap. 17.1 und ▸Kap. 18.5.

Fallbeschreibung

Ein 50-jähriger Patient meldet sich bei seinem Hausarzt für eine Routineuntersuchung. Auf Nachfrage gibt er an, seit ca. einem halben Jahr vermehrt unter pulsierenden Kopfschmerzen und gelegentlichem Schwindel zu leiden. Zudem sei er auch nicht mehr so leistungsfähig und werde schnell kurzatmig. Dies schreibt er seiner Gewichtszunahme von 10 kg im letzten Jahr zu. Er habe praktisch keine Bewegung. Seinen Arbeitsweg von 250 m zu seinem Kleinunternehmen legt er mit dem Auto zurück, Sport sei auch nicht sein Ding. Jedoch genieße er ein gutes Essen und dem Alkohol sei er nicht abgeneigt (eine halbe bis eine Flasche Wein pro Tag). Dazu seien 1–2 Zigarren pro Tag keine Seltenheit. Tagsüber raucht er etwa ein halbes Päckchen Zigaretten (15 py). Arztbesuche habe er gemieden, weil die Ärzte ihm sowieso immer nur geraten haben, abzunehmen.

Der Arzt untersucht den Patienten und sieht einen adipösen Patienten (175 cm, 135 kg, BMI 44,08 kg/m^2) in einem guten Allgemeinzustand, jedoch mit hypertonen Blutdruckwerten von 165/100 mmHg. Nach einer 24-Stunden-Blutdruckmessung und fehlenden Hinweisen für eine sekundäre Ursache in der Routineuntersuchung stellt er die Diagnose einer essentiellen Hypertonie.

Fragen

1. Die erste Maßnahme ist eine Anpassung des Lebensstils. An welche Möglichkeiten denkt der Arzt und wie könnte der Patient dazu motiviert werden?
2. Nach drei Monaten strikt durchgeführter Lifestyleänderung beträgt der durchschnittliche Blutdruckwert im Blutdrucktagebuch 155/95 mmHg. Der Arzt leitet nun eine antihypertensive Therapie mit Amlodipin (Norvasc®) ein.
   a) Zu welcher Substanzklasse gehört Amlodipin (Norvasc®)?
   b) Welche anderen Substanzklassen können bei Hypertonie eingesetzt werden?
   c) Wo greifen die verschiedenen Substanzklassen in den Organismus ein?
   d) Welche Kriterien spielen bei der Wahl eines Antihypertensivums eine Rolle?
3. Stellen Sie sich vor, unser Patient hätte als Begleiterkrankung
   a) eine Herzinsuffizienz,
   b) einen Diabetes mellitus,
   c) ein Asthma bronchiale,
   d) eine koronare Herzkrankheit ohne Status nach Myokardinfarkt. Welche Antihypertensiva kommen zur Therapie in erster Linie in Frage?

25

4. Welche Aussagen zu Antihypertensiva sind richtig?
   a) ACE-Hemmer und Betablocker können Impotenz verursachen.
   b) ACE-Hemmer können Reizhusten verursachen, der auch noch Monate später erstmals auftreten kann.
   c) Beinödeme sind relativ häufige unerwünschte Wirkungen von Calciumantagonisten, jedoch sind Kopfschmerzen selten.
   d) Hypokaliämie ist eine unerwünschte Wirkung aller Diuretika.
5. Der Patient bleibt mit der Anfangstherapie des gewählten Antihypertensivums immer noch hyperton. In dieser Situation wird gerne ein zusätzliches Antihypertensivum verordnet, anstatt die Dosis zu erhöhen. Was ist der Vorteil einer Kombinationstherapie gegenüber einer alleinigen Dosissteigerung des Arzneimittels?
6. Sie betreuen den Patienten nun seit 20 Jahren. Sie haben den Patienten dazu bringen können, insgesamt 20 kg abzunehmen, seine Ernährung umzustellen und seine Arzneimittel regelmäßig einzunehmen. Darunter hat er über Jahre weitgehend normotensive Blutdruckwerte. Seit dem letzten Jahr jedoch stellt der Arzt eine sich stetig verschlechternde Niereninsuffizienz fest, welche auf die arterielle Hypertonie zurückzuführen ist. Was muss bei der Pharmakotherapie bei niereninsuffizienten Patienten berücksichtigt werden?

25.5 Asthma-Patientin

Querverweise: ▸ Kap. 4.11, ▸ Kap. 4.12, ▸ Kap. 11.12, ▸ Kap. 12.1.1, ▸ Kap. 12.6, ▸ Kap. 13.1.3 und ▸ Kap. 15.1.

Fallbeschreibung

Eine 18-jährige Patientin (172 cm, 62 kg) wird wegen eines komplizierten Oberschenkelbruchs auf eine orthopädische Station in ein Krankenhaus eingewiesen. Schon vor der Einweisung hat die Patientin unter anfallsartigem Husten, verbunden mit Atemnot und pfeifendem Ausatmen, gelitten. Zeitweise bekommt sie kaum mehr Luft. Die Symptome sind bis dahin immer im Frühjahr beim Erblühen der ersten Bäume aufgetreten. Seit sie zwölf Jahre alt ist, leidet sie im Frühjahr in immer stärkerem Ausmaß an Heuschnupfen. Ebenso hatte die Patientin v. a. in der Kindheit unter Neurodermitis gelitten, welche sich über die Jahre aber „ausgewachsen“ hatte. Ansonsten ist die Patientin gesund und hatte nie größere Krankheiten durchgemacht.

Normalerweise raucht die Patientin ein Päckchen Zigaretten pro Tag. Auf weniger als fünf Zigaretten konnte sie das Rauchen in den letzten Wochen jedoch nicht einschränken. An Arzneimitteln nimmt sie regelmäßig die „Pille“ und im Frühjahr während vier Wochen das Antihistaminikum Desloratadin (Aerius®) ein.

Der Stationsarzt denkt an ein allergisches Asthma bronchiale im Rahmen einer vorbestehenden allergischen Veranlagung. Der aktuelle Peakflow beträgt 250 l/min (Norm: 468 l/min).

Fragen

1. Welche Arzneimittel haben einen Effekt in der Behandlung des allergischen Asthma bronchiale und wie ist ihre Wirkung?
2. Der Stationsarzt hat der Patientin eine inhalative Therapie verordnet. Zeigen Sie der Patientin den Gebrauch eines Dosieraerosols.
3. Mit welchem Hilfsmittel kann die Inhalation vereinfacht werden und warum?
4. Gibt es andere Möglichkeiten der Inhalation? Erklären Sie den Gebrauch.
5. Welche Maßnahme erklären Sie der Patientin, um das Risiko der wichtigsten unerwünschten Wirkung der inhalativen Steroide, den Mundsoor, zu vermindern?
6. Die Großmutter der Patientin leidet seit 45 Jahren auch unter einem Asthma bronchiale. Sie inhaliert täglich 2 × 2 Hübe Symbicort® 200/6 (Kombinationstherapie aus Glucocorticoid und Beta-Sympathomimetikum). Vor einem Jahr hatte sie einen Myokardinfarkt. Die gängige Medikation einer koronaren Herzkrankheit beinhaltet die Einnahme eines Betablockers sowie von Acetylsalicylsäure. Welche Probleme ergeben sich in Bezug auf das Asthma bronchiale mit diesen beiden Arzneimitteln und warum?

25.6 Antibiotikatherapie bei Infekten

Querverweise: ▸Kap. 4.5, ▸Kap. 4.5.2, ▸Kap. 5.1, ▸Kap. 5.7, ▸Kap. 17.2, ▸Kap. 19.3 und ▸Kap. 19.4.

25.6.1 Gastrointestinaler Infekt

Fallbeschreibung

Eine 25-jährige Patientin (170 cm, 57 kg) meldet sich auf der Notfallstation wegen wässriger Diarrhö 8–10 × pro Tag, verbunden mit Übelkeit und zweimaligem Erbrechen. Fieber besteht keines, allerdings fühlt sich die Patientin deutlich abgeschlagen, der Blutdruck (BD) beträgt 90/60 mmHg, die Herzfrequenz (Hf) 125/min. Die Patientin gibt an, dass sie am Tag zuvor die Reste einer Eierspeise, die 7 Tage im Kühlschrank lagerte, gegessen hatte.

Es wird eine Stuhlbakteriologie abgenommen. Nach Infusion von 2 l NaCl 0,9 % fühlt sich die Patientin bereits wieder etwas besser, der Blutdruck und die Herzfrequenz haben sich normalisiert (BD 110/70 mmHg, Hf 88/min) und die Patientin kann entlassen werden. Am folgenden Tag meldet sich die Patientin beim Hausarzt, weil sie bis 39 °C Fieber und dazu teils blutigen Durchfall hat. Der Hausarzt verschreibt ihr Ciprofloxacin 2 × 500 mg für fünf Tage. In der Folge bessern sich die Beschwerden relativ rasch, die Stuhlbakteriologie ergab eine infektiöse Diarrhö mit Salmonella enteritidis.

Fragen

1. Zu welcher Gruppe der Antibiotika gehört Ciprofloxacin?
2. Welche unerwünschten Wirkungen von Ciprofloxacin sind relativ häufig oder wichtig?
3. Die Patientin hat Mühe mit dem Schlucken der Tabletten. Darf sie zur Erleichterung der Einnahme die Tabletten mit Joghurt einnehmen?
4. Warum war die erste Entscheidung des Arztes richtig, kein Antibiotikum zu geben?
5. Nach 2 Tagen Therapie mit Ciprofloxacin ist die Patientin beschwerdefrei. Warum ist es trotzdem wichtig, das Antibiotikum die verschriebenen 5 Tage einzunehmen?

25.6.2 Pneumonie

Fallbeschreibung

Ein 37-jähriger Patient (180 cm, 92 kg) meldet sich beim Hausarzt wegen Fieber bis 39 °C, Husten und gelb-grünlichem Auswurf. Die Symptome bestehen schon eine Woche und werden immer schlimmer. In der Lungenauskultation hört der Arzt ein Rasselgeräusch links basal, radiologisch bestätigt sich der Verdacht einer Pneumonie im linken Unterlappen. Neben einer symptomatischen Therapie verschreibt der Hausarzt das Antibiotikum Clarithromycin (Klacid®) in einer Dosierung von 2 × 500 mg für 7 Tage.

Fragen

1. Zu welcher Gruppe der Antibiotika gehört Clarithromycin?
2. Welche unerwünschten Wirkungen sind relativ häufig?
3. Welche Vorteile besitzt Clarithromycin bei respiratorischen Infekten gegenüber den häufig eingesetzten Penicillinen?
4. Dürfen Sie bei Bedarf Klacid® Tabletten zerkleinern oder zermörsern?
5. Welche Tabletten dürfen grundsätzlich nicht geteilt, zerkleinert oder gemörsert werden?

25.6.3 Erysipel

Fallbeschreibung

Ein 67-jähriger Diabetiker (165 cm, 81 kg) ist auf Ihrer Station hospitalisiert. Sie bemerken eine zunehmende Rötung am linken Oberschenkel, welche deutlich überwärmt ist. Sie denken an ein Erysipel und informieren den Stationsarzt, welcher Ihre Verdachtsdiagnose bestätigt und Flucloxacillin in einer Dosierung von 3 × 500 mg pro Tag für 7 Tage verordnet.

Fragen

1. Zu welcher Gruppe der Antibiotika gehört Flucloxacillin?
2. Welche wichtigen unerwünschten Wirkungen besitzt Flucloxacillin und was sind die Kontraindikationen?
3. Was ist bei der mehrfach täglichen Verabreichung von Antibiotika grundsätzlich wichtig?
4. Darf Flucloxacillin nach dem Essen eingenommen werden?

25.6.4 Tuberkulose

Fallbeschreibung

Ein 64-jähriger Patient (175 cm, 52 kg) stellt sich auf der Notfallstation vor, weil er seit einiger Zeit einen Leistungsknick verbunden mit Nachtschweiß, Gewichtsverlust von 7 kg innerhalb eines Jahres und nun seit drei Wochen progredienten Husten mit blutigem Sputum bemerkt hatte. Das Thoraxröntgenbild des Patienten zeigt eine Kaverne im linken Oberlappen. Der Arzt stellt die Verdachtsdiagnose einer offenen Lungentuberkulose, welche durch die Sputummikroskopie bestätigt wird. Ein Erregernachweis und eine Resistenzprüfung werden veranlasst. Der Arzt lässt den Patienten isolieren und verordnet eine antibiotische Vierer-Kombination mit den Tuberkulostatika Isoniazid, Pyrazinamid, Rifampicin (Rifater®) und Ethambutol (Myambutol®).

Fragen

1. Welche unerwünschten Wirkungen haben die vier Arzneimittel und welche Konsequenzen ergeben sich daraus?
2. Wie sollten die Arzneimittel in Bezug auf die Nahrungsmitteleinnahme eingenommen werden?
3. Wie lange dauert eine antituberkulöse Therapie?
4. Wann darf die Isolation aufgehoben werden?
5. Warum ist eine Vierer-Kombination bei Therapiebeginn die Therapie der Wahl?

25.7 Patientin mit allergischer Sofortreaktion nach Bienenstich

Querverweise: ▸ Kap. 2, ▸ Kap. 4.6.1, ▸ Kap. 4.12, ▸ Kap. 11.11, ▸ Kap. 12.1.1 und ▸ Kap. 12.6.

Fallbeschreibung

Eine 28-jährige Frau wird von einer Biene gestochen. Eine Bienenstichallergie ist bekannt, weshalb die Frau immer ein Notfallset gegen die Bienenstichallergie bei sich trägt. In der Folge kommt es zu einem generalisierten urtikariellen Ausschlag und fortschreitender Atemnot. Zusätzlich macht sich ein diffuser Schwindel breit, weshalb sie sich sofort mittels Pen Adrenalin (Epinephrin) 0,3 mg s. c. (Fastjekt® (D) Epipen® (CH)) in den Oberschenkel injiziert sowie ein Antihistaminikum (z. B. Cetirizin) und Prednison 100 mg p. o. einnimmt.

Fragen

1. Erklären Sie die Wirkung der drei verwendeten Notfallmedikamente bei akuter allergischer Reaktion.
2. Welche unerwünschten Wirkungen sind bei den Antihistaminika bekannt, welche unerwünschten Wirkungen können bei kurzfristiger Glucocorticoid- (Steroid-) Gabe, welche bei längerfristiger Steroidgabe auftreten?
3. Was ist bezüglich Wirkdauer der verwendeten Arzneimittel zu berücksichtigen?
4. Warum ist die Abgabe eines Notfallsets sowie eines Allergiepasses an jeden Patienten mit durchgemachter allergischer Reaktion auf Insektenstiche sinnvoll?
5. Wie ist ein Autoinjektor für Adrenalin zu handhaben?
6. Woraus besteht ein Notfallset gegen allergische Reaktionen wie Insektenstiche?
7. Was ist in Bezug auf die Haltbarkeit der Arzneimittel des Notfallsets zu berücksichtigen?

25.8 Patient mit ekzematöser Läsion am Unterarm

Querverweise: ▸ Kap. 4.7, ▸ Kap. 11.3, ▸ Kap. 22.1 und ▸ Kap. 22.2.

Fallbeschreibung

Ein 19-jähriger Patient ist infolge einer Sportverletzung ins Krankenhaus gekommen. Als Nebenbefund wird eine zunehmende Rötung, Schuppung, Bläschenbildung verbunden mit ausgeprägtem Juckreiz im Bereich des Armbandes seiner neuen Uhr am Unterarm links festgestellt. Der hinzugezogene Dermatologe diagnostiziert ein allergisches Kontaktekzem und verschreibt eine Cortisonsalbe mit Mometason der Klasse III (Ecural® (D), Elocom® (CH)).

Fragen

1. Wie wirkt das topische Steroid und welche unerwünschten Wirkungen sind möglich?
2. Wie lange dürfen Cortisonsalben in der Regel ununterbrochen angewendet werden?
3. Wird das örtlich angewendete Cortison systemisch aufgenommen?
4. Welche Arten von Externa gibt es? Wie sind sie aufgebaut? Wann wird welche Art angewendet?
5. Was ist beim Aufbringen einer Cortisonsalbe oder -creme auf die Haut zu beachten?

25.9 Patientin mit depressiver Episode

Querverweise: ▸Kap. 4.12, ▸Kap. 5.7, ▸Kap. 5.8.1, ▸Kap. 11.5 und ▸Kap. 24.1.4.

Fallbeschreibung

Eine 35-jährige Frau stellt sich bei ihrem Hausarzt vor, weil sie seit einiger Zeit unter Antriebslosigkeit, Lustlosigkeit, Abgeschlagenheit und Schlafstörungen leidet. Sie fühlt sich bedrückt, niedergeschlagen und hat an nichts mehr Interesse. Zudem fühlt sie sich wertlos, hat das Gefühl in ihrem Beruf als Produktmanagerin zu versagen und kann sich kaum konzentrieren. Auch habe sie schon an Selbstmord gedacht. Der Hausarzt vermutet eine depressive Episode als Grund für die Beschwerden und plant neben einer engmaschigen, gesprächsorientierten psychiatrischen Begleitung eine einschleichende antidepressive Arzneimitteltherapie.

Fragen

1. Welche Substanzklassen der Antidepressiva kennen Sie?
2. Warum wird die antidepressive Therapie einschleichend begonnen und wann ist mit einem Effekt zu rechnen?
3. Wegen der unerwünschten Wirkungen der Antidepressiva werden sie von den Patienten häufig gleich wieder abgesetzt. Auf welche unerwünschten Wirkungen machen Sie die Patienten aufmerksam? Was können Sie ihnen generell über die unerwünschten Wirkungen erzählen?
4. Johanniskraut gilt wegen seiner „Natürlichkeit“ als beliebtes Arzneimittel bei leichten und mittelschweren depressiven Episoden. Allerdings besteht ein wichtiges und ernstzunehmendes Interaktionspotenzial bei zusätzlichen Arzneimitteltherapien weiterer Krankheiten. Was ist gemeint? Geben Sie Beispiele.

25.10 Patientin mit Osteoporose

Querverweise: ▸ Kap. 11.1, ▸ Kap. 12.4.1, ▸ Kap. 12.7, ▸ Kap. 18.2 und ▸ Kap. 18.3.

Fallbeschreibung

Eine 75-jährige Frau stolpert bei einem Waldspaziergang und stürzt. In der Folge kommt es zu massiven Schmerzen im Bereich der unteren Brustwirbelsäule. Sie wird mit der Ambulanz ins Krankenhaus gebracht. Der Aufnahmearzt stellt radiologisch eine Kompressionsfraktur des BWK 9 (Brustwirbelkörper) fest.

Aus der Anamnese geht hervor, dass die Patientin in den letzten 20 Jahren 6 cm kleiner geworden ist. Wegen einer Lactoseintoleranz hat sie zeitlebens auf Milchprodukte verzichtet. Bei der Untersuchung fällt eine starke Kyphosierung der Brustwirbelsäule auf (Rundrücken) sowie ein Tannenbaumphänomen (Hautfalten am Rücken tannenbaumartig angeordnet), auch befindet sich der Rippenbogen praktisch auf Höhe des Beckenkamms. Die Verdachtsdiagnose lautet osteoporosebedingte Fraktur. Mittels Knochendichtemessung kann eine Osteoporose diagnostiziert werden. Neben der Analgesie mit Paracetamol/Codein verschreibt der Arzt folgende Medikation:

- Calcitonin Nasalspray 200 I. E./d (Karil® (D), Miacalcic® (CH)),
- Calcium/Vitamin D_3 1000 mg/d (Calcimagon-D3®),
- Alendronat 70 mg 1 × pro Woche (Fosamax®).

Fragen

1. Was bewirken die verordneten Arzneimittel?
2. Was muss bei der Einnahme von Alendronat beachtet werden und warum?
3. Bis vor einigen Jahren wurde bei postmenopausalen Frauen praktisch flächendeckend eine Estrogensubstitution unter anderem zur Osteoporoseprophylaxe eingesetzt. Die Wirksamkeit zur Osteoporoseprophylaxe wurde nie bestritten. Warum ist der Einsatz von Estrogenen heute trotzdem nicht mehr zu empfehlen?
4. Gibt es neben der Arzneimitteltherapie andere Möglichkeiten, osteoporosebedingten Frakturen (insbesondere Schenkelhalsfrakturen) vorzubeugen?

26 Lösungsvorschläge

26.1 Patientin mit Diabetes mellitus Typ II

Frage 1

Arzneistoffgruppe	Wirkung
Nicht insulinotrope orale Antidiabetika	
Biguanide	Hemmung der Glucosebildung und Förderung der Glucoseaufnahme in die Zellen
Alpha-Glucosidase-Hemmer (in D)	Beeinflussung der Absorption von Zucker
Glitazone	Steigern Glucoseaufnahme in die Zellen und verringern die Glucoseneubildung in der Leber
SGLT2-Hemmer	Vermindern die Glucoserückabsorption in der Niere
Insulinotrope orale Antidiabetika	
Sulfonylharnstoffe, Glinide	Förderung der Insulinfreisetzung
DDP-4-Hemmer (Inkretin-Verstärker), Inkretin-Mimetika	Verhindern den schnellen Abbau der Inkretine resp. ahmen diese nach und bewirken eine Insulinausschüttung

Anmerkung: Glitazone, Glinide, DDP4-Hemmer, Inkretine und SGLT2-Hemmer sind nicht Therapeutika der 1. Wahl

Frage 2

Das Biguanid Metformin (Glucophage®) absetzen wegen der Gefahr einer Lactatazidose.

Frage 3

Beide Arzneimittel dürfen zerkleinert oder gemörsert werden, aber separat. Achtung: Glucophage® ist eine Filmtablette. Filmbildner können quellen und die Sonde verstopfen.

a) Sonde mit 10–30 ml Wasser spülen. Jedes Arzneimittel separat verabreichen (zermörsern, in Wasser suspendieren, verabreichen), dazwischen mit 3–5 ml Wasser spülen. Zum Schluss erneut mit 10–30 ml Wasser spülen.

Frage 4

a) Konventionelle Insulingabe, intensivierte Insulingabe (Basis-Bolus-Therapie), bedtime Insulin, supplementäre Insulintherapie.
b) Langwirksames Insulin: in den Oberschenkel (langsamere Absorption); kurzwirksames Insulin: in den Bauch (schnellere Absorption); Mischinsulin: morgens in den Bauch, abends in den Oberschenkel.
c) Desinfizieren, Hautfalte bilden, Insulinnadel im 45°- bzw. 90°-Winkel ins subcutane Fettgewebe stechen, injizieren, danach noch mindestens fünf Sekunden im Unterhautgewebe verweilen um die vollständige Dosis korrekt aufnehmen zu lassen (insbesondere beim Insulin-Pen). Hautfalte loslassen und Nadel entfernen.
d) Systemisch: v. a. Hypoglykämie, Gewichtszunahme; lokal: Lipodystrophien.
e) Ca. wöchentlich, Vorbeugen von Lipodystrophien (langsamere Absoprtion).
f) Massage der Injektionsstelle, Verbesserung der Durchblutung für schnellere Absorption.
g) 4–6 Wochen (je nach Präparat), wichtig: Anbruchdatum auf Ampulle notieren.

26.2 Patient mit Hüftoperation

Frage 1

Maßnahme	Arzneimittel	Begründung
Absetzen	Orale Antikoagulanzien	Wegen der Gefahr von unstillbaren Blutungen perioperativ
Weiternehmen	Betablocker, ACE-Hemmer	Einstellung der KHK, evtl. sogar ausbauen
	Schmerzmedikation	Lebensqualität des Patienten
	Statin	Kann weiter eingenommen werden, muss aber nicht

Hätte der Patient ein NSAR oder ein Acetylsalicylsäure-Präparat erhalten, hätte er diese Medikation 3–7 Tage, je nach Halbwertszeit der Arzneimittel, vor der Operation absetzen müssen. In gewissen Fällen kann die Acetylsalicylsäure perioperativ weiter gegeben werden. Vor allem dann, wenn einerseits das Risiko des Patienten unverhältnismäßig hoch ist, ein thromboembolisches Ereignis zu erleiden oder andererseits bei der Operation von einem sehr geringen Blutungsrisiko ausgegangen werden kann (z. B. Kataraktoperation).

Frage 2

Subcutane Injektion von niedermolekularem Heparin. Bessere Steuerbarkeit gegenüber der oralen Antikoagulation mit Cumarinpräparaten wegen der kürzeren Halbwertszeit der niedermolekularen Heparine.

Frage 3
30–60 Minuten vor Operation.

Frage 4
Siehe ○ Abb. 11.3. Basisanalgesie mit Paracetamol 4 g/Tag oder Metamizol 4 g/Tag, Opioide gemäß Bedarf, eventuell Pumpe zur patientenkontrollierten Analgesie (PCA).

Frage 5
Bei postoperativer Schmerztherapie besteht praktisch kein Suchtpotenzial durch die Opioideinnahme.

Frage 6
Narkotika, Opioide.

Frage 7
Hartgelatine- oder Steckkapseln sowie Weichgelatinekapseln dürfen grundsätzlich nicht geöffnet werden, ausgenommen die Herstellfirma gibt in der Packungsbeilage oder in der Fachinformation speziell an, dass die Kapsel geöffnet werden darf.

Frage 8
Die Wirkung der Cumarine tritt verzögert ein, am Anfang der Therapie mit Cumarinen ist das Thromboserisiko sogar erhöht. Die überlappende Gabe ist so lange notwendig, bis der Quickwert oder INR zweimal im therapeutischen Bereich liegt.

Frage 9
Gabe von Konakion®, einem Vitamin K, das zum Aufbau verschiedener Gerinnungsfaktoren notwendig ist.

26.3 Patient mit koronarer Herzkrankheit (KHK) und Entwicklung einer Herzinsuffizienz

Frage 1

	Arzneistoff	Therapeutisches Ziel
M	Morphin	Analgesie, Vorlast senken
O	Oxygen (Sauerstoff)	Sauerstoff-Angebot des Myokards erhöhen
N	Nitrate	Vorlast-/Nachlastsenkung und somit Senkung des kardialen Sauerstoffbedarfs, Relaxation glatter Muskelzellen
A	Acetylsalicylsäure/Clopidogrel	Thrombozytenaggregationshemmung
	Heparin	Antikoagulation
	Betablocker	Verminderung des kardialen Sauerstoffbedarfs

Frage 2

Der Patient hat ein größeres Risiko, einen weiteren Herzinfarkt zu erleiden als die Normalbevölkerung. Zur Verminderung des Risikos eines Reinfarkts sind die erwähnten Arzneimittel (bis auf Nitroglycerin) hilfreich.

Wirkungsweise einzelner Substanzen:

- Plavix®, Aspirin® cardio: Thrombozytenaggregationshemmung, Plavix® für ein Jahr nach Stentimplantation, falls keine Stentimplantation stattfand reicht Aspirin® cardio aus,
- Betablocker Beloc-Zok®: Verminderung des myokardialen Sauerstoffbedarfs,
- ACE-Hemmer Acerbon® (D), Zestril® (CH): Nachlastsenkung, Blutdruckkontrolle,
- Statin Pravasin® (D), Selipran® (CH): Cholesterinsenkung, Plaquestabilisierung in der Gefässwand,
- Vasodilatator Nitroglycerin: Erweiterung der Koronar- und peripheren Gefäße.

Frage 3

a) Akute Maßnahme: Sitzende Lagerung, Sauerstoff, Diuretika, Nitrate, Opioide.

b) Verlaufstherapie: ACE-Hemmer, Diuretika (Schleifendiuretika, Aldosteronantagonisten), Betablocker, eventuell orale Antikoagulation, eventuell Digoxin (nur bei zusätzlich tachykardem Vorhofflimmern).

c) Unerwünschte Wirkungen:
   - ACE-Hemmer: Husten, Niereninsuffizienz,
   - Diuretika: Elektrolytentgleisung, prärenale Niereninsuffizienz,
   - Betablocker: Rhythmusstörungen,
   - Orale Antikoagulation: Blutungsrisiko, Interaktion mit diversen Arzneimitteln.

d) Kontraindikationen:
   - Generell: Hypotonie,
   - Betablocker: Asthma bronchiale,
   - Antikoagulanzien: Sturzneigung, Blutungsneigung, Schwangerschaft.

Frage 4

a) Die Kaukapsel wird mit den Schneidezähnen aufgebissen und die in der Kapsel enthaltene Lösung mit dem Speichel vermischt. Die leere Kapsel kann nach Eintritt der Wirkung ausgespuckt werden.

b) Wenn die Kapsel geschluckt wird, ohne sie aufzubeißen, kann keine Wirkung eintreten.

Frage 5

Nitratfreies Intervall (ohne Pflaster) von 6–8 Stunden einhalten um die Nitratwirkung zu erhalten.

26.4 Patient mit Hypertonie und Niereninsuffizienz im Verlauf

Frage 1

- Gewichtsabnahme: vermehrt Sport (Sportverein, personal trainer, Laufgruppen, Anschluss an 3× wöchentliche Sportgruppen unter ärztlicher Leitung), Diät- und Ernährungsberatung mit Zielvorgaben und engmaschiger Betreuung,
- Salzrestriktion,
- Vermeiden weiterer kardiovaskulärer Risiken: Nicotinstopp,
- Reduktion des Alkoholkonsums.

Frage 2

a) Calciumantagonist.
b) Diuretika, ACE-Hemmer, Angiotensin-II-Antagonisten, Vasodilatatoren, evtl. Betablocker.
c) Siehe Abb. 13.2.
d) Begleiterkrankung, unerwünschte Wirkung, Preis.

Frage 3

Empfehlen	Eher nicht
a) Diuretika, Betablocker, ACE-Hemmer	–
b) ACE-Hemmer (Nephroprotektion)	Betablocker
c) Calciumantagonisten	Betablocker
d) Betablocker, Calciumantagonisten	–

Frage 4

a) (+)/+
b) +
c) +/–
d) –

Frage 5

Wirkungsoptimierung bei vergleichsweise weniger unerwünschten Wirkungen.

Frage 6

Anpassung der Arzneimittel-Dosierungen an die Nierenfunktion, sofern das Arzneimittel über die Niere ausgeschieden wird.

26.5 Asthma-Patientin

Frage 1

Arzneimittel	Wirkung
Beta-Sympathomimetika, Parasympatholytika	Bronchodilatation
Inhalative/systemische Steroide	Entzündungshemmende Wirkung
Antihistaminika	Antiallergische Wirkung
Cromoglicinsäure (nicht in Akutphase)	Mastzellstabilisation (Hemmung der Histaminfreisetzung)

Frage 2
Ausatmen, Dosieraerosol mit Mund gut umschließen, Inhalation und Einatmung synchronisieren, sodass bei Beginn der Einatmung der Dosieraerosol ausgelöst/gedrückt wird, Atem danach für zehn Sekunden anhalten, langsam durch die Nase ausatmen. Dann normal atmen und Vorgang je nach Dosierung wiederholen.

Frage 3
Vorschaltkammer zur Vereinfachung der Handhabung verwenden. Dadurch ist keine Synchronisation des Einatmens mit der Dosisabgabe notwendig.

Frage 4
Andere Inhalatoren: Turbohaler® (D)/Turbuhaler® (CH), Diskus, Nassinhalation.

Frage 5
Nach Inhalation Mund spülen, trinken bzw. essen.

Frage 6
- Betablocker können zur Bronchokonstriktion und somit zur Verschlechterung des Asthma bronchiale führen.
- Bei Asthmatikern sind häufig Allergien bzw. eine Unverträglichkeit auf Acetylsalicylsäure zu beobachten.

26.6 Antibiotikatherapie bei Infekten

26.6.1 Gastrointestinaler Infekt

Frage 1
Chinolone

Frage 2
Häufige unerwünschte Wirkungen:
- gastrointestinale Beschwerden (Übelkeit, Erbrechen, Durchfall),
- Nervensystem (Kopfschmerz, Schwindel),
- Hautausschläge.

Wichtige unerwünschte Wirkungen:
- Tendopathien,
- Gelenkschmerzen.

Frage 3
Nein, die gleichzeitige Verabreichung von Calcium, Magnesium, Aluminium oder Eisen (Milchprodukte, Antazida, Sucralfat) verringert die Absorption von Ciprofloxacin.

Frage 4
Bei Diarrhö ohne Fieber und ohne Blut im Stuhl ergibt sich kein besseres Ergebnis mit oder ohne Antibiose. Zudem kann mit restriktiverem Einsatz von Antibiotika der Resistenzentwicklung entgegengewirkt werden.

Frage 5
Um einem Rezidiv und einer Resistenzentwicklung vorzubeugen.

26.6.2 Pneumonie

Frage 1
Makrolide.

Frage 2
Unerwünschte Wirkungen:
- gastrointestinale Beschwerden (Übelkeit, Erbrechen, Durchfall, Geschmacksstörung),
- allergische Hautreaktion (selten),
- hepatische Reaktionen (selten).

Frage 3
- einsetzbar auch bei Penicillinallergie,
- Wirksamkeit gegen atypische Erreger von Pneumonien wie z. B. Mykoplasmen.

Frage 4
Ja. Der Wirkstoff ist aber lichtempfindlich und extrem bitter im Geschmack. Nach dem Zermörsern ist er auch schwer suspendierbar. Als Alternative kann Klaciped® Suspension eingesetzt werden.

Frage 5
- Tabletten mit einem magensaftresistenten Überzug,
- Tabletten mit einem Überzug, der eine verzögerte Wirkstoffliberation bewirkt (Retardform),
- Mantel- oder Zweischichttabletten.

26.6.3 Erysipel

Frage 1
Penicilline (penicillinasefestes Penicillin).

Frage 2
Unerwünschte Wirkungen:
- lokale wie systemische, allergische Reaktionen (Penicillinallergie),
- gastrointestinale Beschwerden (Übelkeit, Erbrechen, Durchfall),
- hämatologische Effekte (Eosinophilie, Neutropenie, Agranulozytose, Thrombozytopenie, Anämie).

Kontraindikation:
- Penicillin-Allergie.

Frage 3
Um eine genügende Antibiotikakonzentration im Körper zu erhalten, ist das Dosisintervall auf die vollen 24 Stunden des Tages auszurichten, das bedeutet bei dreimal täglicher Gabe ist ein Dosisintervall von 8 Stunden einzuhalten.

Frage 4
Nein, um einen maximalen Serumspiegel zu erreichen ist Flucloxacillin nüchtern, d. h. eine halbe bis eine Stunde vor den Mahlzeiten, einzunehmen.

26.6.4 Tuberkulose

Frage 1

Arzneistoff	Unerwünschte Wirkung
Isoniazid	Schwindel, Kopfschmerzen, gastrointestinale Beschwerden
Pyrazinamid	Gastrointestinale Beschwerden, Leberschädigung, Harnsäureerhöhung, Fotosensibilisierung
Rifampicin	Gastrointestinale Beschwerden, Leberschädigung, allergische Reaktion
Ethambutol	Sehnerventzündung, allergische Reaktion, gastrointestinale Beschwerden

Konsequenzen: Überwachung der Leberwerte und der Nierenwerte sowie ophthalmologische Kontrollen.

Frage 2

Rifater® 1–2 Stunden vor dem Essen; Myambutol® kann unabhängig vom Essen eingenommen werden. Zur Vereinfachung der Einnahme beide Arzneimittel 1–2 Stunden vor dem Essen.

Frage 3

Normalerweise (falls keine Resistenz vorliegt) mindestens zwei Monate Vierer-Kombination, dann mindestens vier Monate Zweier-Kombination (Isoniazid, Ethambutol).

Frage 4

Sobald drei Morgensputa hintereinander negativ bezüglich Mycobacterium tuberculosis sind.

Frage 5

Wegen des großen Problems der Resistenzentwicklung von Mycobacterium tuberculosis.

26.7 Patientin mit allergischer Sofortreaktion nach Bienenstich

Frage 1

Medikament	Wirkung
Adrenalin	Bronchodilatatorisch (Sympathomimetikum mit Beta-2-Effekt, reduziert Atemnot)
	Vasokonstriktorisch (Alpha-Effekt, Blutdruck-Steigerung)
	Positiv chronotrop (Beta-1-Effekt, Herzfrequenz-Steigerung)
Antihistaminikum	Antiallergisch (verdrängt Histamin vom H_1-Rezeptor und wirkt der Vasodilatation, der Urtikaria und dem Juckreiz entgegen)
Prednison	Entzündungshemmend, antiallergisch, immunsuppressiv

Frage 2

Arzneistoffgruppe	Unerwünschte Wirkungen
Antihistaminika	Sedierender Effekt, insbesondere bei älteren Antihistaminika, somit ist die Fahrtüchtigkeit eingeschränkt
Steroide	Kurzfristig: insbesondere Schlafstörungen, evtl. geröteter Kopf (Flush)
	Längerfristig: Cushing-Syndrom mit Vollmondgesicht, Stammfettsucht/Gewichtszunahme, Ödeme, Blutdruckanstieg, Muskelschwäche, Diabetes, Hautveränderungen, psychische Störungen, Störung der Sexualfunktion, Osteoporose, erhöhte Infektanfälligkeit, Nebenniereninsuffizienz

Frage 3

Bei Nachlassen der Arzneimittelwirkung können die allergischen Symptome wieder auftreten. Deswegen ist es wichtig nach Verabreichen der Notfallarzneimittel trotzdem eine Notfallstation aufzusuchen, um eine gewisse Zeit überwacht zu sein. Allenfalls müssen die Arzneimittel über eine längere Zeit eingenommen werden (Steroide, Antihistaminikum). Wegen eines eventuellen Blutdruckabfalls kein Fahrzeug führen.

Frage 4

Die unverzügliche Arzneimitteleinnahme bei Symptomen ist lebenswichtig (gute Patienteninformation). Der Allergiepass gibt bei Arzneimittelallergie wichtige Hinweise für eine spätere Arzneimitteltherapie.

Frage 5

Der Autoinjektor sollte direkt auf der Haut angewendet werden, ist im Notfall aber auch durch die Kleider möglich:

- Deckel des Autoinjektors herausziehen,
- Autoinjektor rechtwinklig zum äußeren Oberschenkel halten,
- Autoinjektor kräftig gegen Oberschenkel drücken, Injektionsmechanismus wird ausgelöst, zehn Sekunden Stellung so halten, Autoinjektor wegnehmen, Stelle zehn Sekunden massieren,
- Arzt aufsuchen,
- Autoinjektor darf nur einmal verwendet werden, auch wenn eine gewisse Restmenge an Adrenalin darin zurückbleibt.

Frage 6

Antihistaminikum, hochdosiertes Steroid, Epinephrin als Autoinjektor.

Frage 7

Weil das Notfallset immer mitgeführt werden sollte, sind die optimalen Lagerbedingungen nicht gewährleistet. Deshalb auf keinen Fall die Arzneimittel länger als bis zum angegebenen Verfalldatum verwenden.

26.8 Patient mit ekzematöser Läsion am Unterarm

Frage 1

Wirkungen:

- entzündungshemmend,
- antipruriginös (juckreizstillend),
- immunsuppressiv,
- antiproliferativ.

Unerwünschte Wirkungen:

- Längerfristig: pergamentartige Haut (Hautatrophie), Hautirritation, Brennen, Juckreiz, Hautausschlag, Hypertrichose (übermäßige Behaarung), Teleangiektasie (Besenreiser), Striae, Steroidakne, Sekundärinfektionen,
- selten: systemische Wirkung eines Cushing, nur bei längerer Anwendung auf großen Hautflächen.

Frage 2

Maximal 2–3 Wochen, in empfindlichen Bereichen wie Gesicht, Schleimhaut, usw. maximal eine Woche. Die Patienten sind darauf hinzuweisen!

Frage 3

Ja, jedoch in geringer Menge, daher sind systemische Wirkungen sehr selten.

Frage 4

Externa	Zusammensetzung
Salbe	Wasserfreie Zubereitung auf Fettgrundlage
Creme	Weiche Konsistenz und hoher Wasseranteil, Emulsion von Öl in Wasser bzw. Wasser in Öl
Gel	Fettfreie Zubereitung mit Zusatz von Quell- oder Geliermittel
Paste	Hoher Anteil unlöslicher Stoffe in Fettgrundlage, wasserabstoßend

Bei intakter Hornhautschicht erreichen lipophile Träger mit lipophilen Wirkstoffen die beste Tiefenwirkung (Salben, Wasser-in-Öl-Creme). Bei nässenden Dermatosen sind hydrophile Träger mit hydrophilen Wirkstoffen vorzuziehen (Öl-in-Wasser-Creme, Gele).

Frage 5

- Eigenschutz,
- leichtes Einmassieren, damit die Haut den Wirkstoff besser aufnehmen kann und er nicht durch die Wäsche aufgenommen wird,
- gesamte Läsion behandeln.

26.9 Patientin mit depressiver Episode

Frage 1

Arzneistoff	Wirkung
TCA (Trizyklische Antidepressiva, z. B. Amitriptylin)	Hemmen Wiederaufnahme von Serotonin und Noradrenalin nicht selektiv, plus anticholinerge Eigenschaft
SSRI (Selektive Serotonin Reuptake Inhibitoren, z. B. Citalopram)	Hemmen gezielt Wiederaufnahme von Serotonin
SSNRI (Selektive Serotonin/Noradrenalin Reuptake Inhibitoren, z. B. Venlafaxin)	Gleich wie TCA ohne anticholinerge Eigenschaften
NRI (Noradrenalin Reuptake Inhibitoren, z. B. Reboxetin)	Hemmen im Gegensatz zu den SSNRI nur die Noradrenalin-Wiederaufnahme
MAO-Hemmer (Monoaminooxidasehemmer, z. B. Moclobemid)	Monoaminooxidase baut Serotonin, Noradrenalin, Dopamin und Tyramin ab, durch Blockade dieses Enzyms werden die Neurotransmitterkonzentrationen erhöht
Melatonin-Rezeptoragonist (z. B. Agomelatin)	Agonist am Melatoninrezeptor, blockiert zusätzlich den Serotoninrezeptor
Johanniskraut	Blockiert die Wiederaufnahme von Serotonin, Noradrenalin und anderen Neurotransmittern

Frage 2

- Einschleichende Dosierung, um die unerwünschten Wirkungen zu Beginn möglichst gering zu halten und damit die Patientenadhärenz zu fördern,
- Wirkmaximum frühestens nach 10 Tagen, meist erst nach 3 Wochen.

Frage 3

- Vor allem die TCA, aber auch die anderen Antidepressiva verursachen belastende Symptome wie Übelkeit, Mundtrockenheit, vermehrtes Schwitzen, Tremor, Schwindel, Durchfall und sexuelle Dysfunktionen (Libidostörung, erektile Dysfunktion), Somnolenz, Schlafstörungen.
- Die unerwünschten Wirkungen nehmen normalerweise im Verlauf der Therapie ab.

Frage 4

- Hohes Interaktionspotenzial: Johanniskraut macht mit vielen anderen Arzneimitteln in Bezug auf deren Abbau (Metabolismus) Interaktionen und beeinflusst dadurch deren Wirkung durch Induktion des Cytochrom-P450-Systems in der Leber, insbesondere der CYP3A4.
- Beispiele: Herabsetzen der Wirkung von oralen Antikoagulanzien, Kontrazeptiva, Ciclosporin, Digoxin, Theophyllin.

26.10 Patientin mit Osteoporose

Frage 1

Arzneistoff	Wirkmechanismus
Calcitonin	Hemmung des Knochenabbaus durch Hemmung der Calcium-Freisetzung aus dem Knochen, zusätzlich analgetischer Effekt
Calcium	Bereitstellung von Calcium, wenn nicht genügend durch die Nahrung aufgenommen wird
Vitamin D_3	Steigert die Calcium-Absorption im Darm, aber auch in den Knochen, zudem vermindert es die Calcium-Ausscheidung über die Nieren
Alendronat	Hemmt den Knochenabbau (Alendronat ist ein Bisphosphonat, welches in die Knochenmatrix als inaktiver Metabolit eingebaut wird)

Frage 2

Als unerwünschte Wirkungen sind Reizungen der Speiseröhre und des Magens bekannt (Bauchschmerzen, Dyspepsie, ösophageale Ulzeration). Deswegen gibt es ein striktes Einnahmeschema: Einnahme nach dem Aufstehen mit einem Glas Leitungswasser (mindestens 200 ml), 30 Minuten warten bis zur Nahrungsaufnahme, sich in dieser Zeit nicht mehr hinlegen. Die Einnahme darf nicht mit Milch, Milchprodukten oder gleichzeitig mit anderen Arzneimitteln erfolgen, da die Absorption von Bisphosphonaten dadurch reduziert wird.

Frage 3

- Bei längerfristiger Therapie mit Estrogenen besteht ein erhöhtes kardiovaskuläres Risiko (koronare Herzkrankheit, Schlaganfälle, tiefe Beinvenenthrombose) sowie ein erhöhtes Brustkrebsrisiko bei vermindertem Risiko für Schenkelhalsfrakturen und Kolonkarzinom.
- Da es gute Alternativtherapien gibt, ist eine Estrogensubstitution nicht „First-Line-Therapie".

Frage 4

- Calciumreiche Ernährung (Milchprodukte, Kohl, Broccoli, calciumreiches Mineralwasser), insgesamt mindestens 1 g Calcium/Tag,
- Trainieren des Gleichgewichtgefühls und der Balance durch Gymnastik,
- täglicher Spaziergang,
- Sturzhose (Hüftprotektoren).

27 Antworten zu den Wissensfragen

Kapitel 1 bis 10, Allgemeiner Teil

1. Zur Heilung, Linderung oder Verhütung von Krankheiten oder Beschwerden.
2. Durch eine pharmakologische, immunologische oder metabolische Wirkung.
3. Umwelteinflüsse wie Temperatur, Licht, Luftsauerstoff, Luftfeuchtigkeit, Mikroorganismen sowie mechanische Einflüsse wie Stöße.
4. Schlechter Geruch, ungewohnte Farbe, Ausfällungen, Trübungen, Änderungen in der Konsistenz usw. können z. B. nach Ablauf des Verfalldatum auftreten.
5. Richtiger Patient, richtiges Arzneimittel, richtiger Zeitpunkt, richtige Arzneiform, richtige Dosis und richtige Dokumentation.
6. Nicht überzogene: ja; retardierte oder magensaftresistente: nein (Ausnahme: teilbar, wenn Bruchrille vorhanden).
7. Schutz des Arzneistoffes vor dem sauren Magensaft.
8. Verzögerte Wirkstofffreigabe = länger anhaltende Wirkung.
9. Arzneistofffreigabe erfolgt langsamer und mengenmäßig geringer. Die resorbierte Menge eines Arzneistoffes ist individuell sehr unterschiedlich. Zäpfchen können einen Defäkationsreiz auslösen.
10. Ölige Lösungen dürfen intramuskulär, aber nicht intravenös (wegen Gefahr einer Fettembolie) verabreicht werden. Wässrige Lösungen oder Emulsionen dürfen intravenös verabreicht werden.
11. Durch intravenöse Injektion.
12. Nein, sie sind nach Anbruch nur noch kurzfristig haltbar.
13. Tabletten vorzugsweise in aufrechter Haltung mit ausreichend Flüssigkeit (1 Glas Wasser); Sublingualtabletten zergehen unter der Zunge und werden nicht geschluckt; Schmelztabletten lösen sich auf der Zunge rasch auf und werden geschluckt.

14. Liberation, Absorption, Distribution, Metabolismus, Exkretion.

15. Unter Absorption versteht man die Aufnahme von Stoffen über den Magen-Darm-Trakt in die Blutbahn. Einflussfaktoren dabei sind der pH-Wert des Magen- und Darmsafts, Vorhandensein von Enzymen, Magen- und Darmmotilität, Anwesenheit von Nahrungsmittelbestandteilen und/oder anderer Arzneimittel, Füllungsgrad des Magens, Gesundheitszustand des Patienten und die Arzneiform.

16. Die Hornschicht der intakten Haut ist eine Resorptionsbarriere, aber einige Arzneistoffe können durch die Haut resorbiert werden, z. B. aus TTS (transdermal therapeutischen Systemen).

17. Intramuskulär oder subcutan. Bei diesen Applikationsarten findet im Gegensatz zur intravenösen Applikation für den Übertritt ins Blut ein Absorptionsvorgang statt, der den Wirkeintritt verzögert. Depotpräparate werden daher subcutan oder intramuskulär verabreicht.

18. Weil er sich mit dem Blutstrom und durch Diffusion im ganzen Körper verteilt.

19. Verlängerte Verweildauer im Körper. Bei Verdrängung aus der Eiweißbindung durch andere Arzneistoffe kann die Konzentration des verdrängten Arzneistoffs steigen.

20. Biochemische Umwandlung eines Stoffs durch Enzyme im Organismus. Sie dient zur besseren Ausscheidung körperfremder Stoffe (Wasserlöslichkeit wird erhöht).

21. Er erfolgt hauptsächlich in der Leber durch körpereigene Enzyme.

22. Interaktionen können auftreten bei der Liberation/Absorption (Komplexbildung mit Calcium aus der Milch), beim Metabolismus (Enzymhemmung durch Grapefruitsaft) und in geringem Maß bei der Exkretion (geringer Einfluss auf den pH-Wert des Urins).

23. Der „First-Pass-Effekt" ist der Metabolismus eines Arzneistoffs während seiner ersten Passage durch die Leber, der erfolgt bevor der Arzneistoff im gesamten Organismus verteilt wird.

24. Neugeborene, Kleinkinder und geriatrische Patienten. Bei geriatrischen Menschen werden die pharmakokinetischen Prozesse (LADME) langsamer. Bei Neugeborenen sind Metabolismus und Elimination langsamer, die Resorption abhängig vom Absorptionsort schneller oder langsamer. Daher können Dosisanpassungen notwendig sein, um UAW zu vermeiden oder den therapeutischen Effekt zu erzielen.

25. Vorwiegend über die Niere und den Stuhl. In geringerem Maße über die Haut oder die Atemluft der Lunge.

26. Wenn von einem Arzneistoff mehr eingenommen als ausgeschieden wird, z. B. durch eine eingeschränkte Nieren- oder Leberfunktion, kann die Arzneistoffkonzentration im Körper ansteigen (kumulieren) = vermehrte UAW bis toxische Reaktionen.

27. Weil im Rahmen der klinischen Prüfungen nur ein verhältnismäßig kleines Patientenkollektiv untersucht werden kann und die Summe und Häufigkeit der unerwünschten Wirkungen deshalb nicht abschließend beurteilt werden kann.

28. Die allergische Wirkung.

29. Gewohnheitsbildung (psychisches Verlangen), Gewöhnung (physische Toleranzentwicklung), Sucht (psychisch und physisch)
30. Lösen verschiedene Arzneistoffe gleiche oder gegensätzliche Effekte an Zielstrukturen aus, können Wirkungen verstärkt oder aufgehoben werden.
31. Cytochrom-P-450-Enzyme der Leber. Durch Hemmung oder Induktion der Enzyme wird der Metabolismus von Arzneistoffen beschleunigt oder verlangsamt.
32. Kritische und zurückhaltende Indikationsstellung, vorsichtige Dosierung, Vereinfachung des Therapieregimes, erhöhte Aufmerksamkeit auf UAW, schriftlicher Medikationsplan, Arzneimittelbox.
33. Vorteile: Verbesserung der Adhärenz (Einnahme eines Präparats statt mehrerer), sichere gleichzeitige Einnahme in therapeutisch wichtigen Situationen, Wirkverstärkung, breiteres Wirkspektrum; Nachteile: unterschiedliche Pharmakokinetik, Unübersichtlichkeit eintretender Interaktionen und UAW
34. Klinische Prüfung, bei der weder der Arzt noch der Patient weiß, ob er das Versuchs- oder das Vergleichspräparat erhält. Vorteil: Ausschluss von subjektiver Beeinflussung.

Kapitel 11, Nervensystem

1. Mit Nicht-Opioidanalgetika, Oberflächenanästhetika, Leitungsanästhetika, Opioiden, Narkotika, Koanalgetika.
2. Opioidanalgetika und Nicht-Opioidanalgetika.
3. Analgetische, sedative, tranquillierende, antitussive, atemdepressive, emetische, miotische, antidiuretische und obstipierende Wirkung. Zudem Toleranz- und Abhängigkeitsentwicklung, verzögerte Magenentleerung, Tonussteigerung der glatten Muskulatur (Harnblase, Gallenblase etc.), Histaminfreisetzung.
4. Dass einzelne Opioide eine antagonistische Teilwirkung besitzen und dadurch die Anfangsdosierung des zweiten Opioids erhöht werden muss. Zudem muss auf Galenik und Applikationsform geachtet werden (z. B. Wechsel auf Retardform oder TTS).
5. Opioide wirken am Opioidrezeptor; Nicht-Opioidanalgetika wirken durch Hemmung der Cyclooxygenase (COX) und damit der Prostaglandine.
6. Schmerz- und fiebersenkend sowie entzündungshemmend.
7. Nein, da sie das Blutungsrisiko verstärken.
8. Leberschädigung in hoher Dosierung, insbesondere ist das akute Leberversagen bei Paracetamolintoxikation gefürchtet. Als Antidot wird N-Acetylcystein (z. B. Fluimucil®) eingesetzt.
9. Agranulozytose, Blutbildkontrollen.

10. Früher Therapiebeginn, orale Therapie, Einhaltung des Zeitplans, ausreichend hohe Einzeldosen, individuelle Dosierung – kontrollieren Dosisanpassung, Prophylaxe von unerwünschten Wirkungen, Gabe der Arzneimittel nach dem Prinzip der Antizipation. Dosierung an die vorhandenen Schmerzen des Patienten anpassen.
11. Hauptsächlich Betablocker, alternativ werden auch Calciumantagonisten oder Antiepileptika eingesetzt.
12. Als Analgetika: Acetylsalicylsäure, Paracetamol oder Ibuprofen. Als Antiemetika: Metoclopramid oder Domperidon. Anfallsbehandlung mit sog. Triptanen (Serotonin-Agonisten).
13. Mit Arzneimitteln, die die Harnsäureausscheidung fördern (Urikosurika) oder die Harnsäurebildung reduzieren (Urikostatika).
14. Medikamentöse Vorbereitung des Patienten auf die eigentliche Narkose oder einer spezifischen Therapie (z. B. Zytostatika-Therapie).
15. Gute Steuerbarkeit.
16. Oberflächen-, Infiltrations-, Leitungs-, Regional- und Spinal-/Epiduralanästhesie.
17. Erschlaffung der Skelettmuskulatur, vorwiegend bei größeren operativen Eingriffen.
18. Ausschaltung des Bewusstseins durch Narkotika.
19. Schmerzhafte Verspannungen der Skelettmuskulatur, spastische Muskelschwäche.
20. Sie müssen einen schnellen Wirkungseintritt und eine kurze Wirkdauer aufweisen.
21. Weil die meisten Schlafmittel nach kurzer Zeit an Wirksamkeit einbüßen (Toleranzentwicklung).
22. Mit allen zentraldämpfenden Arzneimitteln wie Psychopharmaka, Antihistaminika etc.
23. Benzodiazepine.
24. Extrapyramidale, vegetative und hormonelle Störungen, Dyskinesien, allergische Reaktionen.
25. Trizyklische Antidepressiva, selektive Serotonin-Wiederaufnahmehemmer, Monoaminoxidase-Hemmer, selektive Serotonin/Noradrenalin-Wiederaufnahmehemmer, Noradrenalin-Wiederaufnahmehemmer, sonstige Antidepressiva.
26. Trizyklische Antidepressiva: Kardiovaskuläre Störungen, Mundtrockenheit, Akkommodationsstörungen, Obstipation. SSRI, SSNRI und NRI: Übelkeit, Schwindel und Kopfschmerzen. MAO-Hemmer: Blutdruck- und Schlafstörungen, Übelkeit.
27. Indikation: affektive Störungen, falls die antidepressive oder antipsychotische Therapie nicht optimal anspricht. Lithium gehört zu den Stimmungsstabilisatoren (mood stabilizer). Kontraindikationen: Niereninsuffizienz und schwere Herz-Kreislauf-Erkrankungen. Während einer Schwangerschaft dürfen Lithiumsalze wegen der Gefahr möglicher Missbildungen nicht gegeben werden.

28. Aufgrund der individuell unterschiedlichen Plasmahalbwertszeit und der geringen therapeutischen Breite.

29. Sie wirken beruhigend, angstlösend und ausgleichend, in unterschiedlicher Stärke antiepileptisch und muskelrelaxierend.

30. Benzodiazepine.

31. Die Gewohnheitsbildung. Durch Vermeiden von Dauerverordnungen und Versuch des Absetzens bei bestehenden Verordnungen.

32. Serotoninantagonisten (Setrone, 5-HT3-Antagonisten) meist in Kombination mit Glucocorticoiden.

33. Sedierung (Straßenverkehr etc.).

34. Die Neurotransmitter Serotonin, Histamin, Dopamin und Acetylcholin.

35. Zur Prophylaxe.

36. Individuell angepasste Substanzwahl und einschleichende Dosierung.

37. Es wird die Vorstufe (Prodrug) von Dopamin (Levodopa) verabreicht, welches die Blut-Hirn-Schranke überwinden kann, gleichzeitig mit einem Decarboxylasehemmer. Der Decarboxylasehemmer kann die Blut-Hirn-Schranke nicht überwinden und wirkt damit nur im übrigen Körper. Dadurch wird Levodopa nur im Gehirn und nicht im übrigen Körper zu Dopamin umgewandelt.

38. Nootropika, Acetylcholinesterase-Hemmer und NMDA-Rezeptorantagonisten.

39. Nein.

40. Acetylcholin und Noradrenalin. Acetylcholin wirkt bei der Erregungsübertragung vom 1. zum 2. Neuron und beim Parasympathikus vom 2. Neuron zum Erfolgsorgan. Noradrenalin wirkt bei der Erregungsübertragung des Sympathikus vom 2. Neuron zum Erfolgsorgan.

41. a) Erregend: -mimetika. b) Hemmend: -lytika.

42. Es werden unterschiedliche Wirkungen ausgelöst (◘ Tab. 11.34).

43. In direkte und indirekte Sympathomimetika. Die direkten werden noch unterteilt in Alpha- und Beta-Sympathomimetika.

44. Hypotonie, Schleimhautabschwellung.

45. Broncholyse und Tokolyse.

46. Alphablocker. Indikationen: Bluthochdruck, Durchblutungsstörungen, Prostatahyperplasie.

47. Betablocker. Indikationen: Bluthochdruck, Herzrhythmusstörungen, Herz-Kreislaufstörungen, Herzinsuffizienz; daneben Migräneprophylaxe, Hyperthyreose, angstbedingte vegetative Störungen.

48. Direkte Parasympathomimetika: Darm- und Blasenatonie, lokal: Glaukom. Indirekte Parasympathomimetika: Darm- und Blasenatonie, Myastenia gravis, lokal: Glaukom. Parasympatholytika: Spasmen des Magen-Darm-Trakts, der Galle und ableitenden Harnwege, der weiblichen Genitalorgane, Narkosevorbereitung und lokal zur diagnostischen Pupillenerweiterung.

49. Prostatahyperplasie und Glaukom.

Kapitel 12, Endokrines System

1. Mineralocorticoide, Glucocorticoide und Androgene (in geringer Menge).

2. Erhöhung des Blutzuckerspiegels und der Glykogenbildung, Senkung der Nierenschwelle für Glucose, Blockierung entzündlicher Prozesse, Hemmung körpereigener Abwehrmechanismen, antiallergische Wirkung, Beeinflussung des Elektrolyt- und Wasserhaushalts.

3. Schwere Infektionskrankheiten, Osteoporose, Psychosen, Schwangerschaft.

4. Atrophie der Nebennierenrinde. Verabreichung soweit möglich alle 48 Stunden und Hauptdosis am Morgen. Ausschleichende Dosierung bei Therapieende. Zur Prophylaxe eines Cushingsyndromes sollte bei Langzeittherapie eine möglichst tiefe Dosis des Glucocorticoids gegeben werden. Die sogenannte Schwellendosis, über welcher mit der Entwicklung eines Cushingsyndroms gerechnet werden muss, liegt etwa bei 7,5 mg Prednisonäquivalent.

5. Insulin, Glucagon, Somatostatin und das pankreatische Polypeptid.

6. Insulin, das in seiner chemischen Struktur mit dem menschlichen Insulin identisch ist. Es wird gentechnologisch oder durch Moleküländerung von tierischem Insulin hergestellt.

7. Gefahr der Entgleisung des Stoffwechsels, Hypoglykämie.

8. Schweißausbruch, Herzklopfen, Kopfschmerzen, Zittern.

9. Einnahme von kohlenhydrathaltiger Nahrung oder Getränken (Zucker).

10. Mit Schilddrüsenhormonen, Glucocorticoiden, Diuretika, Chlorpromazin, Betablockern.

11. Sie unterscheiden sich im Wirkeintritt und der Wirkdauer.

12. Nach internationalen Einheiten (I. E.).

13. Durch Hemmung der Hormonproduktion (Perchlorat-Ionen, Thiouracile, Radioiod) oder durch Hemmung der Hormonfreisetzung (Iodid-Ionen und Iod-Kaliumiodid).

14. Estrogene sind indiziert bei: Klimakterischen Beschwerden, Uterushypoplasie, Ovarialinsuffizienz, primäre und sekundäre Amenorrhö (mit Gestagenen), Empfängnisverhütung (mit Gestagenen), Prostatakarzinom.

15. Gestagene sind indiziert bei: Uterushypoplasie, Dysmenorrhö, prämenstruelle Beschwerden, fortgeschrittenes Uterus- oder Mammakarzinom, Empfängnisverhütung (mit Estrogenen).

16. Es gibt folgende Typen von oralen Kontrazeptiva: Einphasenpräparate, Stufenpräparate, Sequenzpräparate, Minipille.
17. Eine Wirkungsreduktion der Estrogene kann durch eine gleichzeitige Einnahme mit Barbituraten, Carbamazepin oder Rifampicin auftreten.
18. Testosteron ist das wichtigste physiologische männliche Sexualhormon.
19. Androgene sind indiziert bei: Androgenmangel, Impotenz, nicht psychisch bedingte Ejakulationsstörungen, bei der Frau: inoperables Mamma- oder Genitalkarzinom.
20. Es sind folgende unerwünschte Wirkungen zu erwarten: Atrophie der männlichen und weiblichen Keimdrüsen, Vermännlichungserscheinungen bei der Frau.
21. Krankheiten, die auf einer Histaminfreisetzung beruhen (Allergien).
22. Bei einigen Antihistaminika zentralsedierende Wirkung.
23. Osteoporose-Prophylaxe durch Bewegung im Freien (Sonnenlicht), Sport, ausreichende Versorgung mit Calcium, besonders in der Jugend, postmenopausal durch Estrogensubstitution.
24. Therapie der Osteoporose: Vermehrung der Knochenmasse mit Teriparatid und Strontiumranelat, Hemmung des Knochenabbaus mit Calcitonin, Denosumab oder Bisphosphonaten.

Kapitel 13, Herz-Kreislauf-System

1. Für eine antianginöse Therapie stehen Nitrate: Erweiterung der Koronargefäße, Calciumantagonisten: Senkung des Sauerstoffverbrauchs und Erweiterung der Koronargefäße sowie Betablocker: Senkung des Sauerstoffverbrauchs zur Verfügung.
2. Häufig treten zu Beginn einer Behandlung mit Nitraten unerwünschte Wirkungen wie Kopfschmerzen, Wärmegefühl, Gesichtsrötung, Schwindel, Übelkeit usw. (als Folge der Gefäßerweiterung) auf.
3. Das Ziel einer Herzinsuffizienz ist die Entlastung der Herzkammern (Vorlast- und Nachlastsenkung) und damit die Verringerung der Herzarbeit.
4. Chronische Herzinsuffizienz: ACE-Hemmer (alternativ Angiotensin-II-Antagonisten), Aldosteronantagonisten, Betablocker (alternativ Ivabradin) und Diuretika . Akute Herzinsuffizienz: Schleifendiuretika, Nitrate und Morphin.
5. Eine Hypertonie lässt sich mit Betablockern, Diuretika, Calciumantagonisten, ACE-Hemmern, AT_1-Antagonisten, Renin-Hemmern, (zentrale Alpha-Sympathomimetika, Vasodilatatoren, Alphablocker) behandeln.

6. Die Therapie wird zunächst mit einem Arzneistoff aus einer der fünf möglichen Arzneistoffgruppen (Diuretika, ACE-Hemmer, Calciumantagonisten, Angiotensin-II-Antagonisten oder Betablockern)unter Berücksichtigung der Begleiterkrankungen begonnen. Ist der erzielte Effekt ungenügend, wird die Dosierung erhöht und/oder ein zweites zur Kombination geeignetes Antihypertonikum dazu gegeben. Reicht auch das nicht aus, wird eine Dreifachkombination ausgewählt.
7. Ein zu niedriger Blutdruck kann mit Arzneistoffen, die eine Steigerung der Kontraktilität der Gefäße bewirken (Etilefrin und Midodrin) beeinflusst werden.

Kapitel 14, Blut

1. Störung des Magen-Darm-Trakts v. a. Obstipation; bessere Verträglichkeit durch Verabreichung zu oder nach den Mahlzeiten, jedoch ungünstiger bezüglich Eisenresorption.
2. Gelatine, Hydroxyethylstärke.
3. Einsatz zur Prophylaxe (außer: Cumarine) von Thrombosen (prä-/postoperativ, bei Immobilisierung) oder therapeutischer Einsatz zur Gerinnungshemmung bei Herzinfarkt (Heparine), bei Vorhofflimmern, bei Operationen mit extrakorporalem Kreislauf oder bei Thromboembolien (Lungenembolie, tiefe Venenthrombose).
4. Heparin: aufgrund des sofortigen Wirkeintritts und Hemmung der Wirkung von bereits gebildetem Thrombin. Cumarine brauchen länger bis sie einen antikoagulierenden Effekt erzielen. Sie sind anfänglich sogar thrombosefördernd, weshalb sie bei Einleitung einer Therapie immer mit einem Heparin (z. B. einem niedermolekularen Heparin) zusammen gegeben werden sollten, bis der Quick- oder INR-Wert zweimal im therapeutischen Bereich liegt.
5. Durch die Quick- oder INR-Bestimmung.
6. Protaminsulfat für Heparine und Vitamin K für Cumarine.
7. Thrombolyse bei akutem Herzinfarkt, Lungenembolie, frische Venenthrombose und akuter arterieller Verschluss in den Extremitäten.

Kapitel 15, Respirationstrakt

1. Hauptsächlich mit Glucocorticoiden (insbesondere inhalativen aber auch systemischen) und Bronchospasmolytika wie Beta-2-Sympathomimetika. Zusätzlich durch Leukotrienantagonisten, Hemmung der Histaminfreisetzung, Theophylline oder Parasympatholytika.
2. Die Schulung des Patienten und Überwachung der korrekten Inhalationstechnik.
3. Beim produktiven Husten, weil es sonst zu einem Sekretstau kommen könnte.
4. Mit viel Flüssigkeit.
5. Umstritten.

Kapitel 16, Magen-Darm-Kanal

1. Durch Einnahme von Coffein und alkoholischen Auszügen von Bitterstoffen aus Pflanzen.
2. Obstipierend wirken hydrotalcid-, calciumcarbonat- und aluminiumhaltige, laxierend: magnesiumhaltige Antazida.
3. Häufigere kleine Einzeldosen (lokale Wirkung).
4. Protonenpumpenhemmer: Hemmung der Säuresekretion (Mittel 1. Wahl). H_2-Antihistaminika: unterdrücken die Magensäurebildung und -sekretion. Zytoprotektiva: Bilden eine Schutzschicht über der Magenschleimhaut (Sucralfat) oder fördern die Schutzschleimbildung (Misoprostol). Parasympatholytika: Hemmung der magensaftstimulierenden Rezeptoren des Parasympathikus. Antibiotika: Wirken gegen das Bakterium Helicobacter pylori.
5. Bakterielle Besiedlung des Magens.
6. Rauchen, Kaffee, stark alkoholische Getränke, unregelmäßige Nahrungseinnahme, bestimmte Arzneimittel (insbesondere NSAR).
7. Durch Freisetzung von Acetylcholin.
8. Quellung, osmotische Zurückhaltung von Wasser, Beeinflussung der Wasserresorption und -sekretion, Verminderung des mechanischen Widerstands, Auslösen des Defäkationsreflexes.
9. Kurzfristig: Operative Eingriffe und Röntgenuntersuchungen, schmerzhafte Stuhlentleerung, arzneimittelbedingte Verstopfung, Einnahme von toxischen Stoffen. Langfristig: Therapie mir Opioiden, neurologische Störungen, z. B. Para- und Tetraplegie.
10. Hepatitis A: akute, heilbare Erkrankung, eine prophylaktische Impfung ist möglich; Hepatitis B: akute oder chronische Infektion, eine prophylaktische Impfung ist möglich; Hepatitis C: überwiegend chronische Infektion, keine Impfung möglich.

Kapitel 17, Nieren, Prostata und Wasser-Elektrolythaushalt

1. Thiazide und Analoga: Natrium-, Kalium- und Chloridausscheidung (im frühdistalen Tubulus). Schleifendiuretika: Natrium-, Kalium- und Chloridausscheidung (in der Henle-Schleife). Kaliumsparende Diuretika: Natriumausscheidung.
2. Schleifendiuretika.
3. Schleifendiuretika.
4. Akute und chronische Ödeme, Hypertonie, Herzinsuffizienz.
5. Im Vordergrund stehen die Elektrolytentgleisung (meist ein Kaliumverlust) und die Niereninsuffizienz. Zusätzlich können Diuretika einen Gichtschub auslösen, einen Diabetes mellitus begünstigen, das Thromboserisiko und die Sturzneigung durch orthostatische Hypotonie erhöhen.
6. Wirkungsverstärkung der Herzglykoside, Erhöhung der Nephrotoxizität der Aminoglykosid-Antibiotika, Wirkungsverminderung der Nicht-Opioidanalgetika.

7. Als Trägerlösungen für Arzneimittel werden isotone Lösungen wie Elektrolytlösungen (Natriumchlorid 0,9 %), Grundlösungen (Glucose 5 %) und Vollelektrolytlösungen (Ringerlösung oder Ringerlactat) verwendet.
8. Aseptisches Arbeiten; unmittelbar vor der Verabreichung zumischen; Arzneimitteldosis und Infusionsgeschwindigkeit aufeinander abstimmen; Arzneimittel (Art, Menge, Zumisch- und Laufzeit) auf Infusionsflasche notieren; öfter auf Farbveränderungen, Trübungen und Ausflockungen überprüfen; Verträglichkeit und Haltbarkeit von zugemischten Arzneimitteln und Infusionslösung überprüfen und abstimmen.

Kapitel 18, Ernährung und Nahrungsbestandteile

1. HDL, ein hoher Spiegel wirkt kardioprotektiv.
2. Fibrate, Anionenaustauscherharze und einige Statine.
3. Bei fettlöslichen Vitaminen, da sie sich im Körper anreichern können.
4. Vitamin A darf in der Schwangerschaft nicht überdosiert werden.
5. Vitamin D fördert den Knochenaufbau.
6. Zu schnelle und/oder zu große Zufuhrmenge, zu kalte Sondenlösung und Sondenfehllagen sind Gründe für die Unverträglichkeit von Sondennahrungen.

Kapitel 19, Infektionskrankheiten

1. Konzentration, Einwirkzeit sowie Temperatur des Desinfektionsmittels.
2. Hemmung des Zellwandaufbaus, Schädigung der Zytoplasmamembran, Hemmung von Stoffwechselreaktionen oder Hemmung der Vermehrung der Erbsubstanz.
3. Gegen Bakterien und gewisse Protozoen.
4. Antibiotikum, das gegen eine Vielzahl von Bakterienarten wirkt.
5. Bakteriostatisch: Hemmung der Bakterienvermehrung. Fungistatisch: Hemmung der Sporenvermehrung von Pilzen.
6. (2)-3-4 Tage je nach Art der Infektion.
7. Der vermutete oder nachgewiesene Erreger ist nicht Auslöser der Infektion oder ist resistent; falsche Substanzwahl; das Antibiotikum erreicht den Infektionsort nicht in genügender Konzentration (falsche Dosierung, ungenügende Diffusion, Abszess, Fremdkörper?); Patient hat eine Immunschwäche.
8. Bakterien können sich durch Bildung eines penicillinzerstörenden Enzyms (Penicillinase) schützen. Dem Antibiotikum kann ein Enzymhemmer (Penicillinase) dazugegeben werden.
9. Irreversible Oto- und Nephrotoxizität. Daher muss der Kreatinin- und Aminoglykosid-Spiegel bestimmt werden.

10. Wirksamkeit gegen Anaerobier und gute Diffusionseigenschaften in das Knochengewebe zeichnen Clindamycin aus.
11. Wegen der schnellen Resistenzentwicklung der Tuberkelbakterien.
12. Aufgrund der schweren unerwünschten Wirkungen (Nephrotoxizität, Thrombophlebitiden, Fieber, Schüttelfrost).
13. Die Viren weisen keinen eigenen Stoffwechsel auf. Damit fehlt die Eingriffsmöglichkeit in lebenswichtige Funktionen der Viren.

Kapitel 20, Immunsystem

1. Der Ablauf entspricht demjenigen einer Infektion, jedoch meist symptomlos. Das Antigen wird in den Körper gebracht. Der Körper reagiert mit der Bildung von Antikörpern.
2. Nicht bei allen Impfungen. Bei vielen muss nach einer bestimmten Zeit (ein bis mehrere Jahre) eine Auffrischimpfung durchgeführt werden.
3. Lebend-Impfstoffe, Tot-Impfstoffe, Toxoid-Impfstoffe.
4. Lebend-Impfstoffe.
5. Dem Organismus werden bereits gebildete Antikörper zugeführt (Leihantikörper).
6. Sofort.
7. Der Impfschutz dauert nur kurze Zeit an (einige Wochen).
8. Bei Infektionskrankheiten, die nur schwierig therapiert werden können, jedoch ein hohes Gesundheitsrisiko aufweisen. Anfangsphase einer nicht anders therapierbaren Infektionskrankheit. Während der Inkubationszeit einer Infektionskrankheit, bei der die Zeit für eine aktive Immunisierung nicht mehr ausreicht.
9. Interferone, koloniestimulierende Faktoren, Transforming growth factor, Tumornekrose-Faktor, Interleukin.
10. Hepatitis B und C, Leukämie, Kaposi-Sarkom.
11. Leukopenie im Rahmen einer Zytostatikatherapie.
12. Autoimmunkrankheiten und Organtransplantationen.
13. Rheumatoide Arthritis, Psoriasisarthritis, M. Bechterew und M. Crohn.

Kapitel 21, Krebserkrankungen

1. Operative Entfernung, Bestrahlung, Zytostatikatherapie und Immuntherapie.
2. Weil die Tumorzellen körpereigene Zellen sind und eine gegen sie gerichtete Therapie auch andere körpereigene Zellen schädigt (vorwiegend schnell wachsende Zellen wie Knochenmark- und Schleimhautzellen sowie Haare).

3. Weil Zytostatika eine immunsuppressive Wirkung besitzen.
4. Weil Zytostatika toxische Substanzen sind und eine kanzerogene Wirkung haben können.

Kapitel 22, Haut

1. Feucht auf feucht; je akuter desto weniger Fett.
2. Wundreingung, Entzündung, Proliferation/Granulation, Epithelisierung/Reparative Vorgänge
3. Schmutzige Wunden: mit steriler NaCl 0.9%-Lösung (isotonische Kochsalzlösung) oder Ringerlösung reinigen. Schmierige Beläge: Débridement (chirurgische Entfernung), Reinigung durch Maden, enzymatische Reinigung.
4. Keimfrei sein, feuchtes Wundmilieu aufrechterhalten, Absaugeigenschaften aufweisen, um Sekret aufsaugen zu können.
5. Verhinderung von Druckeinwirkungen (z. B. durch Umlagern, Liege- und Schutzvorrichtungen).
6. Keine Salben- oder Okklusivverbände, keine Puder, keine gefärbten Lösungen verwenden.
7. Intervalltherapie: einige Tage mit Glucocorticoid gefolgt von einem Intervall mit reinem Pflegepräparat. Das Intervall wird laufend verlängert.
8. Hautatrophie, Steroidakne, lokale Herabsetzung der Infektabwehr, Verzögerung der Wundheilung, evtl. systemische Wirkungen.
9. Verwendung von alkalifreier Seife, Zufuhr von Feuchtigkeit und Fett.

Kapitel 23, Kontrastmittel

1. Zur besseren Darstellung der Strukturen und zum Teil können Rückschlüsse auf Organfunktionen gemacht werden.
2. Gute Verträglichkeit, problemlose Ausscheidung, keine pharmakodynamischen Wirkungen.
3. Gefahr von allergischen Reaktionen und akutem Nierenversagen.

Kapitel 24, Phytotherapie und Komplementärmedizin

1. Phytotherapeutika sind Pflanzen oder deren Extrakte, die zur therapeutischen oder unterstützenden Behandlung von Erkrankungen eingesetzt werden.
2. Nein, die stärksten Gifte stammen aus der Natur.
3. Pflanzenteile mit hohem Wirkstoffgehalt eignen sich besonders, wie z. B. Blüten, Früchte, Samen, Blätter, Kräuter, Rhizome, Wurzeln oder Rinden.
4. Instant-Tees haben einen konstanten Wirkstoffgehalt, sind daher leichter und genauer zu dosieren. Zudem sind sie schnell zubereitet.

5. Ätherische Öle wirken beruhigend/erregend und sekretionsfördernd; Alkaloide sind vor allem giftig; Bitterstoffe wirken appetitanregend; Gerbstoffe wirken blutstillend und gewebeabdichtend; Glykoside wirken harntreibend, abführend oder auf die Herzaktivität; Saponine und Säuren wirken abführend; Schleime wirken abführend und sie stillen Reizhusten.
6. Alkaloide, einige Glykoside.
7. Ähnlichkeitsregel: „Ähnliches soll durch Ähnliches geheilt werden".

Anhang

D

Literatur

Bücher

Bracher F, Heisig P, Langguth P, Mutschler E, Rücker G, Schirmeister T, Scriba G, Stahl-Biskup E, Troschütz R, Seitz G. Arzneibuch-Kommentar. Gesamtwerk mit 50. Akt lfg, Wissenschaftliche Verlagsgesellschaft Stuttgart, 2015

Gröber U. Mikronährstoffe. 3. Aufl., Wissenschaftliche Verlagsgesellschaft Stuttgart, 2010

Karow T, Lang-Roth R. Allgemeine und Spezielle Pharmakologie und Toxikologie 2015. 23. Aufl., Thomas Karow, 2014

Kircher W. Arzneiformen richtig anwenden. 4. Aufl., Deutscher Apotheker Verlag, Stuttgart 2016

Kuschinsky G, Lüllmann H. Kurzes Lehrbuch der Pharmakologie. 2. Aufl., Thieme Verlag, Stuttgart 1966

Langner A, Borchert HH, Mehnert W. Biopharmazie. 4. Aufl., Wissenschaftliche Verlagsgesellschaft Stuttgart, 2010

Linse L, Wulff B, von Harnack G-A (Begr.), Janssen F (Begr.). Pädiatrische Dosistabellen. 14. Aufl., Wissenschaftliche Verlagsgesellschaft Stuttgart, 2009

Lüllmann H, Mohr K, Hein L. Taschenatlas Pharmakologie. 6. Aufl., Thieme Verlag, Stuttgart 2008

Mutschler E, Geisslinger G, Kroemer HK, Menzel S, Ruth P. Mutschler Arzneimittelwirkungen. 10. Aufl., Wissenschaftliche Verlagsgesellschaft Stuttgart, 2012

Preiß J, Dornoff W, Schmieder A, Honecker F, Claßen J. Taschenbuch Onkologie. 17. Aufl., W. Zuckschwerdt Verlag, München 2014

Scheler W. Grundlagen der allgemeinen Pharmakologie. 3. Aufl., Gustav Fischer Verlag, Jena 1989

Wehling M, Burkhardt H. Arzneimitteltherapie für Ältere. 2. Aufl., Springer-Verlag, Heidelberg 2011

Werning C. Medizin für Apotheker. 3. Aufl., Wissenschaftliche Verlagsgesellschaft Stuttgart, 2007

Wichtl M. Teedrogen und Phytopharmaka. 6. Aufl., Wissenschaftliche Verlagsgesellschaft Stuttgart, 2016

Internet

Arzneimittelinformation für alle. Deutsches Institut für Medizinische Dokumentation und Information. Internet: www.pharmnet-bund.de/dynamic/de/index.html

Arzneimittelkompendium der Schweiz. Internet: www.compendium.ch

Bundesinstitut für Arzneimittel und Medizinprodukte. Internet: www.bfarm.de

Pharmakovigilanz- und Beratungszentrum für Embryonaltoxikologie, Charité-Universitätsmedizin Berlin. Arzneimittelsicherheit in Schwangerschaft und Stillzeit. Internet: www.embryotox.de

Rote Liste Service GmbH (Herausgeber und Verlag). Arzneimittelverzeichnis Deutschland. Internet: www.rote-liste.de

Rote Liste Service GmbH (Herausgeber und Verlag). Fachinformationen für Deutschland. Internet: www.fachinfo-service.de

Schweizerisches Heilmittelinstitut. Internet: www.swissmedic.ch

Leitlinien

Basch E, Prestrud AA, Hesketh PJ, Kris MG, Feyer PC, Somerfield MR, Chesney M, Clark-Snow RA, Flaherty AM, Freundlich B, Morrow G, Rao KV, Schwartz RN, Lyman GH. Antiemetics: American Society of Clinical Oncology Clinical Practice Guideline Update. JCO November 1, 2011 vol. 29 no. 31 4189–4198

Dachverband der Deutschsprachigen Wissenschaftlichen Osteologischen Gesellschaften e. V. S3-Leitlinie Prophylaxe, Diagnostik und Therapie der Osteoporose. 2014. www.dv-osteologie.org/uploads/Leitlinie%202014/DVO-Leitlinie%20Osteoporose%202014 %20Kurzfassung%20 und%20Langfassung%2018.%2009.%202014.pdf

Deutsche Gesellschaft für Neurologie. S1-Leitlinie Therapie der Migräne. 2012. www.awmf.org/uploads/tx_szleitlinien/030–057l_S1_Migr%C3 %A4ne_Therapie_2012_1.pdf

Global initiative for asthma. Pocketguide for healthcare professionals. Update April 2015. www.gin-asthma.org/local/uploads/files/GINA_Report_2015.pdf

Hasenfuß G, Anker SD, Bauersachs J, Böhm M, Hoppe U, Pieske B, von Scheidt W, Wachter R, Nowak B. Pocket Leitlinie: Herzinsuffizienz. Update 2012. Deutsche Gesellschaft für Kardiologie-Herz- und Kreislaufforschung e. V. 2013. www.leitlinien.dgk.org/files/2013_Pocket-Leitlinien_Herzinsuffizienz_Update_2012_Internet.pdf

Schunkert H, Böhm M, Goss F, Kintscher U, Kolloch R, Kreutz R, Schmieder R. Pocket-Leitlinie: Leitlinien für das Management der Arteriellen Hypertonie. Börm Bruckmeier Verlag. Grünwald, 2013. www.leitlinien.dgk.org/files/2014_Pocket-Leitlinien_Arterielle_Hypertonie.pdf

Sechtem U, Achenbach S, Gitt AK, Marx N, Kelm M, Schachinger V. Pocket Leitlinie: Management der stabilen koronaren Herzkrankheit. Deutsche Gesellschaft für Kardiologie-Herz- und Kreislaufforschung e. V.2013. www.leitlinien.dgk.org/files/2015_PLL_Stabile_KHK_Internet.pdf

Erklärung medizinischer Fachausdrücke

Adhärenz	Beschreibung des Einhaltens vom Therapieplan und damit auch vom Therapieerfolg. Dies liegt in der gemeinsamen Verantwortung von Patient und medizinischem Personal (Arzt, Pflegende), da Therapieziele gemeinsam festgelegt werden.
Adrenerg	Die Wirkung des Adrenalins und des Noradrenalins betreffend
Adsorption	Bindung eines Stoffs (gasförmig oder gelöst) an eine Oberfläche
Adstringierend	Zusammenziehend wirkend
Aerobier	Mikroorganismen, die Sauerstoff zum Leben benötigen
Aerosol	Feinst verteilte, flüssige oder feste Stoffe in der Luft
Affinität	Tendenz, eine Bindung einzugehen
Aggregation	Zusammenballung
Agitiertheit	Körperliche Unruhe
Agonist	Substanz, die an einen Rezeptor bindet und dadurch eine Wirkung auslöst
Agranulozytose	Starke Verminderung oder Fehlen der Granulozyten im peripheren Blut
Akkommodation	Anpassungsfähigkeit des Auges, verschieden entfernte Gegenstände auf der Netzhaut scharf abzubilden
Albumin	Eiweiß, welches die wichtigste Klasse des Gesamteiweißes im Blutplasma ausmacht
Alkalose	Erhöhung des pH-Wertes von Blut und Gewebe über 7,41
Allergen	Antigen, das Überempfindlichkeitsreaktionen (Allergien) auslösen kann
Amenorrhö	Ausbleiben der monatlichen Regelblutung
Amnesie	Zeitlich oder inhaltlich begrenzte Gedächtnislücke
Anämie	Blutarmut
Anaerobier	Mikroorganismen, die ohne Sauerstoff leben
Analgesie/analgetisch	Aufhebung der Schmerzempfindung/schmerzstillend
Anaphylaxie	Schockartige allergische Reaktion
Angina pectoris	Anfälle von heftigen Schmerzen in der linken Brustseite, die in den Bauch, die linke Halsseite oder den linken Arm ausstrahlen
Antabus-Effekt	Antabus ist ein Arzneimittel, das bei Einnahme mit Alkohol starke Übelkeit hervorruft
Antagonist	Gegenspieler zum Agonist, hebt die Wirkung des Agonisten auf
Antidot	Gegengift
Antigen	Körperfremder Stoff, der im menschlichen Körper eine Abwehrreaktion hervorruft (Bildung von Antikörpern)
Antikörper	Abwehrstoff, der vom menschlichen Körper als Antwort auf einen körperfremden Stoff (Antigen) gebildet wird
Antikonvulsiv	Zentral bedingte Krämpfe verhindernd

Antiphlogistisch	Entzündungshemmend, abschwellend
Antipyretisch	Fiebersenkend
Anxiolytisch	Angstlösend
Arrhythmie	Unregelmäßige Herzschlagfolge
Arteriosklerose	Krankhafte Veränderung der Arterien mit Verhärtung, Elastizitätsverlust und Einengung des Lumens
Arthralgie	Gelenkschmerz
Aseptisch	Keimfrei
Atonie	Erschlaffung der Muskulatur
Atrio-ventrikulär (AV)	Zwischen Herzvorhof und Herzkammer gelegen
Atrophie	Organschwund, Abnahme der Zahl oder der Größe der Zellen
AV-Block	Herzrhytmusstörung mit verzögerter bis vollständig blockierter Erregungsleitung zwischen den Vorhöfen und den Herzkammern
Azidose	Senkung des Blut-pH-Wertes unter 7,38
Bakteriostatisch	Bakterien in ihrem Wachstum hemmend
Bakterizid	Bakterientötend
Bathmotrop	Die Reizschwelle des Herzens verändernd
Biosimilar	Biotechnologisch hergestelltes Nachahmerprodukte, das wirkstoffähnlich aber nicht identisch ist mit dem Originalprodukt
Bioverfügbarkeit	Definiert den Prozentsatz eines Arzneistoffs, der in die Blutbahn gelangt
Blister	Tablettenverpackungen (Durchdrückpackungen), bei denen einzelne Tabletten durch eine Rückwand gedrückt werden können
BMI	Body-Mass-Index = (Körpergewicht (in kg)/Körpergröße (in cm))^2
Bradykardie	Herzfrequenz unter 60 Kontraktionen pro Minute
Bridging	Überbrückung einer lang wirksamen Antikoagulation durch ein kurz wirksames (besser steuerbares) Antikoagulans
Catecholamine	Chemische Überträgersubstanzen des Nervensystems, wichtigste Vertreter: Noradrenalin und Adrenalin
Cervix	Gebärmutterhals
Chlamydien	Sammelbezeichnung für bakterienähnliche Mikroorganismen
Cholangiopankreatikographie	ERCP = Röntgenkontrastdarstellung des Gallen- und Pankreasgangsystems
Cholestase	Abflussstörung der Gallenflüssigkeit
Chronotrop	Die Herzfrequenz beeinflussend
Coenzym	Niedermolekularer Teil eines Enzyms
Kolitis	Entzündung des Dickdarms
Coma diabeticum	Tiefe Bewusstlosigkeit infolge einer Stoffwechselentgleisung bei Diabetikern
CYP-Enzyme	Abkürzung für Cytochrom-P-450 Enzymein der Leber, die körperfremder und körpereigener Substanzen metabolisieren
Defäkation	Stuhlentleerung
Dehydratation	Wasserentzug aus den Körpergeweben
Dekompensiert	Nicht ausgeglichen, entgleist

Delirium	Pathologisch veränderte Bewusstseinslage mit nachfolgender Amnesie, Desorientiertheit, Verwirrtheit, illusionäre Verkennungen, Halluzinationen, ängstlich unruhige bzw. erregte Grundstimmung, wahnhafte Vorstellungen; ferner schwerste körperliche Begleitsymptome wie Tremor, Schweißausbrüche, Fieber
Derivat	Chemische Verbindung, die von einer anderen Verbindung abgeleitet ist
Destruierend	Zerstörend
Diastolisch	In der Erschlaffungsphase des Herzens
Dichte	Masse eines Stoffs pro Volumeneinheit (g pro cm^3)
Differenzierung	Bildung verschiedener Gewebe aus ursprünglich gleichartigen Zellen
Diffusion, passive	Konzentrationsausgleich von Stoffen mittels Hindurchtreten durch eine Membran
Diuretika/diuretisch	Harntreibende Mittel/harntreibend
DNA bzw. DNS	Desoxyribonucleinsäure: Erbsubstanz
Dromotrop	Die Erregungsleitung des Herzens betreffend
Dyskinesie	Motorische Fehlfunktion
Dyspnoe	Atemnot
Eiweißfehler	Reduzierung der Wirksamkeit z. B. von Desinfektionsmitteln durch eiweißhaltige Sekrete
Elektroyt	Säuren, Basen, Salze, die den elektrischen Strom leiten
Embolie	Verschleppung nicht löslicher Stoffe im Blutplasma durch den Blutstrom und deren Einkeilung in einem Gefäß, sodass es zur Verstopfung des Gefäßes kommen kann
Emetogen	Brechreiz erregend, Erbrechen auslösend
Emulsion	Feinverteiltes Gemisch aus zwei nicht mischbaren Flüssigkeiten
Endogen	Im Körper selbst entstehend, von innen kommend
Endokrin	Die Drüsen mit innerer Sekretion betreffend
Endometriose	Vorkommen von funktionstüchtiger Gebärmutterschleimhaut (Endometrium) außerhalb des normalen Bereichs, in oder auf einem anderen Organ oder Gewebe
Enzephalopathie	Nichtentzündliche Erkrankung oder Schädigung des Gehirns mit vielfältiger Ursache
Enzym	Für den Stoffwechsel aller Organe unentbehrlicher Eiweißkörper
Enzyminduktion	Vermehrte Bildung von Enzymen, die am Abbau von Arzneistoffen beteiligt sind
Erosion	Gewebeschaden an der Haut- oder Schleimhautoberfläche
Exogen	Von außen auf den Körper einwirkend
Exsikkose	Flüssigkeitsverminderung des Organismus
Extrapyramidale Störungen	Störung der Bewegungskoordination und -abläufe mit beispielsweise unwillkürlichen Bewegungen
Extrasystole	Herzkontraktion außerhalb des normalen Herzrhythmus
fakultativ	Bedeutet „möglich, aber nicht zwingend“
Fetotoxisch	Giftig für den Fetus (Frucht im Mutterleib)

First-Pass-Effekt	Ein Teil eines Arzneistoffs wird bei der ersten Leberpassage chemisch umgewandelt und gelangt somit nicht zur Wirkung
Flush	Hautrötung mit Hitzegefühl
Follikel	Kleiner Schlauch, Bläschen
Fotosensbilisierung	Siehe Photosensibilisierung
Gastritis	Magen-(Schleimhaut-)Entzündung
Generikum	Wirkstoffgleiches Nachahmerpräparat
Gicht	Störung des Purinstoffwechsels
GIT-Beschwerden	Gastrointestinale Beschwerden wie Durchfall, Erbrechen, Übelkeit, Völlegefühl
Glaukom	Grüner Star, krankhafte Steigerung des Augeninnendrucks mit schädigender Einwirkung auf den Sehnerv und die Netzhaut
Globuline	Spezielle Gruppe von Eiweißen, die in den Körperflüssigkeiten vorkommen
Gluconeogenese	Neubildung von Glucose aus Nichtzuckern
Glykogen	Energiereicher Stoffwechselbestandteil, der in nahezu allen Zellen des Körpers, insbesondere in Muskel und Leber, zu finden ist (Reservekohlenhydrate)
Glykogenolyse	Glykogenabbau
Gonaden	Keimdrüsen
Großer Kreislauf	Kreislauf des Blutes durch den Körper ausgehend von der linke Herzkammer (Körperkreislauf)
Grundumsatz	Energieumsatz eines absolut ruhenden und nüchternen Patienten
Gynäkomastie	Größenzunahme der Brustdrüse bei Männern
Hämodynamik	Betrachtung des Blutkreislaufs unter physikalischen Gesichtspunkten (Druck, Volumen, Strömungsdynamik, Elastizität)
Hämolyse	Auflösung von Erythrozyten durch Zerstörung der Zellmembran
Hämostase	Blutstillung
Halbwertszeit	Zeitspanne, innerhalb welcher die Plasmakonzentration einer Substanz auf die Hälfte abfällt
HbA_{1c}	Wert, welcher den mit Glucose verbundenen Anteil des Hämoglobins und damit den durchschnittlichen Blutzuckerwert der letzten drei Monate anzeigt
Henle-Schleife	U-förmiger Abschnitt des Nierenkanälchens
Hepatisch	Die Leber betreffend
HIV	Human immunodeficiency virus, Erreger der erworbenen Immunschwäche (AIDS)
HWZ	Abkürzung für Plasmahalbwertszeit, welche die Zeit an, in welcher die Arzneistoffkonzentration im Plasma halbiert
hydragog	Einstrom von Elektrolyten und Wasser in den Darm auslösend
Hyper-	Griechische Vorsilbe für über oder oberhalb
Hyperazidität	Übersäuerung
Hypergastrinämie	Erhöhter Serum-Spiegel von Gastrin, welches als Hormon die Produktion von Magensäure reguliert
Hyperglykämie	Erhöhter Glucosegehalt des Serums (über 120 dg/100 ml)

Hyperkeratose	Verdickung der Hornschicht der Haut
Hyperthyreose	Schilddrüsenüberfunktion
Hypo-	Griechische Vorsilbe für unter oder unterhalb
Hypoglykämie	Verminderter Glucosegehalt des Serums (unter 70 dg/100 ml)
Hypophyse	Hirnanhangdrüse
Hypoplasie	Unterentwicklung, unvollkommene Ausbildung
Hypotonie	1. Zu niedriger Blutdruck, 2. Tonusherabsetzung der Muskulatur
Idiopathisch	Selbstständig, unabhängig von anderen entstanden
Ikterus	Gelbsucht
Ileus	Darmverschluss
Immunsuppressiv	Abschwächung der Abwehrreaktion des Körpers gegenüber Fremdstoffen
Infiltrierend	In das umgebende Gewebe wuchernd, hineinwachsend (Krebszellen)
Inhalation	Einatmung von Arzneimitteln in Form von Aerosolen
INN	Abkürzung für International nonproprietary name (internationaler Freiname), Bezeichnug von Arzneistoffen
Innerviert	Mit Nerven versehen
Inotrop	Schlagstärke oder Kontraktionskraft des Herzmuskels betreffend
INR-Wert	Abkürzung für International Normalized Ratio; standardisiertes Verfahren zur Prüfung der extrinsischen Bluterinnung; entspricht dem standardisierten Quick-Wert, sodass der INR untereinander vergleichbare Ergebnisse liefert
Inspiration	Einatmung
Insuffizienz	Ungenügende Leistung, Schwäche eines Organs
Interstitiell	Im Zwischengewebe liegend
Intoxikation	Vergiftung
Intravasal	Im Blutgefäß, ins Blutgefäß
Irreversibel	Nicht umkehrbar
Iso-	Gleich
Isoosmolar	Gleich bzw. ähnlich dem osmotischen Druck (im Körper)
isoosmotisch	Gleich dem osmotischen Druck (im Körper)
Isotonie	Gleichheit des osmotischen Drucks von einer Lösung und dem Blut bzw. Blutplasma
-itis	Griechische Endung für eine Entzündung
Kachexie	Kräfteverfall, Auszehrung
Kanzerogen	Karzinome hervorrufend, krebserregend
Kapillare	Haargefäß
Kardiovaskulär	Herz und Gefäße betreffend
Kleiner Kreislauf	Kreislauf des Blutes durch die Lungen ausgehend von der rechten Herzkammer (Lungenkreislauf)
Karzinom	Krebs, bösartige epitheliale Geschwulst
Kastration	Operative Entfernung der Keimdrüsen (Hoden oder Eierstöcke) oder Ausschalten der Keimdrüsen
Kinetose	Bewegungskrankheit
Kollagen	Gerüsteiweißkörper, der enzymatisch kaum zerlegt werden kann
Kolloidal	Feinste Verteilung eines Stoffs in Flüssigkeit oder Gas

Komorbidität	Bestehen von verschiedenen Krankheiten bei einem Patienten, ohne dass zwischen diesen Krankheiten eine ursächliche Beziehung besteht
Kontraindikation	Anwendungseinschränkung eines Arzneimittels
Kontraktion	Zusammenziehung
Koronarien	Herzkranzgefäße
Koronarangiographie	Darstellung der Herzkranzgefäße mittels Kontrastmittel
Kreuzresistenz	Unempfindlichkeit von Mikroorganismen gegen verschiedene chemisch nah verwandte Antibiotika
Kreuzallergie	Wenn Antikörper, welche gegen ein Antigen gerichtet sind, auch bei Kontakt mit ähnlichen Allergenen eine allergische Reaktion auslösen können
Kumulation	Anhäufung
Kupierung	Einen Krankheitsverlauf möglichst schnell aufhalten oder unterdrücken
Lactatazidose	Azidose durch Vermehrung von Lactat (Milchsäure) im Blut
Laktation	Milchproduktion durch die Brustdrüse
Langerhans-Inselzellen	Zellen der Bauchspeicheldrüse, die Insulin und Glucagon produzieren
Latenz	Zeitweiliges Schlummern, Verborgenbleiben von Krankheiten oder krankhaften Veränderungen
Leukämie/Leukose	Generalisierte, bösartige Wucherung der Leukozyten bzw. deren Vorstufen in den blutbildenden Geweben, besonders im Knochenmark, der Milz und den Lymphknoten
Leukopenie/ Leukozytopenie	Gegenüber der Norm eine verminderte Anzahl der Leukozyten
Libido	Geschlechtstrieb
Lipide	Sammelbegriff für Fett und fettähnliche Substanzen
Lipolyse	Abbau körpereigener Fettbestände
Liquor	(Gehirn-Rückenmark-)Flüssigkeit
Lungenembolie	Verschleppung von körpereigenen oder fremden, im Blutplasma nicht löslichen Stoffen mit dem Blutstrom und deren Einkeilung in einem Lungengefäß
Lungenemphysem	Ein abnorm gesteigerter Luftgehalt der Lunge, der mit einer irreversiblen Zerstörung des Lungengewebes einhergeht
Lyse/-lyse	Auflösung
Maligne	Bösartig
Mamma	Brustdrüse
Manie	Zustand mit Antriebssteigerung und gehobener Stimmungslage (Raserei)
Manifestation	Das Erkennbarwerden (von Krankheiten)
Meningitis	Hirnhautentzündung
Metabolit	Umwandlungsprodukt, das durch den Abbau eines Arzneistoffs im Körper entsteht
Metastasen	Tochtergeschwülste, die durch Verschleppung von Krebszellen aus der Muttergeschwulst (Primärtumor) irgendwo im Körper entstanden sind

Mikroorganismen	Kleinstlebewesen: Bakterien, Viren, Pilze, Protozoen, Amöben
Miktion	Harnlassen
-mimetika	Nachahmer
Miosis	Abnorme Verengung der Pupille
Molekulargewicht	Gewicht eines Moleküls einer chemisch definierten Substanz
Morbus Bechterew	Chronisch-entzündliches Leiden des Knochengelenksystems
Motilität/motorisch	Beweglichkeit/beweglich
MRSA	Methicillin-resistenter Staphylococcus aureus
MSSA	Methicillin-empfindlicher Staphylococcus aureus
Mutagen	Veränderungen in der Erbsubstanz (DNA) auslösend
Mykoplasmen	Kleinste, freilebende Bakterien ohne Zellwand und feste Gestalt
Mydriasis	Weitstellen der Pupille
Myokarditis	Infektiös oder toxisch bedingte Herzmuskelentzündung
Nachlast	Widerstand, gegen den der linke Ventrikel zu Beginn der Öffnung der Aortenklappe das Blut austreibt; Wandspannung zu Beginn der Systole
Narkotisch	Betäubend
Nausea	Übelkeit
Nekrose	Lokaler Gewebetod, verursacht durch chemische, physikalische oder traumatische Schädigung
Nephrotoxisch	Nierenschädigend
Neuron	Nervenzelle mit all ihren Fortsätzen
Neuropathie	Nervenleiden
Neurotransmitter	Chemischer Überträgerstoff, der an den Synapsen die Erregungsimpulse überträgt
Neurovegetative Störungen	Störungen von Körperfunktionen durch Fehlregulation des vegetativen Nervensystems mit Symptomen wie Schwindel, Schlaflosigkeit, Kopfschmerzen, Muskelkrämpfen, Herzbeschwerden, Krämpfen im Magen-Darm-Trakt, Verstopfung, Blähungen, Angst, Unruhe
Obstipation	Verstopfung
Obstruktiv	Verengt, verstopft
Ödem	Schmerzlose, nicht gerötete Schwellung infolge Ansammlung wässriger Flüssigkeit in den Gewebsspalten
Oligo-	Wortteil mit der Bedeutung wenig (z. B. Oligopeptid aus maximal zehn Aminosäuren aufgebautes Peptid)
Ophthalmologisch	Die Augenheilkunde betreffend
Ösophagitis	Entzündung der Speiseröhre
Opioid	Morphin und ähnliche Stoffe des Opiums mit morphinartiger Wirkung; wirkt durch Bindung an die Opioidrezeptoren
Orthostase	Blutdruckregulation beim Verändern der Körperlage, z. B. vom Liegen zum Stehen
Osmose	Durchtritt einer Flüssigkeit durch eine halbdurchlässige (semipermeable) Membran, um Konzentrationsunterschiede gelöster Teilchen auf beiden Seiten auszugleichen

Osmotischer Druck	Kraft, mit der ein Lösungsmittel durch eine halbdurchlässige (semipermeable) Membran in eine konzentrierte Lösung hineingesogen wird
Osteomyelitis	Knochenmarkinfektion
Ototoxisch	Gehörschädigend
Ovulation	Eisprung
Pankreas	Bauchspeicheldrüse
Paradox	Widersinnig, ungewöhnlich
Paraplegie	Vollständige Lähmung zweier symmetrischer Extremitäten
Parästhesie	Empfindungsstörungen wie Kribbeln, Taubheit, Einschlafen der Glieder, Kälte- und Wärmewahrnehmungsstörungen, die durch Nervenschädigungen entstehen können
Pathogen	Eine Krankheit verursachend
Pathomechanismus/ pathologisch	Ablauf eines krankhaften Prozesses/krankhaft verändert
Peakflow	Maß für die Einengung (Obstruktion) der Bronchien, maximaler Atemfluss bei der forcierten Ausatmung in Liter pro Minute
PEP	Siehe Postexpositionsprophylaxe
Peripher	Zur Körperoberfläche hin, im äußeren Körperbereich
Peristaltik	Fortschreitende Bewegung der Magen-, Darm-, Ureter- und Samenleiter-Muskulatur
Permeabilität	Durchlässigkeit, zum Beispiel von Membranen
Phäochromozytom	Ein hormonproduzierender Tumor u. a. des Nebennierenmarks
Phagozytose	Aufnehmen von Teilchen in das Zellinnere von Fresszellen (Phagozyten)
Pharmakodynamik	Lehre von der Arzneimittelwirkung am Wirkort: wo, wie und warum kommt sie zustande?
Pharmakokinetik	Befasst sich mit den Konzentrationsveränderungen eines Arzneimittels im Organismus (LADME-Schema)
Pharmakologie	Lehre der Arzneimittelwirkungen an gesunden oder kranken Organismen
Photosensibilisierung	Die Haut wird empfindlicher für Sonnen- und UV-Bestrahlung
pH-Wert	Ein Maß für die Konzentration an Wasserstoff-Ionen und somit für den Säuregehalt einer Lösung; erlaubt die Unterscheidung zwischen Säuren und Basen
Physiologisch	Die Lebensvorgänge im Körper betreffend
Plaque	Veränderung, Ablagerung der Gefäßinnenwand
Pleura	Brustfell, Rippenfell
Poly-	Griechische Vorsilbe für viel
Polyarthritis	Entzündung zahlreicher Gelenke
Post-	Lateinische Vorsilbe für nach oder hinter
Postexpositionsprophylaxe	Vorbeugende Anwendung von Arzneimitteln zur Verhütung einer Infektion nach Blutkontakt oder Verletzungen beim Umgang mit infektiösem Material (z. B. Hepatitis, HIV)
Postoperativ	Nach der Operation
Prämenstruell	Vor der Regelblutung
Präsynaptisch	Vor der Synapse gelegen

Präventiv	Vorbeugend, verhütend
Primärprophylxe	Vorbeugende Maßnahme, die das Auftreten einer Erkrankung verhindern sollen
Prodrug	Der verabreichte Wirkstoff ist wirkungslos, erst sein Metabolit übt die gewünschte Wirkung aus
Progredient	Fortschreitend
Proliferation	Wucherung des Gewebes durch Zellvermehrung
Prophylaxe	Vorbeugende Maßnahmen zur Verhütung von Krankheiten
Prostatahypertrophie	Ältere Bezeichnung für Prostataadenom, Wucherung (Vergrößerung) der Vorsteherdrüse (Prostata)
Protein	Eiweiß
Protozoen	Urtierchen, tierische Einzeller
Pruritus	Hautjucken
Pseudomembranöse Kolitis	Eine Entzündung mit starker Schädigung der Darmflora durch Antibiotika, sodass sich das Bakterium Clostridium difficile sehr stark vermehren kann
Psychose	Geisteskrankheit, zentralbedingte Störung der psychischen Funktionen
Psychosomatisch	Beeinflussung des Körpers durch die Psyche
Pulmonalgefäße	Lungengefäße
Purulent	Eitrig
Py (pack years)	Anzahl der täglich gerauchten Zigarettenpakete mal Anzahl Jahre, während denen geraucht wurde
Quaddel	Rote oder blasse Erhebung der Haut, entsteht als kurzdauerndes, akutes Reizödem der Kapillargefäße
Rebound-Effekt	Rückpralleffekt, verstärkte Funktion nach vorübergehender Hemmung
Reflux	Rückfluss
Regredient	Rückbildend
Reizdarm-Syndrom	Ein häufiges, aber unscharf definiertes, gastroenterologisches Krankheitsbild, das unterschiedlich stark durch Beschwerden wie Diarrhö, Verstopfung oder Schmerzen gekennzeichnet ist
Reperfusion	Wiedereröffnung (eines Gefäßes)
Replikation	Autoduplikation, genetische Neuherstellung der DNA
Reposition	Zurücksetzung nach Knochenbrüchen, Verrenkungen oder Eingeweidebrüchen (Hernien)
Retention	Zurückhaltung
Reversibel	Umkehrbar, heilbar
Reye-Syndrom	Akute, meist tödliche Leber-Hirn-Erkrankung, vorwiegend des Säuglings und Kleinkindes, gehäuft im Anschluss an fieberhafte Infekte der Atmungsorgane
Rezeptor	„Empfangseinrichtung" einer Zelle oder eines Organs für bestimmte Reize
Rezidiv	Rückfall
Rigor	Tonusvermehrung der Muskulatur, Körperstarre
Ruptur	Zerreißung, Riss

Säureschutzmantel	Durch Absonderung von Schweiß und Talgdrüsensekreten ist die Hautoberfläche leicht sauer
Sedierung	Dämpfung, Beruhigung
Sekundärprophylaxe	Vorbeugende Maßnahme, die das Fortschreiten einer bereits aufgetretenen Erkrankung verhindern soll
Sinusknoten	Primäres Reizbildungszentrum des Herzschließmuskels
Sklerotisch	Verhärtet
Somatisch	Den Körper betreffend
Spasmus	Krampf
Sphinktermuskel	Schließmuskel
Stent	„Röhrchen", das z. B. Koronararterien offen hält
Substitution	Ersatz
Suizid	Selbsttötung
Synapse	Verbindungsstelle zwischen zwei Nerven (Neuronen) oder einer Nervenendigung und dem Erfolgsorgan
Synkope	Ein kurzer Bewusstseinsverlust aufgrund einer kardialen oder neurologischen Ursache
Systemisch	Den ganzen Organismus betreffend
Systole/systolisch	Kontraktionsphase des Herzens
Tachykardie	Herzfrequenz von über 100 Kontraktionen pro Minute
Teratogen	Missbildungen hervorrufend beim ungeborenen Kind
Therapeutische Breite	Bereich zwischen therapeutischer und toxischer Wirkung; ein Arzneimittel ist umso gefährlicher, je geringer seine therapeutische Breite ist
Thorax/thorakal	Brustkorb/den Brustbereich betreffend
Thromboembolie	Verstopfung eines Blutgefäßes durch ein Blutgerinnsel
Thrombolyse	Auflösung eines Blutgerinnsels
Thrombopenie/ Thrombozytopenie	Verminderte Zahl der Thrombozyten (Blutplättchen)
Thrombophlebitis	Mit Bildung von Blutgerinnseln einhergehende Venenentzündung
Thrombose	Blutpfropfbildung, Gerinnung von Blut innerhalb der Gefäße beim Lebenden
Thrombozyten-aggregation	Zusammenballung von Blutplättchen
Thyreotoxikose	Besonders starke Schilddrüsenüberfunktion
Tokolyse	Wehenhemmung
Tonus	Spannung
Topisch	Örtlich begrenzt, lokal
Toxin	Gift
Transpiration	Schwitzen
Tremor	Muskelzucken
Trichomonaden	Eine Protozoenart
Trimenon	Dreimonatiger Abschnitt der Schwangerschaft
Tumor	Geschwulst, umschriebene Schwellung
UAW	Abkürzung für unerwünschte Arzneimittelwirkung oder unerwünschte Wirkung

Ulkus	Geschwür, Entzündung der Haut und der Schleimhaut mit örtlichem Substanzverlust, der über die Erosion hinausgeht
Urtikaria	Nesselsucht, Nesselfieber: schubweise auftretende, meist flüchtige, stark juckende Quaddeln
Uterus	Gebärmutter
Vaskulär	Die (Blut-)Gefäße betreffend
Vasodilatation	Gefäßerweiterung
Vasokonstriktion	Gefäßverengung
Vegetativ	Das autonome (dem Willen nicht unterworfene) Nervensystem betreffend
verblistert	In Durchdrückpackungen (Blister) einzeln verpackte Arzneiformen
Ventilation	Atmung
Verbrauchs-koagulopathie	Durch Bildung multipler Mikrothromben hervorgerufener starker Verbrauch gerinnungsaktiver Substanzen, der zur Blutungsneigung führt
Viskosität	Zähigkeit, innere Reibung
Vorhofflattern	Unkoordinierte Kontraktion der Vorhöfe des Herzens
Vorhofflimmern	Verharren der Vorhöfe in einem Zustand, in dem sie Flimmerbewegungen vollführen und keine Förderleistung bewirken
Vorlast	Füllungszustand des Herzens bzw. Wandspannung des Ventrikels am Ende der Diastole
Vomitus	Erbrechen
Wirtszelle	Eine Zelle, die einem Virus zur Vermehrung dient
Zervix uteri	Gerbärmutterhals
Ziliarmuskel	Augenmuskel, für die Akkommodation bedeutsam
ZNS	Abkürzung für Zentralnervensystem; Bezeichnung für die Nervenstrukturen im Gehirn und Rückenmark zur Verarbeitung von Reizen
Zytoplasma	Zellinhalt außerhalb des Zellkerns
Zytostatika	Arzneimittel, die das Zellwachstum hemmen (Krebsmittel)

Sachverzeichnis

B

E

G

N

O

T

W

X

Die Autoren

Charlotte Rapp

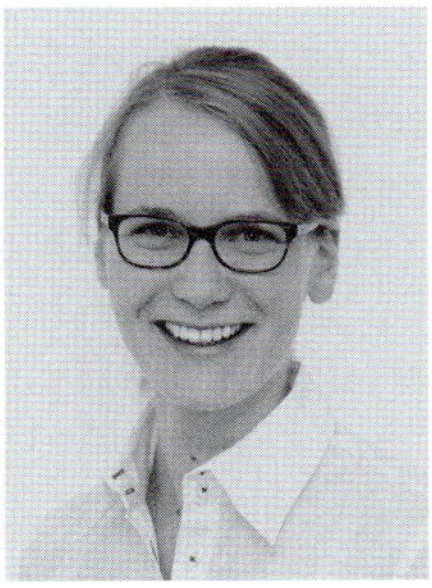

Studium der Pharmazie an der Julius-Maximilians-Universität Würzburg mit Abschluss im Jahr 2011. Seit 2012 Tätigkeit in der Krankenhauspharmazie. 2012 bis 2013 Mitarbeiterin der Spitalapotheke des Kantonsspitals Baselland am Standort Bruderholz im Bereich der Klinischen Pharmazie und als Ressortleiterin der Qualitätssicherung. Seit 2013 Mitarbeiterin der Spitalapotheke des St. Claraspitals in Basel als stellvertretende Bereichsleiterin der Klinikbetreuung mit Schwerpunkt klinische Pharmazie. Weiterbildung in Klinischer Pharmazie mit Erlangung des Fähigkeitsausweises FPH Klinische Pharmazie im Jahr 2013.

Dorothe Petersen

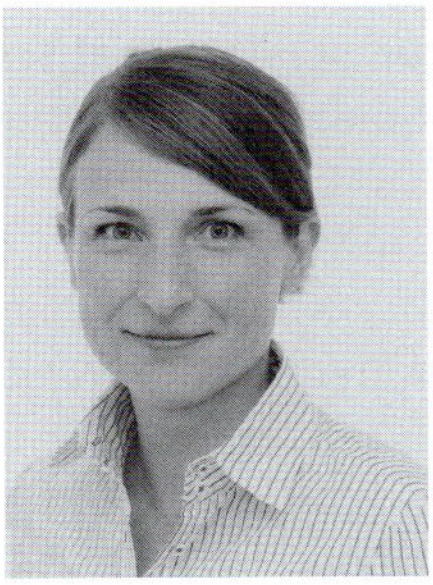

Studium der Pharmazie an der Julius-Maximilians-Universität Würzburg mit Abschluss im Jahr 2011. Von 2011 bis 2014 Mitarbeiterin bei Hoffmann La-Roche in Kaiseraugst als Leitung des Training- und Riskmanagement-Teams der Abfüllung. 2014 bis 2015 Projektleitung der Trainingsgruppe zum Aufbau einer neuen Abfüllline bei Hoffmann La-Roche in Kaiseraugst. Seit 2015 Filialleiterin einer öffentlichen Apotheke in Freiburg.

Anne Hoyer

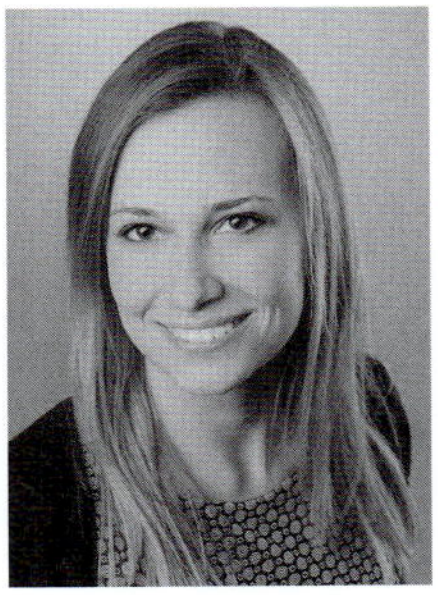

Studium der Pharmazie an der Julius-Maximilians-Universität Würzburg mit Abschluss im Jahr 2011. Seit 2011 Tätigkeit in einer großen, öffentlichen Innenstadtapotheke in Dortmund mit Leitung des pharmazeutisch-kaufmännischen Bereichs, Betreuung der Auszubildenden sowie des Gebiets individuelle Vitalstoffmischungen. Seit 2013 Dozentin am Fachseminar für Altenpflege am Mergelteich in Dortmund. Erfolgreich abgeschlossene Fortbildung zur AMTS-Managerin und derzeit in Weiterbildung im Fachgebiet Allgemeinpharmazie.

Dr. med Christian Schmid

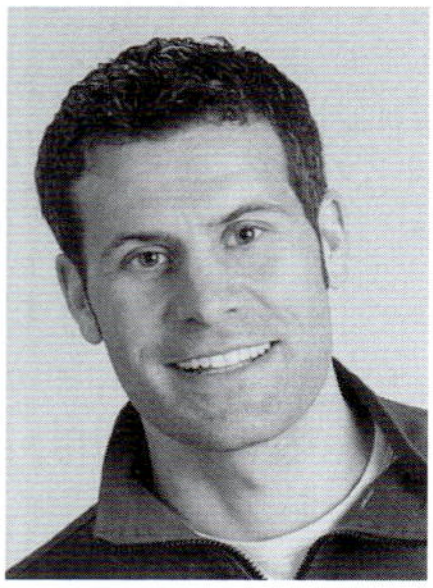

Medizinstudium an der Universität Zürich mit Abschluss im Jahr 1998. 1998 Promotion an der Psychiatrischen Universitätsklinik Zürich. 1999 bis 2000 Anästhesiologie, Kantonsspital Schaffhausen. 1999 bis 2001 Ausbildung/Weiterbildung Traditionelle Chinesische Medizin. 2000 Rheuma- und Neurorehabilitationsklinik, Zurzach. 2001 bis 2003 Innere Medizin, Kantonsspital Baden. Facharztprüfung Innere Medizin im Jahr 2003. 2003 bis 2006 Praxis für TCM/Akupunktur in Nussbaumen. 2004 bis 2006 Medizinische Poliklinik, Universitätsspital Zürich. Seit 2006 internistische Hausarztpraxis Baden. Seit 2007 Lehrauftrag der Universität Bern für Hausarztmedizin. Seit 2009 Weiterbildner für Medizinische Praxisassistentinnen.

Dr. sc. nat. Beat Schmid

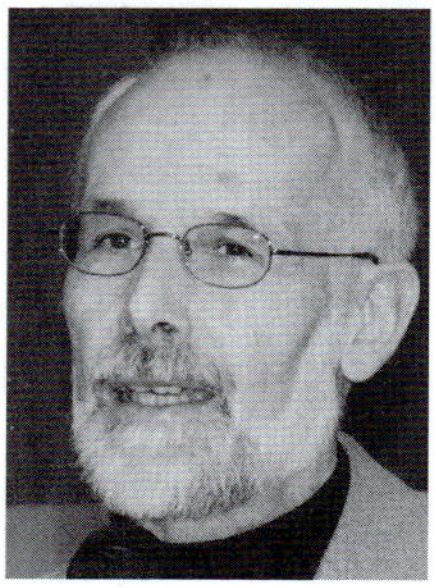

Studium der Pharmazie an der ETH Zürich mit Abschluss im Jahr 1973. 1975 Promotion an der medizinischen Mikrobiologie der Universität Zürich. 1975 bis 2006 Leiter der Spitalapotheke sowie der Klinischen Pharmazie des Kantonsspitals Schaffhausen und Kantonsapotheker des Kantons Schaffhausen. 1977 bis 1985 fachliche Leitung des mikrobiologischen Labors am Kantonsspital Schaffhausen. Ab 1985 Gesamtleitung des medizinischen Zentrallabors. 1977 bis 2000 Dozent an verschiedenen Krankenpflegeschulen und an der H plus Bildung in Aarau im Bereich Pharmakologie, medizinische Mikrobiologie und Hygiene. 1990 Diplom als Leiter medizinischer Laboratorien FAMH für medizinische Mikrobiologie, Hämatologie und klinische Chemie. 2001 Diplom als Spitalapotheker FPH. Ab 2007 im Ruhestand.